Jieruxing Chaosheng De Linchuang Yingyong

介入性超声的临床应用

● 主 编 李 凯 许尔蛟
● 副主编 黄伟俊 张 辉 戴 琳

华南理工大学出版社
SOUTH CHINA UNIVERSITY OF TECHNOLOGY PRESS

·广州·

图书在版编目（CIP）数据

　　介入性超声的临床应用 / 李凯，许尔蛟主编. —广州：华南理工大学出版社，2018.9（2019.8重印）

　　ISBN 978-7-5623-5469-7

　　Ⅰ.①介…　Ⅱ.①李…　②许…　Ⅲ.①超声波诊断　Ⅳ.①R445.1

　　中国版本图书馆CIP数据核字（2017）第275669号

介入性超声的临床应用

李　凯　许尔蛟　主编

出 版 人：卢家明

出版发行：华南理工大学出版社

　　　　　（广州五山华南理工大学17号楼，邮编510640）

　　　　　http://www.scutpress.com.cn　E-mail：scutc13@scut.edu.cn

　　　　　营销部电话：020-87113487　87111048（传真）

责任编辑：吴翠微　谢茉莉

印 刷 者：虎彩印艺股份有限公司

开　　本：890mm×1240mm　1/16　印张：34　字数：1125千

版　　次：2018年9月第1版　2019年8月第3次印刷

定　　价：278.00元

《介入性超声的临床应用》

编写委员会

主　编： 李　凯（中山大学附属第三医院　超声科）

许尔蛟（中山大学附属第三医院　超声科）

副主编： 黄伟俊（佛山市第一人民医院　超声诊疗中心）

张　辉（中山大学附属第三医院　超声科）

戴　琳（南方医院肝脏肿瘤中心　超声室）

参　编： 陈俊伟（中山大学附属第三医院　放射介入科）

赵齐羽（浙江大学医学院附属第一医院　超声医学科）

银　琳（中山大学附属第三医院　信息科）

曾庆劲（中山大学附属第三医院　超声科）

贺需旗（中山大学附属第三医院　超声科）

郭光辉（中山大学附属第三医院　超声科）

谭　雷（中山大学附属第三医院　超声科）

黄倩楠（中山大学附属第三医院　超声科）

吴宇轩（中山大学附属第三医院　超声科）

前　言

　　介入性超声应用始于20世纪60年代，于1983年在哥本哈根举行的世界介入性超声学术会议上被正式命名。因为超声具有无辐射、操作简便、费用低廉等优势，配合介入性操作创伤微小、实施方便、疗效确切等特点，使得介入性超声这一技术在短短的几十年间迅速发展，应用领域不断拓展，操作技术日趋成熟，渐成体系，几乎在医学的各个专科均能发挥重要作用，也得到了临床一线医生的广泛认可。

　　在取得一些成绩的同时，我们也必须正视介入性超声发展所面临的问题：①熟练掌握介入性超声技术的超声医师集中在少数大型医院里，基层医院超声科开展介入性超声工作的仍为少数；②介入性超声缺乏统一的规范化操作准则及质量控制要求；③部分临床医生对介入性超声了解不够，对此项技术的临床价值缺乏认识，导致很多应用介入性超声能够方便快捷解决的问题却大费周折、效果欠佳；④缺乏介入性超声专科医师的培训规范；⑤对于近年出现的新技术在介入性超声领域的应用，缺乏相关系统介绍的书籍。

　　针对上述问题，以为我国介入性超声发展贡献微薄之力为预期，本书主编联合国内多个兄弟单位的超声科同仁，针对介入性超声的具体临床应用细节，采用图文并茂的形式，在规范化操作的基础上，不仅对常用的介入性超声手术进行了总结，还对超声造影、图像融合技术等新兴技术在介入性超声领域的应用做了介绍，期望各位读者能够通过阅读本书，在以后的介入性超声工作中受益。

　　由于作者水平有限，书中难免存在不当之处，恳请各位专家和读者批评指正！

李　凯

2017年10月于广州

目　录

第五部分　术中超声、腔道内超声及内镜超声的应用

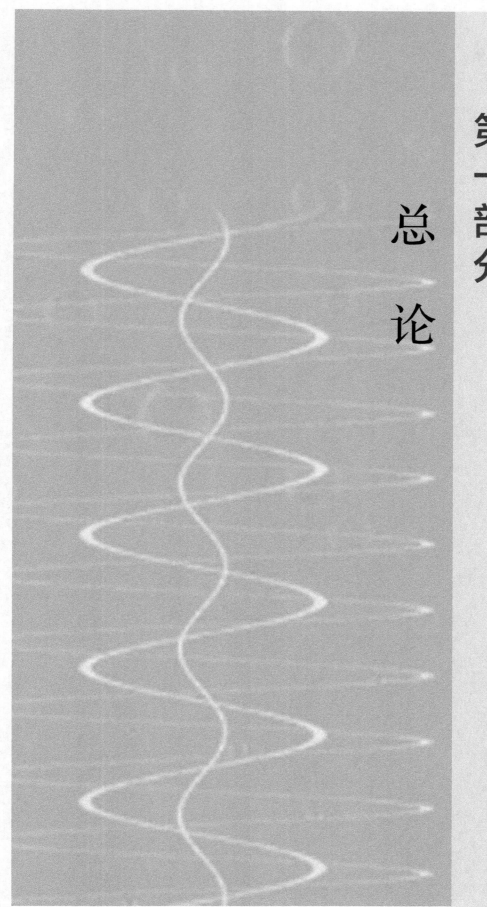

第一部分

总论

第一章　超声引导介入手术的发展历史

介入性超声（interventional ultrasound）作为现代超声医学的一个分支，于1983年在哥本哈根召开的世界介入性超声学术会议上被正式确认并命名。它是在超声显像的基础上，为进一步满足临床诊断和治疗的需要而发展起来的一门新技术。其主要特点是在实时超声的监视或引导下，将所需器械导入人体，完成各种穿刺活检、抽吸、置管引流、注药、肿瘤消融等操作，结合超声影像学和其他临床资料，对疾病作出诊断或施行治疗，可以避免某些外科手术，达到与外科手术相媲美的效果。所以，介入性超声属于微创医学（minimally invasive medicine，MIM）体系中的一部分。另外，介入性超声还包括开腹术中超声、腹腔镜超声及腔道内超声等。

虽然在1983年介入性超声才被正式确认，但是介入性超声的发展是从A型超声开始的。早在1961年，Berlyne用A型超声探伤仪和普通单声束探头对尸体肾脏进行定位和穿刺，显示了超声定位穿刺的潜在临床应用价值。1967年Joyner等用A型和M型超声仪，成功地定位穿刺了常规穿刺失败的胸腔积液，但是当时由于仪器和技术的限制，并没有对临床产生重要影响。20世纪70年代，随着B型超声诊断仪的应用，1972年Holm和Goldberg几乎同时成功地研制出带有中心孔的穿刺探头，首次在B型声像图中同时显示出病灶和穿刺针针尖，显著提高了穿刺的准确性，从根本上改变了传统穿刺方法的盲目性，这标志着超声引导穿刺术的开端。同年，Rasmussen和Holm用中心孔探头对肝转移性肿瘤进行活检并与盲目穿刺方法进行比较，成功率分别为85%和23%，其差别有统计学意义，证实超声引导穿刺方法的优越性。1973年报道了超声引导穿刺在肝、肾、膀胱、甲状腺、心包腔、胸膜腔和羊膜腔方面的临床应用。此后，超声引导穿刺在临床应用的范围进一步扩大，不仅扩展至肺和纵隔肿瘤、胃肠道肿瘤、前列腺肿瘤等活检，还可进行肝、肾囊肿、脓肿引流，经皮胰腺囊肿穿刺引流、经皮经肝门静脉造影等。1975年Hancke等报道应用超声引导细针抽吸目标物进行细胞学检查诊断胰腺癌获得成功。由于细针穿刺抽吸几乎无创，故超声引导细针抽吸目标物进行细胞学检查在胰腺占位病变的诊断方面得到了广泛应用。1976年报道了超声引导经皮经肝穿刺胆管造影的临床应用，结果显示穿刺准确性显著提高，减少了并发症。1977年报道了用穿刺引导功能进行超声引导穿刺，采用这种功能可按照荧光屏上预先确定的引导线进行穿刺，具有高度的准确性，对体积小、位置深的病变穿刺尤为重要。进入20世纪80年代后，实时超声导向穿刺等技术被更广泛应用于医疗实践，并对临床医学产生了重要影响。1982年，Lindgren等首次报道了经皮穿刺自动活检技术，对46例肝脏转移瘤和肾实质病变的活检成功率达88.9%。他们在1985年又报道了这一技术在32例肝脏活检的结果，取材成功率100%，诊断正确率97.2%。

我国的介入性超声几乎与国外同时起步。早在1962年，陈公白等利用A型超声经颅骨钻孔进行术前脑瘤定位。进入20世纪80年代后，国内的介入性超声开始迅速发展。1980年李阐道研制的A型超声有孔探头及"C"型穿刺探头，适合于不同型号的穿刺针和一定范围内不同角度的穿刺。"C"型穿刺探头可以随时移开或套入针管，在羊膜腔注药引产的应用中，成功率达92%。在经皮胆道引流术、肝脓肿及腹腔脓肿引流术中，也取得了满意的效果。1980年董宝玮等首先开展B型超声引导下经皮穿刺活检术。自1982年以来，董宝玮、陈敏华等多次报道了实时超声引导细针经皮穿刺活检在肝、胆、胰以及腹部其他器官肿瘤诊断中的应用，引起了临床和超声界的重视。1986年于中麟、曹海根等报道了超声引导穿刺对腹部含液性病变的诊断和治疗价值。此后，介入性超声在我国得到迅速普及和发展，涉及临床的诸多领域，确立了这一技术在疾病诊断和治疗中的重要地位。至20世纪80年代末，曹海根和董宝玮分别主编了《超声导向穿刺诊断与治疗》和《临床介入性超声学》两部有关介入性超声的专著。1993年中华医学会超声学会在河南洛阳召开了全国首届介入性超声学术会议，这对推动我国介入性超声应用的普及和迅速赶上国外先进水平起到了重要作用。

术中超声（intraoperative ultrasonography，IOUS）是介入性超声的重要组成部分。早在1951年Wild首先在脑肿瘤手术中使用超声检查。1961年Schlegel试图在术中用A型超声寻找X线不显影的结石，但并未取得显著效果。随着二维超声及术中专用探头的应用，术中超声得到迅猛发展。1977年Cook等报道了术中利用二维超声准确地定位肾结石部位，随后，有不少作者先后报道了术中超声在胆道、胰腺、肝脏外科的应用。1985年，赵玉华等报道了肝脏占位病变的术中超声探查。1986年以后，北京医科大学第一医院、解放军总医院以及同济医科大学等也陆续开展了肝、胆、胰疾病术中超声应用。

腔道内超声（intraluminal ultrasonography）是介入性超声进展较快的一部分，自1974年Holm和Nothered首创经尿道超声以来，多种腔内超声技术迅速发展，其中发展最早和普及最快的当属经直肠超声和经阴道超声。1981年，日本开始采用超声内镜技术，随之多种腔内超声技术相继应用于临床。1987年以来，国内学者也积极开展了消化管超声内镜检查，大大缩短了我国与世界先进国家之间的差距。

介入性超声既可用于诊断，也可用于治疗。其中，介入导向治疗发展最为迅速，且临床作用日趋重要，它促进了现代微创治疗技术的发展，使其成为临床治疗学的一个重要组成部分。

肝脏肿瘤的超声介入治疗是目前研究和应用最多的领域，主要分为化学消融和热消融两大类。化学消融包括酒精消融、醋酸消融、高温蒸馏水消融等，热消融包括微波消融、射频消融、冷冻消融、激光消融、高强度聚焦超声等。

肝脏肿瘤酒精消融最早由Sugiura等在1983年应用于临床。对于小肝癌，其杀瘤效果良好且方法简便，已成为肝脏肿瘤超声介入治疗的常规手段之一。醋酸消融也用于小肝癌的治疗，可作为酒精消融的替代方法，Ohnishi等采用50%的醋酸溶液治疗单发性小肝癌，同样取得满意的效果。高温蒸馏水消融也是肝脏肿瘤的一种消融方法，1994年，Honda等报道了高温蒸馏水消融的临床应用，提示具有良好效果，且没有酒精或醋酸的毒性。

目前，肝脏肿瘤的消融治疗，更多的是采用热消融方法，特别是微波消融和射频消融，已取得较好的临床效果。微波消融技术用于治疗癌症始于20世纪70年代末，80年代中期以来，随着微波植入式针状电极研制成功，于1994年，Seki等报道了超声引导下经皮穿刺将微波电极插入瘤体内治疗肝癌的研究成果。此后日本及我国学者相继报道了这一技术的改进和发展。射频消融技术自20世纪90年代初应用于肝癌治疗以来，其发展非常迅速，现已成为肝脏肿瘤非手术治疗中最常用，同时也是最重要的方法之一。国内外许多研究者就如何改进这一技术、扩大消融范围进行了探讨和研究，包括采用多根电极针组合应用、电极针冷却技术等。目前，射频消融范围有了明显扩大。

其他的超声引导下肿瘤介入治疗方法，如冷冻消融、激光消融、高强度聚焦超声等，由于种种原因，如消融范围较小、并发症较多、费用较高、操作不简便等，临床上推广应用较为有限。

介入性超声作为微创技术临床应用的一种重要手段，已有数十年的历史，其临床价值已获得普遍性认同。随着设备的更新及新技术的出现和应用，介入性超声的临床应用前景将更为广阔。

【参考文献】

[1] Hancke S, Holm H H, Bartrum R J, et al. Ultrasonically guided fine needle biopsy of the pancreas[J]. Surgery Gynecology & Obstetrics, 1975, 140（3）: 361.

[2] Lindgren P G. Percutaneous needle biopsy: a new technique[J]. Acta Radiologica Diagnosis, 1982, 23（6）: 653.

[3] 董宝玮. 超声引导经皮细针活检诊断胰腺部肿瘤[J]. 中华内科杂志, 1982, 21: 716.

[4] 陈敏华. 肝脏占位性病变超声引导针吸细胞学检查[J]. 中华物理医学杂志, 1985, 7: 85-88.

[5] 杨成奎, 查良镒, 李天璜, 等. 超声引导下经皮对肝脏占位性病变针吸细胞学检查（附115例分析）[J]. 中国实用内科杂志, 1986（9）: 474-475.

[6] 董宝玮. 临床介入性超声学[M]. 北京: 中国科学技术出版社, 1990.

[7] 曹海根. 超声导向穿刺诊断与治疗[M]. 北京: 人民卫生出版社, 1989.

[8] Cook J H, Lytton B. Intraoperative localization of renal calculi during nephrolithotomy by ultrasound

scanning[J]. J Urol, 1977, 117(5): 543-546.

[9] Ohnishi K, Ohyama N, Ito S, et al. Small hepatocellular carcinoma: treatment with US-guided intratumoral injection of acetic acid[J]. Radiology, 1994, 193(3): 747.

[10] Honda N, Guo Q, Uchida H, et al. Percutaneous hot saline injection therapy for hepatic tumors: an alternative to percutaneous ethanol injection therapy[J]. Radiology, 1994, 190(1): 53.

[11] Seki T, Wakabayashi M, Nakagawa T, et al. Ultrasonically guided percutaneous microwave coagulation therapy for small hepatocellular carcinoma[J]. Cancer, 1994, 74(3): 817.

（许尔蛟）

第二章 介入性超声手术室的建设

第一节 介入性超声手术室的设备、器械、物件、材料、药品

（1）彩色超声诊断仪及探头（带穿刺引导配件）。

（2）监护仪（具备心电、呼吸、血压、脉搏、末梢循环血氧饱和度监测功能）。

（3）简易麻醉机。

（4）心脏除颤仪。

（5）电动吸痰机或中心吸引配吸痰管。

（6）光催化空气净化消毒器。

（7）电源稳压器（超声仪专用）。

（8）医用超声波清洗机。

（9）氧气筒（2个）或中心供氧。

（10）台式电脑2台（病人登记区/办公区使用）。病人登记区电脑接内网，办公区电脑接外网。

（11）办公桌2张（病人登记区/办公区使用）。

（12）打印机（黑白激光打印机）2台（病人登记区/办公区使用）。功能为打印/复印/传真/扫描，打印化验等检查结果。

（13）电脑凳（带扶手/可升降）（病人登记区/办公区使用）。

（14）沙发（两边不带扶手/可推拉）。

（15）鞋柜（候诊区病人/工作人员使用）。

（16）铁皮文件柜（手术操作室/储物间使用）。

（17）更衣柜（储物间使用，每组约3个更衣柜）。

（18）屏风（手术操作室间隔使用）。

（19）冰箱。

（20）洗衣机（洗涤间使用）。

（21）大推车（手术操作室使用）。

（22）治疗车（带轮）（手术操作室使用）。

（23）急救车（带轮）（手术操作室使用）。

（24）检查凳（可升降/不带扶手）。

（25）黑色小圆凳（可升降）（手术操作室使用）。

（26）留观床/治疗床（带轮）。

（27）拖鞋。

（28）手术室工作服。

（29）组织活检枪或一次性带针活检枪。

（30）一次性使用活检针，类型包括半自动和全自动（规格：16G/18G/20G×20cm）。

（31）消融设备（射频消融机、微波消融机、激光消融机等）。

（32）PTC针（规格：16G/18G/21G×20cm）。

（33）一次性使用导丝（规格：0.035英寸（1英寸=2.54cm）截面经线，60cm弯头）。

（34）猪尾巴引流套管（规格：7F/8F×300mm）（用于PTCD/肾造瘘）。

（35）猪尾巴引流套管（规格：7F/8F/10F/12F×25cm）。

（36）中心静脉导管套装。

（37）医用超声耦合剂（杀菌型无菌级）。

（38）一次性使用负压引流瓶。

（39）外科手术薄膜。

（40）仪器防菌隔离罩（规格：14cm×100cm）。

（41）手术包（内含治疗巾、孔巾、刀片、消毒钳、纱布、弯盘、消毒杯）；缝合小包（内含持针钳、剪刀、有齿镊、缝线、缝针）；口罩、帽子、手术内衣、手套、鞋套、棉签、纱布、伤口贴、胶布、止血带、留置针；输液设备、输氧管、吸氧面罩、头架、三通管、持物钳、持物盅、各款注射器、小垫枕、沙袋、消毒浸泡盘、血压计、观片箱、医疗废物收集箱等。

（42）必需的文具用品和医疗文件（病历和病情记录、医嘱单、处方单、知情同意书、各种实验室和影像检查申请单等）。

（43）药品：

镇痛麻醉药：芬太尼、氟派利多、曲马多、利多卡因。

止血药：巴曲亭。

抗生素：舒普深。

含服降压药：心痛定、硝酸甘油。

抗过敏药、激素等：苯海拉明、异丙嗪、氢化可的松、地塞米松。

急救药：盐酸肾上腺素、去甲肾上腺素、异丙肾上腺素、阿托品、可拉明、洛贝林、西地兰、多巴胺、阿拉明、氨茶碱、10%葡萄糖酸钙、硝酸甘油、麻黄素、美托洛尔、亚宁定。

各种输液：5%GNS液、0.9%NS液、5%GS液、10%GS液。

超声造影剂：声诺维。

介入治疗药：无水酒精。

消毒药品：消毒药、安尔碘、朗索、酒精、健之素、戊二醛。

第二节　普通介入手术的配套物品准备

一、腹腔/胸腔/颈静脉穿刺置管

（1）小手术包。

（2）5mL注射器一支。

（3）盐酸利多卡因（1～2支）。

（4）腔镜套。

（5）无菌手套。

（6）无菌耦合剂。

（7）单腔颈静脉管（常规，无特殊说明用此管）/其他管类（根据医生要求）。

（8）长针头（必要时）。

（9）尖刀片（必要时）。

二、肝/腹腔脓肿穿刺置管

（1）小手术包。

（2）无菌手套。

（3）腔镜套。

（4）无菌耦合剂。

（5）5mL注射器与20mL注射器各一支。

（6）盐酸利多卡因（1～2支）。

（7）尖刀片。

（8）长针头（医生需要时提供）。

（9）直接引流导管。

三、PTCD

（1）小手术包。

（2）无菌手套。

（3）腔镜套。

（4）无菌耦合剂。

（5）5mL注射器与20mL注射器各一支。

（6）盐酸利多卡因（1～2支）。

（7）尖刀片。

（8）PTC针与单腔颈静脉管。

（9）COOK猪尾巴管（常规，无特殊说明用此管）/其他管类（根据医生要求）。

（10）备：生理盐水。

四、穿刺活检（肝、肺、肾、乳腺、淋巴结等）

（1）小手术包。

（2）无菌手套。

（3）腔镜套。

（4）无菌耦合剂。

（5）5mL注射器一支。

（6）盐酸利多卡因（1～2支）。

（7）生理盐水。

（8）巴德活检枪与活检针（型号根据需要选择）、COOK活检针、半自动活检针。

（9）标本瓶/袋（临床医生自带）。

（10）备：尖刀片、长针头。

五、乳腺/淋巴结导丝定位

（1）小手术包。

（2）无菌手套。

（3）腔镜套。

（4）无菌耦合剂。

（5）5mL注射器一支。

（6）盐酸利多卡因（1～2支）。

（7）双锁定导丝定位针。

第三节　介入性超声手术室布局

　　介入性超声手术室的面积以40～60 m²为宜，功能区划分为接待区域、等候区域、手术区域、术后观察区域、物品存放区域及洗涤间等（图1-2-1）。

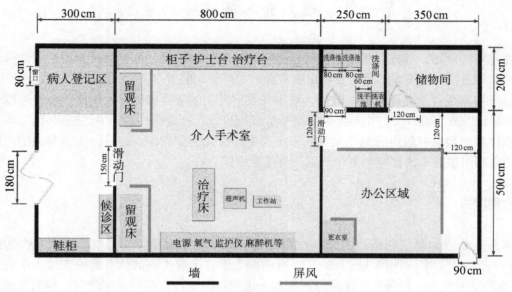

图1-2-1　介入性超声手术室设计示意图

第四节　介入手术无菌操作注意事项

　　（1）有关参与人员戴口罩、帽子，长发者需盘起头发，操作者戴无菌手套。
　　（2）穿刺位置消毒，盖无菌巾。
　　（3）操作者注意无菌操作，避免无菌区污染。
　　（4）探头使用腔镜套，操作使用无菌耦合剂。
　　（5）手术安排顺序：先清洁手术，后感染手术。
　　（6）介入室消毒：紫外线、地板消毒。

（贺需旗　李　凯）

第三章　超声引导介入手术的设备、物品及操作技术

第一节　超声介入治疗导向装置

介入性超声的应用，首先需要一部成像质量较高的超声检查仪，良好的成像质量才能保证实时清晰地引导穿刺的进行，更重要的是配备可用于穿刺的超声导向装置。

实时超声导向装置是提高穿刺准确性，减少并发症发生的重要保证。使用这些装置可以较容易地选择到达靶目标的安全路径，并引导穿刺针准确穿刺靶目标，避免损伤重要脏器或血管。

专用超声导向装置一般可分成三大类：一类为专门设计的穿刺探头；另一类是与通用的探头配套组合使用的穿刺附加器，或称穿刺架；最后一类是专用探头。

一、穿刺探头

穿刺探头是超声诊断仪制造厂为介入性超声穿刺提供的专用探头。其中最具代表性的是在线阵探头上制作一个"V"字形凹槽（图1-3-1），有的探头槽位于探头一侧，有的位于探头中央。多数在"V"字形槽的尖端少装一块晶片，使声像图显示一条与声束平行的暗带。穿刺时，移动探头，使暗带通过穿刺目标，测量目标与体表的距离，以确定进针深度。用这种探头导向时，由于进针路径上缺少一条声束而不能显示针尖确切位置，只能用声像图上靠近暗带轻微运动的组织回声估计针尖位置。为弥补这一缺陷，有的穿刺探头在"V"字形槽顶增加辅助晶片，或者使用具有角度调节功能的导向夹具（图1-3-2），使穿刺进针方向与声束形成一定角度，并在声像图上标出相对应角度的导向线。穿刺时，调整探头位置，使导向线通过目标，进针过程中由于穿刺针与声束具有一定的夹角，所以能较清楚地实时显示穿刺针经过组织的情形及针体与针尖的确切位置。虽然穿刺探头具有导向准确的优点，但价格较昂贵，临床上更多使用穿刺架。

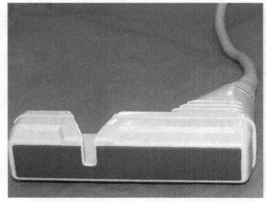
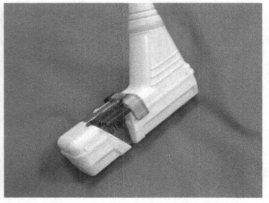

图1-3-1　穿刺探头：探头中央有"V"字形凹槽　　　　图1-3-2　穿刺探头装入导向夹具

穿刺探头主要包括以下两种：

（1）扇形扫描探头或小凸阵探头（图1-3-3）。其共同特点是探头小巧，与皮肤接触面积小，导向器进针点接近探头中心，监视盲区很小，进针方向与声束方向角度较大，容易显示整个进针过程和针体、针尖确切部位，但近场常显示较差。临床较为常用。

（2）大凸阵扫描探头（图1-3-4）。这类探头体积大，图像质量好，穿刺器通常固定于探头一端，

这样增加了穿刺距离，且增大了监测盲区。现较少使用。

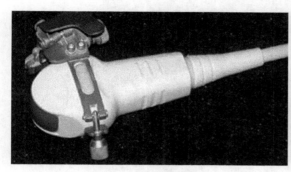

图1-3-3　小凸阵探头

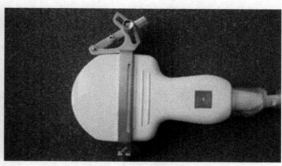

图1-3-4　大凸阵探头

二、穿刺架

　　穿刺架需与普通的探头组合使用，其基本构成相似，即固定部件、导向部件和不同规格的引导槽三部分（图1-3-5）。固定部件用于将导向部件与探头紧密固定，保证穿刺针在扫查平面内，并且在穿刺过程中保持穿刺针稳定。图1-3-6所示为穿刺架与探头固定。导向部件能保证穿刺针沿预先选定的方向和角度达到穿刺目标，有固定式和可调式两种，前者只有一个穿刺角度，后者可根据需要改变角度，同时在声像图上显示相应的方向和角度。引导槽有多种不同的规格，有的备有数个针槽，穿刺时根据穿刺针外径选择；有的直接在导向部件上刻出一个针槽，用一个夹具来调节针槽口径。不同探头配备不同的穿刺架（图1-3-7）。

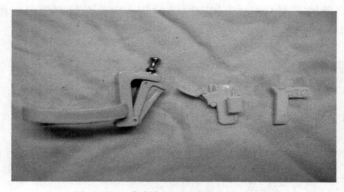

图1-3-5　穿刺架和不同规格的引导槽

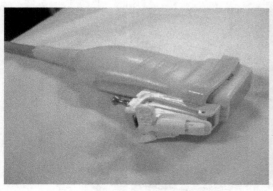

（a）固定式

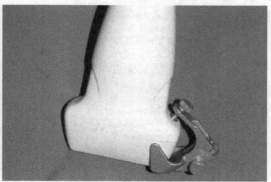

（b）可调式

图1-3-6　穿刺架与探头固定

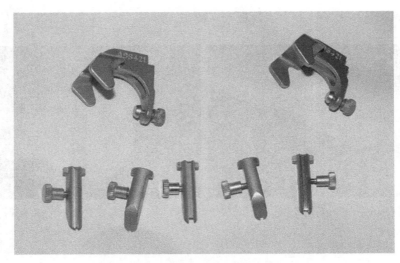

图1-3-7　不同规格的穿刺架及引导槽

三、专用探头

1. 内镜超声探头

内镜超声探头实为内镜与超声探头的组合。它们是在内镜头侧增加一个超声探头，其工作频率为5～20MHz，因而具有很高的分辨率。在对空腔脏器内壁进行内镜检查的同时，可以利用超声探头对空腔壁的全层及邻近器官进行扫查。目前应用较多的是超声胃镜、超声结肠镜和超声腹腔镜。内镜超声可更清晰地观察胃肠道、肝脏、胆道、胰腺、脾脏、腹膜后等病变情况，同时也能用于引导介入性治疗。图1-3-8为内镜超声器械，图1-3-9为超声内镜的超声探头及穿刺管道，图1-3-10为腹腔镜超声操作及术中图像，图1-3-11为腹腔镜超声探头。

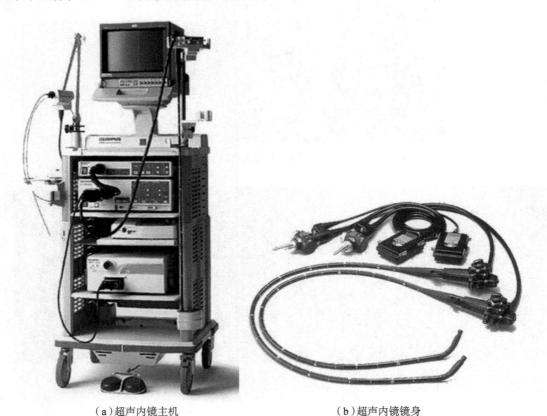

（a）超声内镜主机　　　　　　　　　　　　（b）超声内镜镜身

图1-3-8　内镜超声器械

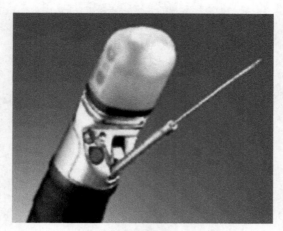

图1-3-9　超声内镜的超声探头及穿刺管道

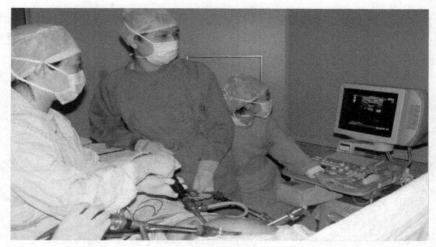

（a）腹腔镜超声操作术中

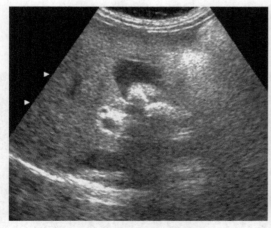

（b）经腹超声检查胆囊结石

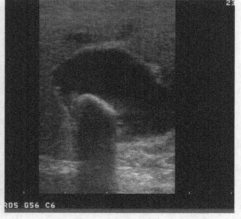

（c）经腹腔镜超声检查胆囊结石，分辨率明显高于经腹超声

图1-3-10　腹腔镜超声操作及术中图像

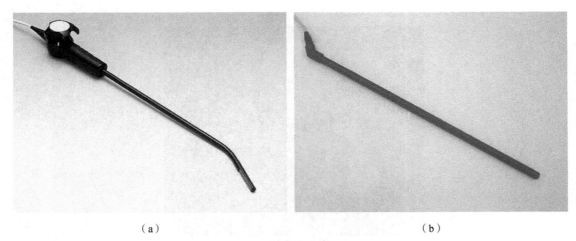

（a）

（b）

图1-3-11 腹腔镜超声探头

2. 术中超声探头

　　术中超声探头与普通探头的内部结构相同，只是频率高、体积小、形态特殊。根据不同需要可以制成笔形、I形（图1-3-12）、T形等（图1-3-13），以及指持式探头（图1-3-14），以便于术中进入切口内扫查。随着微探头技术的发展，现在的术中探头越来越小，更便于术中灵活使用。

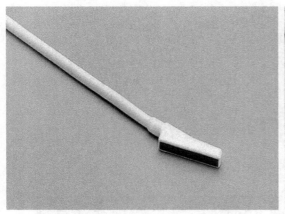

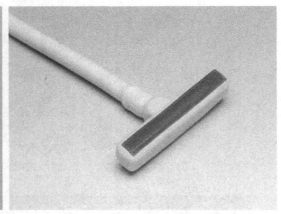

图1-3-12 术中探头——I形探头　　　　图1-3-13 术中探头——T形探头

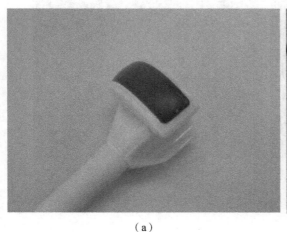

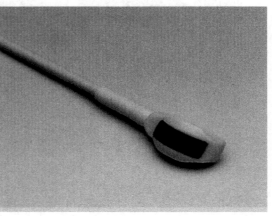

（a）

（b）

图1-3-14 术中探头——指持式探头

第二节　针具与导管

介入性超声的诊断和治疗需配套使用各种穿刺针和导管，不同类型的穿刺针和导管是保证介入性超声顺利进行的重要工具。

一、针具

针具包括穿刺针及其配置的附件。

1. 穿刺针的基本结构

穿刺针一般由针芯和针鞘两部分构成（图1-3-15），每部分又分为针尖、针杆、针柄及其附件三段。

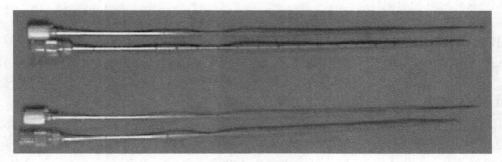

图1-3-15　穿刺针

（1）针芯：指与针鞘紧密结合的内芯。其针尖可呈斜面、圆锥或三棱锥状。第一种容易与针鞘对齐，形成一致的密合斜面（20°～45°），进针时阻力小，损伤轻。后两种针尖露出针鞘1～2mm，常与平头针鞘配套。

（2）针鞘：针鞘由超薄不锈钢管制成，其端口呈斜面、平头或叉状。用于放置导丝时端口较钝；用于组织切割时端口锋利。针鞘前端有的带侧孔，有的制成倒钩状，还有的做成槽沟。为了改善监视效果，针鞘前段2cm磨成毛糙表面（图1-3-16）或制成螺纹状（图1-3-17），以增强声波反射信号。

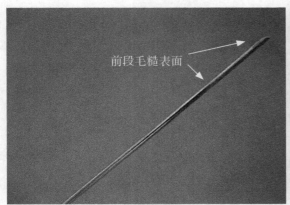

图1-3-16　穿刺针前段制成毛糙表面

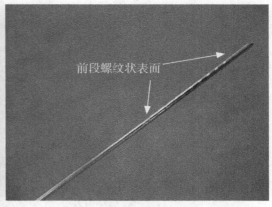

图1-3-17　穿刺针前段制成螺纹状表面

（3）针柄及其附件：针柄用不同材料制成各种形状的基板，一方面便于穿刺时控制进针；另一方面使针芯与针鞘根据不同用途形成不同的组合。针芯的针柄依其使用方法不同而有多种配置，有的做成"T"字形，有的固定于特制注射器的栓顶，还有的附有卡槽。针鞘的针柄与针芯的针柄配套，有的呈翼状或其他特殊形状，内腔呈光滑的漏斗形，便于插入针芯或导丝；有的固定于特制注射器的针筒。

2. 针具的规格

穿刺针的规格依据其外径标记。国产针的标号越大，外径越大；而国际标号通常用Gauge（G）表示，其号码越大，外径越小。国产针与进口针的规格对应关系如表1-3-1所示。

表 1-3-1 穿刺针的规格与其对应的外径及内径

国内规格（号）	6	7	8	9	10	12	14	16	20
国际规格（G）	23	22	21	20	19	18	17	16	14
外径（mm）	0.6	0.7	0.8	0.9	1.0	1.2	1.4	1.6	2.0
内径（mm）	0.4	0.5	0.6	0.7	0.8	1.0	1.2	1.4	1.8

依其外径大小，穿刺针可分为粗针和细针两类。通常把外径等于或大于19G（10号，1mm）者称为粗针，而小于19G者称为细针。

3. 针具类型

根据组成部件不同，针具可分为以下几种：

（1）一部件单壁针：由薄壁不锈钢制成，针端口锐利呈斜面，无针芯，针长2.5～7.0cm，针径18～22号。此针主要用于穿刺血管前壁，如锁骨下静脉、颈内静脉或小动脉穿刺，减少对血管附近结构的损伤和减少出血。

（2）两部件针：由针芯和针鞘构成，有三种类型。第一种针芯平钝，针鞘端锐利，呈45°斜面，针芯头端平钝，稍短于外套管，藏于外套管内，如Riley针。第二种针芯尖锐，针鞘头端平钝，针芯锐利，露出于针鞘之外，如Seldinger针；针芯也有空心和实心之分；针长4.0～7.0cm，针径18～21号，针内可通过0.018～0.038英寸的导丝。第三种针芯、针鞘部均尖锐，此类为常用类型，根据用途不同，针芯和针鞘可制成不同角度斜面，或为棱锥形、圆锥形；针芯、针鞘端口平齐或针芯尖端外露。

（3）三部件针：由针鞘、内针和闭塞器组成。针鞘由金属或塑料制成，内针为薄壁金属针，前端尖锐，用于穿刺血管。当针刺入血管后，拔出内针，插入闭塞器，可使针稳定地深入血管，闭塞器前端钝圆，不会损伤血管。

根据用途不同，针具可分为以下几种：

（1）普通穿刺针：其结构简单，为单部件或两部件针，针尖呈斜面，针鞘与针尖等长，如PTC针（图1-3-18）等。这种针使用最普遍，有多种用途，如活检、抽吸、注药等。

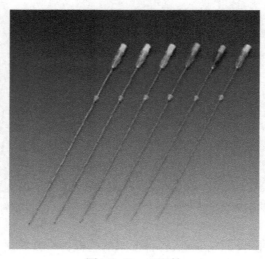

图1-3-18 PTC针

（2）导管针：三部件针。外套管为一闭合的塑料软导管，导管短于针鞘1～2 mm，端口呈平头，壁薄，并紧缩于针鞘外壁，前段可制成猪尾巴形，也可以开侧孔，后部有注射器接头。此类针多用于含液病变的抽吸或留置引流，也可以用于灌注或冲洗，还可以于血管或其他部位留置进行造影。使用时，导管连同穿刺针一起进入目标，然后拔出穿刺针，推进导管。

（3）剥皮穿刺针：一次性使用金属针。有两种形式，一种是针杆壁为两半对接而成，针穿入血管后，不用导丝直接将导管经针送入。然后逐渐拨开两半针杆壁，并完全退出血管，留下导管。另一种是针芯为金属，外套管为塑料，针穿入血管后，退出针芯，经外套管插入导管然后剥开外套管，只留下导管。剥皮穿刺针通常用于锁骨下静脉穿刺留管用。针径不小于14号。

（4）多孔穿刺针：针鞘前段带有侧孔的穿刺针。侧孔多为2～4个，针鞘端口为平头或斜面，较钝，而针芯尖锐。主要用于含液腔的抽吸，一方面可以增加穿刺的安全性，另一方面可以较有效地防止阻塞。

（5）酒精注射针（图1-3-19）。这是Akamatsu等设计的专用于酒精注射的特殊针，呈棱锥状，前端的针尖封闭，在距离针尖3 mm内有3个相距120°的侧孔（图1-3-19b），使用这种针可提高进针的直线性，针尖容易显示，也更有利于酒精的弥散。

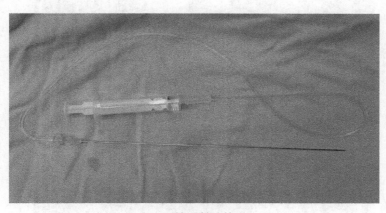

（a）酒精注射针外形

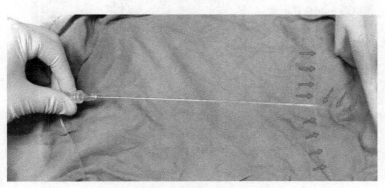

（b）酒精注射针的三个侧孔（箭头指示处）

图1-3-19 酒精注射针

（6）组织活检针（切割针）：14～22 G的两部件针。种类较多，其中比较常用的包括Chiba针、Tru-cut活检针、Turner针等。Tru-cut活检针针芯尖端呈斜棱锥形，前端近针尖处制成2～2.5 cm长的凹槽。针鞘端口制成锋利的斜形切割刃，并且置于凹槽侧，与针芯一起组成活检腔。针柄制成使针芯与针鞘既能活动又能固定的卡槽。穿刺进针前，针芯与针鞘由针柄卡槽锁定，使针鞘的切割刃封闭针芯凹槽，当针尖抵达目标后，解除锁定，一手固定针鞘，一手推进针芯，只使针芯的凹槽部分进入目标，组织进入凹槽内，然后固定针芯，迅速将针鞘向前推进，利用针鞘的切割刃切下凹槽内的组织，同时将其封闭于凹槽内，完成后在凹槽封闭状态下拔针，获取拔靶目标的组织。图1-3-20～图1-3-24所示为切割针外观图。

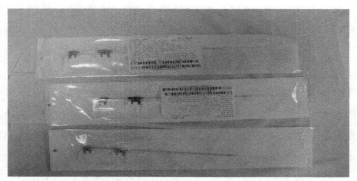

图1-3-20 不同规格的切割针（由上到下为18G、16G、14G）

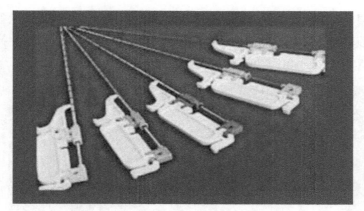

图1-3-21 切割针全貌

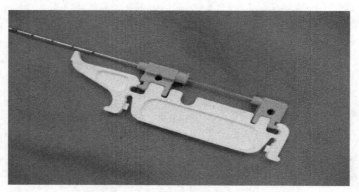

图1-3-22 切割针固定的卡槽

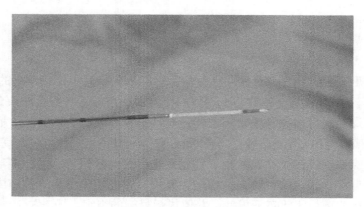

图1-3-23 切割针尖部凹槽正面

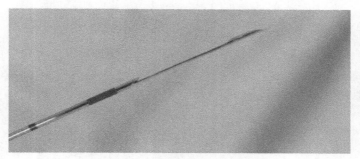

图1-3-24 切割针尖部凹槽侧面

Tru-cut活检针配合自动活检装置，不仅可以迅速完成活检，而且成功率高、标本质量好。图1-3-25～图1-3-27为与Tru-cut活检枪相关的部件外观图，图1-3-28为COOK半自动活检针外观图，图1-3-29为COOK半自动活检针的穿刺壳管。壳管穿刺目标位置后，拔出其内针芯，活检针沿壳管进入组织内部进行活检。

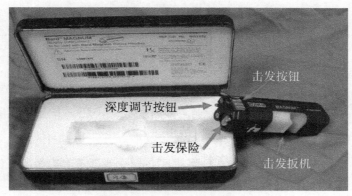

图1-3-25 Tru-cut活检枪按钮

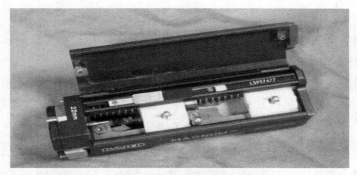

图1-3-26 Tru-cut活检枪内部构造

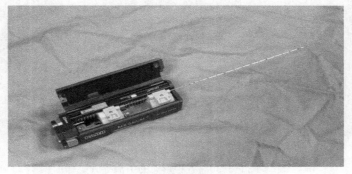

图1-3-27 与Tru-cut活检枪匹配的切割针

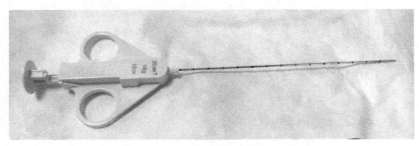

图1-3-28 COOK半自动活检针外观

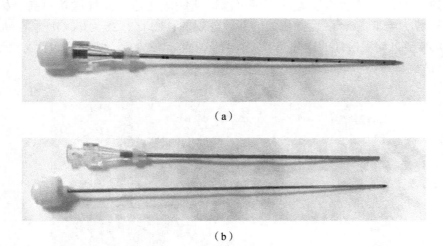

（a）

（b）

图1-3-29 COOK半自动活检针的穿刺壳管

二、导管

导管术在临床广泛应用已有50年历史，对疾病的诊断和治疗具有重要价值。超声在导管术中的监视导向作用已受到人们的重视，并显示了独特优点，甚至可以弥补X线下操作的某些不足。

1.导管的基本结构

导管分为管尖、管体、管尾三部分。管尖壁薄而径细，紧贴于穿刺针或导丝上。管体前端可根据需要制成不同形状或开侧孔。管尾可连接注射器或引流装置。图1-3-30所示为各种形态的引流导管尾部，图1-3-31所示为不同类型的引流导管。

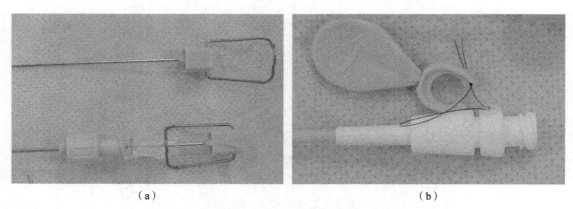

（a）   （b）

图1-3-30 各种形态的引流导管尾部

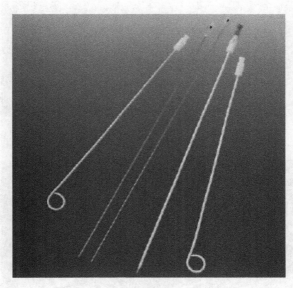

图1-3-31　不同类型的引流导管

2. 导管规格

导管的规格依其外径的粗细用French（F）标记。1 F = 1/3 mm。尽管同一规格导管的外径相等，但因材料不同其内径相差很大。

3. 导管的种类

根据材料不同，导管分为胶管（包括橡胶、乳胶和硅胶）和塑料管（包括聚氨基甲酸乙酯、聚氟乙烯、聚乙烯和聚氯乙烯）两类。前者质软，壁厚，内腔小，不易塑形，但强度高；后者质韧，壁薄，内腔大，易塑形，但强度差，不宜高温消毒。此外进行血管造影等特殊检查和治疗时需要特制的导管。

根据用途不同，常用的导管类型有以下几种：

（1）猪尾巴引流导管（图1-3-32～图1-3-34）。主要用于液体的引流。为了防止引流导管堵塞和滑出，将直引流导管的头端卷成猪尾巴状，在猪尾巴管的内侧设有侧孔。先穿刺入液腔后，再置入导丝，引流导管套在支撑管上，顺导丝插入液腔，而后固定。

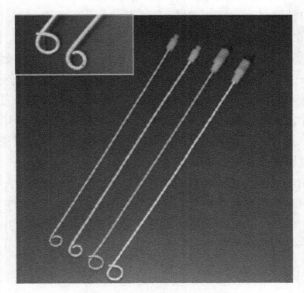

图1-3-32　猪尾巴引流导管

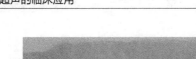

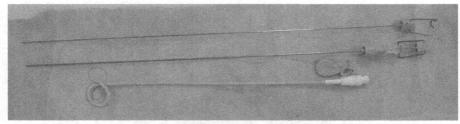

图1-3-33 多侧孔引流导管

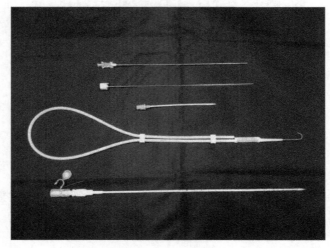

图1-3-34 多侧孔引流导管、PTC穿刺针、导丝、皮肤扩张器，两步法置管的穿刺器械配置

（2）带球囊扩张导管（Grintzig球囊导管）。这种导管为不透X线双腔导管。主腔直通导管尖，副腔与导管前壁的可膨大性膜囊相通。根据用途，膜囊制成不同长度和不同外径的强韧度圆柱形或球形。当副管内注入空气或液体时，膜囊膨大。圆柱形膜囊主要用于扩张狭窄管腔，球形膜囊主要用于固定导管引流。

（3）Ring胆系引流导管。该系统由长20 cm的20 G Chiba针、40 cm长的5 F聚乙烯导管针、导丝和猪尾巴引流导管组成。Chiba针用于经皮穿刺胆管造影；5 F导管针用于直接经皮穿刺胆管，穿刺成功后拔出钢丝，然后经导管置入导丝，再经导丝置入引流导管。

（4）Cook-Cope胆系引流系统。该系统包括下列组件：①穿刺针：长15 cm，21 G。②导丝：两根，分别为长60 cm、外径0.46 mm和长100 cm、外径0.97 mm。③扩张器：长20 cm。④导引导管：长20 cm，内置20 G加硬管。⑤引流管：有8.5～14 F不同规格，前端有许多侧孔，内腔有一细丝，一头固定于引流导管头端，另一头从尾端壁部引出。当导管置入胆管后，牵拉细丝，导管前段弯曲成袢。⑥Molnar固定盘：用于固定引流管。⑦引流管交换鞘：用于替换引流管。使用时，先在超声引导下穿刺胆管，成功后，经穿刺针置入细导丝，拔出穿刺针，再循细导丝插入导引导管，而后再导入粗导丝。根据选用引流导管的外径，选用匹配的扩张器循导丝扩张路径后，置入引流导管，最后固定。日后若引流导管堵塞，可以用引流导管交换鞘代替引流导管。

（5）Ring-McLean Sump式引流系统。该系用于脓肿引流，长30 cm，有12 F、16 F、24 F三种外径。引流管为双腔导管，主腔前段有较大侧孔，副腔很细，用于向脓腔内注入空气。

（6）Rerlan-Ring Sump式引流系统。该系统用于积液或脓腔引流，长30 cm，外径为16 F，为单腔多侧孔。管腔内可以另置一根5 F的导管供通气用。

三、导丝

导丝是引导导管到达目标的重要器械。导丝的外层是纤细不锈钢丝密卷绕成的弹性外鞘，其内包绕粗细两根钢丝芯，前端3～5 cm无细钢丝芯，使其前段柔软而不损伤组织（图1-3-35）。根据需要，前端也可制成"J"字形（图1-3-36），或者制成可控方向的导丝。芯子也可制成可活动式的，以改变前端柔软部分的长度。导丝的外径通常以英寸表示。

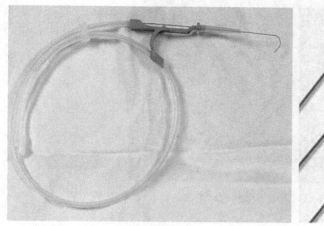

图1-3-35　导丝外观

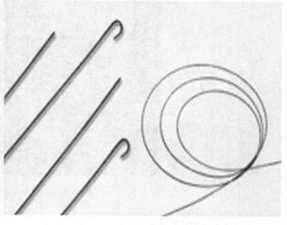

图1-3-36　"J"字形导丝前端

第三节　介入性超声操作方法

一、间接方法

用于抽吸或引流较大的积液。在实施穿刺或引流前，首先用超声选择穿刺点、角度和深度，并在体表做好标记，随后直接于标记处按预定角度和深度进行穿刺。采用这种间接方法时，应该尽量缩短移开探头与插入穿刺针的间隔时间，减少因病人体位变化所致的针道改变。

二、徒手方法

选用徒手操作的原则有两点：一是有安全而且距离较短的穿刺点和路径，二是有清晰的引导监视声窗。穿刺针可靠近或远离探头，穿刺点与引导监视声窗可以相距较远，保持较大角度，甚至使穿刺针与超声声束垂直进入。但必须保持穿刺针在扫查断面内，并与扫查断面平行。徒手穿刺方法的优点是操作过程中可分别单独移动穿刺针或探头，缺点是较难保持穿刺针与超声扫查声束在同一平面。由于此法操作难度较大，操作者必须经过严格训练。徒手穿刺如图1-3-37所示，其超声图像如图1-3-38所示。

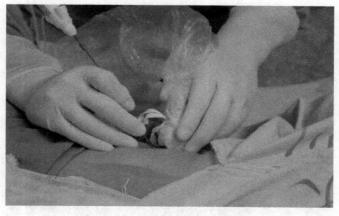

图1-3-37　超声导向下徒手穿刺

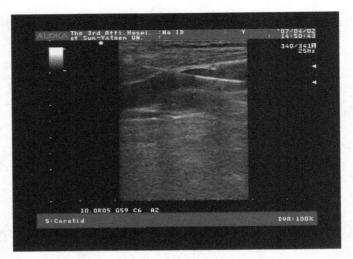

图 1-3-38　超声导向下徒手穿刺超声图像

三、导向装置引导方法

利用导向装置引导穿刺（图 1-3-39），能达到高度精确定位，提高穿刺准确性及成功率，且并发症少。选择何种导向装置要根据自己拥有的超声设备条件和病变的位置来决定，原则是既能清楚显示靶目标，又能选择距离较近而安全的路径。通常，对于声窗小而位置深的病变，选用小曲率半径探头和穿刺架为宜。使用导向装置穿刺时，事先必须用普通探头预选穿刺路径和靶目标，必要时在体表进行标记。图 1-3-40 所示为肝穿刺过程中，穿刺针沿穿刺导向穿入肝内的超声图像。

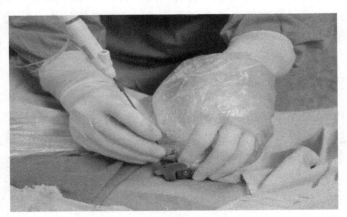

图 1-3-39　导向装置引导穿刺

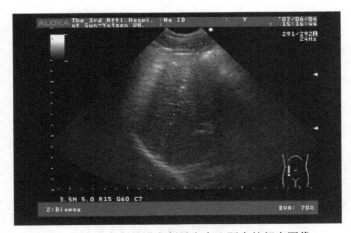

图 1-3-40　穿刺针沿穿刺导向穿入肝内的超声图像

四、Seldinger技术

Seldinger技术于1953年由Seldinger创立，其主要特点是：①利用鞘管穿刺针经皮肤穿刺；②通过导丝和导管交换的方式放置导管。经皮穿刺放置导管的动脉主要是股动脉，其次是颈动脉、桡动脉、腋动脉、肱动脉等；静脉血管有股静脉、颈静脉等。具体步骤为：常规消毒穿刺部位，摸到动脉搏动后，将鞘管穿刺针插入动脉内，拔出针芯，缓慢回抽针鞘，当有血液经针鞘内喷出后即可插入导丝，退出针鞘，根据需要沿导丝放置导管鞘或相应导管，再拔出导丝即可进行选择性插管和血管造影，并进行后续介入操作。Seldinger技术所需物品如图1-3-41所示，其操作步骤如图1-3-42所示。

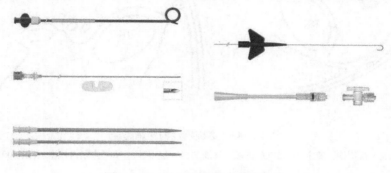

图1-3-41　Seldinger技术所需物品

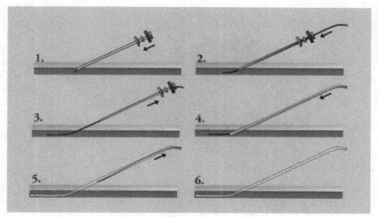

图1-3-42　Seldinger技术操作步骤

第四节　穿刺点及穿刺路径的选择

超声导向穿刺最关键的技术之一就是穿刺点的定位和进针路线的选择。选择进针点时，必须先对目标周围及穿刺区域的解剖结构，特别是肋骨、大血管、膈、肠管等进行仔细观察。用手指按压体表，对侧方进针路线及穿刺点的定位很有帮助，同时可验证穿刺点位置的准确性，避免因探头方位或显示屏上穿刺线方向的改变而导致穿刺点选择错误。

选择穿刺路径的原则是在能够避开肺、膈肌、大血管、胆管、消化道等重要脏器和穿刺障碍物的前提下，尽量选择最短的进针路径。一方面可提高准确性；另一方面减少组织损伤，增加安全性，并发症较少。如图1-3-43所示，由于图b中的穿刺路径比图a中的短，因此，穿刺病灶应该选择图b所示的路径。另外，对病灶的穿刺一般要求经过一定厚度的正常组织，因为这样可以对针道起封闭作用，减少出血及外漏。如图1-3-44所示，肝内病灶穿刺需要经过一定厚度的肝组织，因此，图中路径2优于路径1。对于一些特殊部位的穿刺，则有特殊要求，例如穿刺胆囊必须经一定厚度的肝脏后从胆囊床进针。

进针位置确认后，通常把探头置于标定的位置，最后做一次进针路径的观察，以确认无意外变化。进针前应测量并记住病灶深度，同时在穿刺针上做标记。

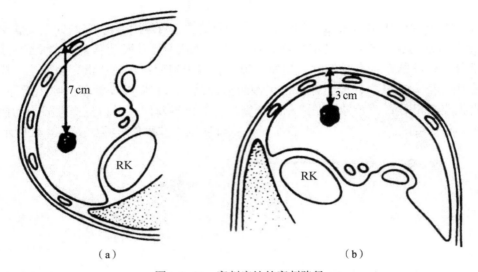

图1-3-43　穿刺病灶的穿刺路径

（来源：吕明德，董宝玮.临床腹部超声诊断与介入超声学.广州：广东科技出版社，2001.）

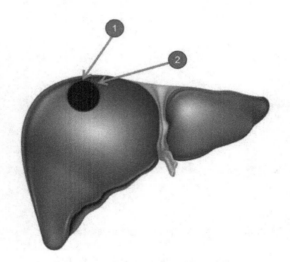

图1-3-44　肝内病灶穿刺路径选择

第五节　穿刺针具的监视

由于穿刺针的方向与声束夹角往往很小，探头较难接收到穿刺针的回声，在实际操作中经常发生不能显示针尖位置的情况，针体的显示则更困难。为了改善监视效果，除了增加穿刺路径与声束的夹角外，还应注意操作中的细节。

如果穿刺路径中无重要结构，可在超声直接监视下向病灶方向刺入一定距离后暂停，再次确认穿刺针后逐渐进针，准确引导穿刺针进入目标。切忌在穿刺针针尖显示欠清楚的情况下盲目进针。如果观察不到应先调整穿刺针的位置，直至可清晰显示，再继续进针。在徒手穿刺时，用单眼沿探头中线向下看，观察探头与穿刺针是否平行，若不平行，应调整探头位置而不是强行校正穿刺针位置，最好是先将穿刺针退至皮下，重新调整角度再进针。

下列几种方法有助于显示针尖：①轻弹针座，或以2～3 mm的小幅度反复快速提插穿刺针，牵动周围组织运动，产生回声，从而有助于显示针尖。切勿粗暴地推拉穿刺针，或在方向、角度不当的情况下，在组织内强行移动穿刺针进行校正。②快速抽动针芯，用针芯运动产生回声来确定穿刺针位置。

③使用彩色多普勒血流显像（CDFI）进行监视。CDFI能显示抽动针芯时或提插针体时产生的彩色多普勒信号或伪像，但并不一定有效。④在允许的情况下，拔出针芯，向针鞘内注入少量含微气泡的液体以显示穿刺针位置。⑤使用前段打磨粗糙的穿刺针有助于针尖的显示。也有部分厂家将针芯制成螺旋状，或在穿刺针表面涂一层具有波纹的极薄塑料层，均有利于显示针尖的位置。

当穿刺针与扫查平面不平行时，会造成针尖位置的错误判断。其特点是声像图上显示"针尖"的强回声点，但继续进针时，强回声点不向前移动，所显示的"针尖"实际为针体与声束的交点（图1-3-45）。这种错觉可能造成重要脏器或结构的损伤。

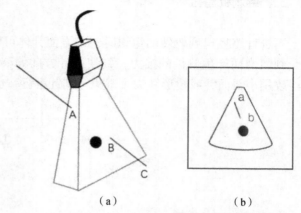

（a） （b）

图1-3-45 穿刺针不在超声扫查平面上

第六节 影响穿刺准确性的因素和对策

一、部分容积效应

声像图所显示的组织图像，实际是厚度与声束宽度相等的一厚层组织回声的重叠图像，这就可能造成声束内同一深度的针尖与邻近组织在声像图上重叠，显示为针尖在组织内的假象。避免的方法是对小目标穿刺时，要反复侧动探头，凭侧动的幅度判断声束与病灶的关系。如探头侧动时针尖刚好消失在病灶的中间位置，即病灶显示最大、边界最清晰的位置，表明穿刺针完全通过病灶。对细管状结构穿刺时，要尽量选择其短轴断面。图1-3-46所示为穿刺针准确命中目标，而图1-3-47和图1-3-48所示为受部分容积效应影响，超声图像显示穿刺针命中目标但实际上穿刺针未能命中目标。

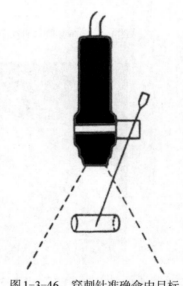

图1-3-46 穿刺针准确命中目标

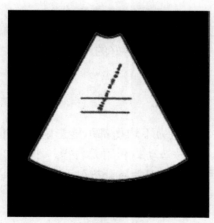

图1-3-47 由于部分容积效应，实际穿刺针未命中目标(情形一)

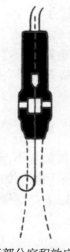

图1-3-48 由于部分容积效应，实际穿刺针未能命中目标(情形二)

二、穿刺针潜行

当进针路径遇到较硬的组织时，一方面针体可因避让而偏离穿刺引导线；另一方面，由于针尖斜面受到阻力而产生侧偏的推力，致使进针方向偏移（图1-3-49、图1-3-50），进针越快，这种推力越大。改用小斜面针或棱形针尖可避免穿刺针潜行，也可以采用边旋转边进针的手法，使针尖不易偏移。

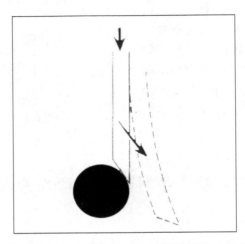

图1-3-49　穿刺针针尖斜面受到阻力而产生侧偏的推力，致使进针方向偏移

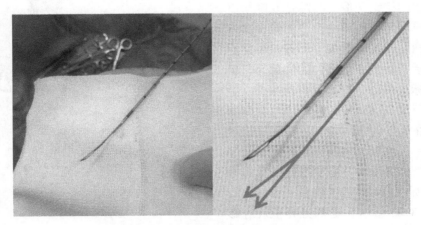

图1-3-50　组织过硬，活检针出现弯曲

三、病人的配合

穿刺过程中病人由于疼痛而肌肉突然收缩、咳嗽以及呼吸急促或幅度大均会对穿刺的准确性造成影响。穿刺前对病人解释安慰、进行呼吸训练可减少该因素的影响，达到良好的麻醉效果。

四、其他

探头与穿刺架配置不当或不能很好地固定、组织阻力过大或阻力不均衡都可能影响穿刺准确性。相应的对策有：采用匹配的探头和穿刺架，使两者配置紧密，不易松动；利用无名指、小指和小鱼际肌接触病人身体以支撑握探头的手，减少手及探头的移动；用粗针或刀片破开皮肤和皮下组织，减少进针阻力。

第七节　介入性超声在肝胆胰脾疾病中的应用展望

　　肝脏、胆道系统、胰腺、脾脏等腹部脏器的疾病是介入性超声临床应用的重要适应证，也是介入性超声应用得最多的一个领域。

　　介入性超声在肝胆胰脾疾病治疗中的临床应用，根据治疗内容主要分为以下几类：

　　（1）囊肿穿刺抽液硬化治疗：包括肝囊肿、脾囊肿、胰腺假性囊肿。

　　（2）囊肿或脓肿置管引流：包括肝脓肿、脾脓肿、胰腺假性囊肿。

　　（3）胆道梗阻置管引流：包括经皮经肝穿刺胆管置管引流和经皮经肝穿刺胆囊置管引流。

　　（4）肿瘤性病变的介入性治疗：包括肝脏肿瘤、胰腺肿瘤、脾脏肿瘤的各种消融治疗，腹腔神经节阻滞等。图1-3-51～图1-3-55所示为肝脏肿瘤接受热消融治疗前后的影像学图像。

　　（5）脾亢的介入性治疗。

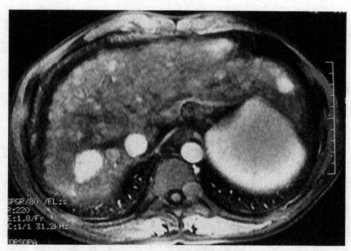

图1-3-51　S6肝癌消融术前MR图像

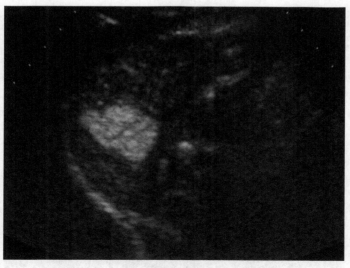

图1-3-52　S6肝癌消融术前超声造影图像

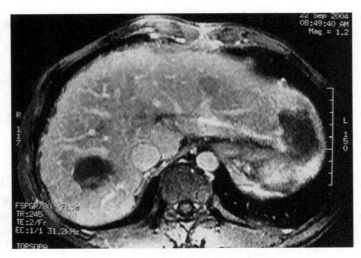

图1-3-53　S6肝癌消融术后MR图像

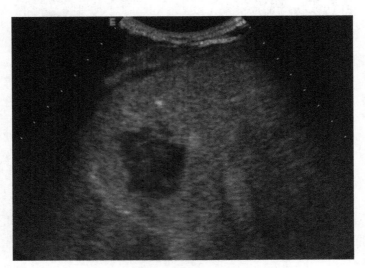

图1-3-54　S6肝癌消融术后超声造影图像

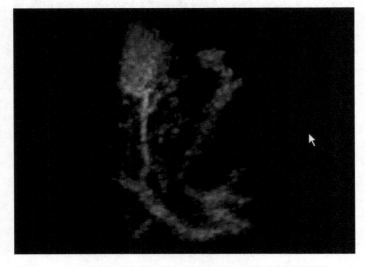

图1-3-55　肝细胞癌术前经腹超声造影检查（注射造影剂后16 s）

　　介入性超声是微创医学的一部分，它的发展离不开与其他微创技术的结合，以相互补充，相互促进，达到共同发展的目的。如超声与腔镜技术的结合就体现了上述的发展趋势，一方面克服了常规超声分辨率低、存在检查盲区等不足；同时也很好地解决了腔镜仅能观察腔道内壁，而对腔道本身及腔道以外的组织器官观察欠缺的局限性，从而达到更好的定位和导向的目的。

　　超声仪器及技术本身的进步也将极大地促进介入性超声的发展。近年来，超声造影技术的迅猛发展同样为介入性超声带来了巨大的发展机遇。超声造影在介入性超声治疗计划的制订、治疗目标的靶向引导、术后疗效评估及随访等方面发挥重要作用。还可以采用术中超声造影检查，更有利于病灶的显示和诊断。利用三维超声技术，术前可更清晰、全面了解病灶与周围组织结构的空间关系及病灶血供情况；结合超声造影技术，三维成像显示能力更强；随着动态实时三维技术的发展，术中可进行更准确的引导，有利于开展各种介入性超声治疗。新近发展的超声与CT、MR的融合成像也有可能成为介入性超声重要的导向技术。

　　总之，介入性超声已成为一种重要的临床微创治疗手段，其发展离不开自身技术的进步，同时更需要与其他相关学科技术相融合，才能将微创医学推向更高的台阶。

【参考文献】

[1] Berlyne F M. Ultrasound in renal biopsy：an aid to determination of kidney position[J]. Lancet, 1961, 2：750-751.

[2] Schlegel J E. The use of ultrasound for localizing renal calculi[J]. J Urol, 1961, 86：367.

[3] 陈公白. 应用侧射型脑针式超声探头探查脑内肿瘤的初步报道[J]. 中华外科杂志, 1964, 12：261.

[4] Joyner C R. Reflected ultrasound in the detection and localization of pleural effusion[J]. JAMA, 1967, 200：399-402.

[5] Goldberg B B, Pollack H M. Ultrasonic aspiration transducer[J]. Radiology, 1972, 102：187-189.

[6] Holm H H, Kristensen J K, Rasmussen S N, et al. Ultrasound as a guide in percutaneous puncture technique[J]. Ultrasonics, 1972, 10：83-86.

[7] Rasmussen S N, Holm H H, Kristensen J K, et al. Ultrasonically-guided liver biopsy[J]. Br Med J, 1972, 2：500-502.

[8] Hancke S, Holm H H, Koch F. Ultrasonically guided percutaneous fine needle biopsy of the pancreas[J]. Surg Gynecol Obstet, 1975, 140：361-364.

[9] Makuuchi M, Beppu T, Kamiya K, et al. Echo guided percutaneous transhepatic cholangiography with puncture transducer[J]. Jpn J Surg, 1978, 8：165-175.

[10] Lindgren P G. Percutaneous needle biopsy：a new technique[J]. Acta Radiol Diagn（Stockh）, 1982, 23：653-656.

[11] 董宝玮. 超声引导经皮细针活检诊断胰腺部肿瘤[J]. 中华内科杂志, 1982, 21：716.

[12] Sigel B, Coelho J C, Machi J, et al. The application of real-time ultrasound imaging during surgical procedures[J]. Surg Gynecol Obstet, 1983, 157：33-37.

[13] Sigel B, Machi J, Ramos J R, et al. The role of imaging ultrasound during pancreatic surgery[J]. Ann Surg, 1984, 200：486-493.

[14] Igawa S, Sakai K, Kinoshita H, et al. Intraoperative sonography：clinical usefulness in liver surgery[J]. Radiology, 1985, 156：473-478.

[15] 陈敏华. 肝脏占位性病变超声引导针吸细胞学检查[J]. 中华物理医学杂志, 1985, 7：85-88.

[16] 曹海根. 超声导向经皮穿刺诊断与治疗[M]. 北京：人民卫生出版社, 1989.

[17] 董宝玮. 临床介入性超声学[M]. 北京：中国科学技术出版社, 1990.

[18] Honda N, Guo Q, Uchida H, et al. Percutaneous hot saline injection therapy for hepatic tumors：an alternative to percutaneous ethanol injection therapy[J]. Radiology, 1994, 190：53.

[19] Seki T, Wakabayashi M W, Nakagawa T, et al. Ultrasonically guided percutaneous microwave

coagulation therapy for small hepatocellular carcinoma[J]. Cancer, 1994, 74: 817-825.

[20] Ohnishi K, Yoshioka H, Ito S, et al. Treatment of nodular hepatocellular carcinoma larger than 3 cm with ultrasound-guided percutaneous acetic acid injection[J]. Hepatology, 1996, 24: 1379.

[21] Solbiati L, Goldberg S N, Ierace T, et al. Hepatic metastases: percutaneous radio-frequency ablation with cooled-tip electrodes[J]. Radiology, 1997, 205: 367.

[22] Goldberg S N, Solbiati L, Hahn P F, et al. Large-volume tissue ablation with radio frequency by using a clustered, internally cooled electrode technique: laboratory and clinical experience in liver metastases[J]. Radiology, 1998, 209: 371.

[23] Dong B W, Liang P, Yu X L, et al. Sonographically guided microwave coagulation treatment of liver cancer: an experimental and clinical study[J]. Am J Roentenol, 1998, 171: 449.

[24] 陈俊伟，吕明德，谢晓燕. 超声引导经皮微波固化治疗肝癌12例体会[J]. 中华普通外科杂志, 2000, 15: 5.

[25] Chen J W, Lu M D, Xie X Y. Ultrasound guided hyperthermal therapies for hepatocellular carcinoma[J]. Journal of the Hong Kong College of Radiologists, 2001, 4: 59.

[26] 吕明德，董宝玮. 临床腹部超声诊断与介入超声学[M], 广州：广东科技出版社, 2001.

[27] 李治安. 临床超声影像学[M]. 北京：人民卫生出版社, 2003.

[28] 王金锐，张武，刘吉斌，等. 介入性超声的现状、未来与超声专业医师面临的挑战[J]. 中华医学超声杂志, 2006, 3: 2.

[29] 孙心平，季淑梅. 微创医学中的介入性超声[J]. 医学与哲学：临床决策论坛版, 2006, 27: 45-46.

（李　凯）

第四章　超声引导介入手术围手术期处理

第一节　术前准备

（1）术前了解病史及一般检查。详细询问患者出血史、肝炎史、过敏史等，并进行肝肾功能、凝血功能、心电图、胸部透视等必要的检查。

（2）术前患者知情同意。向患者解释治疗的过程、检查治疗计划、麻醉的方法、可能需要的时间、可能的危险和并发症，获得患者知情同意，并于术前在同意书上（图1-4-1）签字。

（3）术前医生的准备。确认已完善术前检查，仔细查阅超声、CT等影像学资料，充分估计治疗的困难性。通过术前讨论，精心选择最佳的治疗方案。与相关科室充分沟通，并做好人员的调配。

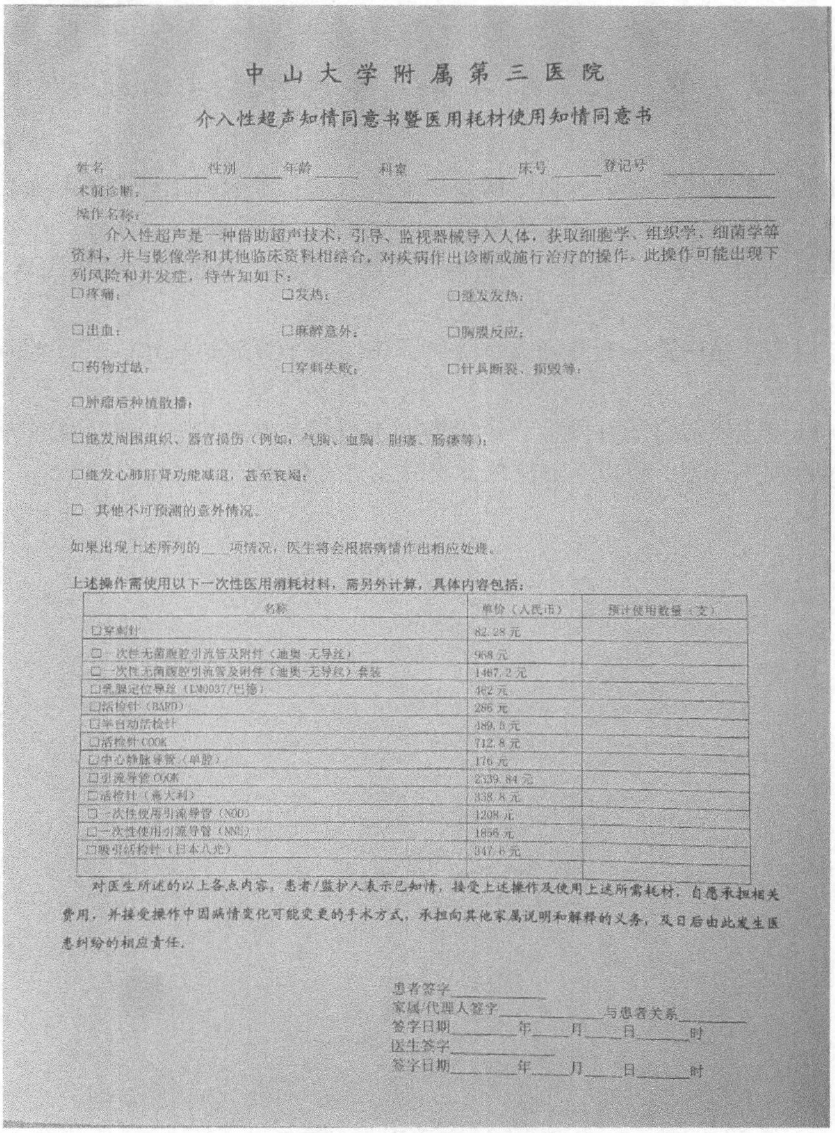

中 山 大 学 附 属 第 三 医 院

介入性超声知情同意书暨医用耗材使用知情同意书

姓名________性别____年龄_____ 科室 __________床号_____登记号 ___________

术前诊断：

操作名称：

介入性超声是一种借助超声技术，引导、监视器械导入人体，获取细胞学、组织学、细菌学等资料，并与影像学和其他临床资料相结合，对疾病作出诊断或施行治疗的操作。此操作可能出现下列风险和并发症，特告知如下：

□疼痛；　□发热；　□继发发热；

□出血；　□麻醉意外；　□胸膜反应；

□药物过敏；　□穿刺失败；　□针具断裂、损毁等；

□肿瘤后种植散播；

□继发周围组织、器官损伤（例如：气胸、血胸、胆瘘、肠瘘等）；

□继发心肺肝肾功能减退，甚至衰竭；

□ 其他不可预测的意外情况。

如果出现上述所列的____项情况，医生将会根据病情作出相应处理。

上述操作需使用以下一次性医用消耗材料，需另外计算，具体内容包括：

名称	单价（人民币）	预计使用数量（支）
□穿刺针	82.28元	
□一次性无菌腹腔引流管及附件（迪奥-无导丝）	968元	
□一次性无菌腹腔引流管及附件（迪奥-无导丝）套装	1467.2元	
□乳腺定位导丝（LW0037/巴德）	462元	
□活检针（BARD）	286元	
□半自动活检针	389.5元	
□活检针COOK	712.8元	
□中心静脉导管（单腔）	176元	
□引流导管COOK	2339.84元	
□活检针（意大利）	338.8元	
□一次性使用引流导管（NOD）	1208元	
□一次性使用引流导管（NNI）	1856元	
□吸引活检针（日本八光）	347.6元	

对医生所述的以上各点内容，患者/监护人表示已知情，接受上述操作及使用上述所需耗材，自愿承担相关费用，并接受操作中因病情变化可能变更的手术方式，承担向其他家属说明和解释的义务，及日后由此发生医患纠纷的相应责任。

患者签字________

家属/代理人签字__________与患者关系_______

签字日期______年____月____日_____时

医生签字__________

签字日期______年____月____日_____时

图1-4-1　手术知情同意书及医用耗材使用知情同意书

（4）术前病人的准备。是否禁食取决于介入性超声的部位和麻醉的方法。胃肠道、胰腺、胆道的介入治疗，必须禁食8～12h；而肝、脾的介入治疗一般以少食为好；硬膜外麻醉或静脉麻醉者应禁食并补液。

（5）治疗前超声检查。应在麻醉前再次进行超声检查，了解病灶详情和解剖结构，避免决定治疗后到进行治疗前这段时间内，因情况发生变化而导致意外发生。

（贺需旗　李　凯）

第二节　超声引导介入手术术后常规处理

（1）术后常规检测患者血压、心率等生命体征。

（2）术后注意观察患者反应，包括有无发烧、疼痛情况等，询问手术后症状有无缓解，手术后有无新发症状。

（3）术后嘱患者平卧至少6h，避免用力。

（4）必要时禁食8～12h，术后饮食从流质开始，逐渐过渡到常规饮食。

（5）术后需定期观察实验室检查指标恢复情况。

（谭　雷）

第三节　超声引导介入手术并发症的预防

（1）出血的原因主要为穿刺针道出血。防止出血的方法：术前纠正患者的凝血功能，使用生物胶填塞电极针道止血。另外，术后应该常规监测生命体征并行B超检查。

（2）感染。主要预防方法为严格遵守无菌操作原则，如患者有感染的易发因素，例如糖尿病等，可预防性使用抗生素。

（3）周围脏器损伤。超声造影能清晰显示穿刺目标，整个穿刺过程中应仔细检查入针路径，避免盲目进针。

（4）心、肝、肺等重要器官的并发症。手术前详细地评估并进行充分的手术前准备，对可能发生的并发症进行针对性预先处理，可以明显降低此类并发症发生率。

（谭　雷）

第五章 超声引导介入手术的辅助技术

第一节 超声造影

超声造影最早见诸文献可追溯至1968年，Gramiak等发现在主动脉根部注射靛氰蓝时，在M超声心动图上可观察到回声增强的现象。后来人们意识到回声增强是因为注射的液体制剂中含有微气泡。类似这种用造影剂改变扫查对象界面回声的声阻抗差，用常规或造影剂特异成像技术达到增强解剖显像甚至功能显像水平，提高超声诊断和鉴别诊断能力的技术称为超声造影（contrast-enhanced ultrasound，CEUS）。CEUS可包括经腔道造影和经血管造影（表1-5-1）。早期的造影剂微泡直径较大，无法通过肺循环，临床应用受到限制。1984年Feinstein等首次应用声振方法制备造影剂，微泡直径与红细胞大小相似，能通过肺循环，开创了CEUS的新局面，之后又出现了各种新型造影和成像技术。CEUS逐渐在临床上广泛应用。目前的CEUS多经外周静脉注射超声造影剂（ultrasound contrast agent，UCA），通过肺循环进入左心系统，最后达到全身各脏器，达到增强显像的目的，本章所述均为经外周静脉的CEUS。

表1-5-1　超声造影剂的途径及方法

造影途径	造影方法
经腔道造影	口服造影（脱气水、甘露醇等）
	经直肠造影（双氧水）
	子宫腔造影（双氧水、生理盐水、利声显造影剂等）
	输卵管造影（双氧水、利声显造影剂等）
	直接心腔注射造影（双氧水、二氧化碳等）
经血管造影	经动脉造影（双氧水、二氧化碳等）
	经皮穿刺门静脉造影
	经外周静脉造影

UCA是CEUS的核心技术。随着新型UCA的开发应用及相应的造影剂特异性成像技术的出现，CEUS得以迅速发展。

一、超声造影剂分类

目前常用的超声造影剂（UCA）一般为有外壳包裹的微气泡，根据微气泡体构和外壳成分的不同分为以下类型。

（1）第一代超声造影剂。多以空气为微泡内含物。主要代表为Albunex和利声显（Levovist）。其特点是微气泡持续时间短，容易破裂；适合高机械指数爆破成像。

（2）第二代超声造影剂。微泡内多为惰性气体，如氟化气体。主要代表为声诺维（SonoVue）和Optision。其特点是分子量较空气大，弥散性及饱和度低，稳定性高，在血循环中持续时间长；适合于低机械指数的实时造影成像。

二、超声造影剂主要声学及理化特性

（一）超声造影剂主要声学特性

背向散射（backscatter）特性是超声造影剂（UCA）最重要，也是最基础的声学特性。背向散射强度（backscatter intensity）越高，增强效应越明显。当声波经过散射微粒团时，每个微粒都能产生散射。尽管散射体可以为气态、液态或固态，但气体（微气泡）的背向散射性能最佳，是理想的散射回声源，最适合作为UCA。

（二）超声造影剂在声场中与超声波的相互作用

超声造影剂（UCA）进入人体后，在声场中并非静止不动，而是与超声波相互作用，产生各种复杂的效应。超声波以正弦方式传播，随时间的不同出现相位的变化：当超声波声压为最大正压时，微泡压缩；当声压回归到基线时，微泡恢复到正常大小；而当声压为最大负压时，微泡膨胀。因此，微泡UCA在体内不断重复缩小—回复—膨胀—缩小—回复的过程（图1-5-1）。

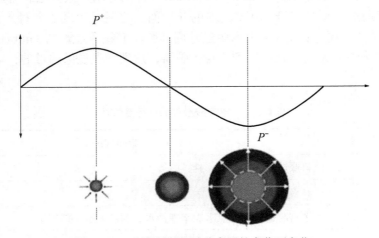

图1-5-1　造影剂微泡随着声压的变化而变化

根据超声仪器发射声波声压的不同，微泡UCA可以表现出3种不同的行为模式：在低声压时，以线性共振（linear resonance）为主；中等声压时，出现非线性共振（nonlinear resonance），产生谐波；在高声压时，微泡破裂。非线性反应及谐波更明显，但持续时间短暂。各个厂家开发的超声造影技术的一个中心点其实就是如何来控制及利用UCA和超声波的这种相互作用。

1. 共振

共振（resonance）行为的产生主要是由于微泡的韧性和惰性所致。韧性是指微泡偏离其平衡半径时，表现出弹簧样的特性。惰性的产生则主要是由于微泡周围液体的阻尼效应。共振效应能使共振的微泡的截面积增强数倍，远大于其实际截面积，从而增强背向散射强度。在低声压时，微泡一般表现为线性共振，此时单个微泡表面的声压常小于50kPa。

2. 线性共振

（1）谐波（harmonics）也称为谐频、谐振。在中等声压时，微泡振动变为非线性，此时单个微泡表面的压力达到50～100kPa。不同大小的微泡对应于一定频率的声波，并且可散射相同频率的回波（基波），甚至可产生2倍于发射频率的回波（谐波），甚至3倍、4倍或1/2频率的回波，后者也称为次谐波。目前，二次谐波（second harmonics）的应用较多，与之相应的UCA特异性成像技术称为二次谐波成像，但近年来高倍数谐波和次谐波的应用也有增加趋势。使用谐波频率时，微泡造影剂的背向散射强度远高于人体的组织，理论上谐波散射时血液组织强度比（信噪比）可达到1000以上，活体中的初步测量值可达40，因此造影剂的这种非线性特性能将微循环内的灌注血流与组织及大血管的信号区分

开来。但有外壳包裹的微泡在谐波频率时的散射强度低于在基波频率时的散射强度，主要是因为弹性外壳的黏滞阻尼效应增加了微泡—液体系统的阻尼常数，使得散射的能量降低。此外，由于弹件外壳的内摩擦，尚有一部分能量转化为热能损失。

（2）谐波的声学特性：

①散射回声强度：基波时散射回声强度最大，二次谐波次之，之后逐渐减低。

②旁瓣效应：基波会产生明显的旁瓣效应，而二次谐波几乎无旁瓣。即使二次谐波信号强度放大到与基波信号强度相当，二次谐波的旁瓣效应仍比基波旁瓣效应低很多。因此二次谐波能明显消除旁瓣伪像并使主瓣变细，侧向分辨力较高。

③低速血流检出率高：采用二次谐波多普勒技术，对相同的流速，频移可增加1倍。采用高通滤波器，在相同频率时，基波时低于最小值的血流速度无法检测到，而谐波可将阈值降至最小血流速度的一半，因此对低速血流检出率高。

④微泡大小与超声频率的关系：能通过肺循环的微泡（直径$2\sim8\mu m$）的基波和二次谐波频率正好在超声成像的频率范围内，因此可用于超声成像。此外，微气泡半径越大，谐振频率越小。

3. 非线性共振

非线性共振是声激发的声发射或受激声发射高声压时，声场中具有弹性外壳的微泡超声造影剂（UCA）可能爆裂，产生的一瞬间非线性反应，也称为瞬时能量散射、能量增强散射。此时单个微泡表面的压力常高于1MPa。微泡造影剂的弹性外壳在高压下爆裂后，释放出其内的自由气体（图1-5-2），能充分发挥其散射特性。前面已经提到，气体成分相同的情况下，自由气体微泡比具有外壳的微泡背向散射强度更高、散射截面积更大，更能充分发挥散射特性。但这一效应持续时间极短，为$1\sim5\,ms$，与微泡内的自由气体弥散到周围液体介质中的时间基本一致。

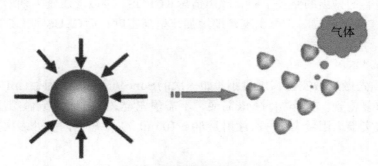

图1-5-2　微泡造影剂爆裂示意图

由此可见，微泡UCA的散射特性与声强有关，可分为线性散射、非线性（二次谐波）散射和瞬时能量散射三种形式。因UCA在声场中的行为模式与气体成分、外壳特性、微泡大小等均有密切关系，并不是所有的微泡UCA均能表现以上3种行为模式。一般来说，目前应用的微泡UCA均具有线性散射特性，而非线性散射的强度则视UCA的性质而定，有些UCA不能显示可测量的二次谐波，但所有的微泡UCA均具有瞬间能量散射的特性。

（三）超声造影剂主要理化特性

在超声造影剂（UCA）的发展过程中，早期造影剂以分子量及密度较低的空气、CO_2、H_2O_2等为主，目前则以氟碳（硫）气体较多。这里主要涉及UCA在血液循环中的持续时间问题。

在微泡半径一致的情况下，密度越高、弥散度越低、饱和浓度越低，UCA在血液循环中持续的时间越长。与空气、CO_2、H_2O_2等相比，氟碳（硫）气体具有分子量大，密度高，弥散度、饱和度低等特点，因此在血液循环中持续时间更长。加之氟碳（硫）气体为惰性气体，不与机体发生理化反应，因此以氟碳（硫）气体为主要成分的微泡UCA成为现阶段的主流。

UCA在构成上除核心的气体成分外，还需一些辅助的物质提高其在血液中的稳定性和持续时间。

自由气体微泡尽管散射特性较强，但是在血液中持续时间较短，而且微泡大小不一，缺乏安全性。常用的UCA微泡外面常有外壳包裹，外壳成分多为脂质、白蛋白或高分子聚合物，如声诺维等；也有采用微粒吸附微气泡，如利声显等；还有的为双相UCA，常温时（29℃）为乳浊液或浑浊液，注入血液（37℃）后立即汽化形成微气泡。此外，UCA还需要有作为溶液介质的溶剂，如注射用水、生理盐水、磷酸缓冲液，以及改进UCA理化性质的增稠剂、稳泡剂、抗氧化剂等辅助成分。

（四）超声造影剂在人体内的药代动力学

超声造影剂（UCA）经静脉注入人体内，经过肺毛细血管进入人体循环，再经过靶器官的毛细血管循环。多次循环后，微泡破裂，气体经肺呼出体外，而壳膜成分则通过肝肾代谢清除。常用的UCA微泡（如SonoVue）始终在血液循环中流动并自由通过毛细血管网，但不能通过毛细血管的薄壁弥散到细胞外间隙，因此也称为血池造影剂。

三、超声造影剂与CT、MR造影剂的差异

1. 造影剂成分及体内代谢不同

CT及MR所用造影剂均为小分子或原子微粒，具有水溶性。进入血管后可通过很薄的毛细血管壁，继续弥散到血管外的细胞间隙，最终经肾脏排出，故可作为自由通过型造影剂。而目前临床应用的UCA所含的微泡直径相对较大，不能扩散到细胞间隙，只能停留在血液中，直至气泡破裂或溶解，经肺脏排出体外。所以UCA是真正的血池造影剂。

2. 增强显像不同

CT及MR造影剂可形成延迟期增强影像。而UCA在血管及血池中循环时，其显像时相与CT及MR类似，但由于随后造影剂排出的路径不同，超声造影（CEUS）难以形成延迟期增强，如胆管细胞癌中所含的纤维成分在CT增强扫描时，可出现延期增强，呈高密度；而CEUS则无延期增强，在门静脉期之后一直呈低增强。

3. 操作性和副作用不同

UCA一般不需预先做过敏实验，用量小（如一次的SonoVue的用量为2.4 mL），无明显肝脏毒性，患者耐受性好，可重复检查。操作相对MR简便，不需预先定义扫描时点或做团注跟踪。CT所用含碘造影剂需要做碘过敏实验，用量大（一次注射量80～100 mL），如短期内多处多次重复检查，可在一定程度上影响肝功能。

四、常用超声造影剂——声诺维介绍

声诺维（SonoVue）通用名为注射用六氟化硫微泡，属第二代UCA，可匹配各种超声造影（CEUS）技术（包括高机械指数和低机械指数造影成像技术）。SonoVue由意大利博莱科（Bracco）公司生产，已在欧洲及中国上市，2004年开始在国内应用于临床，是目前国内应用最多的UCA。

1. 组成成分及其理化特性

SonoVue主要成分为六氟化硫（SF_6）气体。气体为微泡气态相并以单分子层磷脂作为外壳。药品内含白色粉末及无色气体：六氟化硫气体59 mg；冻干粉末25 mg，主要为聚乙二醇4000（PEC4000）、二硬脂酰磷胆碱（DSPC）、二棕榈酰脂磷甘油（DPPC.Na）、棕榈酸等辅料作为赋形剂。加入注射用生理盐水（0.9%NaCl溶液）5 mL振摇后溶解为乳白色混悬液。

主要理化特性：微泡浓度为1×10^8～5×10^8/mL；微泡平均直径为2.5μm，其中90%的微泡直径＜8μm；被包裹的六氟化硫容量为8μL/mL。在2.4 mL剂量中，六氟化硫的含量为0.02 mL，渗透压为290 mOsm/kg，与人体血浆等渗，黏滞度2 mPa·s，低于血液黏滞度，pH 4.5～7.5。

2. 临床药代动力学

六氟化硫是SonoVue的活性成分，它能很快经肺循环排出体外。单次静脉注射剂量0.03 mL/kg或

0.3 mL/kg的SonoVue（相当于最大临床剂量的1倍和10倍），六氟化硫气体很快就在体内被消除，其清除与剂量和性别无关。SonoVue在体内的平均半衰期为12 min（范围为2～33 min）。注射后1 min内注射剂量的40%～50%被排除，80%在注射后2 min内排除，注射后15 min，几乎所有的六氟化硫气体都已排除。

3.适应证及禁忌证

（1）适应证：主要应用于心脏、血管、肝脏、乳腺等脏器病变的诊断，包括以下方面：

①心脏造影：用于了解心肌灌注情况及描绘心室心内膜边缘；

②大血管造影：可用于脑动脉、颅外动脉、外周动脉、心底及腹部大血管疾病检查；

③小血管及微血管造影：增强肝脏、乳腺、肾脏、子宫等脏器小血管和微血管的显像，提高检测病灶的敏感性及定性诊断的准确性。

（2）禁忌证：

①对六氟化硫或SonoVue其他成分有过敏史者；

②伴有右向左分心流的心脏病、重度肺高压（肺动脉压>90 mm Hg）、未控制的高血压和成人呼吸窘迫综合征患者；

③孕妇及哺乳期妇女、年龄18岁以下未成年人。

（3）对有下列情况者，应慎用SonoVue：

①严重的心脏功能衰竭（Ⅵ级）；

②严重的慢性阻塞性肺部疾患；

③严重的心律不齐；

④近期发生心肌梗死并伴有进行性和（或）不稳定心绞痛；

⑤急性心内膜炎、瓣膜修复；

⑥急性全身感染和（或）败血症；

⑦血液高凝状态和（或）近期发生血栓栓塞；

⑧肝、肾疾病晚期，吸氧患者及不稳定神经疾病患者。

对于高危患者进行超声造影检查时，应做心电图检测；对正在进行药物学负荷试验（如多巴胺丁胺试验）的患者，用SonoVue行增强超声心电图检查时，应进行心电和血压监测。

4.使用方法及注意事项

（1）确认药品包装：内含瓶装UCA 5 mL生理盐水的注射剂、专用配液器及20 G静脉套管针。

（2）物品准备：三通管及静脉穿刺用物品。

（3）药液制备方法（图1-5-3）：

①用注射器抽取5 mL生理盐水，除去UCA小瓶上蓝色瓶帽，连接注射器与穿刺配液器（图1-5-3a）；

②将穿刺配液器插入药瓶内，并用力推到固定位置（图1-5-3b）；

③向瓶内注入5 mL生理盐水（图1-5-3c）；

④用力振摇20 s，此时药瓶内药液呈乳白色混悬液体（图1-5-3d）。

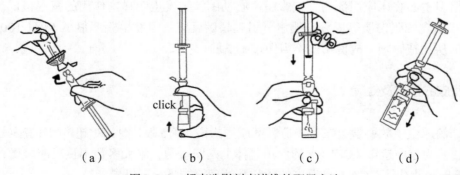

（a）　　　（b）　　　（c）　　　（d）

图1-5-3　超声造影剂声诺维的配置方法

（4）注射方法及剂量：

①非心脏超声造影：主要采用团注法。推荐静脉推注速度为1mL/s；推荐剂量为2mL；推注完后，立即快推生理盐水5mL。如有必要可重复注射1次，剂量、方法同上。

②心脏超声造影：可采用团注及持续滴注2种方法。

①团注法：推荐剂量为2mL，如有必要可重复注射，静脉推注速度为1mL/min，随后立即慢推生理盐水3～5mL；

②持续滴注法：可采用Bracco特制微量泵或普通输液泵（为防止溶液分层，输液过程中应不停地转动微量泵），建议输液管的直径为1mm，长度为60cm，静脉滴注速度为60～120mL/h。

（5）使用时注意事项：

①注射前无须进行皮试；

②抽吸药液时应倒置小瓶后抽取，切忌回推空气入瓶内，以免破坏微泡；如不慎抽吸过量亦不应再注回瓶内。

③每次抽取前均要振摇小瓶5s，避免药液分层。

④抽取药液后应尽快注射，故应提前做好仪器调节等准备工作。

⑤穿刺静脉最好选择肘部粗大静脉，采用20G或18G静脉套管针。

⑥连接三通管时，应将含SonoVue的注射器连接于平行血管的接口上，使药液通过直接通路进入血管，尽可能减少对微泡的破坏，而将含生理盐水的注射器连接于垂直血管的接口上。

⑦制备好的药液未用完时应保存于原装密封瓶内，在6h内使用仍然有效。

5. 药物副作用

SonoVue具有很好的安全性和耐受性。不良反应的发生概率低（1%～10%），主要包括头疼、恶心、注射部位疼痛、青肿、灼热及感觉异常、味觉异常、潮红等。大部分不良反应程度轻微，不需要特殊处理，消退后无后遗症发生。在上市后进行的193 744例患者的临床应用观察中，共报道了24例较严重类过敏和（或）血管迷走神经副作用病例（0.012%），所有病例均自行痊愈或通过治疗完全恢复。类过敏反应发生率与MR造影剂（0.01%）或X线造影剂（0.04%～2.90%）相似。极罕见的病例（0.0015%）出现死亡，与SonoVue适应证及使用时机的把握有关，死亡病例均有心脏病史。使用超声造影剂时有冠状动脉阻塞或支架再阻塞，尸检没有过敏或炎症反应的迹象。

五、超声造影剂的安全性

一般认为，超声造影剂（UCA）安全性较高、副作用发生率很低。在常规超声条件下，UCA不引起明显的生物学效应，如空化效应。但有一项研究表明，在高能量超声照射下，UCA微泡破裂，产生空化效应，可致小鼠肺毛细血管破裂出血。多数研究显示，当UCA浓度非常高、机械指数（MI）高、声波脉冲持续时间长或血球容积低于正常范围时，可产生较明显的生物学效应；而在常规超声造影条件下，即UCA质量分数<0.2%、声波脉冲持续时间<2ms、机械指数<1.9、血球容积率为40%～45%时无明显生物学效应。也有报道在心肌造影过程中，有室性期前收缩发生，特别是在高机械指数间歇成像时易发生，但多中心临床应用证明，造影超声心动图检查发生明显副作用的概率很低。此外，某些UCA微泡外壳中所含的蛋白质等成分，偶尔可引起超敏反应，但发生概率很小（约1/10000），甚至低于目前CT及MR所用造影剂，故使用前不需做过敏试验。

六、不良反应的预防及处理

2005年欧洲泌尿生殖放射学会在有关造影剂应用指南（第5版）中，对超声造影剂（UCA）的安全性进行了评价，认为超声造影（CEUS）的使用总体上是安全的，绝大多数不良反应轻微，严重过敏反应很少发生。同时也提出了UCA不良反应的预防及处理等措施，可供参考。

（一）不良反应的预防

①使用前详细询问患者药物过敏史，有无UCA或UCA成分过敏史；

②CEUS检查时尽量使用最低的声能量，并尽量缩短检查时间；

③UCA注射完成后观察患者20～30min。

（二）急性不良反应的处理

检查室需配急救车、急救药品及设备，包括氧气、阿托品、1∶1000肾上腺素、吸入式β₂受体激动剂、H₁组胺受体阻断药、生理盐水或林格氏液等静脉注射液、抗惊厥药物、单向经口呼吸装置、血压计等。

1. 全身类过敏反应

①呼叫急救复苏人员；

②保持患者呼吸道通畅；

③出现低血压时，抬高患者下肢；

④给予面罩吸氧（6～10L/min）；

⑤肌肉注射肾上腺素（1∶1000）0.5mL（0.5mg），必要时重复使用；

⑥快速静脉滴注生理盐水或林格氏液；

⑦应用H₁组胺受体阻断剂，如苯海拉明25～50mg静脉注射。

2. 支气管痉挛

①面罩吸氧（6～10L/min）；

②应用吸入式β₂受体激动剂；

③使用肾上腺素：对血正常者，肌肉注射1∶1000肾上腺素0.1～0.3mL（0.1～0.3mg），但冠心病或老年患者剂量偏小；对低血压者，肌肉注射1∶1000肾上腺素0.5mL（0.5mg）。

3. 喉头水肿

①面罩吸氧（6～10L/min）；

②肌肉注射1∶1000肾上腺素0.5mL（0.5mg），必要时重复使用。

4. 低血压

（1）单纯性低血压：

①抬高患者下肢；

②给予面罩吸氧（6～10L/min）；

③生理盐水或林格氏液快速静脉滴注；

④若无好转，应用1∶1000肾上腺素0.5mL（0.5mg）肌肉注射，必要时3～5min后重复使用，成人最大总量不超过3mg（0.04mg/kg）。

（2）迷走神经反射（低血压及心动过缓）：

①抬高患者下肢；

②给予面罩吸氧（6～10L/min）；

③生理盐水或林格氏液快速静脉滴注；

④阿托品0.6～1.0mg静脉注射，必要时3～5min后重复使用，成人最大总量不超过3mg（0.04mg/kg）。

5. 恶心、呕吐

①一过性者予以支持治疗；

②严重者应用止吐药物。

6. 荨麻疹

①一过性者予以支持治疗并观察；

②迁延性患者可予以H₁组胺受体阻断药肌肉或静脉注射，但需注意此类药物可能引发困倦和（或）

低血压。

③严重者可应用1∶1000肾上腺素0.1～0.3mL（0.1～0.3mg）肌肉注射。

七、超声造影成像技术

开发造影成像技术的目的是检测并突出造影剂微泡的回声，压抑来源组织的回声，既可在普通超声模式下进行造影成像，又能进行彩色或能量多普勒造影成像。超声造影剂（UCA）的声学特性复杂，对应的成像技术各异，各仪器厂家推出的成像软件不尽一致。下面就超声造影（CEUS）成像技术的概况，对常用仪器的造影技术及其操作进行介绍。

（一）机械指数

在各种成像法中，经常会遇到一个关键性的指标——机械指数（mechanical index，MI）。在超声波的声场中，MI是反映声压的一个常用而且重要的指标，即声束聚焦区组织平均接受的超声压力近似值。美国食物和药品管理局规定，诊断用超声波装置MI不能超过1.9。新进的超声仪显示器上通常可标示具体的MI值，数值范围一般在0.1～2.0，普通超声检查最常用的MI范围是0.8～1.9，CEUS模式下MI常低于这个范围。随着超低能量输出CEUS技术的出现，其数值可低至0.1以下。

（二）超声造影成像技术的种类

超声造影成像技术大体上分为两类：非特异性的超声造影（CEUS）成像技术和造影剂特异性成像技术（contrast-specific imaging，CSI）。

1. 非特异性的超声造影成像技术

非特异性的CEUS成像技术可同时显示造影剂及背景组织的回声信号，但不易将两者区分开来，因其信噪比较低，多采用常规超声技术，用于增强多普勒血流信号，一般为基波成像和高机械指数成像。因MI多超过1.0，微泡被迅速破坏，往往不能做长时间的观察，而且容易产生多种伪像，干扰对目标组织的观察。在二次谐波成像技术出现之前，这种成像技术曾经广泛应用，目前基本被淘汰。

2. 造影剂特异性成像技术

造影剂特异性成像技术的核心是特异性地显示微泡的信号，时间压制组织来源的信号。因此信噪比明显增强，是目前CEUS常用的成像方式。采用这种技术，看到的超声图像不再是简单的组织结构的图像，而是既包含组织结构信息同时包括组织功能信息的图像。更形象地理解这一项技术本质的方法是将观察到的图像想象成由无数个微泡构成，在这幅图像中既可以观察到微泡的分布，同时也可以观察到微泡的动力学变化。

（1）二次谐波成像。最早开发出的造影剂特异性成像技术称为谐波成像，最常用的是二次谐波成像。在这种技术中，采用高通滤波器选择性接收来源于微泡的非线性二次谐波，基波只有少部分低强度信号被接收；虽然二次谐波的同声强度比基波低，但由于反应解剖结构的基波信号基本不被接收，仍然凸显来自于微泡造影剂的信号。

二次谐波成像又分为基于灰阶和基于能量多普勒2种形式，后者又称为能量多普勒的谐波成像。能量多普勒结合二次谐波成像，造影效果优于常规二次谐波成像。能量多普勒成像技术提取的是目标组织中血管内红细胞运动产生的功率信号，而不是速度指标，在观察的结构中即使血液平均速度为零，只要有红细胞运动，即能在能量多普勒上显像，因此能量多普勒成像技术能提高CEUS对低速血流的敏感性。

（2）脉冲反相谐波。理论上二次谐波成像能将微泡的非线性信号与组织的线信号区分开，但实际上采用这种方法得到的回波中仍然混杂有来源于组织的少量基波信号，因此图像质量不能令人满意。为得到更纯净的来源于微泡的信号，开发出了脉冲反相谐波技术。目前无论高MI还是低MI特异性成像，基本都采用此核心技术，各个厂家开发出的造影成像技术大多以此技术衍生而来。这种方法不是采用相对简单的滤波技术，而是在声波发射阶段先后发射2个相位相反的相同脉冲信号。在接收到的信号中，来源于组织的2个脉冲信号与发射信号相同，两者叠加之后为零。相反，来源于微泡的2个脉冲信号为非线性信号，与发射信号不同，叠加之后仍不为零。这就能更好地将来源于组织的信号清除。另外，这种技术是利用发射阶段的非线性特征，而不是接收阶段的滤波技术，所以保留了宽频带的信息，图像的空间分辨力较高。

（3）受激声发射成像。它是一种特殊类型的特异性成像方式，利用的是微泡造影剂的特性，即微泡造影剂在高压的声场中时（通常>1MPa），微泡在最大负压的作用下会发生爆裂，微泡内部的自由气体溢出，产生强烈而短暂的非线性信号，而解剖结构基本不会产生明显的非线性信号，因此能将来源于造影剂的信号单独提取出来，实现高信噪比。这种成像技术不依赖于微泡造影剂在血管中的流动，即使观察区域中血管内的微泡基本不动，也能产生强烈的造影效果。例如，进行肝脏CEUS时，初期的血管相之后，微泡会停留于肝窦中一段时间，流速极慢甚至静止不动，肝窦中的微泡爆裂，产生强烈的增强效果，进而观察目标区域的微泡循环灌注情况。

在造影剂特异性的成熟技术中，根据所用声压的不同，又可分为高MI的间歇成像方式与低MI的实时连续成像方式。

（1）高MI间歇成像。早期开发的造影剂如Levovist等需在较高声压下才能得到好的显像效果，但高声压会导致声束厚度内的微泡全部被破坏，因此必须暂时中断声束发射，等待周围血管中的微泡重新进入此声束厚度内才能重新显像，这种成像方式也称间歇成像。声束发射的中断可通过降低帧频或按压冻结键实现，间隔的时间可根据需要灵活掌控。

高MI间歇成像的缺点是不能实时显示血流的灌注情况，操作相对频繁。血液循环中的微泡被大量破坏，成像时间较短。另外，在高MI下，组织也会产生非线性的回波，因此信噪比较低，低声压时，组织产生的非线性信号十分微弱；但高声压时，也能产生明显的非线性信号。

高MI间歇成像尽管具有上述缺点，但也有其独到的作用。一些造影如利声显（Levovist）、Sonazoid等具有特殊的性质，可被肝脾网状内皮细胞系统吞噬，在造影剂注射后20～30min用高MI成像仍能观察到增强效果。此时造影剂主要聚集在肝脾的网状内皮细胞内，采用基于血池显像的低MI成像将无法观察增强效果。

预计高MI成像将在灌注成像及以上所述的肝脾网状内皮细胞系统成像（日本学者称为Kupffer显像）中发挥一定的作用。前者可用于造影剂的定量研究，后者将主要用于肝脾病变的检出。

（2）低MI实时连续成像。低MI成像是一种基于血池显像的成像技术，具有实时、成像方便、敏感、分辨率高等优点，目前在临床上广泛应用，是最具有实用价值的一种成像技术。在低MI条件下，超声波的声束极少能对血管中微泡造成破坏，因此观察区域的血流灌注状态能被连续地观察，而无须中断超声波的发射，扫查方式类似常规超声检查，使用起来十分简便。此外，在低MI条件下，组织结构很少能产生谐波成像，这样来源于组织结构的噪声对造影剂信号的影响基本被清除，因此信噪比较高。目前在临床上，很多低机械指数CEUS技术的图像质量已能与普通二维超声的图像质量相媲美，远胜于当初的二次谐波成像。因此，在腹部疾病CEUS中，低MI成为主流。

高MI与低MI成像并非截然分开，一些厂家开发了一些特殊的成像软件，在成像过程中既用到了高MI成像，也用到了低MI成像，兼顾了两者的优势。

（三）超声造影技术操作概要

1.超声造影前准备及要求

（1）人员：完成超声造影检查一般需要2人，1人负责检查和操作（仪器设置、图像资料储存、扫查操作等），1人负责造影剂的准备及注射。

操作者应具备较丰富的常规超声的操作经验，具备CEUS的相关知识，熟悉仪器的调节设置、图像资料存储及造影操作步骤；了解受检验的临床资料及检验目的，明确有无造影剂禁忌，并按照常规进行仔细的普通超声检查，设计好造影扫查方案，提高诊断的准确性，避免不必要的造影剂重复注射。

负责造影剂准备及注射者最好为专业护士，也可为本科室医生，应严格按照造影剂使用说明进行准备及注射。注射完后应注意观察，如受检者有过敏或其他不良反应要及时报告医生并处理。

（2）仪器。超声仪器应配备造影的功能。不同厂家、不同型号仪器的造影成像技术有所不同，其设置及调节亦有所差异。

（3）超声造影剂。严格掌握造影剂的适应证及禁忌证，熟悉制备及注射方法；造影前向受检者说明情况，并获得书面签署的知情同意书（图1-5-4）。

中山大学附属第三医院

对比增强超声检查知情同意书

病人姓名：_____ 性别：_____ 年龄：_____ 登记号：_____

病区：_____ 床号：_____ 诊断：_____

　　对比增强超声检查目的是提高疾病诊断及鉴别诊断能力、帮助判断治疗效果，方法是经周围静脉注射声诺维造影剂2-5mL后进行超声检查。该检查基本是安全的，但是在静脉注射过程中或短时间内可能出现以下不适（发生率为0.1%）：

1. 面部潮红、头痛，恶心、腹痛。

2. 注射部位局部发热、疼痛、青肿、感觉异样。

3. 红斑、皮疹、瘙痒等过敏反应，甚至有罕见的过敏性休克可能。

4. 其他意外等。

　　现谈话医师与下述有关人员详细谈及施行该项检查的指征和上述可能发生的情况。下列签名者表示已完全理解谈话的内容，同意接受静脉注射声诺维对比增强超声检查，并愿意承担可能的风险。

患者本人：_____

患者家属：_____ 关系：_____

谈话医师：_____

日期：_____年_____月_____日_____时_____分

图1-5-4　对比增强超声检查知情同意书

由于使用造影剂可能出现副作用，极少数甚至出现严重反应，故应做好适当的预防措施，如在进行体外冲击波治疗前24h，避免使用UCA。检查室内应配备必要的急救药品及心电监护设施；造影剂注射完毕，不要马上拔除留置针，最好保留静脉通路至检查结束后10～20min，以便出现副作用时能够进行及时处理。

开启或制造造影剂后，在规定时间内使用完毕，如一支造影剂可用于不止一位受检者时，可以采取在一个单元时间内集中检查的办法，以避免浪费。

2. 超声造影的局限性

当二维图像显示不清时，如病灶位置较深，声束衰减或病灶被肺气及肠气干扰，超声造影（CEUS）的效果会大打折扣，显示困难。有文献报道，肝脏局灶性病灶位置距离体表8cm以上时，CEUS结果准确性下降。当机械指数设为0.2、病灶距离体表超过14cm且病灶较小时，造影几乎不能显示病灶。CEUS的衰减与组织本身的声学特性（纤维化、钙化、脂肪病变等）、距离、造影剂微泡的浓度及其声学特性以及声压大小有关，调节聚焦及MI可在一定程度上减少衰减的影响；在聚焦区带内，MI的值较高，故造影剂微泡增强较非聚焦带明显。

3. 超声造影的伪像

CEUS增强强度及均匀性的改变，可造成伪像。造影增强的强度与微泡的声学特性及其在体内的药代动力学有关；而超声增强的均匀性与微泡的破坏及声能量分布的均一性有关。

（1）采用高机械指数造影技术时，常见的伪像包括：

①不均匀增强：在肝脏可形成假肿块，在大的静脉中形成"假充盈缺损"；

②探头的移动及扫查造成微泡破坏，可造成前后两幅图像明显不同，一幅为微泡破裂形成的高增强，一幅为声场内微泡量不足形成的低增强；

③与距离增强有关的衰减。

（2）采用低机械指数造影技术时，常见的伪像主要包括：

①增强强度相对较弱；

②距离增加时容易衰减。

（四）肝脏局限性病变的超声造影

1. 检查方法

先按常规在二维灰阶超声模式下扫查肝脏，记录病变位置、大小、形状、边界、回声特征等。然后用彩色多普勒超声（CDFI）和频普多普勒检测病灶的血流信号和阻力指数，以及肝动脉、门静脉的血流速度。最后将探头移至目标，切换到造影成像模式，将病灶尽可能置于图像中间，聚焦点置于病灶底部水平；注射UCA同时记时，连续实时观察病灶和周围肝组织的增强情况及其动态变化过程，时间4～6min，并储存超声造影检测全过程的图像资料。

为了规范肝脏超声造影的应用，2005年12月在广州召开的全国超声造影暨介入超声学术研讨会上，一个肝脏超声造影工作小组在欧洲指南的基础上提出了"肝脏超声造影的应用建议"，主要包括4个方面的内容：相关术语、技术操作和图像采集、图像观察和解释、超声造影报告的书写。

2. 肝脏恶性肿瘤影像学表现

（1）肝细胞性肝癌。

肝脏接受来自肝动脉（25%～30%）和门静动脉（70%～75%）的双重供血。肝细胞性肝癌（HCC）病灶长大至2～3cm后以肝动脉的血供占绝对优势，肿瘤组织血管继而发育不全，血流速度快，短路多，与非瘤肝组织血液灌注状态形成明显差异。病灶造影的主要特点是动脉期开始增强的时间早，增强水平高，至门静脉期，肿瘤内来源于肝动脉的UCA被廓清后新的UCA补充不足，增强水平下降。

造影动脉期不同程度增强，95%以上为高增强，其余为中等或低增强。病灶增强的形态可均匀或不均匀，与病灶大小有关，小病灶多为均匀增强，不均匀者主要见于较大肿瘤，是部分瘤体缺血坏死或液化所致。此期部分病灶内部和周边还可见走行迂曲的肿瘤供血血管，以及肿瘤包膜的细线状增强。

在门静脉及延迟期，绝大多数病灶增强消失，退为低增强，少数仍呈等高增强，这种情况多见于分化相对较好的肿瘤。

合并门静脉、肝静脉或下腔静脉内的癌栓时，其增强表现以及变化与肝内肿瘤基本相同。

【病例1】 肝细胞性肝癌影像学表现（一）。

（1）二维超声显示病灶呈低回声，大小约32mm×29mm（图1-5-5）。

（2）彩色多普勒显示病灶未见明显血流信号（图1-5-6）。

（3）超声造影检查显示动脉期病灶呈高增强，如图1-5-7所示（图中白色箭头所指为病灶）。

（4）门脉期病灶呈稍低增强，如图1-5-8所示（图中白色箭头所指为病灶）。

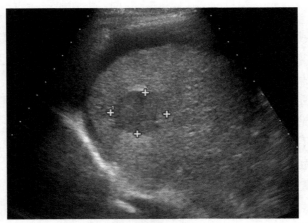

图 1-5-5

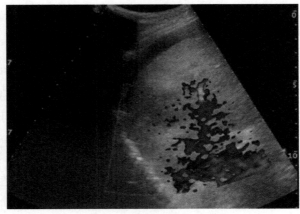

图 1-5-6

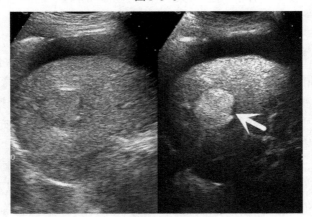

图 1-5-7

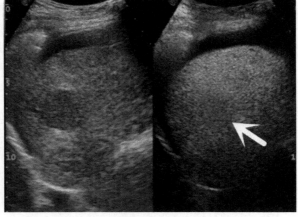

图 1-5-8

（5）延迟期病灶呈低增强，如图1-5-9所示（图中白色箭头所指为病灶）。

（6）增强MR显示动脉期病灶，如图1-5-10所示（图中白色箭头所指为病灶）。

（7）门脉期病灶信号减低，呈"快进快出"型，如图1-5-11所示（图中白色箭头所指为病灶）。

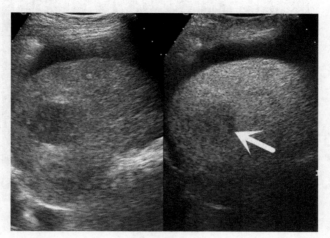

图1-5-9

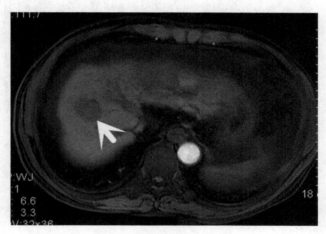

图1-5-10

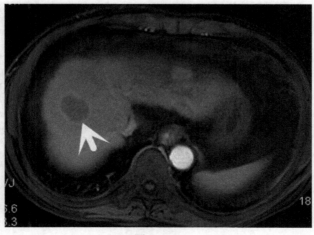

图1-5-11

（8）延迟期病灶信号减低，如图1-5-12所示（图中白色箭头所指为病灶）。

（9）肝肿瘤活检病理结果（图1-5-13）考虑中分化肝细胞性肝癌。

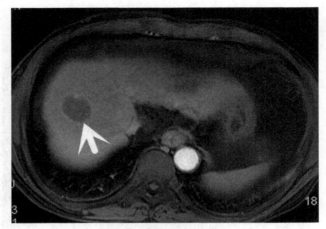

图1-5-12

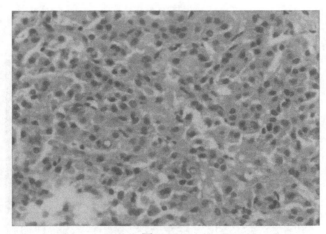

图1-5-13

【病例2】肝细胞性肝癌影像学表现（二）。

（1）二维超声显示病灶呈低回声，大小约35 mm×24 mm，如图1-5-14所示。

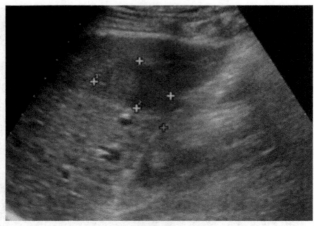

图1-5-14

（2）彩色多普勒显示病灶未见明显血流信号，如图1-5-15所示。

（3）超声造影检查显示动脉期病灶呈高增强，如图1-5-16所示。

（4）门脉期病灶呈等增强，如图1-5-17所示。

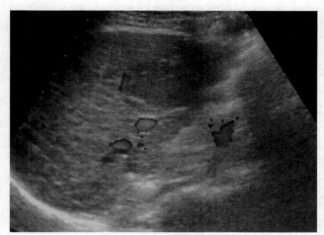

图1-5-15

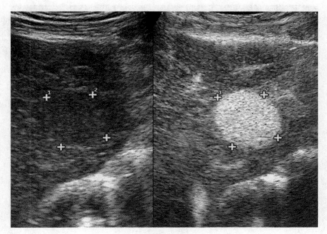

图1-5-16

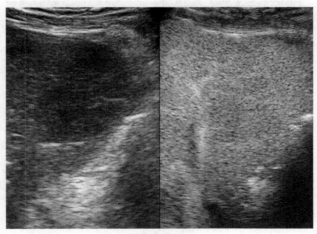

图1-5-17

（5）延迟期病灶呈低增强，如图1-5-18所示（图中黑色箭头所指为病灶）。

（6）增强MR显示T2病灶稍长信号，如图1-5-19所示（图中白色箭头所指为病灶）。

（7）动脉期病灶明显不均匀强化，如图1-5-20所示（图中黑色箭头所指为病灶）。

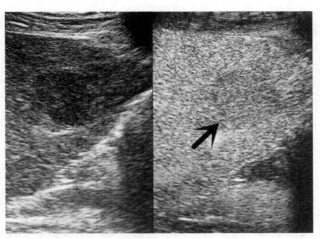

图1-5-18

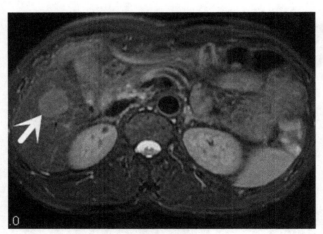

图1-5-19

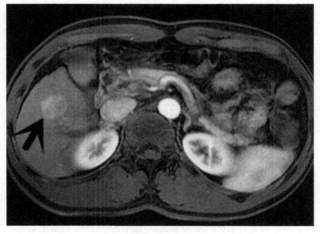

图1-5-20

（8）门脉期病灶强化程度减退，低于周围肝实质，如图1-5-21所示（图中黑色箭头所指为病灶）。

（9）延迟期扫描见假包膜，如图1-5-22所示（图中黑色箭头所指为病灶）。

（10）肝肿瘤活检病理结果（图1-5-23）考虑中分化肝细胞性肝癌。

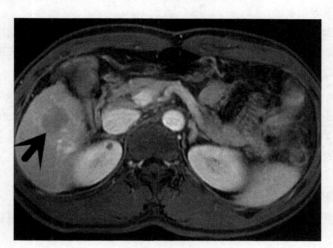

图1-5-21

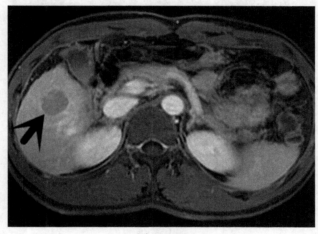

图1-5-22

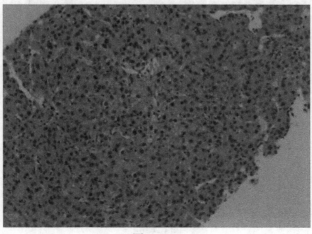

图1-5-23

（2）转移性肝癌（MLC）。

转移性肝癌多发生于正常的肝脏，质地较硬，少数结节可融合成团，较大的病灶常伴中央坏死、出血或液化。MLC的血供多来源于肝动脉，可分为富血供和乏血供两类，前者多来源于神经内分泌类的恶性肿瘤或肾癌、乳腺癌等。

动脉期富血供的MLC增强时间比肝实质早，呈全瘤均匀高增强，部分病灶内部可见走行迂曲的肿瘤血管。乏血供者表现为周边环状增强，内部多为无增强，周边高增强环厚薄不一，细线状，薄带状或较厚类似圈状。"面圈征"是MLC较有特征性的增强表现。

与其他恶性肿瘤相比，MLC的增强具有较强烈的消退倾向。部分病灶在动脉后期即出现增强消退，在门静脉期绝大多数病灶迅速消退为低增强，至延迟期增强进一步消退，甚至呈现一片黑洞，黑洞是MLC另一个特征的表现。利用增强的病灶在延迟期消退得比较彻底的特点，对全肝采用搜索式扫查会大大提高探测肝内转移灶的敏感性。

【病例1】转移性肝癌影像学表现（一）。

（1）转移瘤，二维超声显示病灶呈高回声，大小约为35 mm×33 mm，如图1-5-24所示（图中白色箭头所指为病灶）。

（2）彩色多普勒显示病灶未见明显血流信号，如图1-5-25所示。

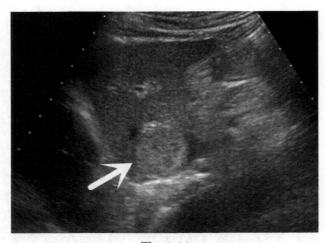

图1-5-24

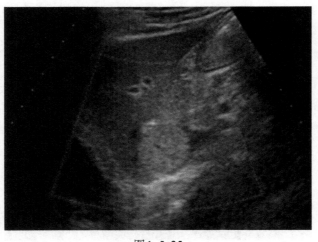

图1-5-25

（3）超声造影检查显示动脉期病灶呈高增强，如图1-5-26所示（图中白色箭头所指为病灶）。

（4）门脉期病灶呈低增强，如图1-5-27所示（图中白色箭头所指为病灶）。

（5）延迟期病灶呈低增强，如图1-5-28所示（图中白色箭头所指为病灶）。

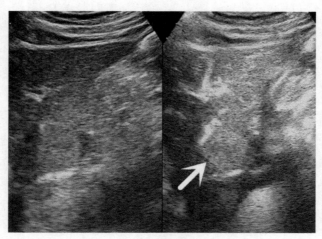

图1-5-26

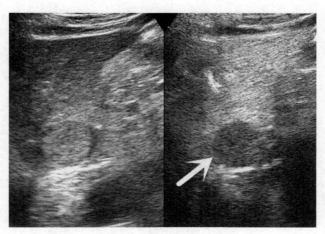

图1-5-27

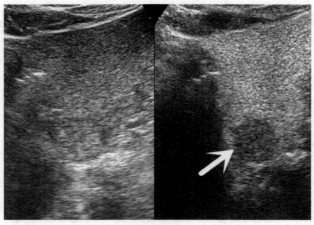

图1-5-28

（6）增强CT显示病灶动脉期轻度强化，如图1-5-29所示（图中白色箭头所指为病灶）。

（7）门脉期病灶强化程度减退，如图1-5-30所示（图中白色箭头所指为病灶）。

（8）延迟期病灶呈低密度，如图1-5-31所示（图中白色箭头所指为病灶）。

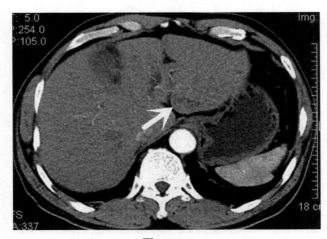

图1-5-29

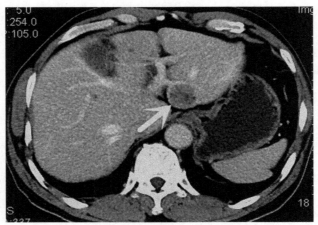

图1-5-30

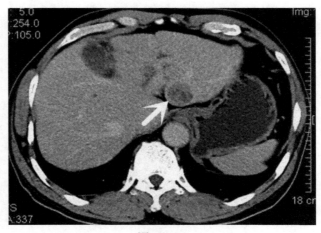

图1-5-31

（9）下腹部增强MR显示乙状结肠管壁不均匀增厚，增强后明显强化，如图1-5-32所示。因此，考虑乙状结肠癌，累及肠壁全层。

（10）肝切除术后病理结果（图1-5-33）考虑结肠腺癌转移。

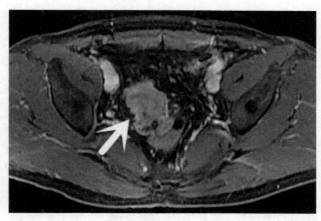

图1-5-32

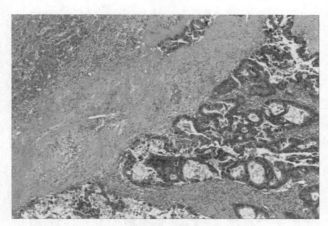

图1-5-33

【病例2】转移性肝癌影像学表现（二）。

（1）转移瘤，二维超声显示病灶呈低回声，大小约51mm×34mm，如图1-5-34所示（图中白色箭头所指为病灶）。

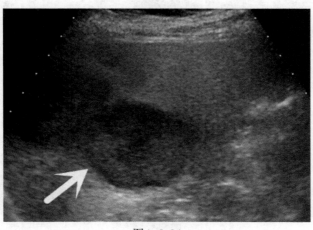

图1-5-34

（2）彩色多普勒显示病灶未见明显血流信号，如图1-5-35所示。

（3）超声造影检查显示动脉期病灶呈周边环状高增强，如图1-5-36所示。

（4）门脉期病灶迅速消退呈低增强，如图1-5-37所示。

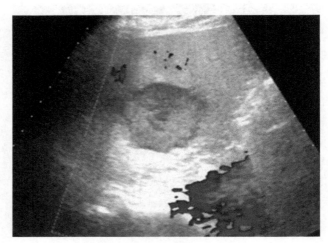

图1-5-35

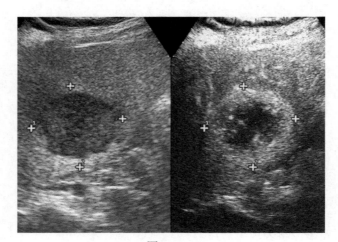

图1-5-36

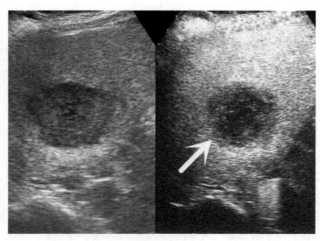

图1-5-37

（5）延迟期病灶呈低增强，如图1-5-38所示。

（6）增强MR显示T2病灶强信号，如图1-5-39所示（图中白色箭头所指为病灶）。

（7）动脉期病灶呈环形强化，如图1-5-40所示。

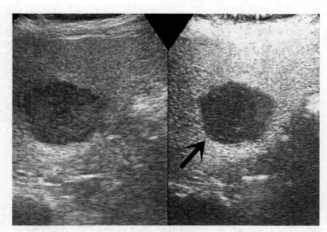

图1-5-38

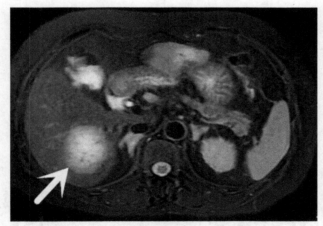

图1-5-39

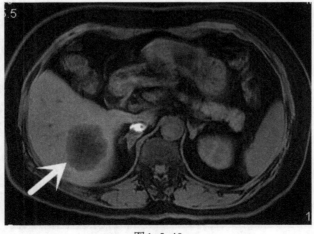

图1-5-40

（8）门脉期病灶呈环形强化，如图1-5-41所示。

（9）延迟期病灶呈环形强化，如图1-5-42所示。

（10）T2显示胰头颈部见一稍高信号影，如图1-5-43所示。图中白色箭头指示虚线区域大小约14mm×11mm。

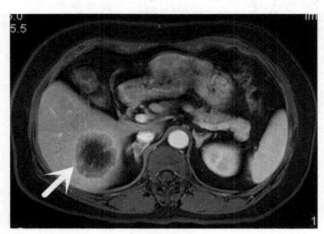

图1-5-41

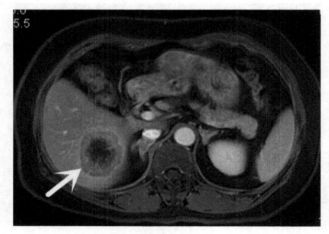

图1-5-42

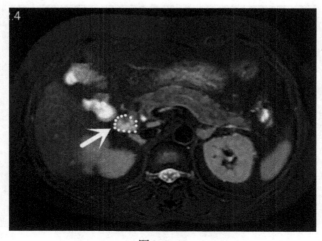

图1-5-43

（3）肝内胆管癌。

肝内胆管癌可分为肿块形成型、管周浸润型和管内生长型。肿块形成型多见，分叶状，体积较大，无包膜，成分主要为腺癌组织合并纤维化。含肿瘤组织多的病灶血供比较丰富，广泛纤维化时血供相对稀少，超声造影时增强水平高低与此有关。

病灶动脉期多等于或稍晚于肝实质增强，为周边不规则的环带状高增强，内部以低增强为主。门脉期大多数呈持续低增强状态，部分病灶甚至增强范围有所扩大，延迟期增强有所消退，病灶边界较前更加清晰。

【病例1】肝内胆管癌影像学表现（一）。

（1）二维超声显示病灶呈不规则低回声团，大小约99 mm×70 mm，如图1-5-44所示。

（2）彩色多普勒显示病灶未见明显血流信号，如图1-5-45所示。

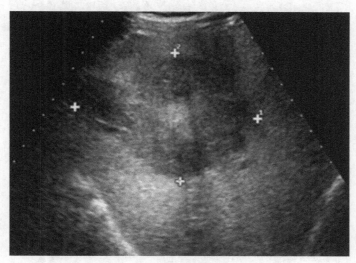

图1-5-44

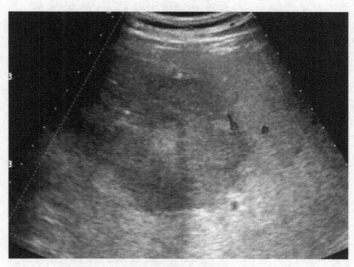

图1-5-45

（3）超声造影显示动脉期病灶呈不均匀稍高增强，如图1-5-46所示（图中白色箭头所指为病灶）。

（4）门脉期病灶消退呈低增强，如图1-5-47所示。

（5）延迟期病灶呈低增强，如图1-5-48所示。

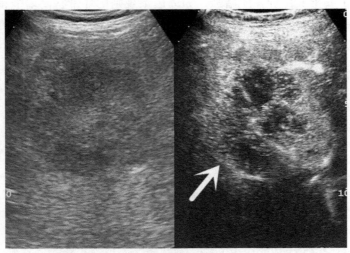

图1-5-46

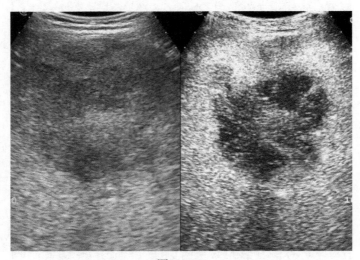

图1-5-47

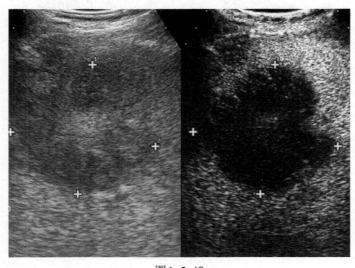

图1-5-48

（6）增强MR显示T2病灶呈稍长信号，如图1-5-49所示（图中白色箭头所指为病灶）。

（7）动脉期病灶边缘见不规则条片状强化，如图1-5-50所示（图中白色箭头所指为病灶）。

（8）门脉期呈渐进性不均匀强化，如图1-5-51所示（图中白色箭头所指为病灶）。

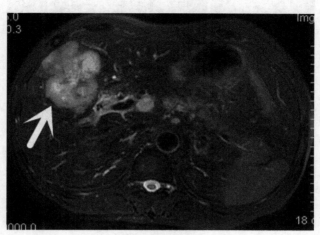

图1-5-49

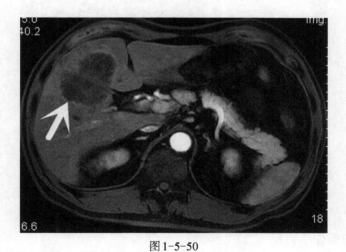

图1-5-50

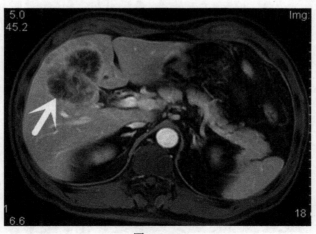

图1-5-51

（9）延迟期呈渐进性不均匀强化，如图1-5-52所示（图中白色箭头所指为病灶）。

（10）肝切术后病理结果如图1-5-53所示，因此考虑中-低分化胆管细胞癌伴坏死。

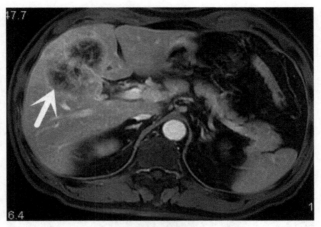

图1-5-52

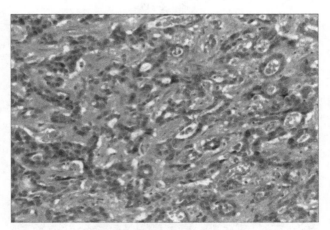

图1-5-53

【病例2】肝内胆管癌影像学表现（二）。

（1）二维超声显示病灶呈类圆形低回声团，大小约24 mm×18 mm，如图1-5-54所示。

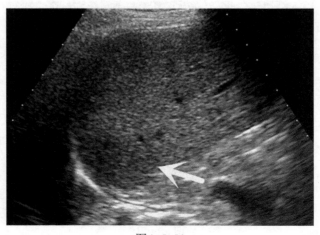

图1-5-54

（2）彩色多普勒显示病灶未见明显血流信号，如图1-5-55所示。

（3）超声造影显示动脉期病灶呈高增强，如图1-5-56所示。

（4）门脉期病灶呈等增强，如图1-5-57所示。

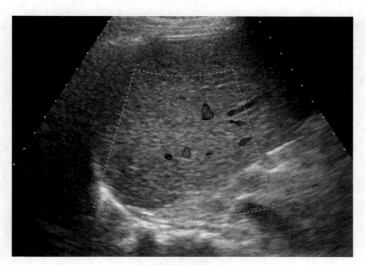

图1-5-55

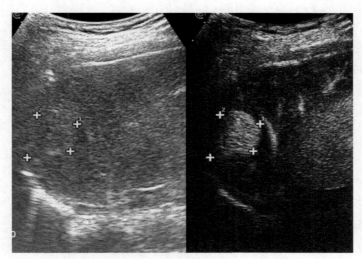

图1-5-56

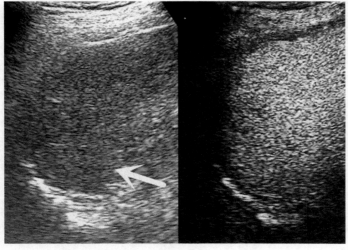

图1-5-57

（5）门脉期病灶呈稍低增强，如图1-5-58所示。

（6）增强MR显示T2病灶呈稍短信号，如图1-5-59所示（图中白色箭头所指为病灶）。

（7）动脉期病灶逐渐强化，如图1-5-60所示（图中白色箭头所指为病灶）。

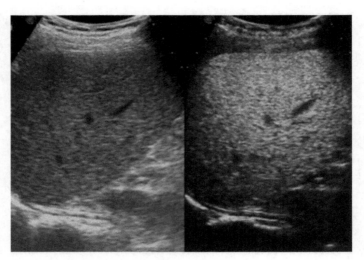

图1-5-58

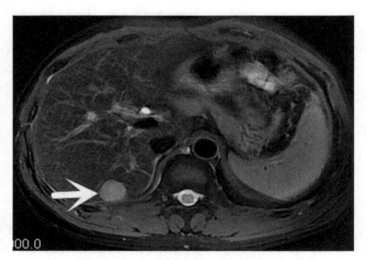

图1-5-59

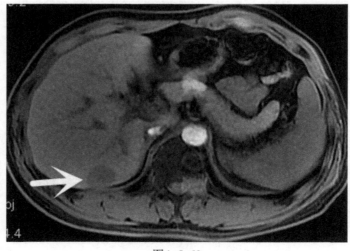

图1-5-60

（8）门脉期病灶明显强化，如图1-5-61所示（图中白色箭头所指为病灶）。

（9）延迟期病灶强化减退，呈低信号，如图1-5-62所示（图中白色箭头所指为病灶）。

（10）肝切病理结果（图1-5-63）考虑中-低分化胆管细胞癌。

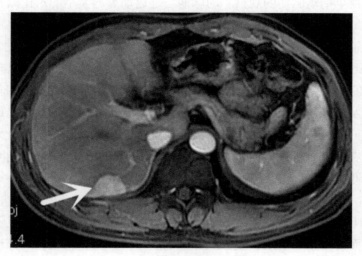

图1-5-61

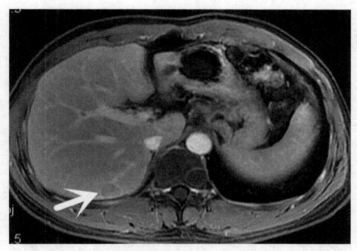

图1-5-62

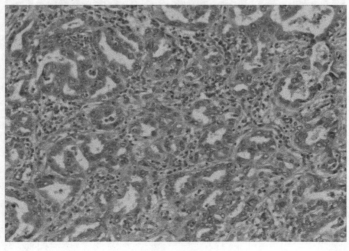

图1-5-63

（4）肝癌局部消融治疗的超声造影检测。

在治疗前为确定适应证和治疗方案而进行超声造影时，在检查方法上，除注重早期动脉期及门脉期实时观察病灶的增强及动态变化外，延迟期应对全肝进行搜索式扫查，以确定病变的数目。在进行疗效评价时，应特别重视早期动脉期的观察、动脉期与延迟期黑洞大小的对比以及治疗范围安全带的判断。

①治疗前确定适应证。超声造影的首要作用是定性诊断，以确定适应证。对直径<2 cm的肝内局灶性病变，如有2种对比增强影像学手段均显示为典型的肝癌增强模式，就可以确诊，因此超声造影的作用举足轻重。肝癌的超声造影表现，总的来说是动脉期高增强，至门脉期或延迟期增强显著消退。另外，病灶数目的多少及所在位置对确定适应证和治疗方案有重要意义。基于局部治疗的特殊性，一般在肝内病变数目较多（如大于5个）的情况下，不主张进行局部消融治疗，因此术前对肝内病变数目的确定是必要的。然而在病变较小或同时合并有肝硬化的基础时，二维超声不能明确病变数以及病变的确切范围，超声造影可以帮助明确诊断。

②治疗中穿刺引导。在进行超声引导介入性治疗时，如由于病灶小或肝硬化，常规超声不能清楚显示病灶，可导致穿刺不准确、治疗失败或者治疗不完全；而超声造影可通过显示病灶的增强使病灶不同于周围肝组织，从而清楚显示病灶，使穿刺更准确。另一方面，对已行局部治疗的残留病变，普通超声往往难以辨认；而超声造影时，残存的肿瘤表现为动脉期高增强，已被完全治疗的部分则无任何增强，在超声造影引导下可对残留病灶进行准确穿刺再治疗。

③治疗后疗效评价。消融治疗的局部疗效判定一般在治疗后1个月。如治疗不完全，表现为动脉期病灶内除部分无增强信号区外，还可见不规则高增强或等增强信号，门脉期、延迟期该区域增强信号廓清，表现为低增强，黑洞较动脉期范围小，或治疗后病变区造影全程未见明显增强，但无增强区范围与原病灶范围相比，未获得范围足够宽的安全带。如消融治疗完全，则超声造影全程表现为原病灶无增强，范围较原病灶大。其超出范围应为多少才算足够大，各家报道不一，笔者经研究认为半径超出范围（安全带）应至少5 mm。

【病例】肝癌局部消融治疗的超声造影检测。

（1）二维超声显示肝S6段见一类圆形低回声团，大小约31 mm×25 mm，如图1-5-64所示。

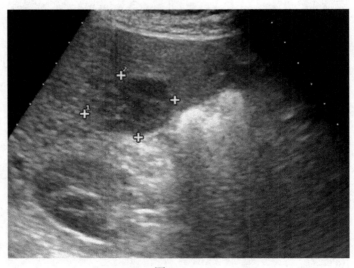

图1-5-64

（2）超声造影显示动脉期病灶呈高增强，如图1-5-65所示。

（3）消融术中使用双针消融，如图1-5-66所示。图中白色三角形指示消融针尖。

（4）消融术后即时超声造影（图1-5-67）评估考虑病灶完全消融。

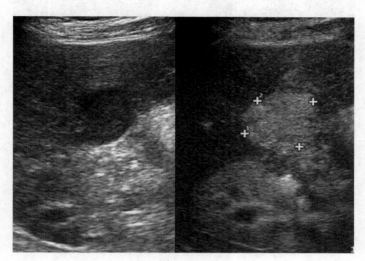

图1-5-65

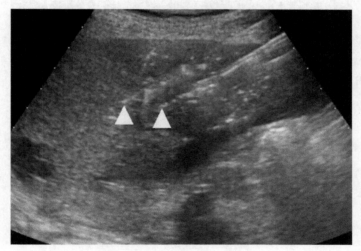

图1-5-66

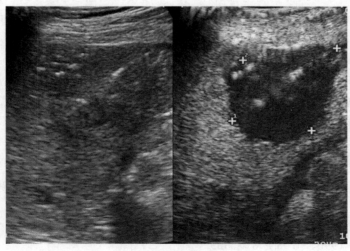

图1-5-67

（5）术前增强MR显示T2病灶呈长信号影，如图1-5-68所示。

（6）术后1个月增强MR显示消融灶完全覆盖原病灶（图1-5-69），考虑完全消融。

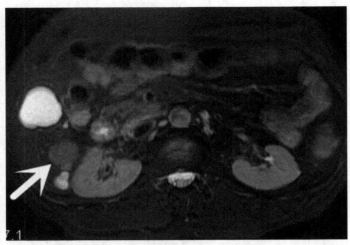

图1-5-68

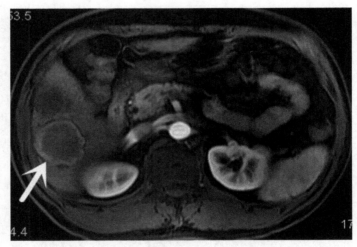

图1-5-69

【参考文献】

［1］袁光华.超声诊断基础与临床检查规范［M］.北京：科学技术文献出版社，2005.

［2］Solbiati L, Martegani A, Leen E, et al. Contrast-enhanced ultrasound of liver diseases［J］. Milan：Springer, 2003.

［3］王兴华.超声造影基础与临床应用［M］.北京：军事医学科学出版社，2004.

［4］Claudon M, Dietrich C, Choi B, et al：Guidelines and good clinical practice recommendations for contrast enhanced ultrasound（CEUS）in the liver—update 2012：a WFUMB-EFSUMB initiative in cooperation with representatives of AFSUMB, AIUM, ASUM, FLAUS and ICUS［J］. Ultrasound Med Biol, 2013, 39（2）：187-210.

［5］吕明德.超声造影在普通外科的临床应用［J］.消化肿瘤杂志，2010，2（3）：127-128.

［6］Dijkmans P A, Visser C A, Kamp O. Adverse reactions to ultrasound contrast agents：is the risk worth the benefit?［J］. Eur J Echocardiogr, 2005, 6（5）：363.

［7］Hartman C L, Schery L A, Carstensen E L. Lung damage from exposure to pulsed ultrasound［J］. Ultrasound Med Biol, 1990, 16（8）：817-825.

［8］Dhond M R, Nguyen T T, Dolan C, et al. Ultrasound-enhanced thrombolysis at 20 kHz with air-filled and perfluorocarbon-filled contrast bispheres[J]. Echocardiogr, 2000, 13（11）: 1025.

[9] 郑荣琴. 超声造影新技术临床应用[M]. 广州: 广东科技出版社, 2007.

[10] 刘吉斌. 超声造影显像[M]. 北京: 科学技术文献出版社, 2010.

[11] Masatoshi M D. Contrast harmonic imaging in the diagnosis and treatment of hepatic tumors[M]. Japan: Springer, 2003.

[12] Ding H, Kudo M, Maekawa K, et al. Detection of tumor parenchymal blood flow in hepatic tumors: value of second harmonic imaging with a galactose-based contrast agent[J]. Hepatol Res, 2001, 21（3）: 242-251.

[13] Albrecht T, Blomley M, Bolondi L, et al. Guidelines for the use of contrast agents in ultrasound—January 2004[J]. Ultraschall Med, 2004, 25（4）: 249-256.

[14] 陈敏华, 严昆, 戴莹, 等. 肝超声造影应用指南（中国）[J]. 中华超声影像学杂志, 2013, 22（8）: 696-722.

[15] Numata K, Luo W, Morimoto M, et al. Contrast enhanced ultrasound of hepatocellular carcinoma[J]. World Journal of Radiology, 2010, 2（2）: 68.

[16] Lencioni R, Piscaglia F, Bolondi L. Contrast-enhanced ultrasound in the diagnosis of hepatocellular carcinoma[J]. J Hepatol, 2008, 48（5）: 848-857.

[17] Claudon M, Cosgrove D, Albrecht T, et al. Guidelines and good clinical practice recommendations for contrast enhanced ultrasound（CEUS）—update 2008[J]. Ultrasound Med Biol, 2013, 39（2）: 187.

[18] Vilana R, Forner A, Bianchi L, et al. Intrahepatic peripheral cholangiocarcinoma in cirrhosis patients may display a vascular pattern similar to hepatocellular carcinoma on contrast-enhanced ultrasound[J]. Hepatology, 2010, 51（6）: 2020.

[19] 林满霞, 徐辉雄, 谢晓燕, 等. 肝细胞性肝癌超声造影参数成像临床应用研究[J]. 中华超声影像学杂志, 2010, 19（5）: 393-396.

[20] 刘广健, 吕明德. 超声造影在肝脏肿瘤的临床应用[J]. 中国癌症防治杂志, 2012, 4（2）: 106-109.

[21] 王燕, 徐辉雄, 林满霞, 等. 超声造影参数成像评估肝细胞癌和肝局灶性结节增生的价值[J]. 中华超声影像学杂志, 2011, 20（4）: 298-302.

[22] 罗葆明, 文艳玲, 智慧, 等. 实时谐波超声造影在肝肿瘤消融治疗中的应用[J]. 中国超声医学杂志, 2005, 21（7）: 522-524.

[23] 文艳玲, 工藤正俊, 罗葆明, 等. 编码谐波造影在经皮射频治疗原发性肝癌疗效评价中的应用[J]. 中国超声医学杂志, 2002, 18（6）: 452-455.

[24] 陈敏华, 杨薇, 严昆, 等. 超声造影对确定肝癌射频消融范围及治疗策略的应用价值[J]. 中华超声影像学杂志, 2006, 15（3）: 193-197.

[25] 严昆. 超声造影在肝癌消融术后的应用价值[J]. 临床肝胆病杂志, 2013, 29（8）: 570-572.

附录

经腔道超声造影

　　随着超声造影（CEUS）技术的不断发展及造影剂的更新换代，CEUS的临床应用也从肝脏扩展到了肝外广泛的领域。经腔道超声造影（intracavitary CEUS，经腔道-CEUS）即是CEUS肝外应用的一个代表，它是通过血管外或经腔道内注入超声造影剂进行超声造影检查。2011年，欧洲超声医学和生物学联合会发布了超声造影在肝外脏器的应用指南，其中包括了经腔道-CEUS。虽然经腔道注入超声造影剂并不在超声造影剂已注册的适应证范围内，然而，目前已发表的相关文献报道表明，经腔道-CEUS具有较高的安全性和潜在的临床应用价值。第一代新型超声造影剂Levovist（由半乳糖和棕榈酸组成）是第一种被批准应用于膀胱输尿管反流研究的造影剂，目前已退市。第二代新型超声造影剂 Sonazoid（全氟丁烷气体）也已在经腔道-CEUS中应用，但已发表的相关资料非常有限。另一种第二代超声造影剂 SonoVue（六氟化硫气体），已在欧洲和亚洲广泛应用，是目前报道应用于经腔道-CEUS最常见的超声造影剂。下面将以 SonoVue 为代表，介绍经腔道-CEUS 的检查方法和临床应用。

1. 检查方法

1）超声造影剂

为了避免经腔道-CEUS检查中超声造影剂所造成的信号衰减或信号外溢，SonoVue一般需用生理盐水稀释。稀释的浓度为原液浓度的1/5～1/1000不等，可根据超声仪的敏感性、探头频率、图像显示模式、患者或受检脏器状态以及检查的目的而调整。过高的造影剂浓度可能造成信号衰减和外溢，从而干扰对目标区域的观察；反之，过低的造影剂浓度则可能降低信号的敏感性，从而降低诊断效能。根据以往的经验，SonoVue稀释到原液浓度的1/100至1/500可以获得较理想的显像效果。如果采用高频探头进行扫查，为获得较好的显像效果，可采用较高的造影剂浓度；当采用三维或四维超声造影显像技术时，由于其信号敏感性相对较低，可以适当提高造影剂的浓度，因此而出现的信号外溢可通过提高阈值进行消除。

超声造影剂的使用剂量根据不同的检查目的和不同的受检患者会有所不同。一般来说，高剂量的超声造影剂主要应用于腔道间有相互交通或远端无梗阻的患者；如果腔道远端有严重甚至完全性梗阻的患者，或只为显示引流管的位置时，则可以采用相对低剂量的超声造影剂。例如，大约1mL稀释的超声造影剂连续或间歇经导管注入，便足以显示引流管的位置。

2）检查技术

经腔道-CEUS可采用多种扫查方式，包括经皮扫查、经腔道内扫查以及开腹术中扫查。经皮扫查是最常用的一种扫查技术，适用于绝大多数患者。然而，采用经腔道内扫查（如经阴道或经直肠）或开腹术中扫查，可以避免腹壁结构及胃肠气体的干扰，从而提高图像质量。

经腔道-CEUS可采用二维或三维的显像模式。二维显像是常规的显像模式，能够实时扫查，提供高质量的图像。然而，二维显像模式对于一些复杂、折叠或重叠的解剖结构显示和评估存在困难；三维显像模式则能很好地显示这些结构的空间关系。有时，利用实时三维显像（即四维显像）技术还能动态显示超声造影剂的空间分布情况。在二维显像模式中，除了双幅显像外，还可采用混合叠加显像模式，后者能同时显示基波图像和造影图像，有助于辨别超声造影剂的分布与周围解剖结构的关系。

在进行经腔道-CEUS检查前，必须进行常规超声扫查以获得基本信息。如果同时需要进行经静脉CEUS检查，则经腔道-CEUS应该在经静脉超声造影检查之后，待微泡从血液循环中清除后再进行。如果必要的话，经腔道-CEUS与经静脉CEUS也可以同时给药进行扫查。

2. 临床应用

1）引流管

常规超声很难显示非金属引流管的全程，特别是对引流管的管端的显示较困难。因此，很难通过常规超声去确定引流管是否位于合适的位置。经引流管注入超声造影剂有助于显示引流管全程，特别是引流管的管端。经腔道-CEUS还能判断引流管是否放置在腔道内的合适位置。当引流管脱离目标腔道内，经腔道-CEUS则显示引流管管端位于腔道外，并且原腔道内无微泡充填。许尔蛟等的研究表明，经腔道-CEUS能够100%（80/80）显示经皮经肝胆道引流术（percutaneous transhepatic biliary drainage，PTCD）所放置的引流管管端，其显示能力明显优于常规超声（53.8%（43/80），$P<0.001$）。经腔道-CEUS能发现常规超声未能发现的引流管移位或脱管，并能引导重新放置引流管或将其调整到合适位置（见病例1）。

2）膀胱输尿管反流

经膀胱注入超声造影剂（例如排泄性尿路超声造影）诊断膀胱输尿管反流已经成为一种常规的检查手段，并且有可能取代排泄性膀胱尿道造影。由于它具有无电离辐射的特点，在儿科的临床应用中具有独特优势。迄今为止，Levovist是唯一注册应用于膀胱输尿管反流的超声造影剂，但已退出市场。

而 SonoVue 虽能获得与 Levovist 类似的显像效果，但也未在该领域注册应用。

排泄性尿路超声造影是通过将稀释的 SonoVue 注入膀胱后，反复探查膀胱、双侧输尿管及双肾，当微泡进入一侧或双侧的输尿管和/或双肾集合系统内时，反流的诊断便可建立，并根据反流的严重程度分为 I～V级。排泄性尿路超声造影已被推荐应用于女性的膀胱输尿管反流诊断、已知存在膀胱输尿管反流患者的随访、初步鉴别诊断反流性和非反流性尿路扩张、筛查发生膀胱输尿管反流的高风险患者以及男性的尿道检查。Darge 和 Troeger 搜集分析了 18 项排泄性尿路超声造影的研究，结果显示，经腔道-CEUS 诊断膀胱输尿管反流的敏感性为 57%～100%，特异性为 85%～100%。

3）输卵管

输卵管通畅性是影响女性不孕不育的主要原因之一。判断输卵管通畅性是不孕不育妇女系列检查的第一步。X 线子宫输卵管造影和腹腔镜输卵管染色法是评估输卵管通畅性的标准检查方法。然而，这两种检查方法的应用及推广却受到如下因素的限制：电离辐射和使用碘造影剂的风险、腹腔镜检查的侵入性以及检查后需要等待较长时间才能怀孕等。子宫输卵管超声造影原是将振荡后的生理盐水注射到宫腔内进行检查，这种方法能够克服 X 线子宫输卵管造影和腹腔镜输卵管染色法的一些不足，但该方法却存在较高的假阴性率（可高达 12%）。经阴道腔内注射稀释的 SonoVue 进行子宫输卵管超声造影，能够提高输卵管的显示能力。如果微泡造影剂充盈子宫腔和双侧输卵管，并从伞端漏出到卵巢周围区域，则可诊断为双侧输卵管通畅；如果显示为单侧或双侧输卵管截断而远端未能显影，则诊断为输卵管梗阻。子宫输卵管超声造影技术和分析方法与 X 线子宫输卵管造影非常类似。二维子宫输卵管超声造影的诊断敏感性、特异性、阳性预测值、阴性预测值以及准确率可分别达到 87%、84%、69%、94% 和 85%；而三维子宫输卵管超声造影则分别为 94%、86%、88%、93% 和 90%。三维造影能够使输卵管和子宫腔的显示更立体、更直观，而动态三维影像则对于部分输卵管不完全梗阻的患者更具优势（见病例 2）。

4）胆道系统

经胆道系统注入超声造影剂是经腔道-CEUS 最重要的应用领域之一。已经有部分文献报道，通过经腔道-CEUS 检查可以明显提高对胆道树结构的显示能力。对于正常胆管结构，经腔道-CEUS 能够显示肝外胆管和肝内第一至第五级的胆管分支。与三维超声结合，经腔道-CEUS 还能够直接显示胆管树的解剖结构及变异情况（见病例 3）。郑荣琴等报道了在活体肝移植供体术中进行右肝叶切除术前，经胆囊管插管注入稀释的 SonoVue，利用三维经腔道-CEUS 可发现胆道的解剖变异。这一技术将成为术中胆道造影可选用的方法之一。

经腔道-CEUS 对于胆道梗阻性病变的诊断同样具有价值。根据超声造影剂所显示的胆道梗阻位置和截断形态，能够准确判断胆道梗阻的水平和程度，而常规超声往往很难获得这方面的准确信息。许尔蛟等报道了对胆道梗阻程度和梗阻水平的诊断准确性可分别达到 96.3%（77/80）和 100%（80/80）。这些诊断信息有利于评估 PTCD 的引流区域和引流效果，并指导进一步放置新的胆道引流管。事实上，整个 PTCD 的操作过程中都可以在经腔道-CEUS 的辅助下完成，即采用超声单一影像学手段进行引导和评估，其优势在于能减少电离辐射的暴露，从而减少对 X 线胆道造影的依赖。在周路遥等的研究中，采用经腔道-CEUS 诊断肝门部胆道梗阻病因的准确率为 93.1%（54/58）；而采用泛影葡胺进行 X 线经皮经肝胆道造影的诊断准确率则为 79.3%（46/58），两者比较有统计学差异（$P=0.031$）。

由于经腔道-CEUS 能够显示胆管解剖结构及管腔内情况，因此比常规超声更容易判断肝门部胆管癌对胆管的侵犯，有利于分型诊断。经腔道-CEUS 联合经静脉 CEUS 能够提高胆道肿瘤的检出率，并有利于鉴别诊断。在经腔道-CEUS 确认胆道梗阻位置后，可以采用经静脉 CEUS 观察可疑肿瘤的微血流灌注情况。胆道恶性肿瘤往往表现为比周围正常肝组织更早地消退（见病例 4、5）。

对于胆总管切开取石的患者，确认是否有胆道结石残留是决定是否拔出 T 管的关键。X 线 T 管造影是常规检查方法，可因胆道积气的影响造成假阳性诊断，或者漏掉部分微小结石造影造成假阴性诊断。常规超声由于胆道积气的影响也很难判断胆总管内是否还有结石残留。经腔道-CEUS 有助于定位胆总管并鉴别结石残留与胆道积气（病例 6）。

5）瘘

瘘是指两个有上皮细胞披覆的体腔之间的异常交通。瘘的检出对于临床处理和随访非常关键。X线瘘道造影是诊断的标准，而常规超声很难直接显示瘘道和确认其交通性，因此很少用于瘘的诊断。通过引流管或窦道注入超声造影剂进行经腔道-CEUS检查，类似于X线瘘道造影，能够显示瘘的异常交通情况。经腔道-CEUS检查中还能提供瘘周围软组织的相关信息，对于瘘的诊断和治疗都非常重要。已经有关于经腔道-CEUS诊断瘘的文献报道，包括胆道腹腔瘘、肛瘘、膀胱肠管瘘、直肠阴道瘘等。在某些情况下，例如重症监护室的患者、碘过敏的患者，可采用经腔道-CEUS代替X线瘘道造影进行检查（见病例7）。

6）其他应用

除了上述应用外，经腔道-CEUS还具有许多其他潜在的临床应用指征。理论上，通过注入碘造影剂进行X线造影的绝大多数应用指征均可能成为经腔道-CEUS的应用指征。虽然经腔道-CEUS在整体显像方面存在欠缺，但却能够克服X线造影存在的电离辐射、软组织分辨力差、不适合床边检查和长期追踪随访等不足。经腔道-CEUS有利于显示不同腔道间的交通性，例如多发包裹性积液、多发脓肿腔之间是否相通，肝性胸水引起的胸腹腔间的交通性问题等。这些信息对于评估多发腔道的准确范围以及决定进一步的引流策略非常重要。最近有文献报道，采用经腔道-CEUS可诊断涎腺梗阻。另外，口服稀释SonoVue也可能成为显示肠道占位性病变或狭窄的新技术。

【病例1】经腔道-CEUS判断引流管位置。

（1）如图1-5-70所示，PTCD术后3天，常规超声未能发现右肝内的引流管。

（2）如图1-5-71所示，注入稀释SonoVue后可以清楚显示右侧引流管已经脱出肝外，右侧胆管内没有超声造影剂进入。

（3）胆管内放射线下造影提示右侧胆管内无造影剂显示（图1-5-72）。

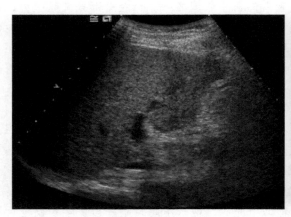 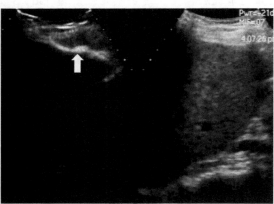

图1-5-70 　　　　　　　　　　　　　　　　图1-5-71

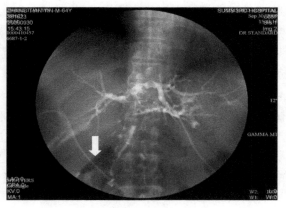

图1-5-72

【病例2】三维超声造影显示子宫及输卵管。

（1）如图1-5-73所示，三维子宫输卵管超声造影显示子宫腔（箭头所指）和双侧输卵管（三角形所指），提示双侧输卵管通畅。

（2）如图1-5-74所示，三维超声造影左侧输卵管则未见显示（箭头所指），提示左侧输卵管闭塞。

（3）如图1-5-75所示，三维超声造影双侧输卵管则未见显示（箭头所指），提示双侧输卵管闭塞。

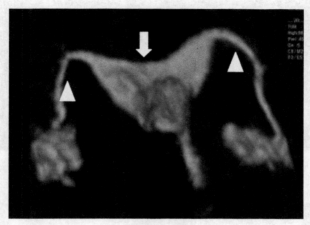

图1-5-73

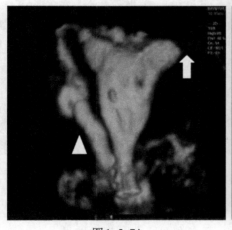

图1-5-74

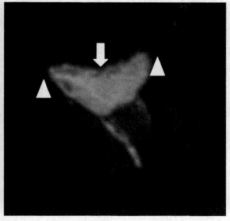

图1-5-75

【病例3】三维经腔道-CEUS显示胆管树状结构。

（1）三维经腔道-CEUS显示正常的胆管树状结构，如图1-5-76所示。

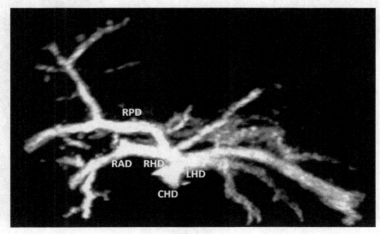

图1-5-76

CHD—肝总管；RHD—右肝管；LHD—左肝管；RAD—右前支胆管；RPD—右后支胆管

（2）如图1-5-77所示，术中X线胆道造影胆管解剖类型正常。

（3）如图1-5-78所示，三维经腔道-CEUS显示胆管解剖变异，右后支胆管直接汇入左肝管。

（4）如图1-5-79所示，术中X线胆道造影证实该胆管树解剖变异。

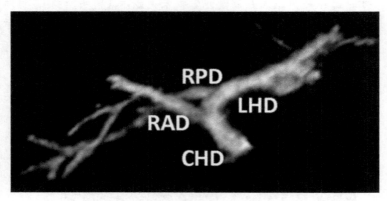

图1-5-77

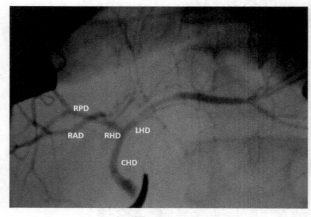

图1-5-78

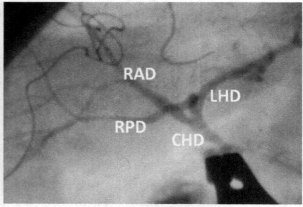

图1-5-79

【病例4】经腔道-CEUS协助诊断肝门部胆管癌。

（1）如图1-5-80所示，向下箭头所指为肿瘤位置，肝内左右肝内胆管均扩张。

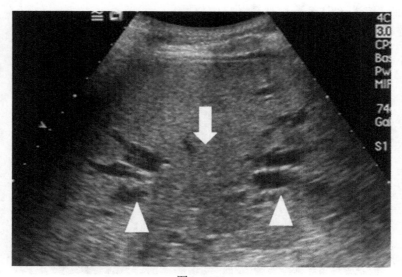

图1-5-80

（2）如图1-5-81所示，左右肝胆管内置管后腔道内造影提示两侧不通。

（3）如图1-5-82所示，放射线下胆道造影提示双侧胆管不通。

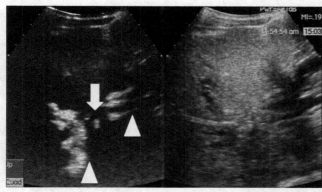

图1-5-81　　　　　　　　　　　　　图1-5-82

【病例5】经腔道-CEUS协助诊断肝门部胆管癌。

（1）如图1-5-83所示，常规超声显示左肝管（箭头所指），因此考虑分型是毕氏ⅢA型。

（2）经PTCD引流管注入稀释SonoVue到左肝内胆管内，显示常规超声所见的"左肝管"实际上是左外支胆管（图1-5-84中箭头所指），左肝管已受侵犯未见显示，且右肝内胆管未见显示，提示肝门部胆管完全性梗阻，因此，根据经腔道内超声造影的结果分型诊断修改为毕氏Ⅳ型。

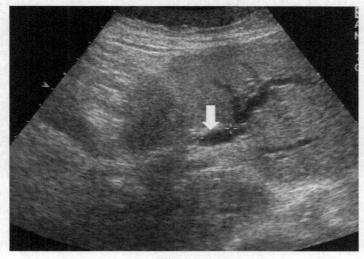

图1-5-83

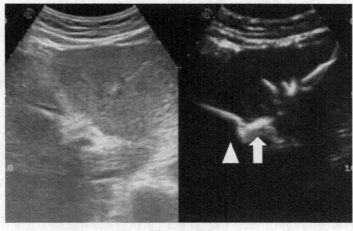

图1-5-84

（3）如图1-5-85所示，CT胆道造影确认左肝管受侵犯（箭头所指）和肝门部完全性梗阻。

（4）显示无结石残留（图1-5-86）。

（5）经T管注入稀释SonoVue后，可清晰显示胆总管的位置及走行路径，但胆管远端未见显影（图1-5-87），提示胆总管梗阻。

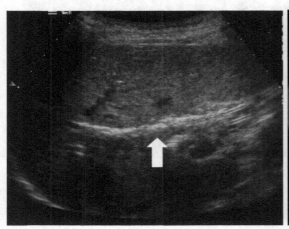

图1-5-85   图1-5-86

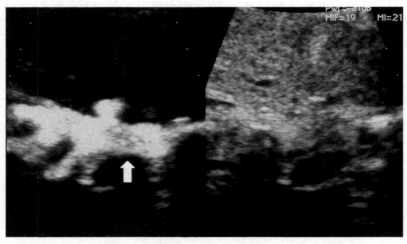

图1-5-87

【病例6】经腔道-CEUS观察胆道结石。

（1）当从谐波造影状态进入基波状态时，在胆总管梗阻部位可见一个强回声结石（图1-5-88箭头所指）。

（2）T管X线造影同样显示胆总管局部充盈缺损（图1-5-89箭头所指）。

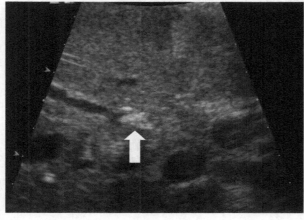 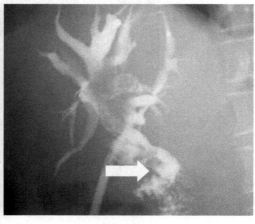

图1-5-88   图1-5-89

【病例7】经腔道-CEUS观察腹壁瘘。

（1）常规超声检查在腹壁发现一个可疑窦道（图1-5-90箭头所指），但并不能确定是否为腹腔腹壁瘘。

（2）经窦道注入稀释SonoVue后，可见造影剂经过腹壁窦道直接进入腹腔内（图1-5-91箭头所指），诊断为腹腔腹壁瘘。

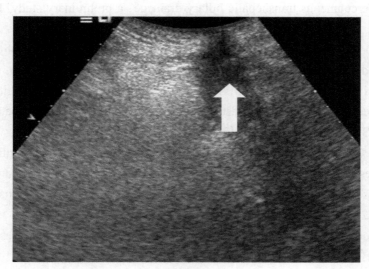

图1-5-90

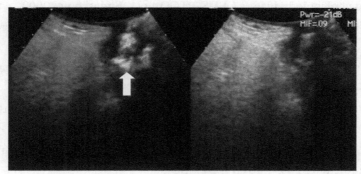

图1-5-91

【参考文献】

[1] Piscaglia F, Nolsøe C, Dietrich C F, et al. The EFSUMB guidelines and recommendations on the clinical practice of contrast enhanced ultrasound（CEUS）: update 2011 on non-hepatic applications[J]. Ultraschall Med, 2012, 33（1）: 33-59.

[2] Claudon M, Cosgrove D, Albrecht T, et al. Guidelines and good clinical practice recommendations for contrast enhanced ultrasound（CEUS）—update 2008[J]. Ultraschall in Med, 2008, 29（1）: 28-44.

[3] Tamano M, Hashimoto T, Kojima K, et al. Diagnosis of hepatic hydrothorax using contrast-enhanced ultrasonography with intraperitoneal injection of Sonazoid[J]. J Gastroenterol Hepatol, 2010, 25（2）: 383-386.

[4] Heinzmann A, Müller T, Leitlein J, et al. Endocavitary contrast enhanced ultrasound（CEUS）—work in progress[J]. Ultraschall Med, 2012, 33（1）: 76-84.

[5] Zengel P, Berghaus A, Weiler C, et al. Intraductally applied contrast-enhanced ultrasound（IA-CEUS）for evaluating obstructive disease and secretory dysfunction of the salivary glands[J].Eur Radiol, 2011, 21（6）: 1339-1348.

[6] Xu E J, Ren M, Zheng R Q, et al. Three-dimensional contrast-enhanced ultrasonic cholangiography: a new technique for delineation of the biliary tract in a liver donor[J]. Liver Transplantation, 2009, 15（12）:

1154-1156.

[7] Zheng R Q, Chen G H, Xu E J, et al. Evaluating biliary anatomy and variations in living liver donors by a new technique: three-dimensional contrast-enhanced ultrasonic cholangiography[J]. Ultrasound Med Biol, 2010, 36(8): 1282-1287.

[8] Xu E J, Zheng R Q, Su Z Z, et al. Intra-biliary contrast-enhanced ultrasound for evaluating biliary obstruction during percutaneous transhepatic biliary drainage: a preliminary study[J]. European Journal of Radiology, 2012, 81(12): 3846-3850.

[9] Zhou L Y, Xie X Y, Xu H X, et al. Percutaneous ultrasound-guided cholangiography using microbubbles to evaluate the dilated biliary tract: initial experience[J]. Eur Radiol, 2012, 22(2): 371-378.

[10] Lanzani C, Savasi V, Leone F P, et al. Two-dimensional HyCoSy with contrast tuned imaging technology and a second-generation contrast media for the assessment of tubal patency in an infertility program[J]. Fertil Steril, 2009, 92(3): 1158-1161.

[11] Zhou L, Zhang X, Chen X, et al. Value of three-dimensional hysterosalpingo-contrast sonography with SonoVue in the assessment of tubal patency[J]. Ultrasound Obstet Gynecol, 2012, 40(1): 93-98.

[12] Darge K, Troeger J. Vesicoureteral reflux grading in contrast-enhanced voiding urosonography[J]. Eur J Radiol, 2002, 43(2): 122-128.

[13] Darge K. Voiding urosonography with US contrast agent for the diagnosis of vesicoureteric reflux in children: an update[J]. Pediatr Radiol, 2010, 40(6): 956-962.

[14] Ignee A, Baum U, Schuessler G, et al. Contrast-enhanced ultrasound-guided percutaneous cholangiography and cholangiodrainage (CEUS-PTCD)[J]. Endoscopy, 2009, 41(8): 725-726.

[15] Pickhardt P J, Bhalla S, Balfe D M. Acquired gastrointestinal fistulas: classification, etiologies, and imaging evaluation[J]. Radiology, 2002, 224(1): 9-23.

[16] Mao R, Xu E J, Li K, et al. Usefulness of contrast-enhanced ultrasound in the diagnosis of biliary leakage following T-tube removal[J]. J Clin Ultrasound, 2009, 38(1): 38-40.

[17] Volkmer B G, Nesslauer T, Kufer R, et al. Diagnosis of vesico-intestinal fistulas by contrast medium enhanced 3-D ultrasound[J]. Ultraschall in Med, 2001, 22(2): 81-86.

[18] Chew S S, Yang J L, Newstead G L, et al. Anal fistula: Levovist-enhanced endoanal ultrasound: a pilot study[J]. Dis Colon Rectum, 2003, 46(3): 377-384.

[19] Henrich W, Meckies J, Friedmann W. Demonstration of a recto-vaginal fistula with the ultrasound contrast medium Echovist[J]. Ultrasound Obstet Gynecol, 2000, 15(2): 148-149.

[20] Foschi F G, Piscaglia F, PompiliM, et al. Real-time contrast-enhanced ultrasound—a new simple tool for detection of peritoneal-pleural communications in hepatic hydrothorax[J]. Ultraschall in Med, 2008, 29(5): 538-542.

[21] Badea R, Ciobanu L, Gomotirceanu A, et al. Contrast ultrasonography of the digestive tract lumen. Review of the literature and personal experience[J]. Med Ultrason, 2010, 12(1): 52-61.

（许尔蛟　李　凯）

第二节　图像融合及导航技术

医学影像技术从诞生之日起就成为临床诊断信息的重要来源之一，从X射线（现简称X线）的发现到多影像融合的运用，为医学诊断提供了重要的理论支撑。20世纪后期，医学影像学更是蓬勃发展，得益于科学技术的不断更新，医学影像信息的获取也更加快捷和便利。常用的影像设备不仅能获得人体组织解剖结构图像（CT/MRI/US等）和功能图像（SPECT/PET等），更可以通过多影像融合技术将二者优势互补，为临床医生提供更全面的影像诊疗信息。

医学影像技术是医学物理一个不可或缺的部分，它是一种在物理学原理、概念及方法的基础上发展起来的医学成像方法。本节将对目前临床医学中主流的成像技术，如X射线、CT、MRI和超声成像等影像技术多影像融合进行描述。医学图像是观察人体各器官组织功能和形状位置的重要方法，也是后期外科医生进行临床疾病诊断及治疗的重要依据。

谈到医学影像技术，就不得不提X射线。众所周知，世间万物都是由一个个分子，通过分子间的作用力结合在一起而形成的。随着微观粒子学说的进一步发展，科学家发现分子是由一种更小的微粒——原子构成。一个原子包含了一个致密的原子核及若干围绕在原子核周围的电子。经过科学家对原子核及其内部电子的不断研究，1895年，伦琴发现了X射线。这一发现对医学影像技术领域及医学领域都有划时代的意义。根据人体解剖学的知识，人体组织器官的密度可分为高密度组织、中密度组织与低密度组织。正是因为人体组织存在密度的差别，所以透过人体组织到达胶片和屏幕上的X射线量也有差异。目前X射线多数用于医学领域中的医学诊断与辅助治疗；同时也将X射线用于感光乳胶片、电离计和闪烁计数器等工业领域的检测；利用X射线的光学特性，对晶体的点阵结构也可以产生明显的衍射，目前X射线衍射法已成为对晶体的形貌、结构以及各种缺陷进行研究的重要方法和手段。X射线成像系统如图1-5-92所示，图1-5-93为X射线图像。

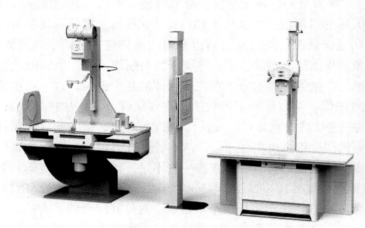
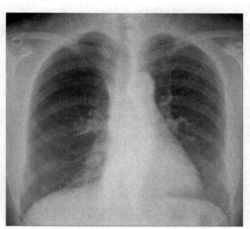

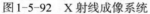

图1-5-92　X射线成像系统　　　　　　　　　　图1-5-93　X射线图像

自X射线医学技术诞生以来，就被医生用来检测和辅助治疗患者的疾病。但由于人体的部分组织器官对X射线的吸收率差别很小，所以对于有重叠的器官或组织的病变就很难通过X射线成像技术观察检测出来。于是，人类开始探索新的医学成像技术来弥补X射线成像的缺陷。19世纪60年代初，Cormack发现了X射线对不同的人体器官的穿透率不同，并给出了相关的理论和计算公式，这些理论和公式为后来CT的研制和应用奠定了坚实的基础。在此基础上Cormack还发明了计算机控制X射线层析扫描器（简称CAT扫描器）。19世纪60年代末期，英国工程师Hounsfield也开始研发新的成像技术。他在对模式识别进行研究的基础上，制作了世界上第一台能加强X射线源强度的扫描装置，即CT成像系统的雏形。1971年，Hounsfield在伦敦的一家医院开始使用这种扫描设备给患者做头部扫描。第二年世界上第一台用于颅脑检查的CT诞生，这是医学及放射学领域的又一创举。自Hounsfield发明了CT并将其应用于临床以来，CT成像技术发展迅速。从最初的单层扫描需要数分钟，以及只有较低的图像分辨率和有限的像素值，发展成为目前临床应用的大容积多层螺旋扫描和实时的三维重建技术，以及可以获取患者轴断面、冠状面和矢状面三个方向上各向同性的分辨率较高的图像，并从初期简单的形态学图像发展到能实现功能性检查的功能性图像，在临床上有广泛的应用。CT扫描时间的缩短，减少或避免了由于人体的运动（如呼吸运动）产生的伪影，提高了CT成像的质量。CT扫描的二维切片是连续的，不至于漏掉病变组织；另一方面，连续的切片可用于患者的三维重建。目前CT成像技术主要用于医学领域，特别是肿瘤诊断和辅助治疗，也在无损检测和逆向工程等工业检测，航空运输、运输港湾和大型货物集装箱等安保检测中发挥着重要的作用。

图1-5-94、图1-5-95所示分别为CT成像系统和CT图像示例。

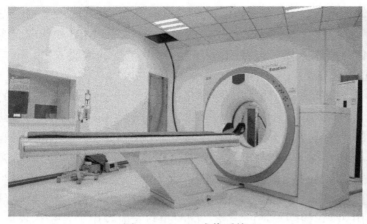

图1-5-94　CT成像系统

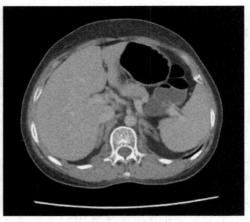

图1-5-95　CT图像

随着水分子中的氢原子产生核磁共振现象的发现，医学家设想人体水分子的分布可以利用氢原子的这一特性获得，这样可以通过核磁共振现象精确地描绘出整个人体及其器官组织的内部结构。核磁共振成像（magnetic resonance imaging）通常称为MRI，属于断层扫描成像的一种，与其他断层成像技术相比有相似的地方，比如都可以根据人体的组织器官的某些生理特征（如密度）来显示其在空间中的形态、大小，辅助医生判断人体器官的健康状况；同时MRI可以获得人体任何方位的序列图像。MRI与PET和SPECT都是利用核磁共振现象获得人体内部的信息，都属于发射断层成像，但MRI成像的核磁共振信号是由人体内水分子中的氢原子产生的，而水分子存在于人体的各个部位，这一点也使核磁共振成像技术更加安全。通过分析MRI图像，可以得到多种物质的物理属性参数，如扩散系数、质子密度、化学位移、磁化系数。与其他的一些成像技术如CT、超声、PET等相比，MRI的成像原理更加复杂，成像方式也更加多样化，所得到的图像信息也更加丰富、准确，这使其成为医学影像领域的一个热门研究方向。MRI成像技术有很多的优点，但同时也存在着一些不足，比如说它的空间分辨率不及CT的高，而且当患者的身体内部有某些金属异物（如心脏起搏器）时，就不能对其进行MRI检查，因为MRI对铁磁性物质比较敏感。要想将MRI用于图像导航手术领域，对与其配套的手术机器人的材料及工作空间的要求就要非常严格，这样不仅增加了开发MRI图像导航手术机器人的成本，也加大其用于图像导航手术领域的难度。MRI成像装置除价格昂贵外，患者在进行检查扫描时，所花费的时间相对其他的一些扫描方式较长，图像的伪影也较CT图像的要多一些。

图1-5-96、图1-5-97所示分别为MRI成像系统和MRI图像示例。

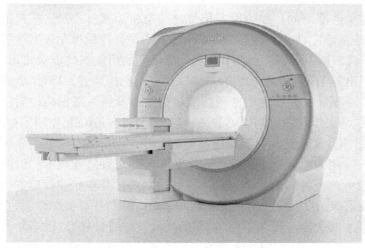

图1-5-96　MRI成像系统

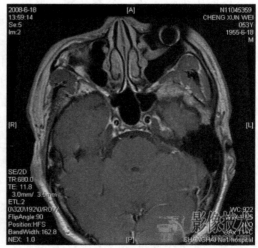

图1-5-97　MRI图像

MRI与CT都属于技术含量非常高的影像学检查手段，两者相比，MRI主要具有以下优点：MRI能敏感地检查出组织成分中水含量的变化，能显示功能和新陈代谢过程等生理生化信息的变化，它使机体组织从单纯的解剖显像发展为解剖学与组织生化和物理学特性变化相结合的"化学性图像"，为一些早期病变提供了诊断依据，比CT能更有效和更早地发现病变；它能非常清晰地显示脑和脊髓的灰质和白质，对颅脑、脊柱和脊髓疾病的显示优于CT，故在神经系统疾病的诊断方面优于CT；核磁共振可根据需要直接显示人体任意角度的切面像，可以直接作出横断面、矢状面、冠状面和各种斜面的体层图像，而CT只能显示与身体长轴相垂直的横断层像；核磁共振有高于CT数倍的软组织分辨能力，图像中对于软组织的对比度可以提高1～3个等级，大功率的核磁共振机器拍摄的照片非常清晰，甚至可以看到组织内的细小血管；核磁共振在仪器结构上不需要像CT那样有较大的机械口转动部件和一系列高精度的探测器，只要通过电子方法调节磁场梯度即可实现扫描；核磁共振不会像CT那样产生对人体有损伤的电离辐射，对机体没有不良影响，甚至孕妇接受核磁共振检查时对胎儿也无任何不良影响；核磁共振有3个特性参数，而CT只有X射线束穿过生物组织的衰减一个物理参数，故核磁共振漏诊率比CT低；核磁共振不用造影剂就可得到很好的软组织对比度，能显示血管的结构，故对血管、肿块、淋巴结和血管结构之间的相互鉴别有其独到之处，而且还避免了造影剂可能引起的过敏反应；核磁共振不会产生CT检测中的骨性伪影，能使脊柱中的脊髓及神经根显像清晰，还有可能检查出由于缺血引起的组织损伤等。核磁共振几乎适用于全身各系统的不同疾病，如肿瘤、炎症、创伤、退行性病变以及各种先天性疾病的检查，在脊柱外科更有广泛的适应证，应用范围大大超过CT检查，诊断价值明显优于CT。

　　医用超声检查的工作原理是将超声波发射到人体内，当它在人体内遇到组织或器官的界面时会发生折射及反射，并且会被人体组织吸收而发生衰减。因为人体各种器官组织的结构、密度和形态都是不一致的，所以超声波被人体不同的器官组织折射与反射的程度不同，导致其被吸收的程度也不同。放射科医生及临床医生通过医用超声仪器所反映出的不同的曲线、波型以及超声图像的特征来辨别出不同的器官组织。医生再结合医学解剖学知识和临床经验，观察正常组织与病变组织的差别，对人体的器官组织进行诊断，判断其是正常器官还是已经发生了病变。如果发生病变，则要根据病变部位的大小、形状、位置和病变程度等制定合理的治疗方案。随着超声技术的不断发展与完善，使其具有良好的实时成像特性和对人体无损伤的安全性，而且超声仪一般都轻便灵活。所以超声图像除了用于疾病的诊断以外，在外科手术中也利用超声图像进行一些导航手术，实时地观察患者病变部位与周围组织器官及手术器械的相对位置关系。

　　图1-5-98、图1-5-99所示分别为超声成像系统和超声成像图像示例。

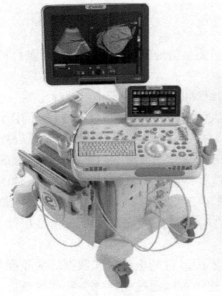

图1-5-98　超声成像系统

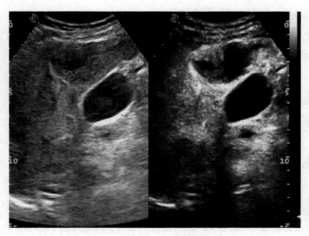

图1-5-99　超声成像图像

　　医学图像处理领域一直是热门科研方向，在这一领域的多个分支中，超声影像融合技术的研究也随之发展起来。超声影像融合技术是20世纪90年代中期发展起来的一项新技术，也是当前国内外研究的热点之一。以下将对超声影像融合技术的基本原理、工作流程、临床应用等方面加以阐述。

一、基本原理

（一）基本概念

要想了解影像融合的基本原理，先要了解两个基本概念：空间相对位置与绝对位置的概念、实时真实空间与虚拟空间的概念。

1. 空间相对位置与绝对位置的概念

数学中的空间直角坐标系（图1-5-100）与地理中的经纬度（图1-5-101）是大家熟知的。数学中的空间直角坐标系表示的是物体参照原点的三轴的空间坐标，是个相对的概念，如果原点坐标发生改变，尽管其位置并没有改变，其空间坐标的表述也会发生改变。地理中的经纬度则是一个绝对概念，也就是说一旦经度、纬度确定了，那么这个坐标代表的地理位置也就知道了，而且是不会变化的。为什么会这样呢？其实是因为我们人为地规定了"经过英国格林尼治天文台的本初子午线为0°经线，赤道为0°纬线"，也就是原点永远不变。所以才有实时的绝对位置定位，不然我们导航上看到的永远是（X, Y, Z）的一堆数字，而不是"某某街道"这样的具体位置。

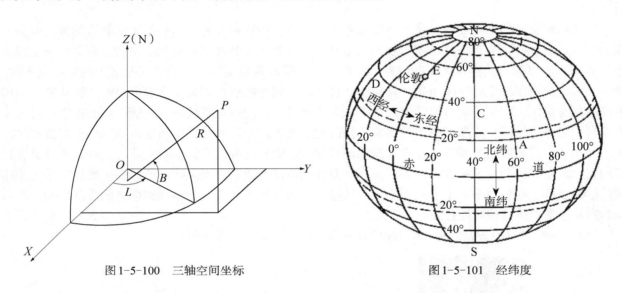

图1-5-100　三轴空间坐标　　　　　　　　图1-5-101　经纬度

这个例子相当于做了两件事：①将O-P点的相对空间关系与地球的绝对空间进行融合；②同时固定了其中一个点的具体位置。

总结起来就是：空间中两点相对位置+其中一个点的绝对位置（如例子中的地球坐标）→另一个点的绝对位置；然后只要具体的绝对空间（如地球空间、人体空间）不变，原点（如例子中作为参照系的O点、磁场发射器）不变，不管P点（目标位置、探头）在哪里，实时具体位置都是可以被明确的。

换句话说，如果具体空间、原点发生变化，则必须重新融合，否则空间位置便不再准确。也就是说，在超声导航中，系统已知探头与发射器的相对空间位置，而我们希望知道探头在人体的绝对空间位置，那我们要做的就是让系统知道磁场发射器在人体的绝对空间位置。对应到超声导航里，具体空间就是摆好体位的患者，原点就是磁定位器，实时变化的P点就是装了感应器的探头或探针。

2. 实时真实空间与虚拟空间的概念

实时真实空间指实时的患者自身，虚拟空间指计算机内呈现的患者容积数据。对于操作者来说，我们最想知道的是做导航时患者的实时真实空间情况，这个可以通过超声探头实时反映。一般来说，患者的CT、MRI检查都是提前完成的，所以，计算机上的CT、MRI容积数据反映的是患者做CT、MRI检查那时的情况，是那个体位状态下的情况，而不是此时此刻的情况。所以，理想状态下假设所有条件（体位、呼吸相、病情等）都完全一样的情况下，CT、MRI的容积数据所反映的虚拟空间跟患者的实时真实空间是一样的。然而实际情况，几乎不存在这种理想状态。所以我们需要根据实时真实空间情况与历史的虚拟空间进行调整校对，而且每变化一次都需要重新校对一次，所以对位完成患者体位一旦改变了，就需要重新对位校准。

另外还有一个虚拟空间是采集的三维超声容积数据。如果采集是在此次导航前一段时间进行的，也就是历史数据，则情况同上所述。如果是即刻采集的，而采集前后患者的状态（体位、呼吸相）几乎一致，也就是采集得到的虚拟空间数据已经从时间空间上均无限接近实时真实空间，此时计算机会进行自动配准，不需要做较大的调整校对。

（二）图像融合及导航技术的原理

图像融合（image fusion）是用特定的计算方法将两幅或多幅图像综合成一幅新的图像。融合结果由于能利用两幅（或多幅）图像在时空上的相关性及信息上的互补性，并使得融合后得到的图像对场景或目标有更全面、更清晰的描述，达到1+1>2的效果，从而更有利于人眼的识别和机器的自动探测。

图1-5-102～图1-5-105所示为图像融合技术示意图。图像A（图1-5-102）和图像B（图1-5-103）均包含可识别部分和无法识别部分，通过图像融合方法将图像A和B融合显示（图1-5-104）。图像C中除了包含图像A和图像B中的可识别部分的信息，而且通过图像信息的互相补充，使图像C能够显示的信息量大于图像A和图像B中能提供的可识别部分信息的总和，如图1-5-105所示。

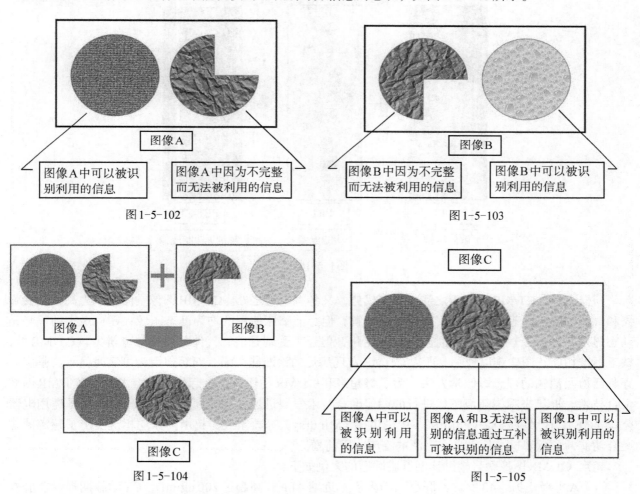

图1-5-102

图1-5-103

图1-5-104

图1-5-105

20世纪70年代初，美国研究机构发现，利用计算机技术对多个独立连续声呐信号进行融合后，可以自动检测出敌方潜艇的位置。这一尝试使得信息融合，尤其是图像融合作为一门独立的技术首先在军事应用中得到青睐。20世纪80年代后，对信息融合技术的研究更加活跃，关于信息融合的专著论文数量明显增加，图像融合由军事用途逐渐进入民用领域，并显示出其广泛的应用前景。从此至今，随着需求领域的深入化、专业化，图像融合的多样性和复杂性得到大大发展，在遥感探测、安全导航、医学图像分析、反恐检查、环境保护、交通监测、清晰图像重建、灾情检测与预报等领域均显示出极大的应用价值。

PET-CT是图像融合技术在医学图像分析领域使用较早，也是最为成熟的例子之一。PET-CT的全称为正电子发射断层显像-X线计算机体层成像。恶性肿瘤有一个共同的特性，就是代谢活性非常高，所以体内的恶性肿瘤会掠夺性地摄取营养。葡萄糖是人体细胞（包括肿瘤细胞）能量的主要来源之一，因此恶性肿瘤摄取的葡萄糖远远多于其他正常组织。利用这一特性，在葡萄糖上标记带有放射活性的元素^{18}F作为显像剂^{18}F-FDG，将此显像剂注入静脉内，在体内循环，恶性肿瘤摄取的^{18}F-FDG远多于其他组织，因此，肿瘤细胞内可积聚大量^{18}F-FDG，经PET显像可以很敏感地检测到体内^{18}F分布情况，从而显示肿瘤的部位、形态、大小、数量。但因为PET显示的是组织葡萄糖代谢的图像，而不能显示解剖结构的细节，所以PET虽然可以敏感地监测到体内的恶性肿瘤，但却较难对病灶进行准确定位。CT能够清楚显示身体的解剖结构，但是却无法反应组织糖代谢的情况。恶性肿瘤在早期糖代谢增高的情况已经很明显，但局部组织的解剖结构却无明显改变，所以CT无法很敏感地显示肿瘤。因此可见，PET图像和CT图像分别提供功能显像和解剖显像，但各自存在不足。PET-CT将PET图像和CT图像进行融合（图1-5-106），可同时提供两方面的信息，对于肿瘤病灶既能敏感发现，又可以精确定位，是目前影像诊断技术中最为理想的结合。

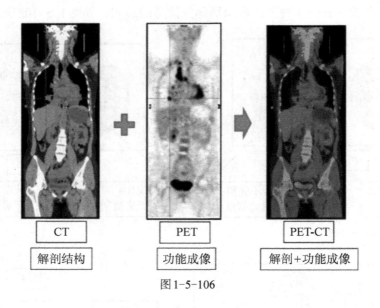

| CT | PET | PET-CT |
| 解剖结构 | 功能成像 | 解剖+功能成像 |

图1-5-106

同样道理，CT/MR和超声之间也各具优势，又各有不足之处。CT/MR图像空间分辨力高，不受骨骼和气体的影响，有标准切面，图像容易理解，但目前临床使用的均为静态图像；超声最大的优势是动态显示，即可以观察目标随时间出现的变化，但超声受到骨骼和气体的影响，分辨力较CT/MR低，缺乏标准切面，图像难以理解。所以CT/MR发现病灶的诊断能力强，而超声因为可实时显示，是引导穿刺活检及消融的理想影像学方法。为了将超声和CT/MR的优势联合起来，就有了超声-CT/MR图像融合技术。近年来围绕超声图像进行的图像融合技术发展迅速，意大利百胜（Esaote）、美国通用电器公司（GE）、荷兰飞利浦（Philips）、中国迈瑞（Mindray）等数家大的超声厂家均相继推出了超声图像融合功能，预示着这一技术具有广泛的临床应用前景。

超声-CT/MR图像融合辅助诊断肝脏肿瘤的案例如下：

（1）A患者，男，43岁，乙肝小三阳多年，近期AFP升高超过200 ng/mL，CT动脉期提示左肝外叶高密度区，大小约13 mm×14 mm（图1-5-107箭头所指），此高密度区域门静脉及延迟期消退为低密度，考虑为结节性肝癌。

（2）受腹腔内网膜组织影响，超声扫查未见病灶（图1-5-108）。

（3）进行超声-CT/MR图像融合，融合后可同时显示超声图像（图1-5-109上排左图）和CT图像（图1-5-109上排右图），然后进行超声造影，动脉期可见高增强（箭头所指）。

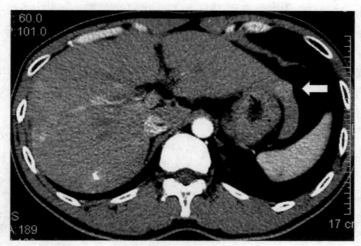

图 1-5-107

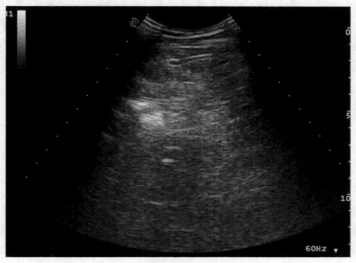

图 1-5-108

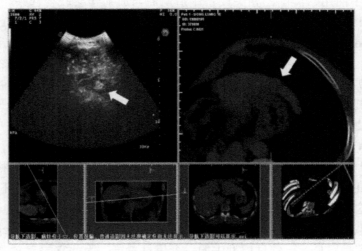

图 1-5-109

　　导航即指导航行，意思为通过指引、带领，使之达到一定的目的。导航目前主要包括两种意思：一种意思是引导飞行器、船舶或汽车沿一定航线从一点运动到另一点的方法。人类最早期要到一个地方只能通过石头、树木、山脉等作为参照物。其后随着天文观测的发展，古人可通过天上的太阳、月亮和星星来判断位置。其后出现罗盘、指南针的应用，再到现今无线电、卫星设备的出现，均是起到定位并引领到达的作用。导航的另一种意思则是由于互联网的兴起而出现的网站导航，即帮助上网者在海量的互联网资源里找到想要浏览的网页、想要查找的信息。

超声因为受到肋骨、肺脏内气体和胃肠道内气体，以及本身声衰减的影响，导致其对于深部位置的组织分辨力较差，故超声与CT/MR相比，发现病灶的敏感性较低。但因为超声具有实时显示这一特点，特别适合于穿刺引导。为了能在超声图像上定位超声难以显示或无法显示的病灶的位置，就有了导航这一方法，即利用CT/MR中病灶的位置在超声图像上定位病灶。

当然，导航是在图像融合的基础上使用的。举例来说，日常生活中如果要开车去不熟悉的地方，驾驶员经常会用到汽车导航仪（图1-5-110）。汽车导航仪上有电子地图，在行驶中我们需要将电子地图提示的转弯位置和实际道路上的转弯位置对应起来，才能行驶至目的地。在这个过程中驾驶员是将电子地图和实际道路的街景显示结合起来，即用到了图像融合的功能。所以图像融合是技术基础，导航是最终目标，即通过不同图像的融合，达到定位、显示目标的目的。因为图像融合是技术基础，所以下面主要对此项技术进行探讨。图像融合技术涉及军事、航天、交通、通信等多个领域，这里所介绍的是这两项技术在医学影像学中的应用，主要包括超声、CT、MR等影像学方法间的图像处理。

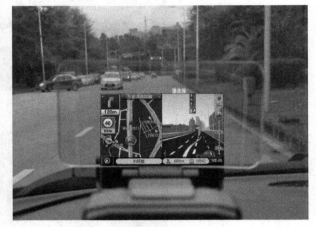

图1-5-110

二、工作流程

（一）医学图像格式及其分类

1. Dicom格式标准的确立

在医学影像信息学发展的历程中，由于不同的医院所采用的医学影像设备的生产制式存在一定的区别，而各大厂商在医学图像的读取格式、存储格式及传输格式上有着不同考量的定义。因此，在医学信息的交流探讨上，不同系统所获取的医学图像难以快速地被研究人员所接受。为了使医疗设备能更普及地在医院中使用，美国的相关设备制造厂商与放射学会联合起来，开始建立医学图像设备采集的规范标准，1985年推出了ACR-NEMA（American College of Radiology-national Equipment Manufacturer Association）标准，经过不断的探讨和适应，在两个版本的更迭之后，1993年正式推出了Dicom标准。

Dicom标准的确立，直接推动了医学研究领域远程放射学系统的发展，也使得作为交流信息的医学图像能更方便、快捷地传递。同时，Dicom标准自身具有很好的开放性，使研究者易于理解并可以实现深度开发，从而使不同的医学应用系统间的集成有了实现的基础。

2. Dicom标准的信息模型

Dicom标准的定义是基于一种对病人信息存储的实体关系模型，它在标准的格式位置内详细地描述了患者在医学影像科拍摄图像前后所存在的相关信息。这种相关信息可以分为以下四个方面：

（1）病人信息。这一部分存储的信息主要包括两个类别：病人的标识信息，如病人当前隶属于哪个研究结构或者医学系统；病人个人基本信息，如姓名、身高、体重等对医学诊断有用的相关信息。

（2）研究信息。它是对Dicom信息模型中的一个信息总览，因此它的定义也极为关键。一个病人在整个医疗阶段可能会根据病情的发展去做不同的医学影像检查，而这些医学图像在格式上存在差异，但从整个病情的研究阶段来说，它们属于同一个病情探究体系。同时，在不同研究课题中，同一个病人的医学影像可能会衍生出一个或多个的不同序列。在这种情况下，研究信息会作为一个总览，具有指导意义。

（3）序列信息。它是基于在研究阶段所衍生出的不同序列，包含了不同序列的生成日期、序列使用意义、研究的目的、检查类型和所属的医学图像采集机器信息等。

（4）图像信息。它是研究信息、序列信息的基本单位，是Dicom信息模型最基础的组成部分。每帧的图像信息记载着病人病灶部位信息和最原始的图像数据。

3. 医学图像的分类

临床上医学图像的存储格式都采用了dicom格式，但根据存储信息类别的不同，仍可以分为两大类：解剖图像和功能图像。从现代的医学设备来看，这两类图像各自的成像质量都有了很大的提高，且都有了各自的拓展性应用，但不同的成像原理导致不同类型的图像都只能从各自的特征角度反映病灶区域的信息，相互的信息表达也具有差异性。在实际的临床诊断上，医生需要同时考虑多方面的信息，才能制定出比较好的治疗方案。因此，综合这些因素，对病灶区域的多种医学图像信息进行合并，创建综合信息量与病理特征的新的医学图像。这无疑对提高疾病诊断的准确率意义重大。

（二）医学图像融合基本步骤

医学图像融合的分类标准有很多，对于现有的多种模式医学图像而言，我们采用根据融合对象分类的标准进行分类，即单模态医学图像融合与多模态医学图像融合。

单模态医学图像融合是指将同一设备所采集的病患区域图像进行收集，但图像采集的时间或者角度有所差别，例如超声-超声图像融合、CT-CT图像融合及MRI-MRI图像融合，再通过相应的融合算法将其合并成一幅图像。主要是为了提高在不同对比度下的信息采集量，常应用于MR图像，由于在不同对比度选择下，MR拍摄的组织图像中信息度高的组织信息各不相同。不同采集时间的单模态图像融合可以用于观察目标随时间而出现的变化，例如肝脏肿瘤热消融术前的超声图像和热消融术后的超声图像融合，就可以评价消融治疗的效果。

超声的宽景成像（panoramic imaging）技术也是一种单模态的图像融合技术，是通过探头的移动获取一系列二维切面图像，然后利用计算机重建的方法，把一系列二维图像（包括不同位置及不同角度）拼接为一幅连续的切面图像，主要用于解决超声单幅图像扫查视野相对狭窄和无法显示较大病灶全貌的问题。图1-5-111、图1-5-112所示分别为甲状腺和肝脏的超声宽景成像。

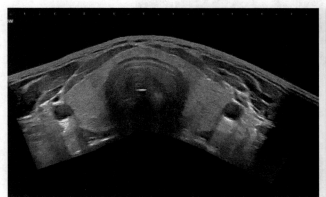
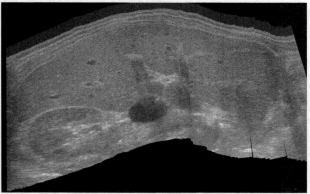

图1-5-111　甲状腺的超声宽景成像　　　　　图1-5-112　肝脏的超声宽景成像

多模态医学图像融合是指将不同成像方式下得到的病患区域图像通过有效的图像融合方法来进行合并。这也是当前融合工作的主要研究领域，基于不同类型医学图像所具有的各自特点，形成特征信息的汇总，更好地为诊断提供基本病情信息，并不断结合实际医疗工作当中的状况，完善自身的理论体系。

常规的多模态医学图像融合有以下几个基本步骤。

1. 图像预处理

预处理阶段主要是指对原始采集的图像进行噪声过滤和几何校正。从图像的分类上来说，功能图像的噪声成因比较多，需要通过噪声去除和信息增强才能加强病灶信息的显示。比较特殊的有常见的核磁共振图像（MRI），在采集这类图像时，往往存在如大脑不同组织差异、射频场信息不均匀等状况，导致在成像质量上有灰度分布不统一的情况，因此预处理具有重要意义。

2. 图像配准

图像配准就是将需要参与融合工作的多幅图像建立起点对点的映射关系，保证在二维的面上，图像之间的位置关系是具有匹配效应的。实际的医学影像采集过程中，因采集的时间、空间、成像质量上可能具有一定的差异，配准的过程就是消除这些差异。常用的医学图像的配准方法有特征配准和区域配准两种。特征配准方法需要先建立起当前源图像的特征模型，通过对某种特征的分析，来实现对图像信息的分析，这种方法运算效率高，且对图像的差异性有较大的包容与适应能力，适用于复杂情况；基于区域的配准方法通常采用模板匹配，因此局限性较大，只能适应一定器官的图像配准。

3. 图像融合

这一过程通常是将不同医学影像设备所获取的图像，经过一定的算法计算之后，生成一幅新的医学图像。图像融合不仅保留了每一幅源图像所包含的显著信息，也要对不同图像之间的互补信息有所保留，这样，融合结果才能为最终的医学诊断提供确切的信息支撑，克服单一设备的图像在几何、光谱、分辨率上存在的多义性和不确定性，以达到进一步丰富图像信息的效果。

4. 融合评价

对融合结果的评价并不仅仅在理论研究中使用，它更多的是服务于实际的医学图像融合应用中。主观评价依靠观察者的人工解释，不同的评价人员得出的评价结果也存在差异。客观的评价方法充满了制约性，不仅要求融合前后的基本图像信息准确，比对的信息特征也要求明确，一些技术参数的计算上还要求提供理想上的融合结果样式，而且客观评价会忽略在实际应用层次上的特殊场景，导致一些参数计算不符合实际状况。

图1-5-113～图1-5-115所示为使用图像融合评价热消融效果的一些示例。

在图1-5-113中，图a为消融术前肝癌（箭头所指）CT图像，图b为消融术后一个月CT图像，图c为将消融术前及术后三维CT图像融合，图d中箭头所指为图像融合后显示消融灶范围覆盖原肿瘤范围，提示消融完全。

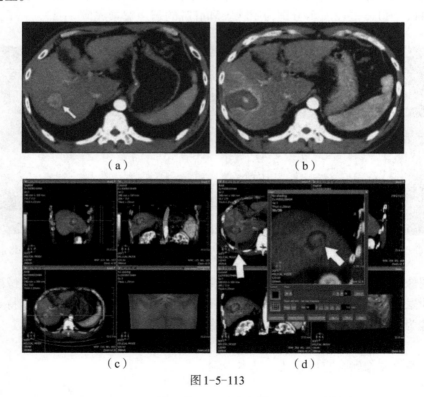

（a）　　　　　　　　（b）

（c）　　　　　　　　（d）

图1-5-113

在图1-5-114中，图a为肝癌患者消融术前CT三个切面的图像，图中点的位置为肿瘤位置；图b为患者消融术后一个月CT三个切面的图像，图中点的位置为消融灶位置；图c中显示的是消融术前CT和术后CT融合后的图像，其中圆圈代表肿瘤范围。由融合后的图像可见，消融灶范围在三个切面上覆盖原肿瘤范围，提示消融完全。

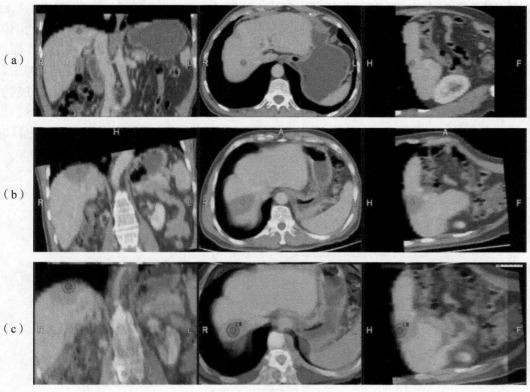

图 1-5-114

在图 1-5-115 中，图 a 为肝癌患者消融术前 MRI 三个切面的图像，图中内圈代表肿瘤范围，外圈代表肿瘤周边 5 mm 消融边界的范围；图 b 为患者消融术后一个月 MRI 三个切面的图像，点的位置显示的为消融灶位置；图 c 中显示的是消融术前 MRI 和术后 MRI 融合后的图像。由融合后的图像可见，消融灶范围在三个切面上覆盖原肿瘤范围及肿瘤周边 5 mm 消融边界的范围，提示消融完全且达到消融边界。

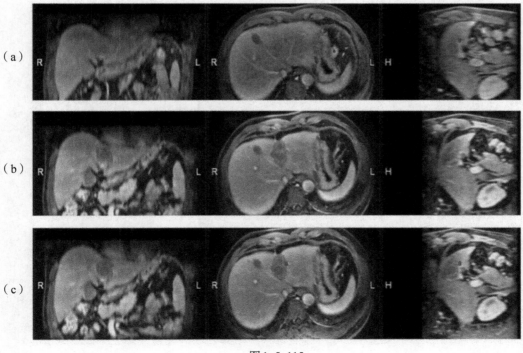

图 1-5-115

（三）商用超声仪的图像融合组件

目前商用的图像融合的基本组件包括超声探头上安装的追踪系统接收器、产生磁场的追踪系统发射器，上述两者共同组成磁定位组件；然后通过超声及内置的融合成像软件，将融合后的图像显示在显示器上（图1-5-116、图1-5-117）。现今多个超声仪生产厂家推出的图像融合技术的工作原理是一样的，即利用空间磁定位技术，在患者身体附近形成一个约50cm×50cm×50cm大小范围的磁场，通过追踪安装在探头上的接收器，来协助定位探头的空间位置。图像融合的技术原理同车载导航系统利用天上的卫星探知车辆位置及行驶方向相似（图1-5-118）。超声-CT/MRI图像融合利用磁场，把超声探头获得的超声图像和重建的三维CT/MRI图像进行融合，最终达到的效果是在一个屏幕上同时显示实时的超声图像和此切面上的CT/MRI图像（图1-5-119）。

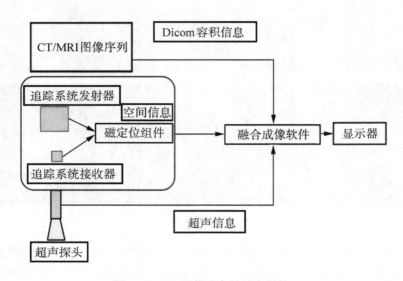

图1-5-116 图像融合的基本组件

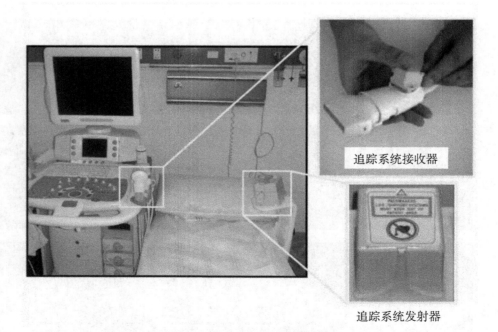

图1-5-117 导航组件的外部设备

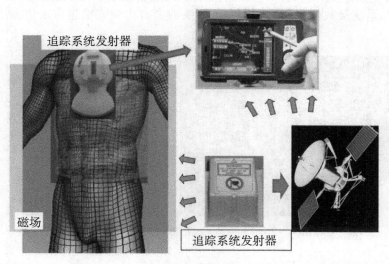

图1-5-118　超声-CT/MRI图像融合定位原理与车载导航原理示意图

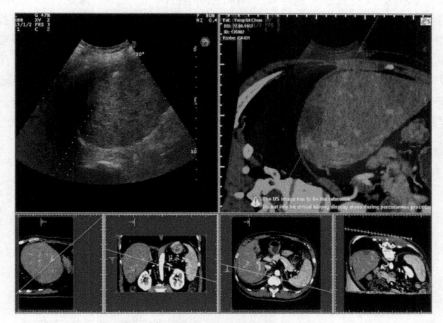

图1-5-119　图像融合输出界面

（四）超声、CT、MR图像融合的操作步骤

传统的图像融合都需要经过特征提取、特征识别、图像融合及微调、融合精度评价几个步骤，医学影像领域操作者往往还要先获取图像。目前各大超声仪生产厂家提供的图像融合技术的特征提取和识别依靠操作者完成，然后通过图像对位进行匹配融合。

1. 图像获取

汽车行车导航需要先获取城市的电子地图。同样道理，涉及超声的图像融合需要先获取人体的"电子地图"。但与城市的电子地图略有不同，人体的"电子地图"是三维空间的。如果是超声-CT/MRI图像融合，先要获取CT或者MRI的三维图；如果是超声单模态图像融合，则需要先获取三维超声的图像。

CT或者MRI三维图像构建需要先获取CT/MRI中整个序列的图像，而且需要dicom格式的图像，可以通过U盘、光盘或者网线导入超声机内，超声机内的图像处理程序会自动生成三维CT/MRI图像（图1-5-120）。如果是超声单模态图像融合，则需要先获取超声三维图像。在图像融合系统中采集的三维超声图像和普通的三维超声图像数据不同。三维超声图像必须在超声仪图像融合功能模块下采集才能用于图像融合，而不是在任意状态下采集的三维图像都可以使用。在融合功能模块下采集超声图像时，需要探头装备追踪系统接收器，使用三维容积探头或者自由臂三维超声采集方法，获取三维超声图像。

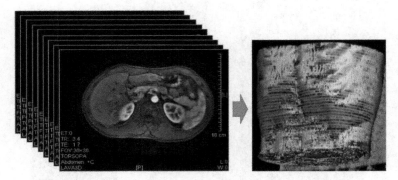

图1-5-120　CT/MRI一个序列的Dicom图像经过三维重建为人体电子地图

2. 图像融合

特征提取和特征识别步骤主要针对超声-CT/MRI图像融合、CT-CT图像融合以及MR-MR图像融合。特征提取和特征识别其实是一个寻找参照物、确定参照物的过程。以根据藏宝图寻找宝藏这样一个过程（图1-5-121）为例来说，图1-5-121a为实际照片，图1-5-121b为藏宝图，如果要利用藏宝图确定宝藏在实际照片中的位置并不复杂。但在确定实际宝藏位置的过程中人眼其实进行了一系列的比对。首先是确定藏宝图显示的区域就是照片显示的区域，确认过程就是找两个图像中的相似点（图1-5-121c、d中的三角形），能够找到的相似点越多，则越能肯定藏宝图显示的区域就是照片显示的区域。然后根据藏宝图上宝藏所处位置与上述标志点位置的相对关系，就能够确定宝藏在照片中的位置（图1-5-121c、d圆圈处）。

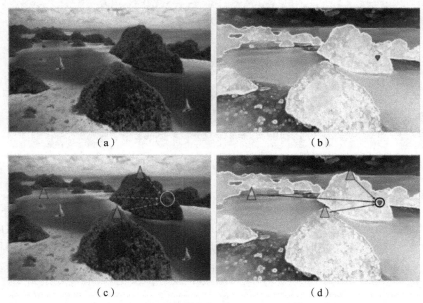

图1-5-121　利用藏宝图确定照片上宝藏位置的过程

特征提取和特征识别在超声-CT/MRI图像对位过程中有多种方法完成，常用的有内定标的点对位法（图1-5-122）和单平面对位法。不论使用哪种方法，都是寻找标志点，然后由计算机完成图像对位融合。以点对位方法为例，操作者在重建的三维CT/MRI图像和超声图像寻找相同的结构，例如血管分叉的地方、小囊肿或者钙化斑，然后对这些点位进行标注，告诉计算机，这两个图像中的这两个位置是同一个位置，计算机就可以完成图像融合。随着找到的标志点增多，融合就更加准确。但标志点也不是越多越好。原因是标记各个标记点的时候本身也会产生误差，随着使用标记点数量的增加，误差有可能会叠加，反而导致融合不准确。

相对于点对位法，单平面对位法准确度更高。原因是在三维空间中至少要有三个不在同一条直线上的点才能确定一个平面，如果一个立体结构中的一个平面位置确定了，那这个立体结构的空间位置也能确定下来。点对位的方法是寻找两个图像中的一个相同的点，虽然寻找三个点后可以确定一个面的位置，完成图像对位。但在选择三个点的时候均会出现误差，导致图像融合的精度下降。单平面对位法中一般是使用肝内的一个血管分叉的位置作为对位平面，例如肝脏内的门静脉左支矢状部，利用一个成角度的解剖结构就可以定位一个平面，单次对位就可完成图像融合，减少出现误差的概率。

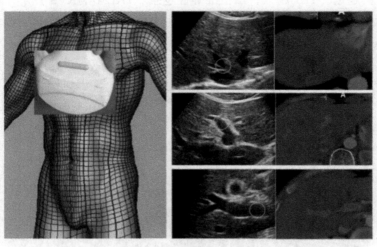

图1-5-122　通过点对位的方法寻找标记点来完成图像对位融合

超声单模态图像融合在获取三维超声图像时，图像中包含了磁场中的位置信息，所以获取的三维超声图像可以用于图像融合。相对于超声-CT/MRI图像融合，超声-超声图像融合有以下明显优势：

（1）因为图像融合需要dicom格式的图像，部分单位在获取CT/MRI图像时存在困难。

（2）CT/MRI图像获得时的器官结构和图像对位时可能存在差异，进而导致图像对位精度受到影响，例如胃肠道、胆囊的充盈程度不同或被检查者的体位不同；而超声-超声图像融合可以在需要融合时即时获取图像，所以不存在上述差异。

（3）超声-超声图像对位在获取超声图像时已经包含超声图像的空间位置信息，所以可以自动完成图像对位，如果融合精度存在差异，仅需微调即可，使用更加便捷；而超声-CT/MRI图像融合均需先进行图像对位，且对位需要较长时间的训练才能达到熟练程度。

超声-超声图像融合可以客观地、简便地反映组织器官随时间的变化情况，主要包括治疗前后的组织器官形态变化，进而可以反映功能方面的变化。当然，相对超声-CT/MRI图像融合，超声-超声图像融合也存在自身的不足，此类不足主要是由超声这一影像学方法本身的不足所导致的，例如：①对于超声无法显示的病灶或者结构，超声-超声图像融合的价值会明显降低；②超声只能获取一定区域内的组织结构图像，受扫查深度和气体、骨骼等结构的影响，超声-超声图像融合的使用范围小于超声-CT/MRI图像融合；③超声-超声图像融合虽然可以自动完成图像对位，但获取的三维超声图像只能供当次使用，将储存的三维超声图像再次使用时，因为患者体位已经出现变化，因此仍需要进行图像对位，而此时三维超声图像中可能因为缺乏必要的图像对位标记而导致图像对位困难。

融合后的效果需要客观的评价，评价方法大致可分为主观评价和定量评价。主观评价依靠人的主观感觉对融合图像效果进行评价。由于受到人的视觉特性、心理状态、感兴趣目标不同等因素的影响，采用主观评价方法对图像融合效果进行客观的评价十分困难。定量评价可以对图像融合质量进行客观定量的分析，通过不同的评价指标来区分融合结果的优劣。

国内贺需旗等利用体外实验验证了超声-CT图像对位的准确性。目前，图像配准主要为基于特征的配准方法，包括特征点、线、面三类。配准精度的评价多采用基于距离的误差评估方法，常用指标主要有基准点图像配准误差（fiducial registration error，FRE）、靶目标配准误差（target registration error，TRE）等。FRE主要指体外或体内特征标志本身的图像配准误差，是评价实时多影像融合介入导航系统（real-time virtual sonography，RVS）配准是否成功的重要指标。有文献指出使用RVS在人体实行图像配准时，FRE在5mm内说明技术成功，而在体外模型配准时则要求FRE在2mm内。TRE主要是用于评价靶目标区域图像配准误差的指标，也是关系到RVS定位病灶和引导准确性的最重要指标。TRE越小，RVS对观察目标区域的导航定位越准确，反之则定位偏差越大。研究结果表示：对超声不可见目标进行活检时，RVS优于常规超声，能提高活检成功率，获取更多的目标组织。操作者经验、目标深度在使用RVS时对TRE无明显影响，但可能导致活检准确性的降低。使用RVS引导穿刺活检时，目标距配准平面越远，TRE越大，活检准确性越差。TRE影响RVS引导活检的准确性：TRE越大，活检准确性越低；TRE大于目标半径时，活检准确性明显降低。贺需旗等通过实验证明图像融合的精度可以达到临床需要，其实验图如图1-5-123～图1-5-127所示。

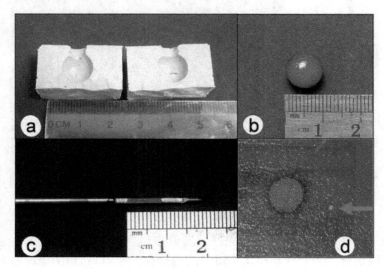

图1-5-123

a—球形倒模模具，内径10mm，用于制作目标模型；b—目标模型，直径10mm的红色球体；c—活检获取的组织条（内含红色部分，即表示活检成功）；d—目标模型包埋于基质胶体内，与周边分界清楚（正中剖面图），目标模型周边约10mm处可见木质微球（箭头所指）

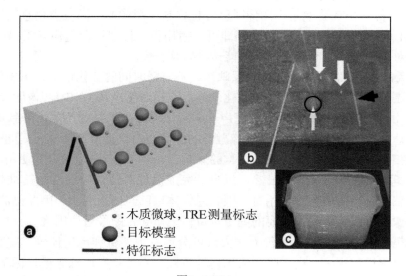

图1-5-124

a—实验模型立体示意图，木质微球位于目标模型周边10mm范围内，各目标深度不一，距细竹签组成的配准平面的距离不一。b—模型切开剖面图，其中，细竹签（黑粗箭头所指）用于图像配准的特征标志，截面直径1mm，长度40～60mm；木质微球（向下箭头所指）：直径1mm，用于靶目标配准误差（TRE）测量；目标模型（向上箭头所指）：直径10mm球体。c—实验模型大体外观

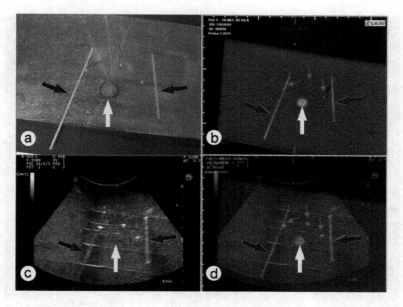

图 1-5-125

a—实验模型大体图像；b—相应切面CT图像；c—相应切面超声图像；d—相应切面CT超声融合图像

（黑色粗箭头所指为细竹签，作为图像配准的特征标志，CT图像上呈现高密度，超声图像上呈现高回声；黑色细箭头所指为木质微球，作为测量靶目标配准误差（TRE）的测量标志，CT图像上呈现高密度，超声图像上呈现高回声；白色粗箭头所指为目标球体，CT图像上呈高密度，超声图像上与周边回声一致，无法显示。）

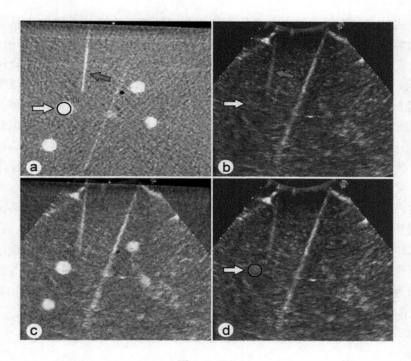

图 1-5-126

a—CT图像，目标及特征标志在CT图像上均呈高密度（黑箭头所指），穿刺前在CT图像上对目标位置进行标识（黑色圆圈）；b—超声图像，目标在超声图像中不可见（白箭头所指位置），特征标志呈高回声（黑箭头所指）；c—CT-超声融合图像；d—超声图像，图像配准成功后，RVS系统指示（黑色圆圈）目标在超声图像上的位置

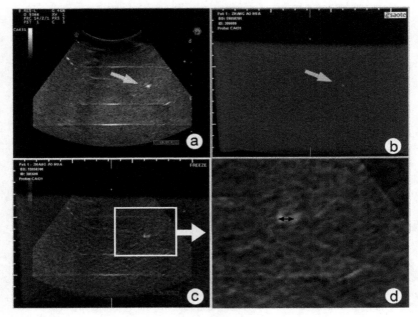

图 1-5-127

a—木质微球在超声图像上呈高回声（箭头所示）；b—木质微球在CT图像上均呈高密度（箭头所指）；
c，d—CT-超声融合图像上放大图像测量重叠影像上木质微球的最远距离（双向箭头所示），即为FRE或TRE

  厂家利用计算机技术，开发出基于肝血管树智能自动图像融合方法。其原理是基于肝血管树智能图像融合，以肝血管树灰阶值作为图像特征，自动提取、分割所扫描超声三维容积内的肝内门静脉、肝静脉及其主要分支无回声结构，并以此为配准目标，与所提取的CT/MR肝内血管树结构进行全自动配准融合。使用的仪器设备为Philips EPIQ7彩色多普勒超声诊断仪，配备二维凸阵探头：C5-1，探头频率1～8MHz。配置PercuNav图像融合系统、磁场发生器、磁感应器及患者示踪器等。PercuNav图像融合系统具有基于肝血管树的智能自动对位图像融合技术。自动图像融合方法：受检者站立，在受检者上方50 cm内放置磁场发生器，受检者前胸壁粘贴示踪器，探头配置磁场感应器，导入CT/MR的dicom数据至超声仪器内；选择能够清晰显示病灶及血管等解剖结构的CT/MR序列，在对位序列图像上标记病灶位置及大小。受检者取仰卧位，进行超声扫查；常规二维超声扫查调节图像增益、深度、聚焦等，使得肝内病灶、血管及其他相关解剖结构能清晰显示，特别是肝内肝血管树结构能够清晰辨识；嘱受检者呼气末屏住呼吸后，检查者使用腹部凸阵探头在肋间自头侧向足侧自由臂扫查，获得包含肝脏肝血管树信息的超声三维图像容积数据，选择超声仪内置的基于肝血管树智能自动图像融合方法，自动完成图像融合初步配准过程。其后根据病灶位置及对位误差采用轨迹球法，通过变换层面、旋转图像和轨迹球直接移动图像等方法进行图像微调配准，使超声图像与CT/MR图像配准成功。基于肝血管树智能自动图像融合图例如图1-5-128～图1-5-133所示。

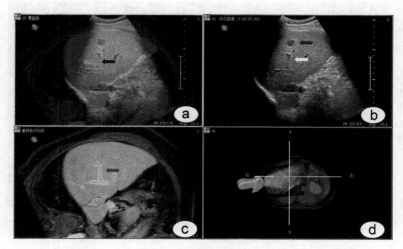

图 1-5-128　基于肝血管树图像融合初步配准后图像

a—超声-MR半融合状态图像；b—超声实时图像；c—MR重建图像；d—超声血管树与MR血管树三维图像（提示二者重合度好）
（男性，45岁，乙肝病史多年，MR发现S8肿物。）

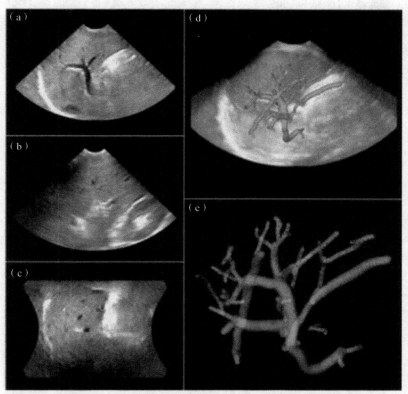

图 1-5-129　利用三维超声图像显示的三维血管树

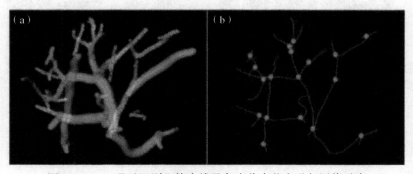

图 1-5-130　通过识别血管中线及各个分支节点进行图像融合

97

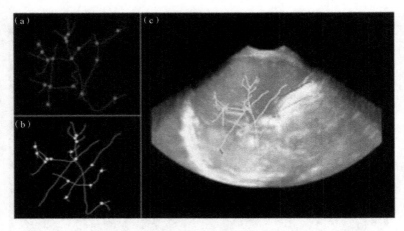

图1-5-131 通过血管树的节点将两个三维超声进行融合

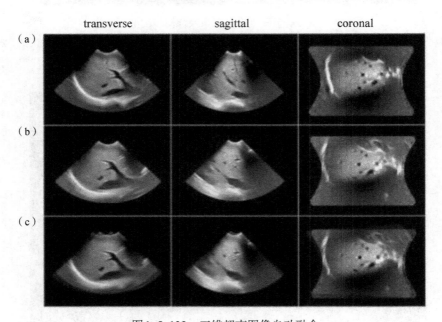

图1-5-132 三维超声图像自动融合

a——一个三维超声的三个切面；b—另一个三维超声的三个切面；c—上两个三维超声的融合图像

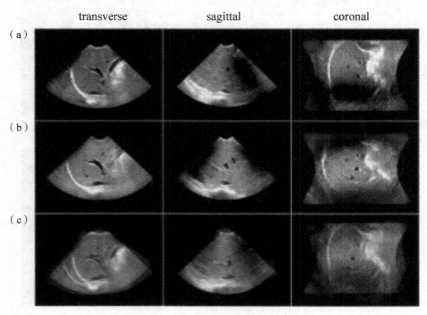

图1-5-133 三维超声图像自动融合

a——一个三维超声的三个切面；b—另一个三维超声的三个切面；c—上两个三维超声的融合图像

（五）医学图像融合常用方法

医学图像融合常用方法分为体外定标对位法、单平面对位法、体内定标对位法、单平面+单点对位法、自动对位法5种，相应地有三种模式。

模式1　体外标记法

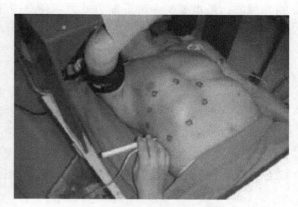

图1-5-134　受检者体表贴对位标记

在常规临床应用中，虚拟导航系统的使用是在CT/MRI扫描完成之后，而且先前的CT/MRI扫描的目的可能不是为此导航而进行的。如果是专门为导航所做的检查，在扫描之前可以使用体表的皮肤标记（图1-5-134）来提高系统的精确度。使用皮肤标记时，首先在关注区域的四周，于干皮肤上标记3～10个标记点；接着将CT数据导入虚拟导航系统，通过分析系统在图像上显示皮肤上对应的各个标记点；然后将电磁接收器插入记录笔中开始标记定位工作。此时被检查的人处于和其做CT扫描时同样的姿势以及呼吸状态，然后对各个标记使用记录笔点触，与此同时在屏幕上显示对应的数字标记点将被选中。不断重复此过程，直到所有的标记点在屏幕的三维数据中都被显示。

最后将电磁接收器从笔上取下，并安装在超声探头上，此后实时的超声图像和CT扫描的图像已经对位好，导航便可以开始了。

模式2　体内解剖点法

在超声图像与CT/MRI图像定位阶段的另外一个方法是使用解剖标记。这样的技术使得受检者可以使用最近所做的任何CT/MRI扫描图像，而不需要重复检查。将超声探头置于受检者肚脐处，完全横向扫查或者按照预想的角度扫查。然后冻结超声图像，并浏览CT/MRI扫描图，找到断层图中显示对应的肚脐位置。非常重要的一点是，需要确定肚脐处于扫描图像的中央。在此阶段，移动超声扫描探头，这样可以检查超声与CT/MRI两种成像是否完全重叠。

接着是对于CT/MRI上解剖标记点的识别，通常使用在超声扫描下容易识别的肝静脉和门静脉等大血管作为解剖标记。冻结超声图像后，在CT/MRI图像中寻找对应的解剖标记。在得到了第一个解剖标记点后，在同一个扫描模式中一般再寻找3～4个标记点就足够了。系统使用黄灯来提示用户并继续寻找另一个标记点以减小误差。此误差检查与提示会一直出现，直到达到可以接受的误差范围。最后系统将会自动估计出两幅图像对位中的误差范围。系统显示绿灯，表示系统测量可靠，可以继续下一步操作。

模式3　直接对位法

对于某些人，使用通过肚脐的切面来对位是一个简便易用的方法，可精确地完成对位工作。如果出现非常小的对位误差，也可通过简单的微调操作完成误差的调整。

寻找一幅超声扫描图，冻结图像并尽可能使探头微小移动，以寻找对应的CT/MRI切面；将两幅图像重叠，查看图像重叠后的对位程度；对CT/MRI三维图像进行少量的变换和旋转即可得到完美的重合。这样超声扫描就可以开始了。

至此，CT/MRI扫描得到的三维结构被虚拟地对应到了受检者身上。把电磁接收器放在超声探头上后，系统就可以从CT/MRI的三维数据中得到一个切面，该切面与超声扫描的切面完全对应，两者的特点和尺寸均完全相符。

传统的二维超声成像技术是术中常见的一种辅助影像手段，具有无放射性、易操作及实时等优点，但同时也受到图像显示的限制，在某些情况下穿刺目标与穿刺路径无法同时显示，在一定程度上影响操作者对穿刺路径的判断及穿刺方向的调整，造成三维空间定位的不精确甚至偏移。如果是射频消融治疗，则会使射频电极难以在三维空间上合理准确摆放，直接影响疗效，甚至导致不应该出现的较为严重的并发症。由于不同影像学之间具有互补性，科学家们设计将多种影像学图像互相融合的方法，即导航技术来指导外科手术及介入治疗的准确定位。该技术的核心在于：首先，医生在术前对病变的多种影像学表现进行综合评估；然后通过三维图像重建以进一步获取所需的信息，例如病灶的解剖结构、空间定位及进针角度等；最后，将其融入手术与介入治疗过程中，达到准确定位与提高疗效的目的。目前，最重要的一种导航方式之一便是以超声影像为主导的导航技术。

三、临床应用

在多年的临床应用中，超声融合影像导航（virtual navigator）技术已经成为超声介入医生必不可少的工具，在术前诊断、术中引导、术后评估中发挥重要作用。通过多影像的融合导航加上实时的超声造影能为诊断提供信息，同时也为介入治疗导航。在介入手术的术后评估中，百胜公司特有的手术计划系统所提供的术前术后多影像比对更是实现了介入手术疗效的精准评估。使用过的医生认为多影像融合方法评估具有较高的准确性，有望为临床提供一种准确评估肿瘤消融疗效的新方法。

【病例1】乳腺钼靶和超声图像融合定位超声未见明显显示的钙化点位置。
（1）钼靶显示左乳腺外上象限位置钙化点（图1-5-135）。
（2）普通超声扫查未见明显占位或钙化点（图1-5-136）。
（3）利用钼靶MLO位和超声通过4个点定位（图1-5-137）。
（4）利用CC位和超声通过4个点定位（图1-5-138）。

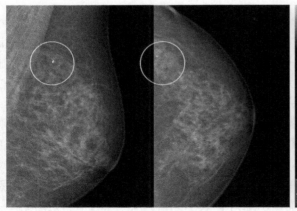

图1-5-135

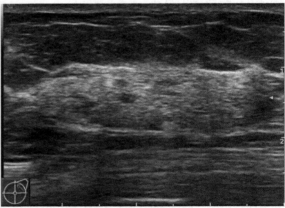

图1-5-136

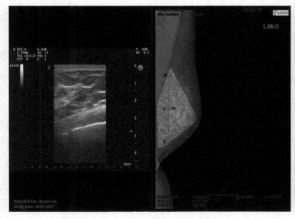

图1-5-137

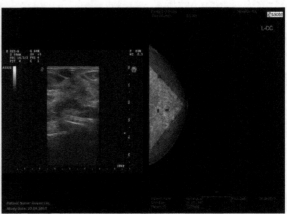

图1-5-138

（5）导航定位后穿刺定位导丝到可疑位置，切除局部组织后再次做切除组织的钼靶检查，可见钙化点（图1-5-139），提示已成功切除钼靶可疑组织。

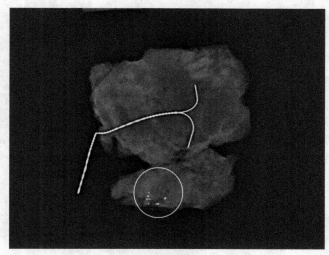

图1-5-139

【病例2】导航引导穿刺协助经侧后方入路椎间孔镜技术切除椎间盘术。

（1）手术先使用类似PTC针的器械穿刺至椎间孔位置（图1-5-140a），然后逐渐将穿刺针道扩张至能容纳椎间孔镜的管径（图1-5-140b），经椎间孔镜进入椎间盘突出位置（图1-5-140c），咬除压迫神经的椎间盘（图1-5-140d）。

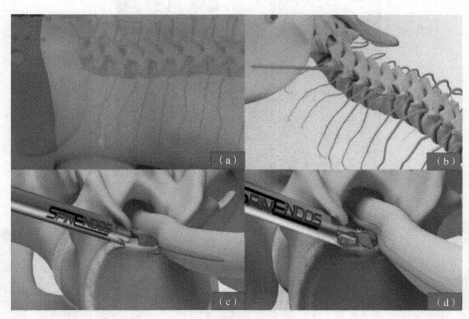

图1-5-140

（2）手术第一步是先穿刺至椎间孔位置，如图1-5-141所示。常规手术依靠C臂机定位，受操作者经验影响大，要完成穿刺至理想位置，患者需X线透视32次，初学者操作次数更多；而且在扩张入镜通路时由于看不到神经根位置，容易导致神经根损伤。

（3）常规超声（图1-5-142）无法显示骨骼与关节的内部，在穿刺针接近椎间孔时超声无法显示针尖，而且超声无法准确显示神经根。普通超声的限制在肥胖的患者中更加明显。

（4）利用多模态融合成像技术，在MR中精确标定目标靶点，图像融合技术可使靶点在声像图中实时显示，确定病灶位置后，超声实时导航引导穿刺。如图1-5-143所示。

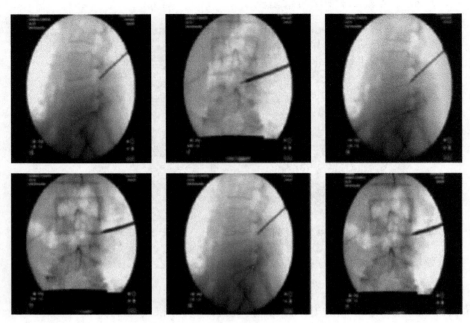

图 1-5-141

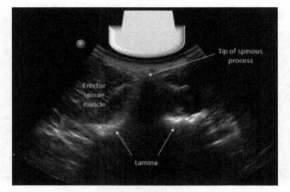

图 1-5-142

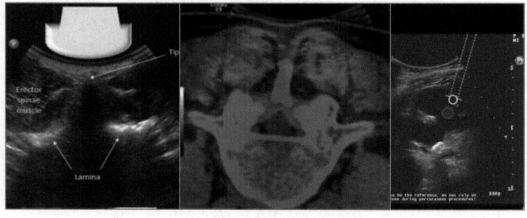

图 1-5-143

（5）利用贴在患者体表的定位标记（图1-5-144）可以进行体外定标对位法图像融合。

（6）穿刺目标：定位在病变水平上关节突位置（图1-5-145）。

（7）V-TRAX针尾部导航连接器，固定于穿刺针尾部（图1-5-146）。

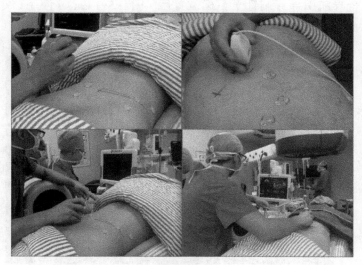

图1-5-144

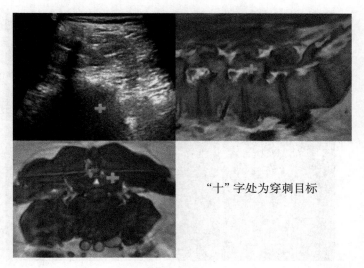

"十"字处为穿刺目标

图1-5-145

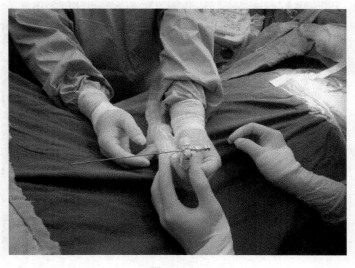

图1-5-146

（8）使用V-TRAX针尾部导航，可以实时引导穿刺针穿刺至普通超声无法显示的位置（图1-5-147）。

（9）图1-5-148a中所示为使用圆圈标示神经根，图1-5-148b所示为使用"十"字标示穿刺目标位置。

（10）利用图像融合导航引导穿刺针至目标位置后（图1-5-149a），使用C臂机透视确定位置（图1-5-149b）。

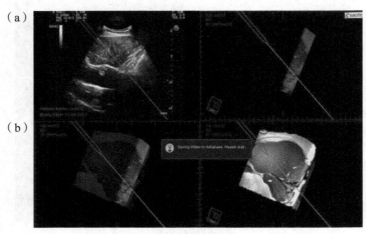

图1-5-147

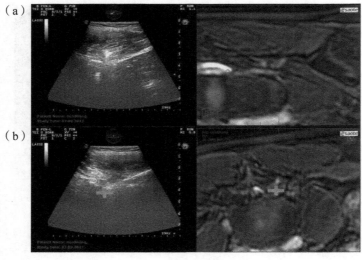

图1-5-148

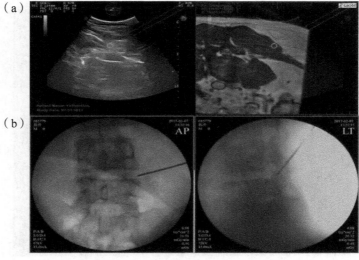

图1-5-149

【**病例3**】利用导航技术辅助脑科手术。

（1）头颅三维重建图像，如图1-5-150所示，图中圆圈所示为体外定标点。

（2）利用体外定标对位技术，引导穿刺针进入蝶窦位置，如图1-5-151所示。

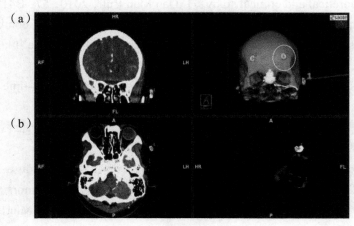

图1-5-150

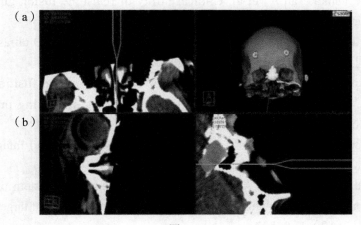

图1-5-151

【**参考文献**】

[1] 苟量，王绪本.X射线成像技术的发展现状和趋势[J].成都理工学院学报，2002，29（2）：227-231.

[2] 石明国，张振荣，尤志军，等.CT成像技术的发展[J].中国医学装备，2007，4（4）：56-60.

[3] 王锡明，武乐斌，邵广瑞.多层螺旋CT成像技术在全身血管造影中的应用[J].中国医学影像技术，2002，18（4）：333-334.

[4] 王辅之.一种DICOM图像数据库储存系统的设计与实现[J].现代计算机：专业版，2010（1）：155-157.

[5] 王欢，王世杰，鲍旭东.功能图像与解剖图像融合方法的研究[J].生物医学工程研究，2007，26（2）：178-182.

[6] 何元烈.多模医学图像配准与融合技术及医学智能辅助诊断系统研究[D].广州：华南理工大学，2006.

[7] 李华锋.多聚焦图像像素及融合方法研究[D].重庆：重庆大学，2012.

[8] 何长涛.多模医学图像预处理和融合方法研究[D].成都：电子科技大学，2013.

[9] 徐静，杨向东，朱森强，等.用于肝癌介入治疗的术中三维超声导航系统[J].中国生物医学工程学报，2007，26（5）：720-723.

[10] 胡晨明，徐静，梁萍，等.超声引导消融治疗子宫肌瘤导航系统的设计[J].中国组织工程研究与临床康复，2007，11（13）：2475-2476.

[11] Hall D L, Llinas J. An introduction to multisensor date fusion[J]. Proc IEEE, 1997, 85(1): 6-23.

[12] 蒋长英. 什么是"医学图像融合"? [J]. 抗癌, 2003, (1): 36-37.

[13] Ewertsen C. Image fusion between ultrasonography and CT, MRI or PET/CT for image guidance and intervention—a theoretical and clinical study[J]. Dan Med Bull, 2010, 57: B4172.

[14] Kunishi Y, Numata K, Morimoto M, et al. Efficacy of fusion imaging combining sonography and hepatobiliary phase MRI with Gd-EOB-DTPA to detect small hepatocellular carcinoma[J]. Am J Roentgenol, 2012, 198(1): 106-114.

[15] Ewertsen C, Grossjohann H S, Nielsen K R, et al. Biopsy guided by real-time sonography fused with MRI: a phantom study[J]. Am J Roentgenol, 2008, 190: 1671-1674.

[16] 李凯, 袁树芳, 郑荣琴, 等. 虚拟导航超声造影与常规超声造影定位检测肝局灶性病变的比较 [J]. 中华超声影像学杂志, 2011, 20(5): 390-392.

[17] Jung E M, Schreyer A G, Schacherer D, et al. New real-time image fusion technique for characterization of tumor vascularisation and tumor perfusion of liver tumors with contrast-enhanced ultrasound, spiral CT or MRI: first results[J]. Clinical Hemorheology and Microcirculation, 2009, 43: 57-69.

[18] Krücker J, Xu S, Venkatesan A, et al. Clinical utility of real-time fusion guidance for biopsy and ablation[J]. J Vasc Interv Radiol, 2011, 22(4): 515-524.

[19] Lindner D, Trantakis C, Renner C, et al. Application of intraoperative 3D ultrasound during navigated tumor resection[J]. Minim Invasive Neurosurg, 2006, 49(4): 197-202.

[20] Lindseth F, Kaspersen J H, Ommedal S, et al. Multimodal image fusion in ultrasound-based neuronavigation: improving overview and interpretation by integrating preoperative MRI with intraoperative 3D ultrasound[J]. Comput Aided Surg, 2003, 8(2): 49-69.

[21] Kaplan I, Oldenburg N E, Meskell P, et al. Real time MRI-ultrasound image guided stereotactic prostate biopsy[J]. Magn Reson Imaging, 2002, 20(3): 295-299.

[22] Ukimura O, Hirahara N, Fujihara A, et al. Technique for a hybrid system of real-time transrectal ultrasound with preoperative magnetic resonance imaging in the guidance of targeted prostate biopsy[J]. Int J Urol, 2010, 17(10): 890-893.

[23] Mozer P, Baumann M, Chevreau G, et al. Image fusion: use in the control of the distribution of prostatic biopsies[J]. Prog Urol, 2008, 18(1 Suppl FMC): F15-18.

[24] Vincent D, Jerome T, Jocelyne T, et al. An information fusion method for the automatic delineation of the bone-soft tissues interface in ultrasound images[M]. Heidelberg: Springer, 2004: 218-229.

[25] Brendel B, Winter S, Rick A, et al. Registration of 3D CT and ultrasound datasets of the spine using bone structures[J]. Comput Aided Surg, 2002, 7(3): 146-155.

[26] 蒋天安, 陈燕, 敖建阳, 等. 实时影像虚拟导航系统在肝癌微创治疗中的初步应用 [J]. 中华超声影像学杂志, 2009, 18(9): 768-771.

[27] Minami Y, Kudo M, Chung H, et al. Percutaneous radiofrequency ablation of sonographically unidentifiable liver tumors. Feasibility and usefulness of a novel guiding technique with an integrated system of computed tomography and sonographic images[J]. Oncology, 2007, 72(1): 111-116.

[28] 郭昌宇. 超声与CT或MR融合导航技术在介入诊疗中的临床应用 [J]. 中华放射学杂志, 2009, 43(6): 625-628.

[29] Ukimura O, Mitterberger M, Okihara K, et al. Real-time virtual ultrasonographic radiofrequency ablation of renal cell carcinoma[J]. BJU Int, 2008, 101(6): 707-711.

[30] 李凯, 苏中振, 郑荣琴, 等. 虚拟导航三维超声造影评估肝癌消融安全边界的初步研究 [J]. 中华超声影像学杂志, 2011, 20(8): 672-675.

[31] Pluim J P, Fitzpatrick J M. Image registration[J]. Medical Imaging, 2003, 11(22): 1341-1343.

[32] Hellier P, Barillot C. A hierarchical parametric algorithm for deformable multimodal image registration[J]. Comput Methods and Programs Biomed, 2004, 75(2): 107-115.

[33] 孙立群, 邓凤莲, 邹建中, 等. 超声与CT/MRI图像融合技术的临床应用[J]. 中华超声影像学杂志, 2007, 16(8): 725-726.

[34] Hawkes D J. Review: Algorithms for radiological image registration and their clinical application[J]. J Anat[J], 1998, 193: 347-361.

[35] 俞亚青, 田学隆, 闫春红, 等. 医学图像配准方法分类及现状[J]. 重庆大学学报: 自然科学版, 2003, 26(8): 114-118.

[36] Shamir R R, Joskowicz L. Geometrical analysis of registration errors in point-based rigid-body registration using invariants[J]. Med Image Anal, 2011, 15(1): 85-95.

[37] Birkfellner W, Solar P, Gahleitner A, et al. In-vitro assessment of a registration protocol for image guided implant dentistry[J]. Clin Oral Implants Res, 2001, 12(1): 69-78.

[38] Zhang H, Banovac F, Lin R, et al. Electromagnetic tracking for abdominal interventions in computer aided surgery[J]. Comput Aided Surg, 2006, 11(3): 127-136.

[39] Molloy J A, Oldham S A. Benchmarking a novel ultrasound-CT fusion system for respiratory motion management in radiotherapy: assessment of spatio-temporal characteristics and comparison to 4DCT[J]. Med Phys, 2008, 35: 291-300.

[40] 唐静. US-CT/MRI图像融合在肝癌HIFU治疗定位中的应用[D]. 重庆: 重庆医科大学, 2006.

[41] Maier-Hein L, Tekbas A, Franz A M, et al. On combining internal and external fiducials for liver motion compensation[J]. Comput Aided Surg, 2008, 13(6): 369-376.

[42] Wein W, Brunke S, Khamene A, et al. Automatic CT-ultrasound registration for diagnostic imaging and image-guided intervention[J]. Med Image Anal, 2008, 12(5): 577-585.

[43] Herline A J, Stefansic J D, Debelak J P, et al. Image-guided surgery: preliminary feasibility studies of frameless stereotactic liver surgery[J]. Arch Surg, 1999, 134(6): 644-650.

[44] Schlaier J R, Warnat J, Dorenbeck U, et al. Image fusion of MR images and real-time ultrasonography: evaluation of fusion accuracy combining two commercial instruments, a neuronavigation system and a ultrasound system[J]. Acta Neurochir(Wien), 2004, 146(3): 271-276.

[45] Crocetti L, Lencioni R, Debeni S, et al. Targeting liver lesions for radiofrequency ablation: an experimental feasibility study using a CT-US fusion imaging system[J]. Invest Radiol, 2008, 43(1): 33-39.

[46] Ewertsen C, Ellegaard K, Boesen M, et al. Comparison of two co-registration methods for real-time ultrasonography fused with MRI: a phantom study[J]. Ultraschall Med, 2010, 31(3): 296-301.

[47] Ng A, Beiki-Ardakan A, Tong S, et al. A dual modality phantom for cone beam CT and ultrasound image fusion in prostate implant[J]. Med Phys, 2008, 35(5): 2062-2071.

[48] Qi X, Tang Y, An D, et al. Radiofrequency ablation versus hepatic resection for small hepatocellular carcinoma: a meta-analysis of randomized controlled trials[J]. J Clin Gastroenterol, 2014, 48: 450-457.

[49] Lee D H, Lee J M, Lee J Y, et al. Radiofrequency ablation of hepatocellular carcinoma as first-line treatment: long-term results and prognostic factors in 162 patients with cirrhosis[J]. Radiology, 2014, 270: 900-909.

[50] Andreano A, Galimberti S, Franza E, et al. Percutaneous microwave ablation of hepatic tumors: prospective evaluation of postablation syndrome and postprocedural pain[J]. J Vasc Interv Radiol, 2014, 25: 97-105.

[51] Yu X L, Liu F Y, Liang P, et al. Microwave ablation assisted by a computerized tomography-ultrasonography fusion imaging system for liver lesions: an ex vivo experimental study[J]. Int J

Hyperthermia, 2011, 27: 172-179.

[52] Huang H, Liang P, Yu X L, et al. Safety assessment and therapeutic efficacy of percutaneous microwave ablation therapy combined with percutaneous ethanol injection for hepatocellular carcinoma adjacent to the gallbladder[J]. Int J Hyperthermia, 2015, 31: 40-47.

[53] Shiina S, Tateishi R, Arano T, et al. Radiofrequency ablation for hepatocellular carcinoma: 10-year outcome and prognostic factors[J]. Am J Gastroenterol, 2012, 107: 569-577.

[54] Crocetti L, Lencioni R, Debeni S, et al. Target liver lesions for radiofrequency ablation: an experimental feasibility study using CT-US fusion system[J]. Invest Radiol, 2008, 43: 33-39.

[55] Lee M W, Rhim H, Cha D I, et al. Percutaneous radiofrequency ablation of hepatocellular carcinoma: fusion imaging guidance for management of lesions with poor conspicuity at conventional sonography[J]. Am J Roentgenol, 2012, 198: 1438-1444.

[56] Liu F Y, Yu X L, Liang P, et al. Microwave ablation assisted by a real-time virtual navigation system for hepatocellular carcinoma undetectable by conventional ultrasonography[J]. Eur J Radiol, 2012, 81: 1455-1459.

[57] Song K D, Lee M W, Rhim H, et al. Fusion imaging-guided radiofrequency ablation for hepatocellular carcinomas not visible on conventional ultrasound[J]. Am J Roentgenol, 2013, 201: 1141-1147.

[58] Min J H, Lee M W, Rhim H, et al. Local tumor progression after loco-regional therapy of hepatocellular carcinomas: value of fusion imaging-guided radiofrequency ablation[J]. Clin Radiol, 2014, 69: 286-293.

[59] Zhong-Zhen S, Kai L, Rong-Qin Z, et al. A feasibility study for determining ablative margin with 3D-CEUS-CT/MR image fusion after radiofrequency ablation of hepatocellular carcinoma[J]. Ultraschall Med, 2012, 33: E250-255.

[60] Liu F, Yu X, Liang P, et al. Contrast-enhanced ultrasound-guided microwave ablation for hepatocellular carcinoma inconspicuous on conventional ultrasound[J]. Int J Hyperthermia, 2011, 27: 555-562.

[61] Claudon M, Dietrich C F, Choi B I, et al. Guidelines and good clinical practice recommendations for contrast enhanced ultrasound(CEUS) in the liver-update, 2012[J]. Ultrasound Med Biol, 2013, 39: 187-210.

[62] Solbiati L, Lerace T, Tonolini M, et al. Guidance and monitoring of radiofrequency liver tumor ablation with contrast-enhanced ultrasound[J]. Eur J Radiol, 2004, 51: S19-23.

[63] Jung E M, Schreyer A G, Schacherer D, et al. New real-time image fusion technique for characterization of tumor vascularization and tumor perfusion of liver tumors with contrast-enhanced ultrasound, spiral CT or MRI: first results[J]. Clin Hemorheol Microcirc, 2009, 43: 57-69.

[64] Choi D, Lim H K, Lee W J, et al. Early assessment of the therapeutic response to radio frequency ablation for hepatocellular carcinoma: utility of gray scale harmonic ultrasonography with a microbubble contrast agent[J]. J Ultrasound Med, 2003, 22: 1163-1172.

[65] Bo X W, Xu H X, Sun L P, et al. Bipolar radiofrequency ablation for liver tumors: comparison of contrast enhanced ultrasound with contrast-enhanced MRI/CT in the post treatment imaging evaluation[J]. Int J Clin Exp Pathol, 2014, 7: 6108-6116.

[66] Lange T, Eulenstein S. Vessel-based non-rigid registration of MR/CT and 3D ultrasound for navigation in liver surgery[J]. Comput Aided Surg, 2003, 8: 228-240.

[67] Pizaine G, Angelini E, Bloch I, et al. Implicit medial representation for vessel segmentation[J]. Proc SPIE Medical Imaging: Image Processing, 2011, 7962: 79623Q.

[68] Appelbaum L, Solbiati L, Sosna J, et al. Evaluation of an electromagnetic image-fusion navigation system for biopsy of small lesions: assessment of accuracy in an in vivo swine model[J]. Acad Radiol,

2013，20：209-217.

[69] Makela T，Clarysse P，Sipila O，et al. A review of cardiac image registration methods[J]. IEEE Trans Med Imaging，2002，21：1011-1021.

[70] Zhe L，Deng D，Guang-Zhi W. Accuracy validation for medical image registration algorithms：A review[J]. Chin Med Sci J，2012，27：176-181.

[71] 贺需旗，李凯 ，郑荣琴，等. CT-超声实时影像虚拟导航引导穿刺活检的实验研究 [J]. 中华超声影像学杂志，2011（10）：887-889.

（李　凯）

第二部分

超声引导穿刺活检

第一章 肝脏实质及肿块穿刺活检

活体组织检查（简称"活检"），是指为诊断、治疗的需要，从患者体内切取、钳取或穿刺等取出病变组织，进行病理学检查的技术。这一技术可协助临床为疾病或病变提供诊断依据；了解病变性质、发展趋势，判断疾病的预后；验证及观察药物疗效，为临床用药提供参考依据；参与临床科研，发现新的疾病或新的类型，为临床科研提供病理组织学依据。超声图像清晰、实时性好、操作简便，在超声引导下穿刺，可准确将穿刺活检针送到病变部位，并取出少量病变组织，进行病理学检查，从而达到快速明确诊断的目的，还可避免伤及邻近组织，减少并发症的发生，是一种安全的介入诊断方法。

凡是实验室和影像学检查无法明确的肝脏实质病变，都可以经过肝实质活检获取病理标本，从而进行确诊。

一、适应证与禁忌证

1. 适应证

以临床诊断为目的、需要获取组织病理的均可采用此方法。

2. 禁忌证

①有严重出血倾向者；

②合并其他严重疾病及不能配合治疗者；

③穿刺路径上有无法避开的重要结构，如心脏、大血管、肺脏、胆囊等。

二、器具及药物

①彩色超声仪及相匹配的穿刺引导设备；

②穿刺针通常使用16～18G的活检针，若为抽吸活检则多用20～22G的PTC针；

③穿刺包内应有消毒棉球、纱布、消毒巾、针筒、无菌试管；

④药品：常规皮肤消毒药物、局部麻醉药及硬化剂。

三、术前准备

①常规检查血常规、血小板、凝血四项；

②禁食8～12h；

③与患者沟通并解释操作过程，对患者进行呼吸训练。

四、麻醉与体位

通常在局部麻醉下进行操作，必要时监测血压、脉搏、呼吸、血氧等，对于较为虚弱的病人可给予吸氧，一般采用仰卧位，也可采用侧卧位。

五、操作方法

经超声检查确定穿刺点及穿刺路径后，对穿刺点周围皮肤进行常规消毒并铺无菌巾，使用1%～2%的利多卡因将穿刺点皮肤至皮下局部浸润麻醉，使用彩超避开穿刺路径上的大血管及周围正常脏器，在超声实时引导下进针。活检针针尖到达脏器表面时应嘱患者屏住呼吸后激发活检枪。

六、术后处理

①治疗后患者应静卧0.5h以上，注意观察患者生命体征及腹壁情况；
②患者离开治疗室前，应再次复查超声，确认无异常后，方可离开；
③嘱患者当天尽可能卧床休息，避免较为剧烈的活动，并注意穿刺伤口的保护，避免感染。

七、并发症及预防和处理

（1）疼痛。局部麻醉效果欠佳或出现出血时患者会感到穿刺点位置疼痛。在穿刺路径上均匀注射麻醉药，尤其是近肝肾包膜处，可减少疼痛感；患者术后离开介入术室前应再次对穿刺点局部行超声扫查，排除出血。

（2）出血。患者凝血功能不好或穿刺时未能避开大血管是导致出血的主要原因，所以术前仔细评估患者状况至关重要。穿刺过程中准确、严密监视针尖可减少出血的发生。一旦发生出血，可用压迫止血、使用止血药等方法，必要时使用介入栓塞或开腹止血。

八、操作细节及注意事项

（1）麻醉时注射器针尖的入针角度需与活检针保持一致，保证整个穿刺路径得到麻醉。

（2）肝脏一般选择右肝后叶进行活检，在腋前线与肋间隙中央进针，并避开肋间血管；肾脏一般选择右肾下极，因右肾相对位置较低，可避开肋骨遮挡。

（3）触发活检枪需在活检针进入肝内10～20mm后进行，这样可减少穿刺后肝组织出血；但在肾活检时在穿刺针到达肾脏表面时就可触发活检枪；肿块活检时一般在肿块的前缘触发活检枪。

（4）使用全自动活检枪时需注意活检针向前弹射的距离，避免损伤肿块处的脏器。

（5）儿科患者的肝脏活检需在手术室于全麻下进行，以保证穿刺的安全性。

（6）穿刺后出血、腹膜炎、血气胸等常见并发症多发生在术后2～3h，所以患者术后至少需卧床休息4h，并在此期间加强对患者的监护。

（7）如果穿刺肝脏肿块，需要经过一定厚度的肝组织，一般2～3cm为佳，此段肝组织可以起到封闭针道的作用。

【病例1】超声引导下肝实质活检。
（1）超声扫查确定穿刺路径（图2-1-1）。
（2）使用彩色多普勒图像避开肝内大血管（图2-1-2）。

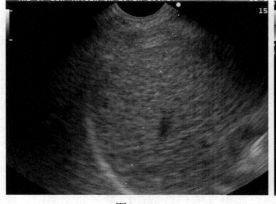
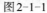
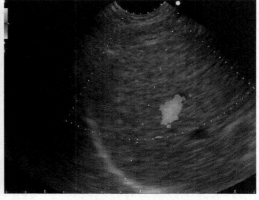

图2-1-1　　　　　　　　　　　　　　　　　图2-1-2

（3）进针至肝包膜（针尖位于图2-1-3箭头所指位置）。

（4）嘱患者屏住呼吸，继续进针至肝内约2cm，触发活检枪（图2-1-4箭头所指为穿刺后针道呈高回声）。

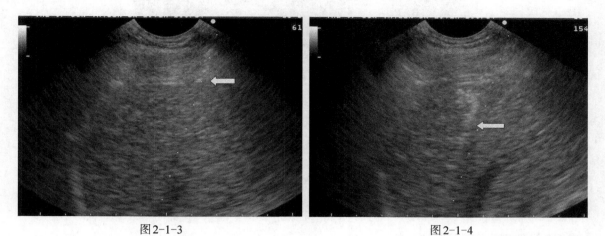

图2-1-3　　　　　　　　　　　　　　　　　图2-1-4

【病例2】超声引导下肝实质活检。

（1）患儿9个月，发现腹腔肿物1周，二维超声提示腹腔内巨大占位（图2-1-5）。

（2）彩超提示瘤体内可见丰富血流信号（图2-1-6）。

（3）先将壳管针穿刺置于肿块内（图2-1-7）。

（4）将医用明胶海绵剪成细条状（图2-1-8）。

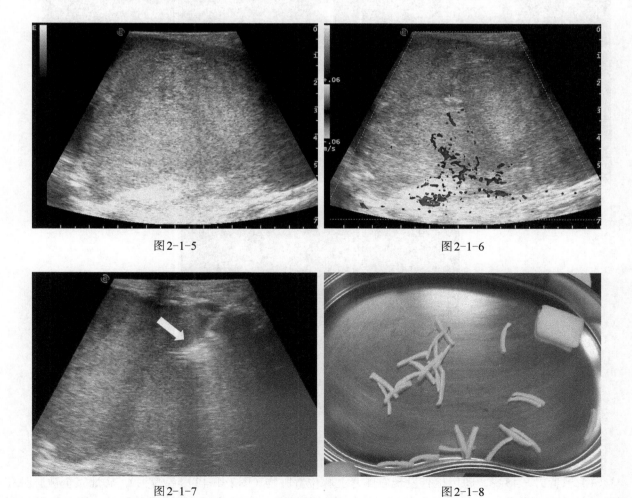

图2-1-5　　　　　　　　　　　　　　　　　图2-1-6

图2-1-7　　　　　　　　　　　　　　　　　图2-1-8

（5）将明胶海绵条沿外壳管塞入穿刺针道内（图2-1-9），达到止血作用。

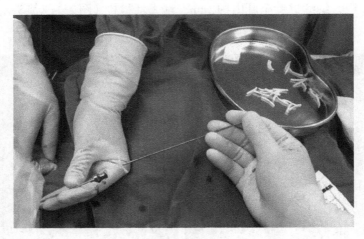

图2-1-9

【病例3】超声引导下肝肿块活检。

（1）超声扫查选择穿刺点及穿刺角度（图2-1-10），使穿刺路径经过一定厚度的正常肝组织。

（2）使用彩超避开肝内大的管道结构（图2-1-11）。

（3）局部麻醉后，先将活检针插至皮下，嘱患者屏气后再继续进针至肿块边缘，触发活检枪（图2-1-12箭头所示为针尖位置）。

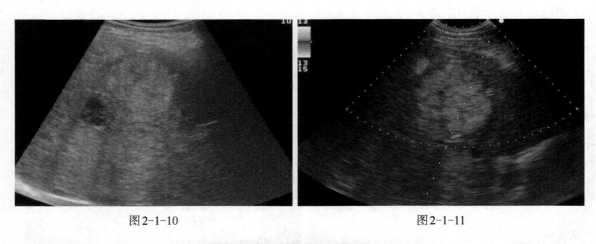

图2-1-10   图2-1-11

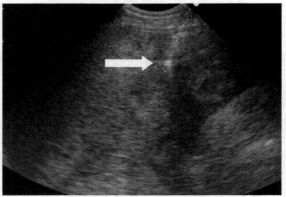

图2-1-12

【病例4】人工腹水辅助超声引导下靠近肝脏的肾上腺肿物活检。

（1）患者男，45岁，超声检查发现右侧肾上腺位置肿物（图2-1-13白色箭头），病灶完全被肝脏和胃肠道挡住穿刺路径，为了避免穿刺时损伤肝脏及胃肠道，故使用人工腹水隔开肝脏、肾上腺及胃肠道，辅助肾上腺肿物穿刺。因具体操作步骤与靠近胃肠道的肝肿瘤穿刺活检相似，故在此处省略。

（2）在肝与胃肠道之间穿刺置管注入生理盐水，在肝和肠道之间形成一条穿刺入针通路（图2-1-14）。

（3）超声引导活检针避开肝脏和胃肠道，进入局部的液体通道（图2-1-15箭头所指）。

（4）图2-1-16箭头所示为穿刺针针尖进入肿块内。

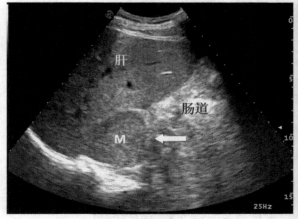

图2-1-13　　　　　　　　　　　　　　　图2-1-14

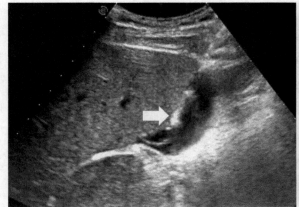
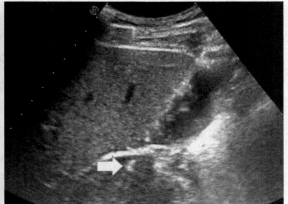

图2-1-15　　　　　　　　　　　　　　　图2-1-16

【病例5】 超声-MR图像融合引导下肝肿块活检。

（1）MRI图像提示肝内病灶（图2-1-17）。

（2）二维超声无法显示肝内病灶（图2-1-18）。

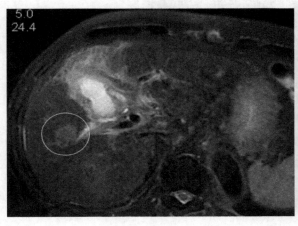
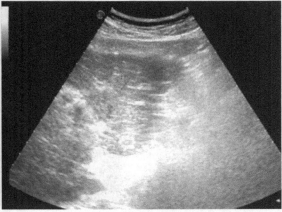

图2-1-17　　　　　　　　　　　　　　　图2-1-18

（3）利用超声-MR图像融合，在超声上定位病灶，如图2-1-19所示。其中右上图为磁共振图像，左上图为超声图像。

（4）导航定位后进行活检，如图2-1-20所示。图中箭头所指为活检针。

（5）CT提示肝内病灶（图2-1-21）。

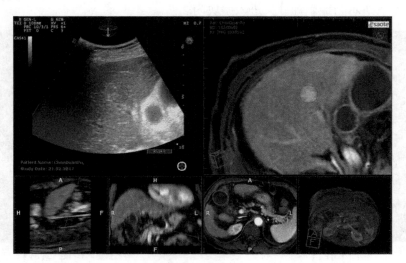

图2-1-19

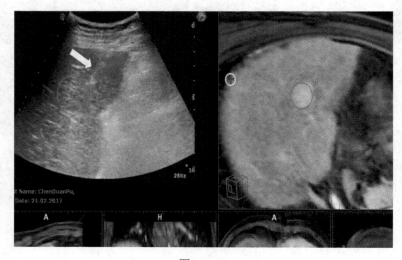

图2-1-20

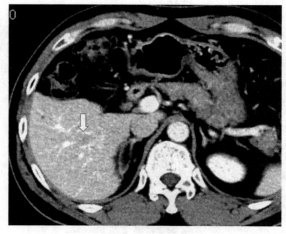

图2-1-21

【病例6】超声-CT图像融合引导下肝肿块活检。

（1）二维超声未能显示病灶（图2-1-22）。

（2）利用超声-CT图像融合，在超声上定位病灶，如图2-1-23所示。其中图a为CT图像，图b为超声图像；图中白色箭头指示活检针针尖位置，圆圈指示病灶位置。

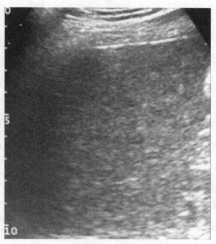

图2-1-22

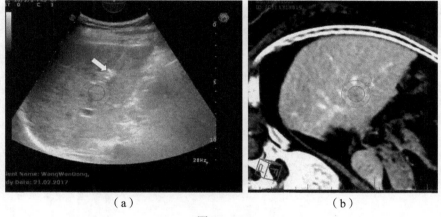

（a）　　　　　　　　　　　　　（b）

图2-1-23

（3）导航定位后进行活检，如图2-1-24所示。图中箭头所指为活检针。

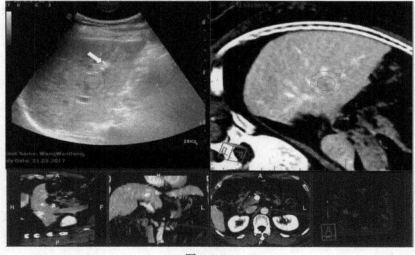

图2-1-24

【参考文献】

[1] Nolsoe C P, Lorentzen T, Skjoldbye B O, et al. The basics of interventional ultrasound[J]. Ultraschall Med, 2007, 28(3): 248-263.

[2] 刘吉斌.现代介入性超声诊断与治疗[M].北京:科学技术文献出版社, 2004.

[3] 董宝玮.介入超声学实用教程[M].北京:人民军医出版社, 2013.

[4] 吕明德, 董宝玮.临床腹部超声诊断与介入超声学[M].广州:广东科技出版社, 2001.

[5] 吕明德.腹部外科影像诊断与介入治疗学[M].北京:人民卫生出版社, 2003.

[6] Jenssen C, Hocke M, Fusaroli P, et al. EFSUMB Guidelines on interventional ultrasound(INVUS), Part Ⅳ-EUS-guided interventions: general aspects and EUS-guided sampling[J]. Ultraschall Med, 2016, 37(2): E33-76.

[7] Rockey D, Caldwell S, Goodman Z, et al. Liver biopsy[J]. Hepatology, 2009, 49(3): 1017-1044.

[8] Lencioni R, Caramella D, Bartolozzi C. Percutaneous biopsy of liver tumors with color Doppler US guidance[J]. Abdominal Imaging, 1995, 20(3): 206-208.

[9] Grant A, Neuberger J. Guidelines on the use of liver biopsy in clinical practice[J]. British Society of Gastroenterology. Gut, 1999, 45(Suppl 4): iv1-iv11.

[10] Papatheodoridis G V, Manolakopoulos S. EASL clinical practice guidelines on the management of chronic hepatitis B: the need for liver biopsy[J]. J Hepatol, 2009, 51(1): 226-227.

[11] Knawy B A, Shiftman M. Percutaneous liver biopsy in clinical practice[J]. Liver Int, 2007, 27(9): 1166-1173.

(李　凯)

第二章 肾脏及肾脏占位性病变穿刺活检

肾脏疾病种类繁多，病因和发病机制复杂，许多肾脏疾病的临床表现与肾脏组织学改变并不完全一致，肾病的不同发展时期，其组织病理的改变不完全一致。肾脏穿刺活检对于明确诊断肾疾病的具体病理分型，指导临床治疗有重要意义。在超声引导下，使用切割活检针，可以获取足够长度的肾脏皮质。病理诊断肾脏活检标本主要为肾小球，所以活检的位置也在肾脏皮质位置。

一、适应证与禁忌证

（一）适应证

①肾病综合征，需病理分型指导治疗。
②弥漫性肾实质损害（原发或继发肾小球疾病、肾小管间质疾病、肾血管疾病、先天或遗传性肾疾病）。
③系统性疾病引起的肾病。
④急性肾炎综合征。
⑤肾性急性肾衰竭，病因不明者。
⑥各类持续性无症状尿检异常（蛋白尿或蛋白尿合并血尿者）。
⑦移植肾：肾功能明显减退，原因不明；怀疑排异反应；怀疑原有肾病在移植肾中复发。
⑧肾内占位，需要明确性质。

（二）禁忌证

①有严重出血倾向者；
②合并其他严重疾病及不能配合治疗者；
③肾脏过小、没有足够的肾脏皮质可以用于活检者；
④高血压难以控制者（血压大于140/90 mmHg）；
⑤活动性感染性疾病（穿刺部位皮肤感染、急性肾盂肾炎、肾脓肿、肾结核）患者、精神病患者或不能配合者；
⑥孤立肾、固缩肾患者（长径<9 cm）；
⑦合并肾肿瘤、肾大囊肿、肾位置过高、游走肾、高度肥胖、大量腹水、心衰、休克、妊娠>32周（相对禁忌证）。

二、器具及药物

①彩色超声仪及相匹配的穿刺引导设备。
②穿刺针，通常使用16～18G的活检针。
③穿刺包，内应有消毒棉球、纱布、消毒巾、针筒、无菌试管。
④药品：常规皮肤消毒药物、局麻药及硬化剂。

三、术前准备

①消除病人顾虑，争取最佳配合，交代相关注意事项，取得患者或其家属书面同意。

②查血小板及凝血功能，排除凝血机制障碍。

③抗凝治疗者须纠正凝血功能后，再行肾穿。

④急性肾衰者应充分透析治疗后，再行肾穿。肾穿前透析可根据病情使用无肝素透析或透析后使用鱼精蛋白中和肝素，并酌情在血透12～24h后行肾穿。

⑤尿路感染者，培养阴性后再行穿刺。

⑥高血压者需控制血压（至少两次测量的血压<140/90mmHg）。

⑦行超声检查，了解肾脏形态、大小、皮质厚度、有无腹水、有无副肾动脉等情况。

⑧与患者沟通并解释操作过程，对患者进行呼吸训练。

四、麻醉与体位

通常在局部麻醉下进行操作，必要时监测血压、脉搏、呼吸、血氧等，对于较为虚弱的病人可给予吸氧。患者一般取俯卧位，腹下垫5～10cm棉枕减少肾脏移动（如病人不适，需向病人说明此体位重要性并务必得到病人配合），双上肢置于两侧，头向一侧偏斜。嘱病人平静呼吸。

五、操作方法

探头置于体表，垂直体表做肾长轴扫查至肾最大纵切面，常规选择右肾下极穿刺。此方法优点：正常情况下，右肾位置较左肾低，探头所在位置比较顺手，图像不受肋骨遮挡，图像质量相对清晰稳定，压迫止血更容易。缺点：可取肾皮质长度相对较短（尤其是肾下极较尖的肾脏），肾下极的活动度较大，需患者呼吸配合良好，以免发生意外，损伤周边重要组织。经超声检查确定穿刺点及穿刺路径（图2-2-1），对穿刺点周围皮肤进行常规消毒并铺无菌巾后，使用1%～2%的利多卡因将穿刺点皮肤至皮下局部浸润麻醉，使用彩超避开穿刺路径上肾脏内部的大血管及周围正常脏器，在超声实时引

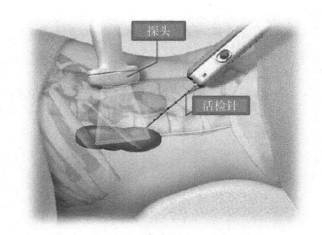

图2-2-1　超声引导肾脏穿刺示意图

导下进针，活检针针尖到达肾脏器表面时应嘱患者屏住呼吸，同时激发活检枪。如果是肾脏肿物，则不经过正常肾组织，直接活检肿瘤。

若右肾下极较尖，调整探头角度后，穿刺路径上肾皮质长度仍小于22mm，可采用如下方法：

方法一：把活检射程调至15mm后进行穿刺。此方法优点是相对安全，不容易穿通肾组织而损伤邻近脏器；缺点是所取肾皮质组织长度短。

方法二：选择肾下极横切面或斜切面进行肾穿刺。此方法优点是可取的肾皮质较长，受呼吸因素影响相对较少；缺点是容易滑针，所以穿刺时务必确定活检针刺入少量肾皮质后再触发活检。若右肾位置较高，或有局部病变或血管阻碍穿刺，可选择左肾穿刺。

如果是两个医生配合（A和B），可采用下述方法：

（1）A负责定位和固定探头，持续匀速进针至肾表面，轻轻抖动穿刺针，观察肾脏是否运动，如肾脏同步运动，嘱病人屏气，持针手离开穿刺针后，让B触发活检枪。进针时保证切割面向脚侧，尽量不要用力向探头施压以免弯针及影响图像质量，看清穿刺针前行方向再决定触发，斜面穿刺时穿刺针到达肾被膜处，针可适当刺入肾皮质，并观察肾脏是否与针同步运动。

（2）B持枪，触发活检枪，拔枪。持枪手法为一手抱住枪身，一手食指轻放在触发键上，准备触发活检枪前，保证针的直度。A医生不能持针。

（3）A负责用方纱按压止血。按压时用手大鱼际部按压进针部位及肾血肿部位，如出血较多，双

手交叉按压。

（4）B负责拉枪取标本。拉枪时用四指力量，一次拉到尽头。取标本时，一手四指放湿方纱，拇指扶针；另一手持枪旋转至针槽与方纱约呈45°并向外平移针槽，直至标本完全落至方纱表面。

（5）B观察标本量，决定是否继续进行第二次肾穿刺。如须行第二次穿刺，注意观察肾周出血情况及确认肾边界，清晰显示肾边界后再进行穿刺。

六、术后处理

（1）治疗后局部加压包扎，嘱患者静卧3h以上，注意观察患者生命体征。

（2）患者离开治疗室前，应再次复查超声，确认无异常发生后，方可离开。

（3）嘱患者当天尽可能卧床休息，避免较为剧烈的活动，并注意穿刺伤口的保护，避免感染。

七、并发症及预防和处理

（1）疼痛：局部麻醉效果欠佳或出现出血时患者会感到穿刺点位置疼痛。对穿刺路径均匀注射麻醉药，尤其是近肾包膜处，可减少疼痛感；患者术后离开介入术室前应再次对穿刺点局部行超声扫查，排除出血。

（2）出血：患者凝血功能不好或穿刺时未能避开大血管是导致出血的主要原因，所以术前仔细评估患者状况至关重要。穿刺过程中准确、严密监视针尖，可减少出血的发生。一旦发生出血，可用压迫、止血药等方法，必要时使用介入栓塞或开腹止血。

八、注意事项

（1）与患者间的沟通至关重要，因肾脏活检多在局部麻醉下进行，需要患者绝对配合手术操作。在术前向患者解释手术过程并交代术中注意事项，包括尽量平静呼吸、避免身体活动、避免突然咳嗽等。

（2）肾脏随呼吸上下活动度较大，所以选择穿刺点及激发活检枪时需要在患者呼吸暂停时进行。依靠患者自身屏气难以获得满意效果，因每次吸气肾下降程度不同，而多数情况下只在呼吸过程中的某个瞬间为最佳穿刺路径。可嘱患者闭口呼吸，穿刺时由助手捏住患者鼻子以配合穿刺。

（3）为减少肾脏随呼吸的移动度，可在患者腹部下面垫一小枕头（图2-2-2）。

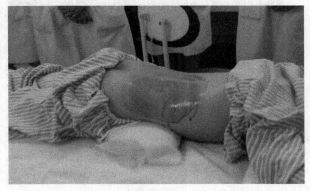

图2-2-2　肾穿时在腹部垫上枕头，以减少肾脏活动度

（4）肾组织活检的目的是获取肾小球以协助诊断，所以活检时要穿刺肾脏皮质；其次，肾髓质内血管较粗大，穿刺易引起出血，所以穿刺路径上需有足够的肾皮质组织，并避开肾髓质。

（5）活检针的弹射距离是固定的，穿刺前需根据情况选取弹射距离，避免损伤深部组织。

（6）因为右肾相对左肾位置较低，多数情况下会选择右肾下极；如果右肾位置较高，可选择左肾下极或在肋间穿刺右肾外侧皮质。

（7）最好在肾脏最大切面上穿刺，以避免部分容积效应导致穿刺针从肾侧面划过，这样不仅取不到肾组织，还容易刮伤肾脏表面而引起出血。

（8）穿刺前用探头反复模拟穿刺过程。注意，不可用探头大力下压以获得更短的穿刺距离，因在穿刺时探头下压受穿刺针的影响，往往不能达到先前模拟的效果。

（9）局部麻醉后，使用尖刀片切开穿刺点皮肤，降低皮肤与穿刺针间的摩擦力；否则会影响穿刺针外壳的切割速度，导致活检失败或组织条偏短。

（10）先进针至肾脏表面，助手根据超声图像使患者暂停呼吸，操作者再将针向前推进少许抵住肾脏，触发活检枪。

（11）穿刺第一针后，如需穿刺第二针，应尽快进行，因活检后肾脏会出血，间隔时间越长则出血越多，超声图像越模糊。

（12）当穿刺针针尖难以显示时，可根据肾表面凹陷程度判断针尖位置。

【病例1】超声引导下肾组织活检。
（1）进行超声检查，明确穿刺路径（图2-2-3）。
（2）使用彩超避开穿刺路径上的大血管，如图2-2-4所示。
（3）进针至肾包膜（图2-2-5箭头指示针尖位置），使患者暂停呼吸并触发活检枪。

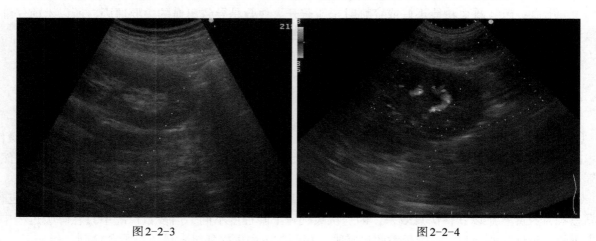

图2-2-3　　　　　　　　　　　　　　　　图2-2-4

图2-2-5

【病例2】肾组织活检后出血。
（1）肾脏穿刺前扫查结果如图2-2-6所示。
（2）穿刺后彩超提示有多普勒血流信号自肾包膜溢出（图2-2-7箭头所指），同时肾周出现不均质回声区（图2-2-7星号所示）。

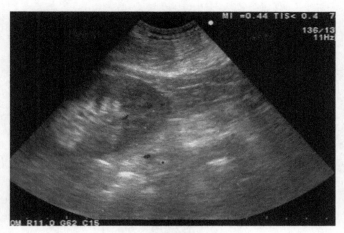

图2-2-6

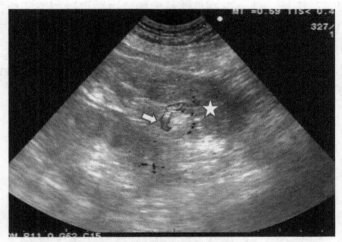

图2-2-7

【病例3】肾组织活检（穿刺部位靠近血管）。

（1）患者肾下极穿刺路径上有粗大血管（图2-2-8），穿刺容易导致出血。

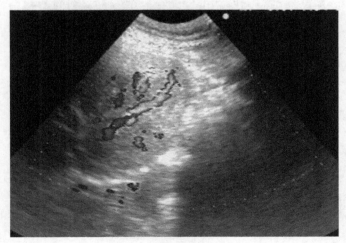

图2-2-8

（2）选择肾脏外侧皮质进针，避开大血管（图2-2-9）。

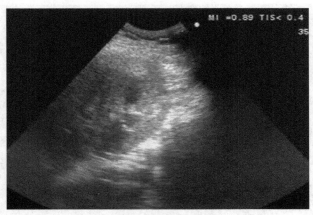

图2-2-9

【**病例4**】肾组织活检（穿刺部位没有足够长度的肾皮质可以用于活检）。

（1）部分肾脏下极不够圆钝，导致没有足够长度的肾皮质可以用于活检，例如，活检针弹射的深度需要小于d（图2-2-10），否则活检针会突破后方的肾包膜，导致损伤胃肠道，同时也使肾包膜上出现两个穿刺孔，增加出血并发症的发生率。

（2）如果选择肾侧面皮质，可以获得更长的皮质入针，从而保证穿刺到更长的皮质（图2-2-11），进而获得更多的肾小球用于诊断。

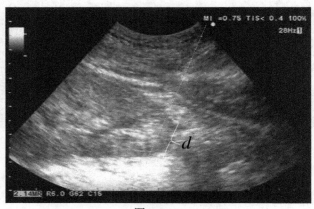

图2-2-10

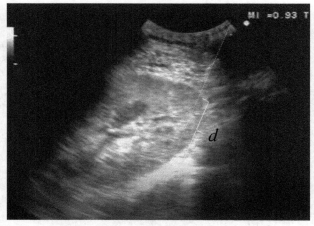

图2-2-11

【**病例5**】超声引导下肾肿物穿刺活检。

如图2-2-12a所示，超声显示左肾上极可见一类圆形混合回声团（黑色箭头指示部位），大小约

93 mm×83 mm，内可见较丰富动脉血流信号。进针至肾包膜，使患者暂停呼吸并触发活检枪（图2-2-12b中白色箭头所指为活检针，白色三角形指示活检针针尖）。

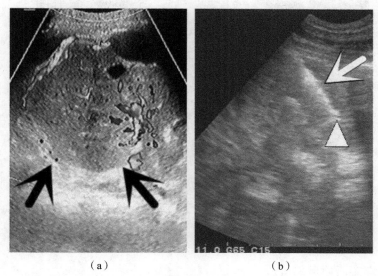

（a）　　　　　　　　　　　　　　（b）

图2-2-12

【病例6】导航引导下肾肿物穿刺活检。

（1）二维超声无法清楚显示肾内病灶，导航协助定位，如图2-2-13所示。

（2）导航定位后，穿刺外壳管（图2-2-14中箭头所指）至肿瘤边缘（图2-2-14圆圈所示区域）。

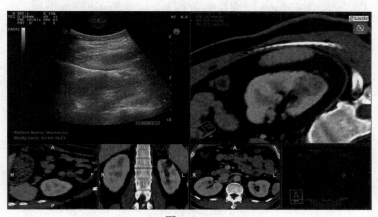

图2-2-13

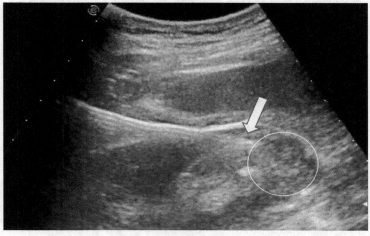

图2-2-14

（3）沿外壳管插入活检针进行活检（图2-2-15中箭头所指为活检针）。

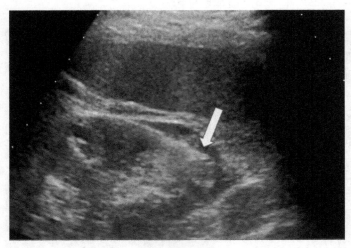

图2-2-15

【病例7】肾肿物穿刺活检后出血。

（1）肾穿刺活检后肾下极可见低回声暗区（图2-2-16中黑色箭头所指）。

（2）肾穿刺活检后肾下极可见混合回声区（图2-2-17中白色加号所示范围）。

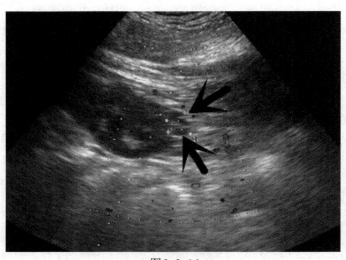

图2-2-16

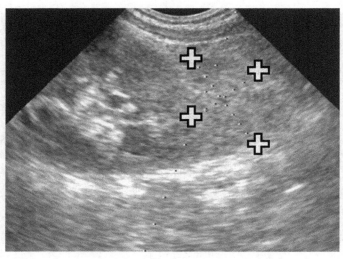

图2-2-17

【参考文献】

［1］ Barry R, James M T. Guidelines for classification of acute kidney diseases and disorders［J］. Nephron, 2015, 131（4）: 221-226.

［2］ Marconi L, Dabestani S, Lam T B, et al. Systematic review and meta-analysis of diagnostic accuracy of percutaneous renal tumour biopsy［J］. Eur Urol, 2016, 69（4）: 660.

［3］ Shannon B A, Cohen R J, De B H, et al. The value of preoperative needle core biopsy for diagnosing benign lesions among small, incidentally detected renal masses［J］. J Urol, 2008, 180（4）: 1257-1261.

［4］ 刘吉斌. 现代介入性超声诊断与治疗［M］. 北京: 科学技术文献出版社, 2004.

［5］ 董宝玮. 介入超声学实用教程［M］. 北京: 人民军医出版社, 2013.

［6］ 吕明德, 董宝玮. 临床腹部超声诊断与介入超声学［M］. 广州: 广东科技出版社, 2001.

［7］ Mohaupt M G, Arampatzis S, Atkinson N, et al. Comments and extensions to EFSUMB guidelines on renal interventional ultrasound（INVUS）［J］. Med Ultrason, 2016, 18（3）: 351-361.

［8］ Jenssen C, Hocke M, Fusaroli P, et al. EFSUMB guidelines on interventional ultrasound（INVUS）, Part Ⅳ-EUS-guided interventions: general aspects and EUS-guided sampling（Long Version）［J］. Ultraschall Med, 2016, 37（2）: E33-76.

［9］ Whittier W L, Korbet S M. Timing of complications in percutaneous renal biopsy［J］. J Am Soc Nephrol, 2004, 15（1）: 142.

［10］ 宋玉林, 朱丽华, 陈帅: 超声引导下肾自动活检术并发症的回顾性分析及术者规范化操作的探讨［J］. 中华临床医师杂志, 2013（4）: 204-205.

［11］ Manno C, Strippoli G F M, Arnesano L, et al. Predictors of bleeding complications in percutaneous ultrasound-guided renal biopsy［J］. Kidney Int, 2004, 66（4）: 1570-1577.

（李　凯）

第三章　肺脏占位性病变穿刺活检

肺部疾病变化多端，胸部X光、胸部CT和PET-CT等影像学检查有时难以定性诊断。肺部病变活检可以明确病理诊断及病理分型，有助于指导临床进一步治疗。肺部病变活检常用方法有纤维支气管镜活检、CT引导下经皮肺穿刺活检和超声引导下经皮肺穿刺活检。纤维支气管镜活检适用于肺中央型病变，而对于周围型病变如亚段以内或管外压迫型肿瘤，取材受到限制。对于肺周围型病变，CT引导经皮肺穿刺活检因操作难度大、费时、辐射性强等不足而限制了其临床应用。超声引导下经皮肺穿刺活检术因其简单易行、实时直观、并发症较少以及不受电离辐射干扰等优点，是目前经皮肺穿刺的重要手段。由于超声容易受含气肺组织的干扰，所以仅适用于病灶紧贴胸膜超声可以显示的患者，存在较大的局限性。随着超声-CT/MRI实时影像融合导航技术的发展，使原本不能在超声图像中清晰显示的肺部病变得以清楚显现，从而引导经皮肺穿刺活检。

一、适应证

①紧邻胸壁的肺内肿块，经X线和（或）CT检查发现肺部周围型病变且临床不能判断病变性质者；
②对肺癌术后患者进行随访，观察有无肺内复发；
③为晚期肿瘤放疗、化疗患者做治疗效应的病理动态观察；
④患者不愿或不适合手术治疗，为确定病理类型选择合理治疗方案。

二、禁忌证

①患者一般情况差，如有严重心肺功能不全、意识障碍等，不能耐受或配合操作；
②病灶太小，融合成像显示不清者；
③病灶靠近心脏或大血管等重要结构，或病灶附近疑有血管性病变（血管瘤、动静脉瘘）而不能进行安全穿刺的患者；
④患有肝病、血液病等凝血功能障碍，有出血倾向的患者；
⑤难以控制的咳嗽、呼吸困难，不能配合操作的患者。

三、操作方法

（一）术前准备

①检查患者血常规、凝血功能（凝血酶时间TT、血浆活化部分凝血酶原时间APTT、血浆凝血酶原时间PT、血浆凝血酶原活动度PA）、血清四项（乙肝病毒表面抗原、丙肝病毒抗体、HIV、梅毒血清抗体），嘱患者术前3天停用抗凝药物。
②向患者介绍操作过程，教导其如何配合及控制呼吸；与患者及家属沟通病情，解释穿刺目的、过程及可能引发的并发症，并签署知情同意书。
③准备好必要的抢救设备及药品，以便术中出现意外时及时抢救治疗。

（二）超声引导

1.超声引导下肺肿块穿刺

常规消毒铺巾，探头使用薄膜袋包裹，局部麻醉后，彩超扫查排除进针路线上的大血管，然后超声实时引导下穿刺2～3针，组织固定后送检。穿刺结束后用输液贴敷贴穿刺口，留观至少0.5 h，无不良反应后送回病房，继续观察有无并发症情况。

【**病例1**】肺部肿物穿刺活检。

（1）如图2-3-1所示，超声提示左侧肺部内占位。

（2）超声引导穿刺活检，实时显示针尖进入肿瘤内部（图2-3-2）。

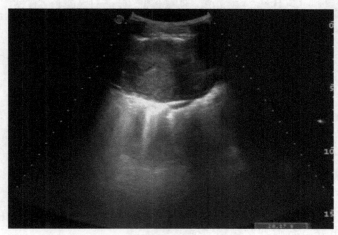

图2-3-1

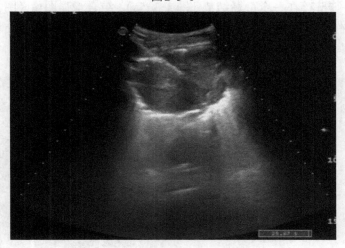

图2-3-2

【**病例2**】普通超声引导下右肺肿物穿刺活检（一）。

（1）普通超声引导下右肺肿物穿刺活检呈高回声（图2-3-3）。

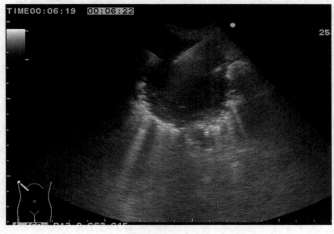

图2-3-3

（2）对肺内病灶进行超声造影，提示病灶大部分坏死，仅小部分存活（图2-3-4箭头所指）。存活病灶组织活检后提示鳞状细胞癌。

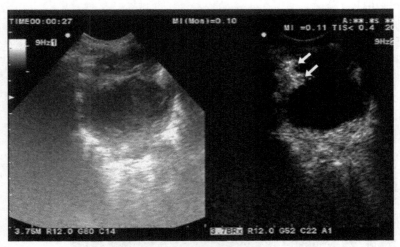

图2-3-4

【病例3】普通超声引导下右肺肿物穿刺活检（二）。

（1）CT提示右肺近胸壁存在一个可疑结节（图2-3-5a），结合增强图像（图2-3-5b），不排除肺癌。

（2）超声检查提示右肺近胸膜处存在一个低回声结节，大小约5mm×5mm（图2-3-6）。

（3）超声引导下穿刺针道局部麻醉（图2-3-7中箭头所指为麻醉针尖位置）。

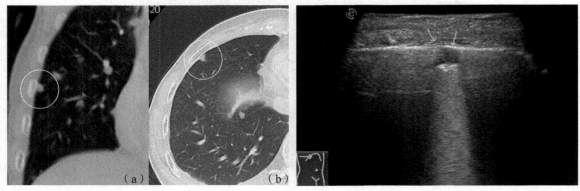

（a） （b）

图2-3-5 图2-3-6

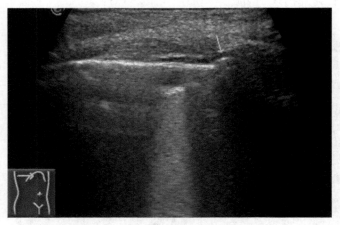

图2-3-7

（4）超声引导下穿刺活检（图2-3-8）。

（5）活检后，局部少许气胸形成，病灶无法显示（图2-3-9），但患者无自觉症状，可不做进一步处理。

（6）活检组织（图2-3-10）提示肺部腺癌。

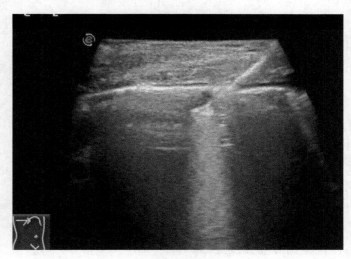

图2-3-8

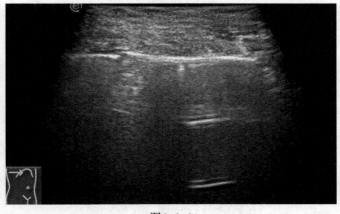

图2-3-9

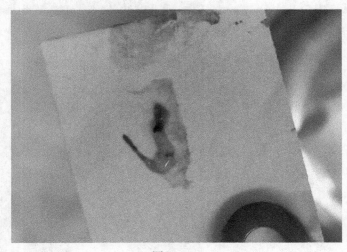

图2-3-10

2. 导航引导下肺肿块穿刺活检所用仪器及设备

采用配备US-CT/MR融合成像系统的彩色超声诊断仪，包括内置的虚拟导航工作站；探头选用二维凸阵探头，频率范围为1～8MHz；穿刺活检设备采用巴德全自动活检枪、18G活检针。

（三）实时影像融合导航引导下肺活检

1. 实时影像融合导航引导下肺活检概述

常规消毒铺巾，探头涂耦合剂，并用消毒后的薄膜袋包裹探头，局部麻醉后，进针前再次校正对位，进入影像导航联动模式，在实时影像虚拟导航引导下穿刺2～3针，组织固定后送检。穿刺结束后用输液贴敷贴穿刺口，留观至少0.5 h无不良反应后送回病房，继续观察有无并发症情况。

2. 实时影像融合导航引导下肺活检操作步骤

（1）根据CT图像，于病灶周边胸壁贴体外定标贴片（图2-3-11）4～6个。

（2）根据穿刺体位，采用平卧位或俯卧位再次进行CT平扫，范围覆盖病灶及病灶周围体外定标，图像以dicom格式导出，再用移动硬盘存储。

（3）把CT数据导入超声诊断仪中并重建，在重建图像上标注出体外定标的编号及位置。

（4）患者取平卧位或俯卧位（CT平扫一致的体位，如图2-3-12所示），其旁放置好磁场发生器（图2-3-13）并确保工作范围内磁场强度足够，开

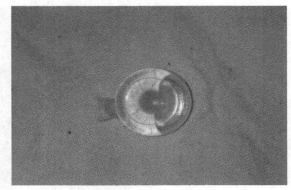

图2-3-11 体外定标贴片

始对位融合，将磁感应器放置于体外定标笔上并根据编号依次对位（图2-3-14），对位完毕后，进入实时融合导航模式，根据体外标志确定是否已经对位成功，确认对位成功后，通过实时导航模式确定合适的进针路径。

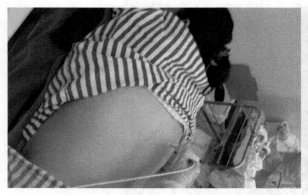

图2-3-12 患者采取与CT平扫一致的体位

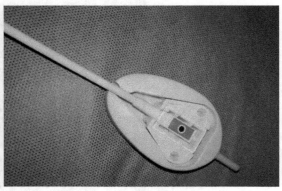

图2-3-13 磁场发生器

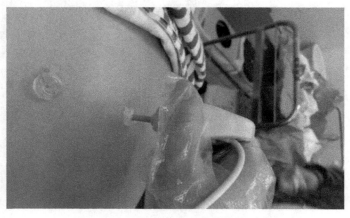

图2-3-14 使用体外定标笔依次对位

【**病例1**】实时影像融合导航引导下肺活检（一）。

　　患者，女，59岁，反复咳嗽、咯血丝痰7年，因再发加重伴发热半月入院。CT显示右上肺占位性病变（图2-3-15）。把再次平扫后的CT数据导入超声仪器中，重建图像并定位病灶位置（图2-3-16）。实时影像融合导航引导下行经皮肺穿刺活检（图2-3-17，图中箭头所指为活检针），病理诊断符合曲霉菌病（图2-3-18）。

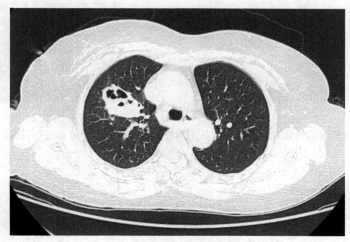

图2-3-15

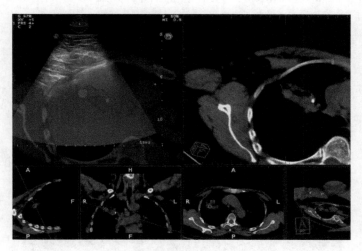

图2-3-16

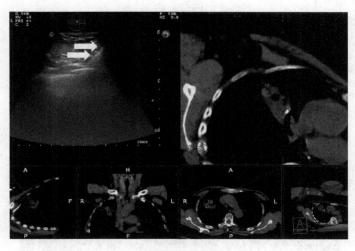

图2-3-17

病理图像

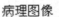

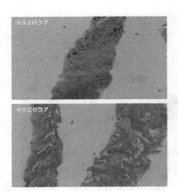
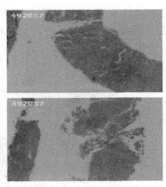

病理诊断：

（右肺）肺组织内见炎细胞浸润，并见支性的曲霉菌菌丝，符合曲霉菌病。

图2-3-18

【**病例2**】实时影像融合导航引导下肺活检（二）。

患者，男，52岁。体检发现右下肺肿物，大小为48 mm×36 mm（图2-3-19），疑肺癌。把再次平扫后的CT数据导入超声仪器中，重建图像并定位病灶位置（图2-3-20）。实时影像融合导航引导下行经皮肺穿刺活检（图2-3-21），病理诊断为中分化腺癌（图2-3-22）。

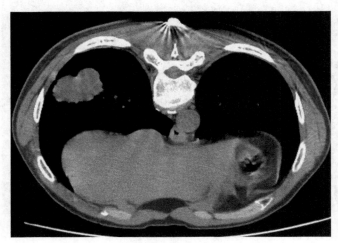

图2-3-19

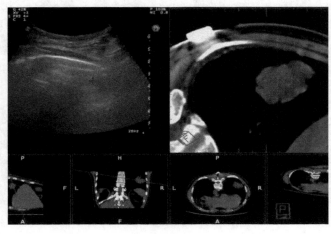

图2-3-20

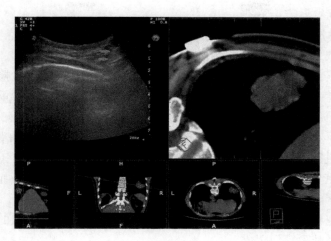

图2-3-21

大体所见：

无标：灰白灰褐线样碎组织共0.1cm及灰白灰褐线样组织1.0cm一条，全取

病理图像

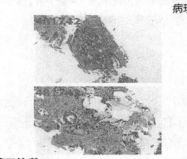
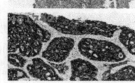

病理诊断：

（右下肺）符合中分化腺癌。
免疫组化：TTF1（+），CK7（+），NapsinA（+），ALK（D5F3）（+），P53约20%弱（+），P63部分（+），Calpmin（-），Ki-67活跃区约10（+）。

图2-3-22

（四）注意事项

（1）对较大结节进行穿刺时，尽量避开中心坏死区域，在靠近周边的部位进行多点穿刺，以保证取到有效组织条。

（2）在满足病理诊断取材要求的前提下，尽量选用型号较细的针，切忌粗暴盲穿；熟练掌握穿刺技巧，避免重复穿刺，尽量减少穿刺针在体内停留时间及减少穿刺针数。

（3）穿刺针退出后立即压迫止血，以免形成血肿。

四、术后处理

①留观至少0.5h；

②用手按压穿刺部位15min以上；

③患者离开前观察生命体征及有无咳嗽、咯血等症状，0.5h后行X线胸部透视，了解有无气胸、液气胸及肺内出血等异常情况，回病房后注意观察，及时对症处理。

五、并发症及对应处理

（1）气胸：最为多见。少量气胸可加强观察待其自行吸收；大量气胸、血胸可进行胸腔闭式引流，特殊病例可预防性应用抗生素防止感染。

（2）出血：是穿刺后相对易发生的并发症，主要是由于穿刺时误伤血管、穿刺目标本身血供丰富、穿刺后局部压迫不当所致，多数为短暂痰带血丝，无须处理。如有咯血加剧、血胸者，应使用止血药对症治疗，密切观察血压、脉搏、呼吸等生命体征，必要时行胸部X线及CT检查，及时对症处理。

（3）疼痛：术后患者一般有不严重的疼痛表现，可日渐缓解；若日渐加重则要引起重视，查明原因并对症处理。

（4）感染：较少见。在术中严格按照无菌原则进行操作，是预防术后细菌感染的关键。原则上，不提倡术前使用抗生素进行预防性用药，以免增加对抗生素的耐药性，但对于抵抗力弱的患者应咨询相关科室医生。术后应密切观察患者体温变化及穿刺部位情况，若出现感染症状应查明原因，进行药敏试验并予以抗生素治疗。

（5）穿刺针道瘤细胞种植：发生率较低。穿刺进针次数越多，发生种植的可能性就越大，因而在满足病理诊断前提下尽量减少穿刺次数。

（6）胸膜反应：主要表现为连续咳嗽、头晕、出汗、面色苍白、心悸、脉细、四肢发凉、血压下降、胸部压迫感、虚脱甚至意识障碍等症状。一旦出现胸膜反应，立即停止操作，取平卧位，注意保暖，观察脉搏、血压、神志的变化。症状轻者，经休息或心理疏导即能自行缓解；对于出汗明显、血压偏低的患者，给予吸氧及补液，必要时皮下注射肾上腺素，防止休克。

六、临床价值

肺部周围型病变的穿刺活检有助于临床明确诊断，指导进一步治疗。对于能够被超声显示的病变，超声引导下可获得较高的穿刺活检成功率；而超声不能显示的病灶，目前一般采用CT引导经皮肺穿刺活检，但由于操作复杂、费用较高、有电离辐射、无法对穿刺过程进行实时监控而使其应用受到限制。随着实时影像融合导航技术在引导穿刺活检技术越来越成熟，在经皮肺活检中的价值将受临床医生的重视。以往研究显示，超声引导下肺部穿刺活检气胸、咯血等并发症的发生率为8.1%，CT引导下的发生率则为16.67%～23.64%，因超声引导的病变均为紧贴胸膜，因此穿刺过程中损伤正常肺组织而引起气胸的概率较低。此外，穿刺针在肺内的停留时间也是影响气胸发生率的独立因素，减少穿刺针在肺内的停留时间可以使穿刺后的气胸发生率大为减小。常规CT引导下肺穿刺活检的定位方法需要多次扫描定位，不可能在一次屏气时间内完成整个活检操作，且活检针在肺内停留时间较长，患者若在活检针停留在肺内的状态下呼吸，这样可能造成肺组织的损伤，导致气胸发生率的增加。实时影像融合导航技术在实时状态下的穿刺活检与超声引导的穿刺活检类似，在实时导航的引导下，调整好活检针方向及进针距离，仅需要患者屏气一次就可以完成整个活检过程，大大减少了肺组织二次损伤的概率，由此可减小气胸等并发症的发生率。

实时影像融合导航技术在肝脏疾病诊断的应用较多，其融合成像对位方式通常使用体内定位点来进行图像融合，即利用超声显示肝脏的固定解剖结构，如门静脉"工字形"结构、门静脉右支等，与影像图像进行对位融合。而肺内结构由于超声不能显像，因此无有效的体内定标物。胸廓为骨性结构，变形较小，呼吸运动时，肺组织与胸廓及胸壁位置较固定，可使用体外定标法，即在病灶周围胸廓使用体外定标贴，CT扫描后再利用定标笔进行对位融合。该方法对位简单易行，操作时间短，对操作人员技术要求低，能起到准确的定位效果。

实时影像融合导航技术也有其局限性：体外定位方式快捷，但前期准备工作需要CT再次扫描；肺的呼吸运动对定位影响较大，特别是运动度较大的下肺。

综上所述，实时影像融合导航技术引导下行经皮肺穿刺活检在肺周围型病变穿刺活检中具有定位准确、操作简便、取材满意度高、并发症少及耗时少等优点，可作为临床诊断肺周围型病变的重要方法。

【参考文献】

[1] 黄惠，曾丹，程美清，等.超声引导经皮肺周围型肿物穿刺活检的临床应用[J].影像诊断与介入放射学，2016，25（1）：65-68.

[2] Ewertsen C. Image fusion between ultrasonography and CT, MRI or PET/CT for image guidance and intervention—a theoretical and clinical study[J]. Dan Met Bull, 2010, 57: B4172.

[3] 李凯，许尔蛟，郑荣琴，等.融合成像超声造影术中即时评估肝癌射频消融疗效[J].中华超声影像学杂志，2013，22（7）：587-590.

[4] Ewertsen C, Grossjohann H S, Nielsen K R, et al. Biopsy guided by real-time sonography fused with MRI: a phantom study[J]. Am J Roentgenol, 2008, 190（6）: 1671-1674.

[5] 贺需旗，李凯，郑荣琴，等.CT-超声实时影像虚拟导航引导穿刺活检的实验研究[J].中华超声影像学杂志，2011，20（10）：887-889.

[6] 李凯，苏中振，郑荣琴，等.三维超声-CT图像融合评价肝癌消融安全边界[J].中华超声影像学杂志，2012，21（8）：719-722.

[7] 王庆文，解东兴，韩泽朝，等.超声引导肺穿刺活检气胸发生率的影响因素分析[J].中华超声影像学杂志，2015，24（11）：1006-1008.

[8] 朱柠，何剑，夏敬文，等.CT引导下经皮肺穿刺并发症的影响因素[J].临床肺科杂志，2014，19（3）：483-485.

[9] 钟涛，王红光，王勇，等.CT引导下经皮肺穿刺活检术后气胸发生率的相关因素分析[J].中华放射学杂志，2007，41（11）：1232-1236.

（黄伟俊　李　凯）

第四章　乳腺肿物穿刺活检

乳腺疾病在我国是常见病、多发病，对乳腺占位性病变进行准确诊断对于临床治疗方案选择、随访观察至关重要。目前临床上使用彩超、钼靶和磁共振对乳腺占位进行诊断，但当影像学诊断难以明确时，则需要获取病理学结果。超声引导下乳腺肿物穿刺活检是获取病理组织的常用方法，其操作简便、创伤小，能够获取足够的组织量以用于病理诊断，是应用最多的取材方式。

一、适应证

影像学可疑恶性，需要获取病理组织进一步诊断的乳腺组织均可进行穿刺活检。

二、禁忌证

①超声无法显示病灶；
②患者或其家属有严重出血倾向；
③患者无法配合穿刺操作。

三、术前准备

①同患者及家属充分沟通穿刺活检的必要性和风险；
②患者或其家属签署手术同意书；
③术前超声扫查确定病灶位置，设计穿刺路径，选择合适的穿刺针具。

四、穿刺后处理

①因为乳腺组织比较疏松，穿刺部位出血后容易形成血肿，所以患者穿刺10 min后需要复查彩超，确定局部无活动性出血再返回病房，同时穿刺点部位需要加压包扎。
②术后需要嘱咐患者，如果感觉胸闷、气促、头晕等症状要告知医生，以便医生及时复查排除气胸、穿刺点活动性出血等并发症。

五、并发症

（1）出血：最常见的并发症。乳腺组织位置浅表，如果能按压到穿刺点，止血并不困难。但因为乳腺组织移动性大，皮肤上的穿刺点位置与肿块的穿刺点位置可能存在差异，这样会导致按压皮肤穿刺孔位置并不能有效压迫病灶的穿刺点，导致乳腺组织内形成血肿。所以按压位置必须是病灶穿刺点位置。
（2）疼痛：穿刺后部分患者会有穿刺点局部的轻微疼痛，多数在数小时或1～2天内消失。如果疼痛感觉持续存在甚至加重，或者与呼吸、体位相关，则需要复查，排除血肿形成、气胸等并发症。
（3）气胸：气胸的发生率虽然不高，但当病灶位置较深，尤其是邻近胸骨位置时，如果操作者无法清楚观察到针尖位置，入针过深，就会出现气胸并发症。
（4）感染：在严格无菌操作的情况下，局部感染的发生率很低。如果术后患者已经出现血肿，则需密切观察，以防血肿继发感染。

六、BI-RADS分级

BI-RADS（breast imaging reporting and data system）即美国放射学会推荐的"乳腺影像报告和数据系统"，这样的报告更加规范化。其各个分级意义如下：

0级：需要召回，结合其他检查后再评估。说明检查获得的信息可能不够完整。

Ⅰ级：未见异常。

Ⅱ级：考虑良性改变，建议定期随访（如每年一次）。

Ⅲ级：有良性疾病可能，但需要缩短随访周期（如3～6个月一次）。这一级恶性病变的比例小于2%。

Ⅳ级：有异常，不能完全排除恶性病变可能，需要活检明确。

Ⅳa级：倾向恶性病变可能性低。

Ⅳb级：倾向恶性病变可能性中等。

Ⅳc级：倾向恶性病变可能性高。

Ⅴ级：高度怀疑为恶性病变（几乎认定为恶性疾病），需要手术切除活检。

Ⅵ级：已经由病理证实为恶性病变。

【病例1】超声引导下乳腺肿物穿刺活检（一）。

患者，女，56岁，因"1个月前体检发现右乳肿物"就诊。右乳肿物穿刺活检病理为纤维腺瘤。后进行右乳肿物切除手术，术后病理结果显示纤维腺瘤伴间质玻璃样变性及灶性钙化。具体检验结果如下：

（1）术前超声显示右侧乳腺外上象限10点位见一类椭圆形低回声团（图2-4-1黑色箭头所指），大小约14mm×8mm，内可见散在片状强回声；彩色多普勒未见明显血流信号；考虑BI-RADS-Ⅳb类。

（2）术前双侧乳腺钼靶显示右乳外上象限见一类椭圆形结节影（图2-4-2黑色箭头所指），内可见条状、小片状粗大钙化，考虑BI-RADS-Ⅳa类。

（3）右乳肿物穿刺活检图如图2-4-3所示，图中黑色箭头所示为右乳肿物；白色箭头所示为活检针，白色三角形所示为活检针针尖。

（4）右乳肿物穿刺活检组织病理显示细胞无明显异型性（图2-4-4），符合纤维腺病伴纤维腺瘤形成病理特征。

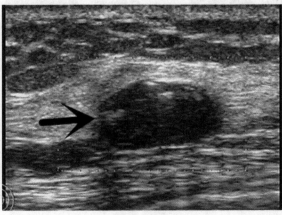

图2-4-1

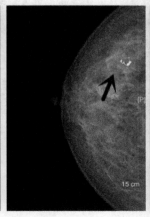

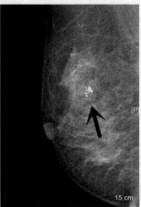

图2-4-2

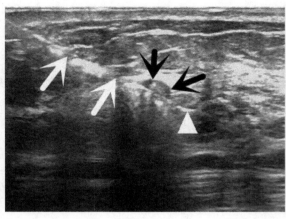
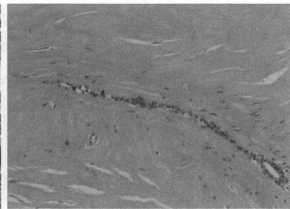

图2-4-3   图2-4-4

【病例2】 超声引导下乳腺肿物穿刺活检（二）。

患者，女，48岁，因"发现右乳肿物1年余"就诊。右乳肿物穿刺活检病理提示符合浸润性癌特征。后进行右乳腺癌改良根治手术，术后病理结果提示符合浸润性导管癌特征。具体检验结果如下：

（1）术前超声显示右侧乳腺乳头下方6点见一不规则形低回声团（图2-4-5白色箭头所指），大小为21mm×10mm，边界不清，向周围呈蟹足样浸润，内部回声不均匀，内部及周边可见较丰富动脉血流信号；考虑BI-RADS-V类。

（2）术前胸部增强CT图像如图2-4-6所示。动脉期显示右乳内下象限见一分叶状软组织肿物（图2-4-6a中白色箭头所指），边缘毛糙，中度强化，考虑右乳癌；肿物内下方胸壁见一个肿大淋巴结，大小约7mm（图2-4-6b）。

（3）右乳肿物穿刺活检图如图2-4-7所示，图中黑色箭头所指为右乳肿物，白色箭头所指为活检针，白色三角形所指为活检针针尖。

（4）右乳肿物穿刺活检组织病理显示在纤维结缔组织内见成巢的异形细胞浸润，可见核分裂（图2-4-8），符合浸润性癌特征。

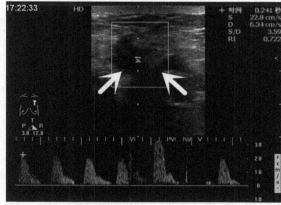
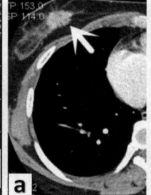
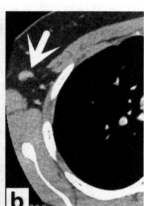

图2-4-5   图2-4-6

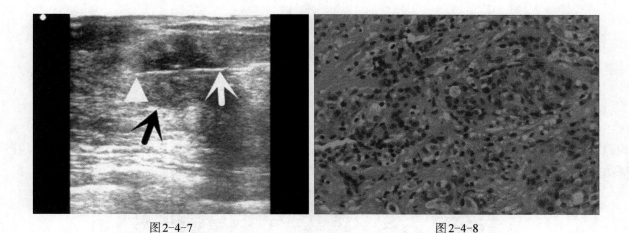

图2-4-7   图2-4-8

目前，临床医生面临的乳腺病灶诊断的问题之一，是部分钼靶提示可疑恶性的钙化点超声无法显示，而且此类病灶临床医生往往无法扪诊触及，无法定位进行切除。导航技术为此类病例提供了新的解决办法，即利用钼靶图像导航，帮助超声定位乳腺中钙化点所在位置，然后使用乳腺定位导丝穿刺至局部，再沿导丝切除病灶。

【参考文献】

[1] Chen W, Zheng R, Baade P D, et al. Cancer statistics in China, 2015[J]. CA-Cancer J Clin, 2016, 66 （2）: 115-132.

[2] Bevers T B, Anderson B O, Bonaccio E, et al. NCCN clinical practice guidelines in oncology: breast cancer screening and diagnosis[J]. J Nati Compr Canc Netw, 2009, 7（10）: 1060.

[3] Velez N, Earnest D E, Staren E D. Diagnostic and interventional ultrasound for breast disease[J]. Am J Surg, 2000, 180（4）: 284-287.

[4] Lee C H, Dershaw D D, Kopans D, et al. Breast cancer screening with imaging: recommendations from the society of breast imaging and the ACR on the use of mammography, breast MRI, breast ultrasound, and other technologies for the detection of clinically occult breast cancer[J]. J Am Coll Radiol, 2010, 7 （1）: 18.

[5] Liberman L, Menell J H. Breast imaging reporting and data system（BI-RADS）[J]. Radiol Clin North Am, 2002, 40（3）: 409.

[6] 中华医学会影像技术分会. 乳腺影像检查技术专家共识[J]. 中华放射学杂志, 2016, 50（8）: 561-565.

[7] Sidhu P S, Brabrand K, Cantisani V, et al. EFSUMB guidelines on interventional ultrasound（INVUS）, Part Ⅱ. Diagnostic ultrasound-guided interventional procedures（Long Version）[J]. Ultraschall Med, 2015, 36（6）: E15-35.

[8] 刘吉斌. 现代介入性超声诊断与治疗[M]. 北京: 科学技术文献出版社, 2004.

[9] 董宝玮. 介入超声学实用教程[M]. 北京: 人民军医出版社, 2013.

[10] Bruening W, Fontanarosa J, Tipton K, et al. Systematic review: comparative effectiveness of core-needle and open surgical biopsy to diagnose breast lesions[J]. Ann Intern Med, 2010, 152（4）: 238.

（李　凯　吴宇轩）

第五章　甲状腺疾病的穿刺活检

甲状腺是人体最大的内分泌腺体，位于颈前部，由峡部及左右两侧叶构成。甲状腺血供丰富，组织脆弱，与食管、气管等重要器官以及颈动脉、喉返神经等重要结构相邻。由于位置表浅，高频超声能清晰显示其内部及周边结构。图2-5-1所示为甲状腺横断面及其毗邻结构。

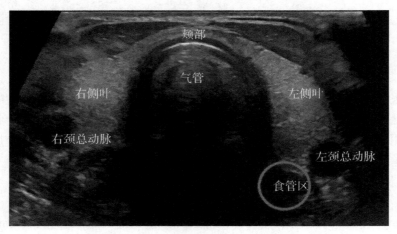

图2-5-1　甲状腺横断面及其毗邻结构

甲状腺结节是甲状腺常见的疾病，人群中有4%~7%的结节可以被临床所发现，而实际的发病率却多得多，并且该病的发病率有逐年上升的趋势。随着超声仪器的不断发展及诊断技术的提高，甲状腺结节的检出率明显增高，达到30%~50%，其中恶性结节占4%~5%，但单纯通过超声检查或是其他影像学方法，对于结节的良恶性判断仍有难度。随着介入超声的发展，经皮甲状腺穿刺活检可以明确甲状腺结节的性质，从而为临床治疗决策起到指导性的作用。经皮甲状腺穿刺活检术包括细针穿刺抽吸活检术（fine-needle aspiration biopsy，FNAB）和粗针穿刺活检术（core needle biopsy，CNB）。

细针是指外径小于1.0 mm的穿刺针。细针穿刺抽吸活检术是通过细针穿刺并抽吸甲状腺结节以获取细胞学标本，进行细胞病理学诊断。该方法简单易行，安全实用。20世纪80年代，因其准确率高、并发症少等优点而取代了粗针穿刺活检在甲状腺疾病诊断中的地位。随着超声介入的发展，FNAB在超声引导下进行取材，使得准确率和成功率明显提高，并发症明显减少，进一步受到临床的青睐。但FNAB主要是对甲状腺结节进行细胞学活检，不能得到组织病理结果以及病理分型，并且所取标本量少，对于诊断结节良恶性有一定的局限性，其准确性大约为83%，并伴随着2%~18%的假阴性率，使得患者需要重复穿刺。Tee等研究认为FNAB有可能漏诊近三分之一的恶性结节。另有研究表明，对于大于等于4cm的结节，FNAB敏感性降低，假阴性率升高。图2-5-2所示为甲状腺病灶紧贴颈总动脉，使用细针活检后病理提示甲状腺癌。使用细针活检优于粗针活检，因为粗针活检容易损伤血管导致出血风险。粗针是指外径大于等于1.0mm的穿刺针。

经皮甲状腺粗针穿刺活检术可以对甲状腺结节进行组织切割，获取组织学标本，从而获得组织学病理结果，并可以进行病理学分型，很大程度上提高了甲状腺结节良恶性的诊断率。Gharib等研究表明CNB诊断甲状腺结节的良恶性的敏感性为65%~98%，特异性为72%~98%。但相对于FNAB，CNB创伤较大，并发症较多，容易引起出血，形成血肿；并且对于靠近背侧或者直径小于1cm的结节取材困难，导致诊断准确率下降。对于甲状腺癌的患者，术前是否有颈部淋巴结转移及术后是否复发都至关重要，但CNB操作不如FNAB灵活，使其在这方面的临床应用也受到一定限制。图2-5-3所示为超声引导下甲状腺右侧实性结节穿刺活刺，图2-5-4所示为经皮甲状腺粗针穿刺活检后针道出血。

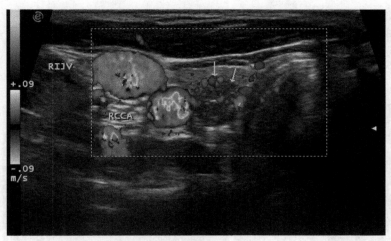

图2-5-2　右侧甲状腺下极结节，大小约8mm×9mm，与颈总动脉紧贴

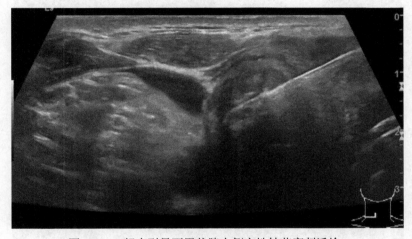

图2-5-3　超声引导下甲状腺右侧实性结节穿刺活检

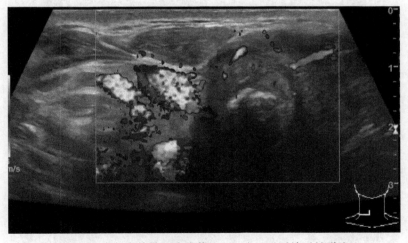

图2-5-4　彩色多普勒血流成像（CDFI）显示活检后针道出血

　　因此，FNAB及CNB各具优缺点。对甲状腺结节应根据其位置、大小、超声征象及颈部淋巴结情况等进行综合评判，最终决定选择一种更合适的方法（有时是联合）进行取材，以获取更全面、更准确的病理结果，为临床决策提供更多的信息。

一、适应证

（1）经查体有甲状腺结节并临床高度怀疑为恶性者（如：质地硬、快速生长、有放射线暴露史及甲状腺癌家族史）。图2-5-5所示为恶性肿瘤弹性成像图。

（2）超声检查甲状腺结节具有可疑恶性征象（如：低回声、边界不清、形态不规则、有细小钙化、纵横比大于1等）。图2-5-6～图2-5-8所示为对具有可疑恶性征象的甲状腺结节进行活检后证实为恶性肿瘤。

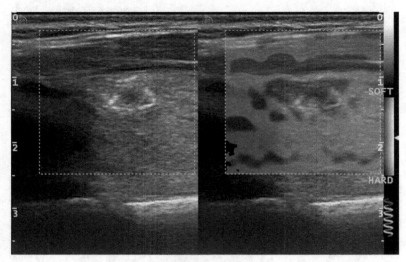

图2-5-5　弹性成像显示，结节质地较硬

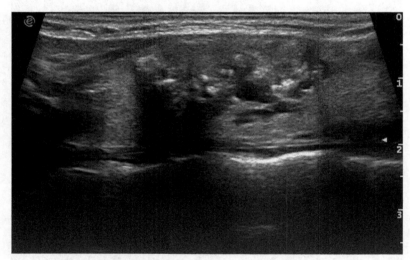

图2-5-6　右侧甲状腺中部结节，边界不清，形态不规则，内见散在钙化灶

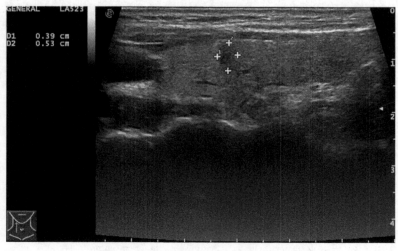

图2-5-7　右侧甲状腺中部结节，大小4mm×5mm，纵横比>1

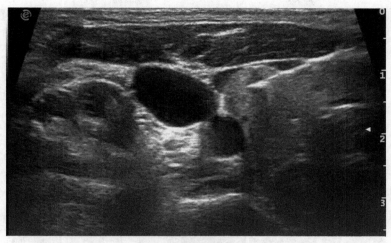

图2-5-8 超声引导下进行细针活检，病理提示甲状腺乳头状癌

（3）其他影像学检查甲状腺结节为可疑恶性结节。

（4）临床难以诊断的甲状腺弥漫性病变。

（5）对甲状腺癌术后患者进行随访，观察有无复发或淋巴结转移。

二、禁忌证

（1）自身甲状腺条件太差（体积过小、严重钙化等）、不利于固定及进针者（图2-5-9、图2-5-10）。

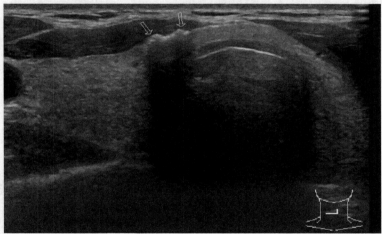

图2-5-9 甲状腺颊部偏右侧不均质结节，内部多量钙化，甲状腺前包膜连续性中断

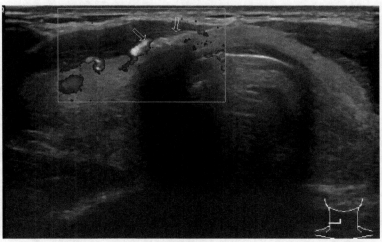

图2-5-10 CDFI显示结节周边短线状血流信号，细针活检不能明确病理

（2）甲状腺功能亢进患者，甲状腺组织血供明显增加，穿刺后增加出血风险（图2-5-11、图2-5-12）。

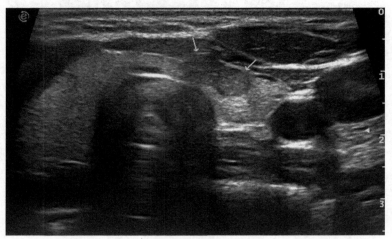

图2-5-11　甲状腺左叶中部结节，边界不清，形态不规则

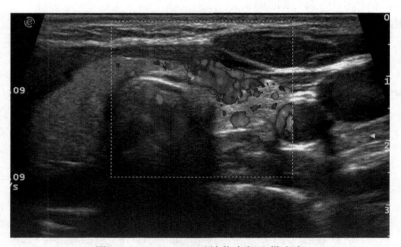

图2-5-12　CDFI显示结节内部血供丰富

（3）患有肝病、血液病等存在凝血功能障碍，有出血倾向的患者。

（4）容易损伤颈动脉、颈静脉、气管、食管、喉返神经等重要结构而不能进行安全穿刺的患者。

（5）呼吸道阻塞及呼吸困难者。

（6）颈前方皮肤局部感染者。

三、操作方法

（一）粗针穿刺组织活检

1. 术前准备

（1）检查患者血常规、凝血功能（凝血酶时间TT、血浆活化部分凝血酶原时间APTT、血浆凝血酶原时间PT、血浆凝血酶原活动度PA）、血清四项（乙肝病毒表面抗原、丙肝病毒抗体、HIV、梅毒血清抗体），嘱患者术前3天停用抗凝药物。

（2）与患者及家属沟通病情，解释穿刺目的、过程及可能引发的并发症，并签署知情同意书。

（3）一次性18G半自动活检针，穿刺活检包（弯盘1个、直钳和弯钳各1把、方巾3块、纱布5块、棉球3个、小不锈钢杯1个），2%利多卡因，碘伏，无菌手套，无菌纱布，一次性消毒薄膜袋，一次性小刀片，5mL注射器，输液贴，常规抢救用具及药品等。

2. 操作步骤

（1）嘱患者呈仰卧位，肩部适当垫高，使头颈后仰，但避免过度后伸使得颈部肌肉紧张，充分暴露颈前区。

（2）甲状腺及毗邻器官超声扫查，避开大血管、食管、气管等重要结构，选择穿刺断面，确定穿刺路径并标记穿刺点。

（3）常规消毒、铺巾，局部麻醉，探头涂一次性耦合剂，并用一次性薄膜袋包裹探头。

（4）助手按最佳穿刺断面及穿刺路径调整探头直至清晰显示目标结节，操作者从标记的穿刺点进针，使穿刺针与超声探头平行，进针后保持穿刺针位于超声扫查平面内，当穿刺针到达目标结节后，触发活检枪对组织进行切割，迅速退出活检针，立即用无菌纱布压迫穿刺点。

（5）推出活检针，取出组织至无菌滤纸片上，置于标本盒内。通常以获得2～3条完整组织为宜，若取材不满意，应增加1～2次穿刺。在满足病理诊断要求前提下尽量减少穿刺次数。

（6）穿刺结束后用输液贴敷贴。

3. 注意事项

（1）穿刺进针后嘱患者不可吞咽及发声，以免穿刺针损伤甲状腺。

（2）对较大结节进行穿刺时，尽量避免中心坏死区域，在靠近周边的部位进行多点穿刺，以保证取到有效组织条。

（3）在满足病理诊断取材要求的前提下，尽量选用型号较细的针，切忌粗暴盲穿，应在超声图像上清晰显示针道及方向时穿刺。

（4）穿刺针退出后立即压迫止血，以免形成血肿。图2-5-13所示为甲状腺穿刺后局部血肿形成。

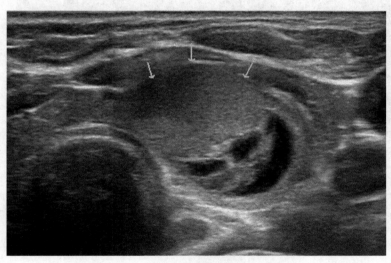

图2-5-13 左侧甲状腺穿刺后局部血肿形成

（二）细针穿刺抽吸活检

1. 术前准备

（1）检查患者血常规、凝血功能（凝血酶时间TT、血浆活化部分凝血酶原时间APTT、血浆凝血酶原时间PT、血浆凝血酶原活动度PA）、血清四项（乙肝病毒表面抗原、丙肝病毒抗体、HIV、梅毒血清抗体），嘱患者术前3天停用抗凝药物。

（2）与患者及家属沟通病情，解释穿刺目的、过程及可能引发的并发症，并签署知情同意书。

（3）准备22G～25G穿刺针，穿刺活检包（弯盘1个、直钳和弯钳各1把、方巾3块、纱布5块、棉球3个、小不锈钢杯1个），2%利多卡因，碘伏，无菌手套，无菌纱布，一次性消毒薄膜袋，一次性小刀片，5mL注射器，输液贴，常规抢救用具及药品等。

2. 操作步骤

（1）嘱患者呈仰卧位，肩部适当垫高，使头颈后仰，但避免过度后伸使得颈部肌肉紧张，充分暴露颈前区。

（2）甲状腺及毗邻器官超声扫查，避开大血管、食管、气管等重要结构，选择穿刺断面，确定穿刺路径。

（3）常规消毒、铺巾，局部麻醉，探头涂一次性耦合剂，并用一次性薄膜袋包裹探头。

（4）助手按最佳穿刺断面及穿刺路径调整探头至清晰显示目标结节，操作者从标记的穿刺点进针，使穿刺针与超声探头平行，进针后保持穿刺针位于超声扫查平面内，当穿刺针针尖到达目标结节表面或进入目标结节少许后，朝不同方向来回提插5～10次，迅速拔出穿刺针，接上回抽预备的注射器，推动注射器将抽吸物推到载玻片上，并用针头将抽吸物均匀涂抹开，再将涂有抽吸物的标本进行固定，立即送往病理科进行阅片；同时嘱咐助手立即按压穿刺点进行压迫止血。

（5）穿刺结束后用输液贴敷贴。

3. 注意事项

（1）对于有钙化的结节，在穿刺过程中尽量对准砂砾样钙化区域进行取材，以提高乳头状甲状腺癌的检测率。如图2-5-14所示，甲状腺右叶上极结节，边界不清，内部散布细小强光斑。细针活检提示乳头状癌。

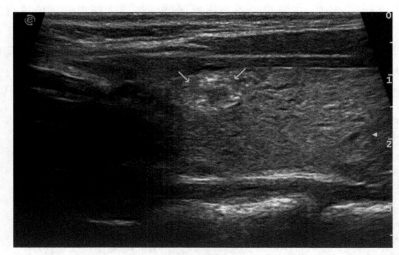

图2-5-14

（2）对可疑结节进行多点多方位抽吸取材，尽量避开液化坏死区域。

（3）对同一结节，同方向同针道穿刺结节一般不超过4次，以免增加出血风险。

四、术后处理

①留观0.5h；

②用手指按压穿刺部位15min以上；

③患者离开前复查超声，观察穿刺部位有无并发症的发生，确认平稳后方可离开。

五、并发症及对应处理

（1）出血：出血是穿刺后相对易发生的并发症，主要是由于穿刺时误伤血管，穿刺目标本身血供丰富，穿刺后局部压迫不当所致。一般给予充分压迫即可避免（冰敷0.5h通常有效）。一般少量渗血者，对穿刺部位局部加压10min以上即可止血；穿刺后引起大出血者一般比较罕见，一旦发生，立即让患者平卧休息，监测患者生命体征，观察颈部肿胀程度以及出血量，并快速局部压迫包扎止血，应用止血药；对于包扎止血无效者立即请外科医生及放射科导管室医生会诊，找出出血点并立即进行动脉栓塞；若出血形成血肿压迫患者的气管，导致呼吸困难时，应立即进行手术，清除血肿，一旦发生窒息，应立即进行气管插管或气管切开术抢救。

（2）疼痛：术后患者一般有不严重的疼痛，可日渐缓解。若日渐加重则要引起重视，应查明原因并对症处理。

（3）感染：颈部皮肤皱褶多、易出汗，介入对人体也是有一定创伤的，穿刺过程也有可能导致细菌感染，尤其是对有基础疾病、抵抗力弱的患者，如：糖尿病、肝硬化、肿瘤晚期以及长期使用免疫抑制剂等患者。原则上，一般不提倡术前使用抗生素进行预防性用药，以免增加对抗生素的耐药性，但对于抵抗力弱的患者应咨询相关科室医生；在术中严格按照无菌原则进行操作，是预防术后细菌感染的关键；术后应密切观察患者体温变化及穿刺部位情况，若出现感染症状应查明原因，进行药敏试验并予以抗生素治疗。

（4）神经损伤：甲状腺周围有喉返神经，穿刺过程中若损伤喉返神经可导致患者声音嘶哑。此类现象发生率很低，通常可以慢慢恢复。穿刺前用高频探头仔细寻找喉返神经，选择穿刺路径及对病灶进行定位时尽量避开喉返神经。

（5）气管损伤：出现咳嗽、咯血，但极少发生。

（6）针道播散：发生率较低。穿刺进针次数越多，发生种植转移的可能性就越大，在满足病理诊断前提下尽量减少穿刺次数。

六、临床价值

（1）经皮甲状腺穿刺活检可获得甲状腺结节的组织学或细胞学标本，从而诊断结节的良恶性。若诊断结节为恶性结节，则应采取包括手术等的治疗方式；若诊断为良性结节，则选择保守治疗、追踪观察或择期行微创手术。

（2）对甲状腺手术范围进行指导。经皮甲状腺穿刺活检不仅可以对甲状腺结节进行良恶性判断，还可对颈部可疑淋巴结进行取材，以明确是否有颈部淋巴结侵犯，从而指导手术是否需进行颈部淋巴结清扫。

（3）对甲状腺癌术后患者进行随访。经皮甲状腺穿刺活检可对甲状腺癌术后患者甲状腺床是否有复发病灶及颈部淋巴结转移进行判断，从而指导临床迅速做出相应的治疗对策。

【参考文献】

[1] Hegedus L. The thyroid nodule[J]. N Engl J Med, 2004, 351(17): 1764-1771.

[2] Zhao W, Han C, Shi X, et al. Prevalence of goiter and thyroid nodules before and after implementation of the universal salt iodization program in mainland China from 1985 to 2014: a systematic review and meta-analysis[J]. PLoS One, 2014, 9(10): e109549.

[3] Pitman M B, Abele J, Ali S Z, et al. Techniques for thyroid FNA: a synopsis of the National Cancer Institute Thyroid Fine-Needle Aspiration State of the Science Conference[J]. Diagn Cytopathol, 2008, 36: 407-424.

[4] Wang C, Vickery A L Jr, Maloof F. Needle biopsy of the thyroid[J]. Surg Gynecol Obstet, 1976; 143: 365-368.

[5] Wang C C, Friedman L, Kennedy G C, et al. A large multicenter correlation study of thyroid nodule cytopathology and histopathology[J]. Thyroid, 2011, 21: 243-251.

[6] Tee Y Y, Lowe A J, Brand C A, et al. Fine-needle aspiration may miss a third of all malignancy in palpable thyroid nodules: a comprehensive literature review[J]. Ann Surg, 2007, 246: 714-720.

[7] Gholamali G, Zahra K, Sadegh Z, et al. Evaluation the relationship between thyroid nodule size with malignancy and accuracy of fine needle aspiration biopsy(FNAB)[J]. Acta Inform Med, 2016, 24(5): 347-350.

[8] Gharib H, Papini E, Paschke R, et al. American Association of Clinical Endocrinologists, Associazione

Medici Endocrinologi and European Thyroid Association medical guidelines for clinical practice for the diagnosis and management of thyroid nodules[J]. J Endocrinol Invest, 2010, 33(5): 51-56.

[9] Pisani T, Bononi M, Nagar C, et al. Fine needle aspiration and core needle biopsy techniques in the diagnosis of nodular thyroid pathologies[J]. Anticancer Res, 2000, 20: 3843-3847.

（黄伟俊 李 凯）

第六章　淋巴结穿刺活检

淋巴结肿大是一种临床常见征象，对于肿大淋巴结的诊断往往涉及肿瘤性病变的分期等问题，对患者预后至关重要。当影像学诊断难以明确肿大淋巴结的性质时，需要获取病理学结果。超声引导下淋巴结穿刺活检是获取病理组织的常用方法之一。

一、适应证

影像学可疑恶性病变，需要获取病理组织进一步诊断的肿大淋巴结均可行穿刺活检。

二、禁忌证

（1）超声无法显示病灶，或者淋巴结位于大的血管等重要组织后方，没有安全的穿刺路径避开前方重要结构。

（2）患者有严重出血倾向。

（3）患者无法配合穿刺操作。

三、术前准备

（1）同患者及家属充分沟通穿刺活检的必要性和风险；

（2）患者及家属签署手术知情同意书；

（3）术前超声扫查确定病灶位置，设计穿刺路径，选择合适的穿刺针具。

四、穿刺后处理

（1）淋巴结往往内部血供丰富，穿刺部位出血后容易形成血肿，所以患者穿刺10 min后需要复查彩超，确定局部无活动性出血再返回病房。

（2）术后需要嘱咐患者，如果感觉局部肿胀、痛感加重等需要告知医生，以便医生及时复查排除穿刺点活动性出血等并发症。

五、并发症

（1）出血：最常见的并发症。这是因为淋巴结内部血供丰富，所以穿刺后需要对穿刺点进行压迫止血。

（2）疼痛：穿刺后部分患者会有穿刺点局部的轻微疼痛，多数在数小时或1～2天内消失。如果疼痛感觉持续存在，则需要复查排除活动性出血。

（3）感染：在严格无菌操作的情况下，局部感染的发生率很低。如果术后患者已经出现血肿，则需密切观察，以防血肿继发感染。

【**病例1**】颈部淋巴结活检（一）。

患者，男，35岁，发现左侧颌下肿大淋巴结（图2-6-1）3天。彩超提示肿物内可见丰富血流信号（图2-6-2）。行淋巴结穿刺活检（图2-6-3箭头所指为穿刺针）。

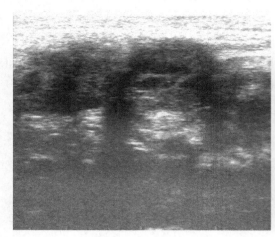
图2-6-1

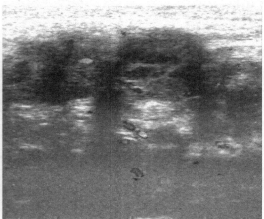
图2-6-2

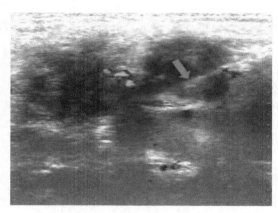
图2-6-3

【**病例2**】颈部淋巴结活检（二）。

某患者增强CT提示右肺门及纵膈多发肿大淋巴结（图2-6-4）；二维超声见右颈部多发淋巴结（图2-6-5白色"十"字所围区域），最大者约10mm×12mm；彩色多普勒血流成像（CDFI）提示肿物内可见点条状血流信号，靠近颈总动脉及颈内静脉（图2-6-6）。淋巴结活检图像如图2-6-7所示，图中白色箭头所指为淋巴结，白色三角形所指为活检针针尖，黑色箭头所指为颈内静脉。

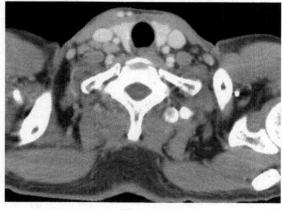
图2-6-4

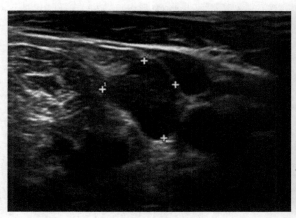
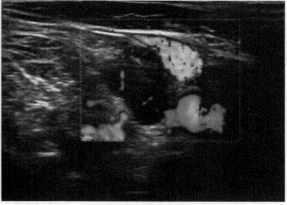

图2-6-5   图2-6-6

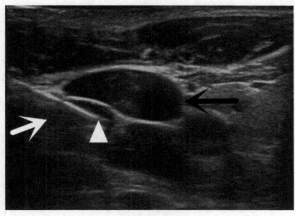

图2-6-7

【参考文献】

[1] 刘吉斌.现代介入性超声诊断与治疗[M].北京:科学技术文献出版社,2004.

[2] 张武,吕国荣,贾建文,等.超声引导自动组织学活检术临床应用[J].中华超声影像学杂志,1993,2(1):38-41.

[3] Kim W, Kim H, Jung J, et al. Ultrasound-guided fine-needle aspiration of non-palpable and suspicious axillary lymph nodes with subsequent removal after tattooing: false-negative results and concordance with sentinel lymph nodes[J]. Ultrasound Med Biol, 2017, 43(11): 2576-2581.

[4] 房立柱,董宝玮,梁萍,等.超声引导下浅表淋巴结穿刺活检在临床诊断中的应用价值[J].临床超声医学杂志,2014,16(9):613-615.

[5] 沈建红,刘广健,吕明德,等.超声引导下切割式与抽吸式颈部淋巴结粗针活检的比较[J].中国医学影像学杂志,2013,21(7):501-503.

[6] Ahuja A T, Ying M. Sonographic evaluation of cervical lymph nodes[J]. Am J Roentgenol, 2005, 184(5): 1691-1699.

(李 凯 吴宇轩)

第三部分

超声引导穿刺抽吸及置管引流

第一章 超声引导积液穿刺抽吸及置管引流

病理状态下，体内多个腔隙都会出现液体聚集，对液体进行穿刺抽吸，一方面可以进行生化及病理学检查，从而协助临床诊断；另一方面聚集的液体会引起疼痛、发热等症状，并有可能引起邻近脏器功能紊乱。此时使用超声引导下穿刺抽吸及置管后持续引流能够快速缓解液体聚集引起的症状。

一、适应证

（1）腹腔积液，包括局限性积液；
（2）胸腔积液，包括局限性积液；
（3）心包积液；
（4）盆腔积液等。

二、禁忌证

（1）超声无法显示积液的位置；
（2）没有安全的穿刺路径，无法避开大的血管或重要结构；
（3）严重的凝血功能异常；
（4）患者无法配合穿刺操作。

三、术前准备

（1）术前完善血常规、凝血等实验室检查，询问病史，了解有无在服用抗凝药。
（2）同患者及家属充分沟通穿刺活检的必要性和风险，签署手术知情同意书。
（3）必要时可以使用镇静药物。对于幼儿患者，可以考虑在全麻下进行穿刺操作。
（4）术前超声扫查确定病灶位置，设计穿刺路径，选择合适的穿刺针具。

四、操作方法

（1）穿刺开始前再次使用超声扫查确定穿刺点及入针通路（图3-1-1～图3-1-7）。

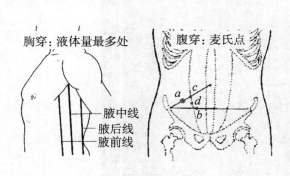

图3-1-1 胸腔穿刺和腹腔穿刺点的选择
（如果是包裹性积液，选择积液最多的地方。）

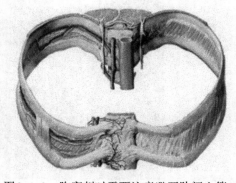

图3-1-2 胸穿刺时需要注意避开肋间血管

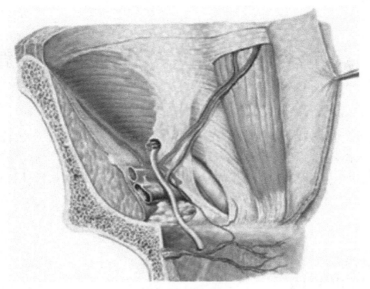

图3-1-3 腹腔穿刺时需要避开腹壁下动脉

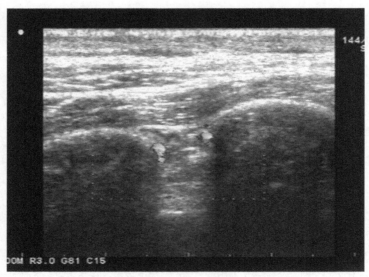

图3-1-4 探头垂直肋骨时彩超显示的肋间血管

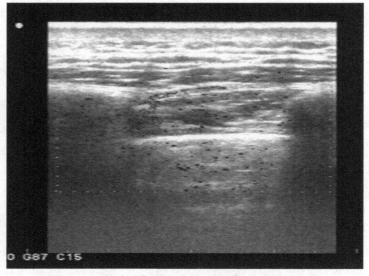

图3-1-5 探头近似平行肋骨时彩超显示的肋间血管

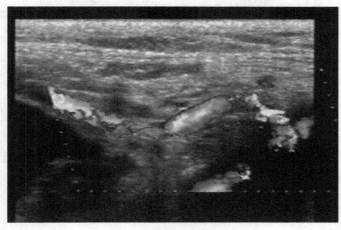

图3-1-6 彩超显示腹壁下动脉长轴

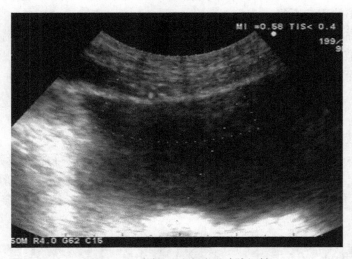

图3-1-7 彩超显示腹壁下动脉短轴

（2）模拟穿刺过程，训练患者配合，包括呼吸配合及体位配合。根据患者的情况及预计操作时间选择合适的穿刺体位。对于体弱的患者或者老年患者，如果估计穿刺操作时间较长，可以尽量选择卧位。

（3）常规穿刺点局部消融，穿刺位置行利多卡因局部麻醉。

（4）彩色超声实时引导穿刺，监视进针过程。

（5）对于穿刺难度小的病例，可以用一步法，即三件套的引流管直接穿刺；如果穿刺难度大，可考虑两步法，即先使用PTC针穿刺进入目标位置，然后置入导丝，再沿导丝置入引流管。

五、并发症

（1）出血：最常见的并发症之一。术前检查注意排除严重的凝血功能异常，穿刺时彩超避开浅表大的血管，尤其是动脉。下腹部位置腹腔穿刺时注意避开腹壁下动脉，肋间穿刺时注意避开肋间血管。

（2）疼痛：穿刺后部分患者会有穿刺点局部的轻微疼痛，多数在数小时或1～2天内消失。如果疼痛感觉持续存在甚至加重，或者与呼吸、体位相关，则需要复查排除血肿形成、周围组织损伤等并发症。

（3）周围组织损伤：周围组织损伤往往是在穿刺针无法实时准确监视的情况下发生的，避免的方法是尽量使用穿刺导架，在进针过程中对针尖进行实时监控，不可盲目进针。

（4）感染：在严格无菌操作的情况下，局部感染的发生率很低。如果术后患者已经出现血肿，则需密切观察，以防血肿继发感染。

（5）胸膜反应：部分患者在进行胸腔穿刺时会出现出冷汗、心率变快、低血压甚至晕厥等现象，其原因是穿刺刺激迷走神经，此时需要立刻停止操作，嘱患者平卧，予以吸氧，必要时予皮下注射1:1000肾上腺素0.3～0.5 mL，以防止发生休克。

六、注意事项

（1）部分胸腔积液非常黏稠，甚至呈胶冻状，此时可以在胸腔内注入糜蛋白酶，以分解变性的蛋白质，使液体可以抽引流出。

（2）胸腔置管后，初次抽液的量需要小于600 mL；腹腔置管后，初次抽液的量需要小于1000 mL，以防胸、腹腔内的压力骤然变化。

（3）心包积液穿刺时，最好有心脏专科医师在场并需要准备除颤仪，以防穿刺过程中出现心房或者心室颤动，危及患者生命。

（4）心包积液穿刺时，因为心脏搏动时心包腔内的积液厚度不同，为避免刺伤心脏，进针深度需要小于穿刺路径上最小的积液厚径。

（5）当积液比较黏稠，或者液体性质为脓性、胆汁或者胰液时，单个引流管难以充分引流液体，此时可以在同一个腔隙中置入两条管子，通过一个引流管灌注生理盐水，对积液起到稀释作用，另一个管子引流液体，从而对局部起到充分引流的作用。当使用两个引流管"一进一出"时，需要详细记录出入量。

【病例1】腹腔积液穿刺。

患者，女，45岁，子宫全切除术后1个月，下腹部坠胀感2周。下腹部超声显示膀胱上方及后方各见一处积液（图3-1-8）。进行腹腔积液穿刺，穿刺时，为避开膀胱穿刺至膀胱后方积液，先将PTC针穿刺到图3-1-9所示位置。然后将PTC针向膀胱方向挑起（图3-1-10），再穿刺至膀胱后方积液（图3-1-11）。

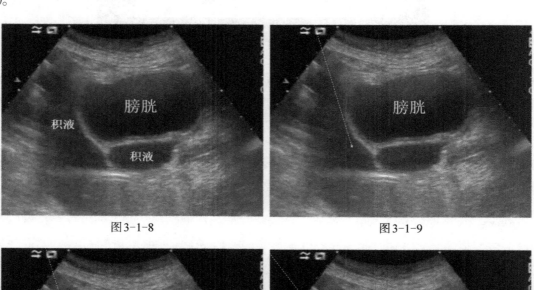

图3-1-8

图3-1-9

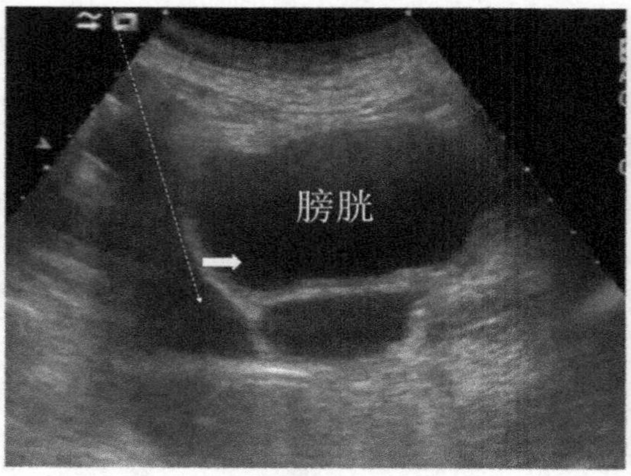

图3-1-10

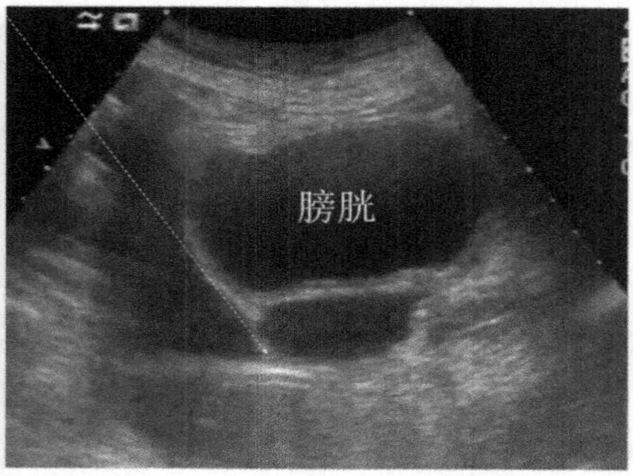

图3-1-11

【病例2】 心包积液穿刺。

心包积液穿刺的操作如图3-1-12～图3-1-18所示。穿刺针进针深度不能超过积液的最小深度，图3-1-12中穿刺针进入心包后的深度不大于d_2。

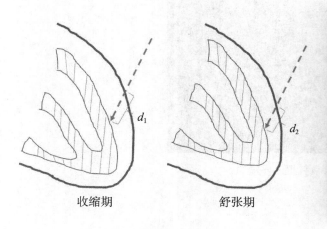

收缩期   舒张期

图3-1-12

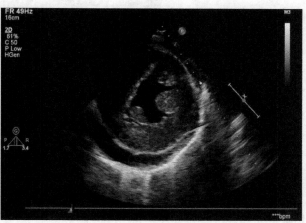

图3-1-13 中量心包积液

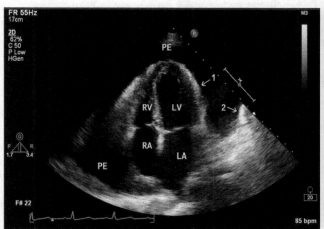

图3-1-14 心尖四腔心切面影像

1—脏层心包；2—壁层心包；PE—心包积液，LA—左心房；
LV—左心室；RA—右心房；RV—右心室

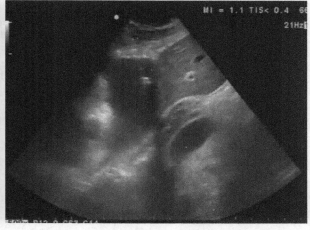

图3-1-15 利用穿刺导架，穿刺针进入积液内

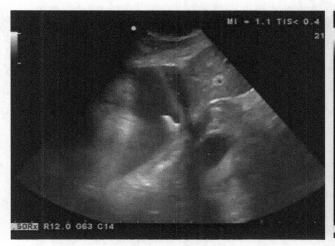

图3-1-16 经穿刺针放置导丝

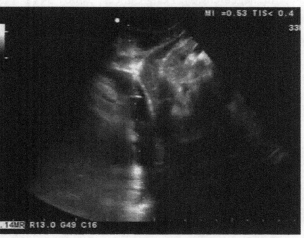

图3-1-17 剑突下进针，图像显示穿刺针进入积液内

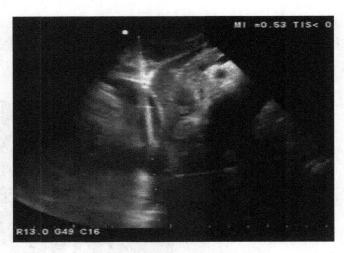

图3-1-18 经穿刺针置入导丝

【参考文献】

[1] 吕明德，董宝玮.临床腹部超声诊断与介入超声学[M].广州：广东科技出版社，2001.

[2] 董宝玮.介入超声学实用教程[M].北京：人民军医出版社，2013.

[3] Dietrich C F, Lorentzen T, Appelbaum L, et al. EFSUMB guidelines on interventional ultrasound (INVUS), Part Ⅲ abdominal treatment procedures (long version)[J]. Ultraschall Med, 2016, 37(1): E1-32.

[4] Dietrich C F. EFSUMB guidelines 2015 on interventional ultrasound[J]. Med Ultrason, 2015, 17(4): 521-527.

[5] 王国干，袁贤奇，明广华，等.经皮导管心包积液穿刺引流术探讨[J].中国急救医学，2001，21(9)：537-538.

[6] 沈友洪，任永富，唐丽娜，等.超声引导下介入治疗恶性肿瘤所致心包积液的价值[J].中国医学影像学杂志，2007，15(6)：442-443.

[7] Rozycki G, Cava R, Tchorz K. Surgeon-performed ultrasound imaging in acute surgical disorders[J]. Curr Probl Surg, 2001, 38(3): 141-212.

[8] Virk S, Chandrakumar D, Villanueva C, et al. Systematic review of percutaneous interventions for malignant pericardial effusion[J]. Heart, 2015, 101(20): 1619-1626.

[9] Neragi-Miandoab S. Malignant pleural effusion, current and evolving approaches for its diagnosis and management[J]. Lung Cancer, 2006, 54(1): 1-9.

[10] Thomas R, Francis R, Davies H, et al. Interventional therapies for malignant pleural effusions: the present and the future[J]. Respirology, 2014, 19(6): 809-822.

[11] 陈蓓，庄海花.腹腔穿刺后渗液护理的新进展[J].中华现代护理杂志，2013，19(2)：243-244.

[12] 秦玉彩，冯忄.腹腔穿刺术应用要点[J].中国临床医生杂志，2000(9)：53.

[13] 江晓林，彭娜.中心静脉导管在腹腔积液穿刺引流中的应用[J].中国实用护理杂志，2006，22(30)：43-44.

（李　凯　贺需旗）

第二章　超声引导下胆囊穿刺及置管引流

急性重症胆囊炎的治疗通常比较棘手，这类病人常需手术治疗。但不少患者因伴有其他脏器的严重疾病而不能耐受麻醉和手术。超声引导下经皮经肝胆囊引流术（percutaneous transhepatic gallbladder drainage，PTGD）是一种简便的胆囊穿刺插管造瘘术，能迅速达到胆囊减压的作用，同时还能注入药物，以达到治疗目的，尤其适用于老年患者，可避免外科手术带来的风险。

一、适应证与禁忌证

（一）适应证

（1）急性化脓性胆囊炎，病人病情危重或年老体弱，或合并心、肺、肝、肾严重疾病而不能耐受胆囊切除术者；

（2）急性重症胆囊炎，肝内胆管扩张不明显而胆囊显著肿大者，病情危急时可以利用胆囊引流降低胆道压力；

（3）胆总管梗阻合并胆囊肿大者，尤其是经皮经肝胆管穿刺引流术失败而病情危重者。

（二）禁忌证

（1）有严重出血倾向者；

（2）胆囊呈游离状态者；

（3）胆囊显示不清或没有合适穿刺进针路线者；

（4）有Charcot三联症，而B超提示胆囊小、胆管扩张者；

（5）有弥漫性腹膜炎，可疑胆囊穿孔者；

（6）胆囊壁厚，可疑癌变者；

（7）有大量腹水患者。

二、仪器及设备

（1）彩色多普勒超声仪、带有穿刺引导功能的超声探头及穿刺引导架。

（2）穿刺针具：18G PTC穿刺针；导丝，一端呈J形弯曲；扩张管；引流管，由外管及管芯组成。也可采用专用胆管引流管，如Ring胆系引流管、Cook-Cope胆系引流管。

三、术前准备

（1）了解患者病史及基本身体状况；

（2）完善各项检查，了解患者的凝血功能等；

（3）术前使用彩色多普勒超声选择穿刺点及穿刺路径；

（4）对症治疗以改善患者的一般情况；

（5）术前禁食8h；

（6）术前向患者解释有关事项，并签署知情同意书；

（7）根据患者情况使用镇静药物。

四、手术步骤

（1）通常在局部麻醉下进行，操作时监测血压、脉搏、呼吸、血氧等，对于较为虚弱的病人需给予吸氧。根据入针时选择的穿刺点和穿刺角度，患者一般采用平卧位或左前斜位。

（2）患者取平卧或左前斜位，使用彩色多普勒超声扫查，再次确定进针点、进针角度及进针深度。通常选右腋前线第7、8肋间进针，位置尽可能靠下，以免误入胸腔。肿大的胆囊亦可在平卧位于右肋缘下进针。穿刺路径一般选择经胆囊体部的中心或近颈部的部位，尽可能先经过一段正常肝组织。

（3）穿刺区域常规消毒、铺巾。

（4）使用5～10 mL的2%利多卡因进行穿刺点皮肤局部麻醉。

（5）用尖刀将皮肤切0.3～0.5 cm小口，用16～20号粗针头将肋间肌扩开，以便导管通过。

（6）再换用PTC针在超声监视下进针，直至进入预定部位后退出针芯，见胆汁流出后，插入引导钢丝，退出穿刺针。

（7）沿钢丝置入引流管。

（8）将最先抽出的部分液体作细菌培养等检查，然后尽量抽尽胆汁，并采用灭滴灵液或其他抗生素液冲洗。

（9）除向胆囊内注入抗生素外，还可注射解痉剂。这样不仅可迅速控制胆囊炎症，还能使胆囊颈及胆囊管充血水肿消退、扩张，有利于胆汁排出。

五、术后处理

（1）穿刺操作完成后嘱患者平卧24 h，避免身体大幅度运动以防套管脱出；

（2）手术当晚注意观察患者自觉症状及血压脉搏、胆汁流量及性质；

（3）根据患者情况使用止血药；

（4）定时观察引流管的位置（体外留置部分长度）及引流量，及时调整；

（5）根据细菌培养结果，每日于引流管内注入适量抗生素。

六、并发症及处理

（1）胆汁漏和胆汁性腹膜炎：是经皮经肝胆囊穿刺引流的主要并发症，其原因与PTBD类似；此外，导管脱出也是原因之一，主要是经过的肝组织较薄，引流管不够固定。防止该并发症的方法是穿刺针进入胆囊后要及时抽吸胆汁进行减压；另外，应选用有较多侧孔的引流管，防止引流管阻塞。

（2）出血：因胆管与门静脉及肝动脉伴行，穿刺时可能损伤上述血管结构引起出血。术前用彩超了解穿刺点周围组织结构及其分布，避开血管以选择最佳穿刺路径是防止误穿血管的一个重要方法；减少误穿血管的另一个方法是尽量准确穿刺以减少穿刺的次数。

七、临床意义

PTGD是一种应急措施，常用于危重而不宜手术的患者。通过胆囊引流减压来改善肝脏和全身情况，为择期手术创造条件。在B超引导下，PTGD的成功率达90%以上。经胆囊置管引流后，患者疼痛多在1～3 h明显减轻，1～2天临床症状基本缓解；体温、黄疸、腹部体征及血象亦随之迅速恢复正常。通过留置在胆囊内的导管，还可以抽吸胆汁作细胞学或细菌学检查，以进一步明确病变的性质和原因。

PTGD的另一特点是胆囊造影显像清晰。经皮经肝胆管穿刺及经内镜逆行胰胆管造影（ERCP）虽能清晰地显示胆管系统，但胆囊显影率较低。经皮经肝胆囊穿刺造影不受胆囊功能、肝功能等因素的影响，通过多角度摄片可获得清晰完整的胆囊影像。在胆管通畅的情况下，肝外胆管也多清晰显影，如再与经皮经肝胆管穿刺相结合，则肝门病变显影更为清楚，有助于提高胆道疾患的诊断正确率。

另外，通过引流导管进行溶石治疗或扩张取石也是临床可以选择的方法之一。据Johnson及沈氏报道，通过导管注入甲基叔丁醚（MTBE）的结石溶解率为50%以上，如治疗有效，则可以避免手术取石。

八、注意事项

（1）首先是穿刺置管力求一次成功，以尽可能减少对肝脏和胆囊的损伤。这就要求胆囊和穿刺针显示清晰，穿刺途径恰当，以及病人的呼吸配合良好。当条件不满意时不勉强穿刺，更要避免盲目试穿。应耐心调整条件，直至满意为止。

（2）要避免在深呼气或深吸气状态下穿刺和置管，最好是在平静呼吸状态下屏气进行，这样在置管后患者呼吸过程中腹壁针道与肝表面针孔移动错位最小，置管后稳定性较好。

（3）穿刺和置管要在超声图像显示清晰时进行。此外，要避免用力过猛而贯穿损伤胆囊后壁。原则上只要置管成功，引流效果良好，严重胆汁漏的发生率是很低的。

（4）由于胆囊内插管长度一般较短，容易脱出，因而置管后的固定十分重要。用尼龙线将胆囊内导管前段拉紧成环状，或用气囊导管等均为较可靠的固定方法。

（5）为了尽可能地减少胆汁外漏的危险，原则上应选择经肝脏胆囊床进入胆囊的穿刺途径。然而超声难以判别解剖学上的胆囊床结构，故一般选择胆囊体部的中心或近颈部的部位进行穿刺。

【病例1】超声引导下胆囊穿刺置管位置选择。

患者，男，79岁，发热伴上腹部疼痛1周，血常规提示白细胞增多，中性粒细胞比例增加，查体Murphy征阳性，考虑患急性胆囊炎可能性大。超声检查结果及超声引导下胆囊穿刺置管位置选择步骤如下：

（1）超声提示胆囊明显增大，壁厚，不光滑，胆囊内可见细弱回声，如图3-2-1所示。

（2）彩超提示胆囊壁部分位置有丰富动脉血流信号（图3-2-2）。

（3）穿刺点位置和穿刺入针角度的选择：图3-2-3中A穿刺路径进入胆囊的位置更接近胆囊床位置，优势在于不容易出现胆汁漏入腹腔的危险情况，但此角度入针时如果采用两步法，则导丝容易戳顶胆囊壁，引起患者不适，甚至胆心反射；B入针角度入导丝后操作空间大，但入针与胆囊壁夹角较小，突破胆囊壁存在困难。

（4）穿刺针进入胆囊壁的位置，以图3-2-4中B位置为最佳。

（5）使用多侧孔引流导管一步法穿刺。图3-2-5箭头所指为穿刺针，针尖已穿刺至胆囊壁。

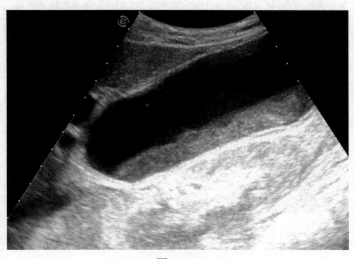

图3-2-1

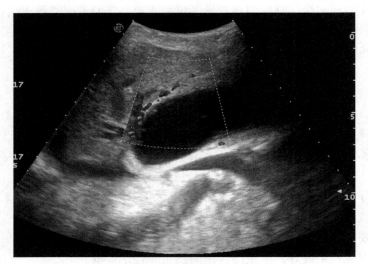

图 3-2-2

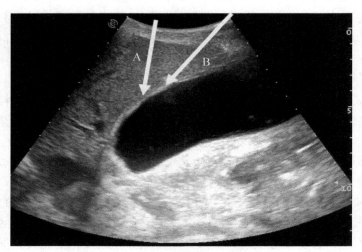

图 3-2-3

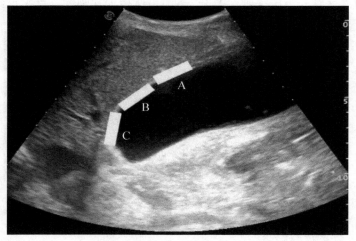

图 3-2-4

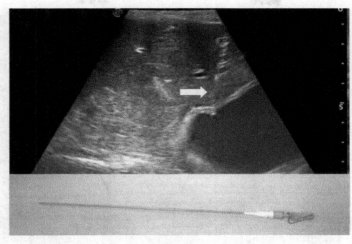

图3-2-5

【病例2】超声引导下胆囊穿刺置管引流（一步法）。

患者，男，65岁，发热并腹痛4天。MRI与彩超检查结果及引导胆囊穿刺置管步骤如下：

（1）MRI提示胆囊明显增大（图3-2-6）。

（2）彩超提示胆囊增大，胆囊壁增厚，胆囊内充满中等回声（图3-2-7），考虑急性胆囊炎。

（3）彩超评价胆囊壁血管后，选定穿刺入针通路（图3-2-8）。

（4）如图3-2-9所示，一步法穿刺胆囊。

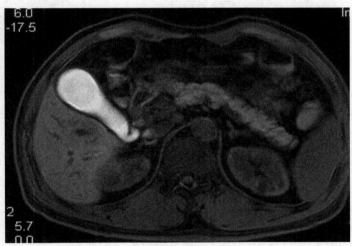

图3-2-6

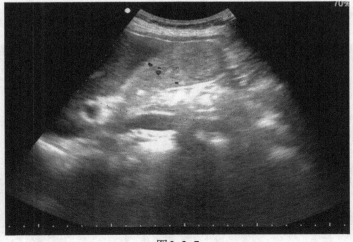

图3-2-7

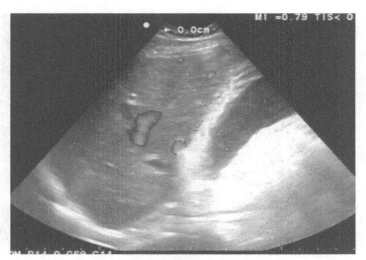

图3-2-8

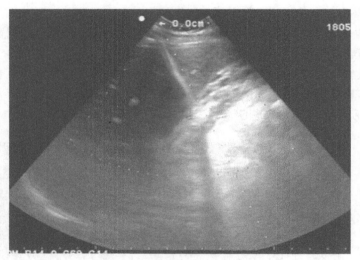

图3-2-9

【病例3】超声引导下胆囊穿刺置管引流（两步法）。

患者，男，45岁，既往胆囊多发结石，近1周右上腹疼痛。CT与超声检查结果以及胆囊穿刺置管步骤如下：

（1）CT检查结果如图3-2-10所示，提示胆囊结石，胆囊炎。

（2）超声检查结果如图3-2-11所示，提示胆囊多发结石，胆囊炎。

（3）如图3-2-12所示，彩超避开胆囊壁血管。

（4）超声引导下穿刺PTC针（图3-2-13箭头所指）。

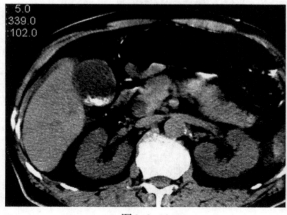

图3-2-10

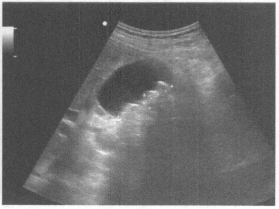

图3-2-11

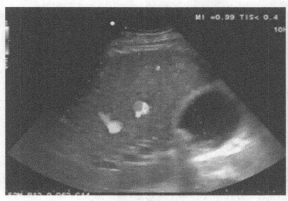 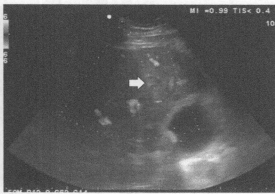

图3-2-12　　　　　　　　　　　　　　　　图3-2-13

（5）PTC针穿刺入胆囊后拔出针芯进导丝（图3-2-14箭头所指）。

（6）沿导丝进引流管（图3-2-15箭头所指）。

（7）置管术后CT提示引流管（图3-2-16箭头所指）位于胆囊内。

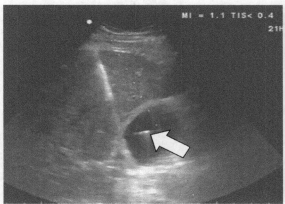 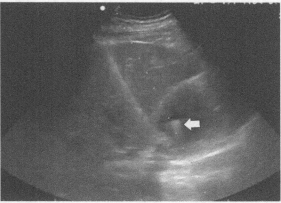

图3-2-14　　　　　　　　　　　　　　　　图3-2-15

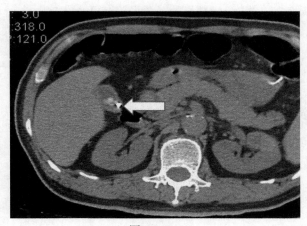

图3-2-16

【参考文献】

［1］项灿宏，周雷，马仁，等. 经皮经肝胆囊穿刺引流术和延期的腹腔镜胆囊切除术治疗老年急性胆囊炎［J］. 中国微创外科杂志，2007，7（5）：452-453.

［2］Macri A，Scuderi G，Saladino E，et al. Acute gallstone cholecystitis in the elderly：treatment with emergency ultrasonographic percutaneous cholecystostomy and interval laparoscopic cholecystectomy［J］. Surg Endosc，2006，20（1）：88-91.

［3］Akyurek N，Salman B，Yuksel O，et al. Management of acute calculous cholecystitis in high-risk patients：percutaneous cholecystectomy followed by early laparoscopic cholecystectomy［J］. Surg Laparosc Endosc & Percutan Tech，2005，15（6）：315-320.

［4］ 贺声，邱保安，张云山，等. 超声引导下经皮经胆囊穿刺引流术治疗老年人急性胆囊炎46例报告［J］. 第二军医大学学报，2005，26（12）：1445-1446.

［5］ 刘建生，祝庆华，赵德英，等. 经皮经肝胆囊穿刺置管引流治疗急性结石性胆囊炎［J］. 中华普通外科杂志，2001，16（3）：36-39.

［6］ 孙家邦，康骅，刘家峰，等. 经皮经肝胆囊穿刺置管引流在老年急性胆囊炎病人中的应用［J］. 中华肝胆外科杂志，1999，5（1）：44-46.

［7］ Sosna J，Copel L，Kane R A，et al. Ultrasound-guided percutaneous cholecystostomy：update on technique and clinical applications［J］. Surg Technol Int，2003，11（2）：135-139.

（李　凯）

第三章　超声引导下胆管穿刺及置管引流

梗阻性病变引起的重度黄疸使患者的手术死亡率高达20%。如先进行胆管减压，改善患者的一般情况及肝功能后再进行手术治疗，手术死亡率可降至8%。经皮经肝穿刺胆管造影引流术（percutaneous transherpatic cholangiography and drainage，PTCD）是经皮经肝穿刺肝内胆管造影并置管引流，以解除阻塞引起的胆管高压、引流胆汁、降低血清胆红素的一种微创手段。除此以外，通过胆道置管还可以了解胆道梗阻的部位、程度、原因，确诊有无先天性胆道畸形和畸形部位，了解术后胆肠吻合口的情况，了解胆道的完整性，有无胆瘘，间接诊断胆囊、胰腺疾病。随着超声定位的推广应用，目前PTCD大多于实时超声引导下进行，其操作安全、方便。

一、适应证与禁忌证

（一）适应证

（1）梗阻性黄疸，肝内胆管直径4mm以上，手术前需要引流减黄，改善肝功能者。
（2）恶性病变引起胆道梗阻，已不可手术切除者可用PTCD作为一种姑息性治疗措施。
（3）急性梗阻性化脓性胆管炎病人因病情重，暂时不能耐受手术，需要紧急胆道减压者。

（二）禁忌证

（1）有严重出血倾向及全身衰竭者。
（2）有大量腹水者。
（3）超声检查肝内胆管直径小于4mm者。
（4）穿刺路径上有无法避开的大血管、大胆管等重要结构者。
（5）非胆道感染所致高热持续在38℃以上者。
（6）患者无法配合。

二、术前准备

（一）病人准备

（1）术前评估胆道梗阻的程度、范围及部位，明确左右胆管是否相通、置管后能否达到好的引流效果。
（2）术前使用彩色多普勒超声图像选择所要穿刺的胆管及穿刺路径，测量引流管可以进入胆管内的长度。
（3）了解患者病史及基本身体状况。
（4）完善各项检查，了解患者的凝血功能等。
（5）对症治疗以改善患者的一般情况。
（6）术前禁食8h。
（7）术前向患者解释有关事项，并签署知情同意书。
（8）根据患者情况使用镇静药物。

（二）器械准备

（1）PTC穿刺针：18G，长20cm，针尖呈斜面并带有针芯。
（2）导丝：直径0.9mm，长50cm。

（3）引流管：7~8F，前端有侧孔。

（4）彩色多普勒超声仪：高分辨率实时彩超，配备穿刺探头或引导器。

三、麻醉、体位与穿刺点

（1）麻醉：选用局部麻醉，适当给予静脉镇痛。局部麻醉深度达肝包膜，注射麻药方向与穿刺进针方向一致。

（2）穿刺体位：根据需要穿刺胆管所在位置确定体位，如穿刺左肝内胆管或右肝前叶肝管时取仰卧位，穿刺右肝后叶胆管时取右前斜位。

（3）穿刺点：常选用左肝外叶下支或右肝前支，一般经过超声扫描寻找一条较粗且与周围胆管相同的胆管，避开重要血管，如估计一侧肝内胆管引流效果不佳，可以放置两条引流管。图3-3-1~图3-3-3提示胆管穿刺时所选胆管管径应较粗，且穿刺位置距肝表面应有一定厚度。

胆管穿刺时要注意以下问题：

（1）胆管穿刺时的入针角度问题。因为胆道内置管要求尽量将引流管头放置在肝门部胆总管位置，所以入针角度需要能够配合此目的。图3-3-4中2所示穿刺角度过于垂直胆管走行，使得引流管向肝门部走行困难，而图3-3-4中1所示穿刺角度更加合适。

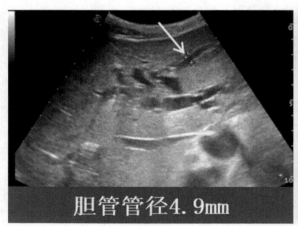

图3-3-1

（箭头所指胆管管径合适，胆管位置也合适。）

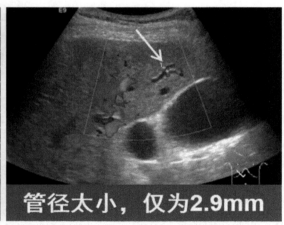

图3-3-2

（箭头所指胆管位置合适，但是管径过小，导致穿刺难度增加，在有其他合适胆管的情况下不作为首选。）

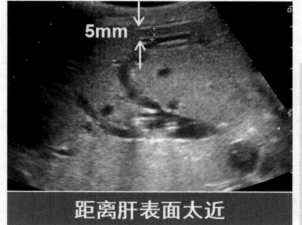

图3-3-3

（此处胆管管径合适，但是距离肝表面仅5mm，穿刺此处胆管不合适的原因为：此处由于肝表面至胆管的距离过短，置管后，随着肝脏上下移动，用于封闭穿刺道的肝组织厚度过薄，胆汁容易渗漏至腹腔导致腹膜炎。）

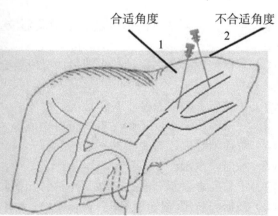

图3-3-4

（2）穿刺导管时要求能精准控制穿刺点及入针角度（图3-3-5），穿刺架引导可以辅助穿刺，但也限制了入针的灵活性，所以在熟练穿刺的前提下使用徒手穿刺更合适，可以不断精确调节穿刺角度。在穿刺前进行麻醉的时候可以使用超声引导，这样可以准确地控制麻醉位置，同时可以观察入针角度是否合适，为后一步的穿刺做准备。

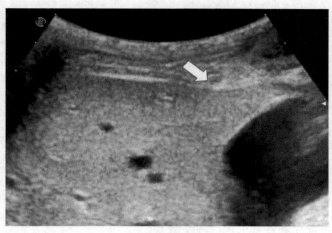

图3-3-5

四、手术步骤

（1）选定最佳穿刺点后在体表做标记，常规消毒、铺巾。

（2）超声测定皮肤与目标胆管的距离，确定进针方向。

（3）1%利多卡因局部麻醉。

（4）在超声引导下将PTC针插入腹壁，到达肝包膜时嘱患者屏气，顺引导线方向迅速进针，直达胆管内。

（5）拔出针芯，见胆汁溢出，将导丝经穿刺针送入胆管，通过超声显示屏观察并调整导丝方向和深度。一般朝向肝门，进入胆管4～5cm比较理想。

（6）一手固定导丝尾端，另一手退出穿刺针，用剪刀切开穿刺口皮肤3mm，以扩皮管扩皮达肝实质。

（7）退出扩张管，沿导丝引入引流管，前段应进入胆管5～6cm，然后退出导丝。

（8）将导管缝合固定在皮肤上，连接引流袋。

（9）将患者送入放射科，透视下向引流管注入稀释的泛影葡胺溶液，观察胆管显影情况。

【病例1】超声引导下胆管穿刺置管引流（一步法）。

（1）使用彩色多普勒仪帮助辨别胆管并排除穿刺路径上大血管（图3-3-6）。

（2）穿刺过程中超声实时显示针尖位置，图3-3-7中箭头所指高回声短线样结构为针尖位置。

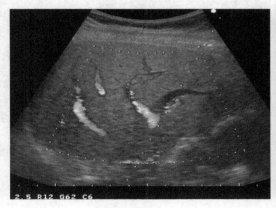

图3-3-6

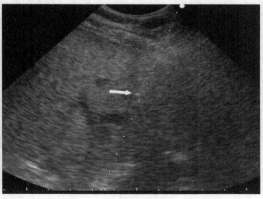

图3-3-7

（3）超声显示针尖已位于胆管内，图3-3-8中箭头所指高回声短线样结构为针尖。

（4）如图3-3-9所示，引流管置管后使用皮肤固定器固定。

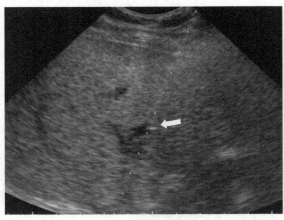

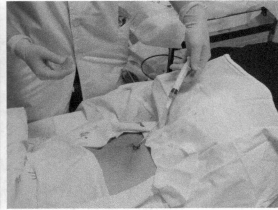

图3-3-8   图3-3-9

【病例2】超声引导下胆管穿刺置管引流（两步法）。

两步法胆管穿刺示意图如图3-3-10所示。

（1）穿刺针穿刺目标胆管，穿刺过程中需要控制患者呼吸，图3-3-11中箭头所指为穿刺PTC针，虚线圆圈为胆管。

（2）图3-3-12中箭头所指为入导丝，超声可显示导丝为高回声。

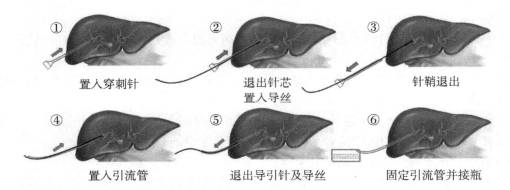

图3-3-10   两步法胆管穿刺示意图

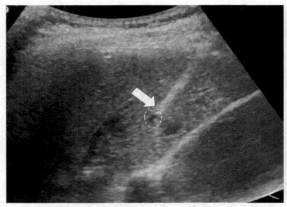

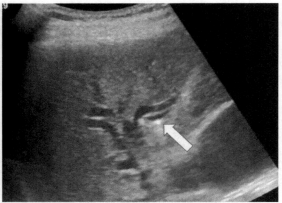

图3-3-11   图3-3-12

（3）沿导丝置入引流管，图3-3-13中使用的BARD引流管（箭头所指）表面使用了特殊涂层，在超声图像中显示清楚。

（4）经引流管（图3-3-14右向箭头所指）腔道内造影，胆管（图3-3-14左向箭头所指）显影。

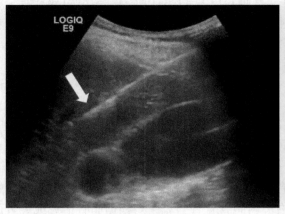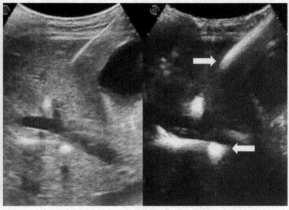

图3-3-13　　　　　　　　　　　　　　　　　　　　图3-3-14

五、术后处理

（1）嘱患者平卧24h，避免身体大幅度运动以防引流管脱出。

（2）手术当晚注意观察患者血压、脉搏、胆汁流量及性质。

（3）根据患者情况使用抗生素及止血药。

（4）复查肝功能，选择进一步手术的时机。

（5）定时观察引流管的位置（体外留置部分长度）及引流量。若引流量明显减少，则需重新插入导丝通管、调整引流管位置或换管，以免重新穿刺。

六、并发症的预防和处理

（1）胆道出血：常因穿刺损伤胆管附近血管引起。预防关键在于术中彩超应仔细选择穿刺路径。如出血量不多，可以保持引流通畅，严密观察心率、血压和血色素变化，补充维生素K，多数可自行止血；如出血较多，引起血色素明显下降，可以向引流管内注入止血药，如立即止血，暂时夹闭引流管；严重时将引流管退至肝实质后注入生物蛋白胶封闭穿刺道，起到压迫止血作用。

（2）腹腔内出血：多为反复多次穿刺或损伤大血管所致，应尽量减少进针次数。如腹腔内出血量多，而且仍存在活动性出血，则进行紧急手术止血。

（3）胆漏和胆汁性腹膜炎：与穿刺损伤胆管壁、引流不畅以及胆管内压过高有关。利用超声引导选择合适的胆管一次成功穿刺置管是减少胆漏发生的关键。

（4）胆管炎及脓毒血症：由于多数梗阻性黄疸病人原本存在胆道感染，穿刺损伤容易使细菌进入循环，或由于造影时压力升高导致感染性胆汁经过扩张的毛细胆管与肝窦之间出现的小裂隙进入血流引起胆管炎，甚至全身脓毒血症。术后常规静脉使用抗菌素，并进行胆汁细菌培养和药敏试验，出现全身脓毒血症应根据培养结果选择敏感抗菌素，并密切检测血压、脉搏、尿量及腹部体征，如保守治疗效果欠佳或出现尿少、血压下降、黄疸加深等情况，应及时手术进行胆道减压。

七、临床意义

重度梗阻性黄疸的患者往往因肝脏功能明显受损而无法接受手术治疗。术前胆汁外引流，改善肝功能，从而改善患者全身状况，能明显提高梗阻性黄疸手术治疗的安全性，减少术后并发症及死亡率。对不能进行根治手术的患者，PTCD是简便且行之有效的姑息性治疗方法，是患者得到很好的永久性胆汁外引流方法，可改善临床症状，延长生命，提高生活质量。有研究报道，使用穿刺探头引导PTCD一次成功率与二次成功率分别为76.4%与90.0%，失败率为5.5%。而王建宏等报道，超声引导下实行PTCD术成功率高达87.5%。相对于以往的剖腹手术置管或胆肠吻合等手术引流，超声引导下PTCD有微创、安全、简便及价廉的优势；而相对于X线或CT引导下的PTCD，超声引导具有全程实时引导，穿刺目标准确，穿刺成功率高、并发症发生率低的优势，更能避免X线对操作人员及患者的辐射。所以对胆道梗阻、胆汁淤积不能手术或不宜立即手术者，超声引导下的PTCD常为临床首选。

八、注意事项

（1）选择胆管时一般选择右肝内胆管，原因之一是S2、S3段肝内胆管穿刺路径上往往无法避开门静脉；左肝活动性较大，穿刺有难度；左肝肝组织较薄，引流管无法通过足够厚的正常肝组织，置管后容易脱出。

（2）如果梗阻部位在左右肝管汇合之前，则左右肝管可能并不相通，这时只引流一侧肝内胆管往往无法达到明显改善患者症状的目的。此时可先行右肝内胆管置管引流，再根据胆管造影或患者的症状改善情况及术后复查B超判定是否需要进行另一侧肝内胆管的置管引流。

（3）训练患者控制呼吸以配合穿刺十分重要，因胆管与血管伴行，有时只在呼吸的瞬间可以避开血管，同时胆管又显示为最大切面。尽量让病人在平静呼吸下而不是大力吸气后停止呼吸，因每次吸气时的力度可能不同，皮肤内针道与肝内针道会有错位，入引流管时会受影响。

（4）选择穿刺位置后，入针前要仔细扫查胆管以找到最大管径平面。因超声有部分容积效应，即将一定厚度的图像叠加显示，即使穿刺针没有进入胆管内，超声图像经叠加后可显示穿刺针已进入胆管，但这时拔出穿刺针芯却抽不出胆汁。所以在穿刺时要尽量选择最大管径平面，保证穿刺针顺利进入目标胆管。

（5）穿刺过程中如果胆管内压力较大，胆汁会顺着穿刺通道渗至肝表面引起剧烈疼痛，穿刺前可在超声引导下对穿刺点附近腹膜及肝包膜进行浸润性麻醉。

（6）穿刺针入针时与胆管走行的角度最好在30°～60°之间。角度太小，穿刺针较难突破胆管壁；角度太大，则入导丝及引流管时会有困难。

（7）目标胆管需扩张至直径大于4mm。目标胆管的穿刺点距梗阻部位至少需有4～6cm，使引流管在胆管内保留有一定的长度以防脱出。

（8）目标胆管不能距肝表面太表浅，也不能距离太深。胆管位置过浅则胆汁易顺针道流入腹腔引起胆汁性腹膜炎，胆管位置过深则穿刺时针易偏移。

（9）穿刺针入针时应尽量与肝表面保持垂直，否则在入针时会因肝脏与腹壁相对错位移动使目标胆管移位。如图3-3-15所示，穿刺针进入胆管时，针尖应朝下。如图3-3-16所示，穿刺针入针时与肝表面的角度α越小，穿刺时使肝脏侧向运动的力F就越大，肝脏越容易偏移，使穿刺准确率下降。

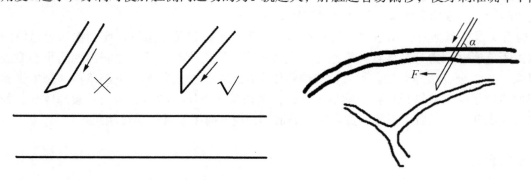

图3-3-15　穿刺针进入胆管时针尖方向　　　　图3-3-16　穿刺针入针与肝表面角度

（10）入针时需用冲击手法，并使用腕部的力量。先进针至皮下，确保穿刺针在穿刺线上，再快速刺入目标胆管。入针速度不能太慢，否则会使肝组织相对移动导致目标胆管移位。

（11）扩张管扩皮时要避免穿入腹腔，否则可能会将空气带入腹腔，影响下一步的操作。

（12）在向胆管内推进引流管时，管芯不可太快退出，否则引流管会在肝表面打折，无法全部进入肝组织。而这时操作者会误认为已有足够长度的引流管进入胆管，但实际进入胆管的引流管长度可能只有1～2 cm。

（13）因肿瘤引起胆道梗阻时，导丝和引流管不可置入过深，以防刺入肿瘤引起胆道内出血。

（14）如果一次穿刺不成功，不能把穿刺针完全拔出肝表面，这样胆汁会顺针道溢出，引起剧烈腹痛。应尽量在肝内调整针的方向，完成穿刺。

【参考文献】

[1] 穆红艳，官俐俐，司芩，等.彩超引导下经皮肝穿刺胆管引流术治疗恶性梗阻性黄疸的应用及体会[J].临床肿瘤学杂志，2007，12（5）：383-384.

[2] 沈水春，沈继斌，魏育英，等.超声引导经皮经肝穿刺胆管置管引流术（附159例报告）[J].上海医学影像，2007，16（2）：107-108.

[3] 张炜炜，孔文韬，周铁，等.超声引导下PTCD治疗梗阻性黄疸[J].肝胆外科杂志，2005，14（2）：115-117.

[4] 张良西，胡向东，张义胜，等.超声引导下经皮肝穿置管引流术治疗恶性阻塞性黄疸的价值[J].中国超声诊断杂志，2004，5（7）：504-506.

[5] 王建宏，李叶阔，郭悦，等.超声引导经皮肝穿刺胆管引流术的临床应用[J].中国超声医学杂志，2001，17（7）：522-527.

[6] 董宝玮.临床介入性超声学[M].北京：中国科学技术出版社，1990：175-179.

超声引导下胆道穿刺置管和放射线引导下胆道置管各具优势，但放射线下操作不受胃肠道气体遮挡，应用范围更广。为方便超声介入医生更好地了解放射线下胆道介入相关操作，特增加下述内容。

附录1

X线下经皮肝穿刺胆管造影术

经皮肝穿刺胆管造影术（percutaneous transhepatic cholangiography，PTC）于20世纪60年代开始用于临床，但成功率较低。自从1969年大藤等报道采用Chiba细针穿刺行经皮肝穿胆道造影以来，该检查方法由于能够比较直观地显示胆道系统的形态，为诊断提供可靠依据而得以迅速发展并在临床上得到广泛应用。

一、适应证和禁忌证

（一）适应证

1. 帮助诊断原因不明的梗阻性黄疸。

2. 排除先天性的胆道畸形。

3. 了解胆道术后有胆道梗阻表现的病人胆肠吻合口的情况。

4. 确定胆道系统内结石的数目和部位。

5. 鉴别肝内和肝外的胆汁淤积。

6. 协助诊断胆总管与十二指肠交界处的病变。

7. 间接诊断胆囊和胰腺的疾病。

8. 为进一步介入治疗做准备。

（二）禁忌证

1. 有出血体质的患者，经治疗凝血酶原时间仍不能纠正者。

2. 脓毒血症。至少在引流术前3天内连续给予大剂量的静脉滴注抗生素治疗。

3. 大量腹水（暂时禁忌），造成穿刺困难或误穿入腹腔，即使穿刺引流成功腹水沿着引流管外渗，引流管容易脱落，或导致胆汁腹膜炎。

4. 终末期的病人。

二、术前准备

（一）病人准备

1. 黄疸患者应做生化和B超检查，以确定病变性质，鉴别是肝细胞性黄疸还是梗阻性黄疸。

2. 术前3天测定凝血时间和凝血酶原时间。如凝血酶原时间低于正常的75%，应给予纠正。

3. 术前1～2天使用抗生素预防性治疗。

4. 术前碘过敏试验。

5. 术前30 min给予镇定药和镇静药，向患者解释治疗过程，以取得患者的理解和配合。

（二）器械准备

1. 穿刺针：千叶针（Chiba针）：内径为0.4 mm，外径为0.7 mm。

2. 带聚乙烯套管的穿刺针：长20 cm，内径为1.0 mm，外径为1.6 mm。

现较多应用微穿刺套装（COOK，Bloomington，USA），包含21 G穿刺针、0.018英寸（1英寸 ＝ 2.54 cm）细导丝、5.0 F外套管（其内有4.0 F内套管和金属空心针）。该套装穿刺胆道更为方便，并发症较少。

3. 药物准备：造影剂为76%泛影葡胺或300 mg碘非离子型造影剂（如碘普胺、碘海醇、碘帕醇等）；局部麻醉药利多卡因等。

三、造影技术及注意事项

（一）穿刺方法

患者平卧X线检查台。在穿刺右肝胆管时，为了避免发生气胸，在电视透视下取右侧腋中线肋膈角下2个肋间隙为穿刺点，常为第7～9肋间隙。在穿刺左肝胆管时，一般选择在剑突下偏右作为穿刺点，可取垂直偏右方向进针。选好穿刺点后，按手术常规消毒铺巾，先用1%利多卡因作局部麻醉，然后在皮肤上切一小口，穿刺点应在肋骨的上缘，以免损伤肋骨下缘行走的血管、神经。在透视下将千叶针略向头侧、腹侧平行快速向椎体的右侧缘2 cm穿刺（一般在胸椎10～11之间），穿刺时令病人停止呼吸。当穿刺针的位置固定好后，嘱病人恢复平静呼吸，取出针芯，观察有无胆汁流出，同时接上已准备好的造影剂，一边慢慢退针，一边注入少量造影剂，直至确认针尖位于胆管内。

在注射造影剂时要注意辨别以下几种结构：

①门静脉：其分支结构在大小和形态上与胆管相似，由于门静脉内的造影剂很快就被冲走，因而不难鉴别；

②肝动脉：显示的分支结构很快消失，紧接着肝实质显影；

③肝静脉：呈管状结构，一般看不到分支，造影剂向头侧流向右心房；

④淋巴管：造影剂呈细小不规则线状，停留时间长，分支形态无规律；

⑤肝实质：造影剂呈不规则的片状结构，造影剂消散很慢；

⑥胆道：注入的造影剂缓慢充盈胆管，边缘光滑，很快见扩张胆管分支显影。停止注射片刻，可见造影剂停留在管腔内，不像在血管里那样很快被血流冲走。

（二）胆管造影

当确认穿刺针已进入胆管，即穿刺成功后，应完成以下各项具体操作方可进行胆管造影检查：

①嘱病人轻轻呼吸并固定好穿刺针，以防针尖自胆管内脱出；

②根据针尖进入胆管内的深度，决定是否引入导丝，置换造影导管；

③经穿刺针或造影管进行胆汁抽吸及胆管冲洗术，尤其是存在淤积性胆汁时应将其全部抽出，并进行胆管内冲洗术，以防发生胆汁性腹膜炎或败血症等；

④在透视下缓慢注入造影剂，直到胆管充分显影后，摄取胆管造影片：

⑤在造影过程中，如病人感到上腹部有压迫感或疼痛时，应停止注入造影剂；

⑥在仰卧位注入造影剂时右背侧胆管易于显影，而左肝管显影延迟，如要左肝管良好显影，患者可采取左侧卧位。

四、造影表现及临床意义

1. 充盈缺损：结石的充盈缺损比较光滑，可表现为透明、多发、大小不等的充盈缺损；恶性肿瘤的充盈缺损多不规则，可发生在肝门和胆总管下端。

2. 狭窄：光滑的狭窄多考虑良性病变，不规则的狭窄多为恶性肿瘤所致。

3. 管壁僵硬、不规则：多为肿瘤侵犯所致。

4. 肝内胆管扩张：如扩张胆管柔软，形似"软藤"，应考虑为梗阻发生迅速，多考虑为恶性病变导致；如扩张胆管比较僵硬，则梗阻发展较慢，良性可能大。发现胆管扩张，应明确梗阻部位及特征。

五、并发症

Harbin等在1980年对3596例使用改良后的穿刺针进行PTC的患者进行了追踪调查，发现并发症的发生率为3.28%。主要并发症有：

1. 死亡：在所有追踪的病例中，有5例死亡，其发生率为0.14%。

2. 败血症：发生率约1.8%，而对于有胆管梗阻的病人则发生率更高。败血症表现为高热、寒战、呕吐、低血压、休克等，血培养阳性。术前使用足量的光谱抗生素可减少其发生的可能性。

3. 出血：发生率为0.28%。

4. 胆漏：细针穿刺，胆漏的发生率为1.03%；粗针穿刺，胆漏的发生率为3.45%。

5. 其他并发症：常见的有过敏反应（0.15%）；肝动静脉瘘以及胆道出血（0.08%）是较少发生的并发症，一旦发生应予以注意，可即刻进行肝动脉栓塞治疗。

六、术后处理

造影结束后，应进行以下术后处理：

1. 将胆管内混有造影剂的胆汁尽量抽出，以防发生胆道感染。

2. 如病情需要，可在此基础上进行胆管引流术。

3. 拔出穿刺针后，局部压迫止血，覆盖消毒敷料。

4. 术后平卧6～8h，观察血压、脉搏和腹部及全身情况，如有并发症应及时处理。

5. 术后应酌情给予广谱抗生素和输液。

附录2

经皮经肝胆道引流术

经皮经肝胆道引流术（percutaneous transhepatic cholangiography and drainage，PTCD）是在PTC基础上发展起来的一项介入治疗技术。在临床上，良性和恶性病变所致的梗阻性黄疸，均可进行PTCD治疗。这项治疗技术能很快缓解肝内胆管的张力，明显改善症状，从而可为择期手术创造条件，也可作为长期姑息治疗手段，来延长患者生存期。近年来，随着穿刺器材和穿刺技术的逐步改善和发展，

PTCD已形成包括胆管外引流、内-外引流术、内引流术等多种介入治疗技术。治疗中，可根据病人的病变类型和程度选择不同的引流方式。

一、适应证和禁忌证

（一）适应证

1. 无法手术切除的原发性或转移性恶性肿瘤所导致的梗阻性黄疸：胰腺肿瘤引起的黄疸是PTCD最佳的适应证。因为胰腺肿瘤在明确诊断后，已经有80%～90%的病例无法进行手术治疗，即使能进行手术治疗的，死亡率也高达20%。PTCD同时也适合于胆道肿瘤侵犯左右支胆管，因为这类肿瘤切除也是困难的。PTCD还适合于原发性或转移性肿瘤以及肝门部肿瘤引起的梗阻性黄疸。

2. 良性狭窄，尤其是胆肠吻合处的狭窄：95%的良性狭窄均与手术有关，同时这种病人即使再次手术仍有30%的复发率。在这种情况下，如先经PTCD引流，减轻黄疸，改善患者一般情况，对进一步手术治疗有很大帮助。

3. 胆道梗阻引起的败血症：PTCD不仅是一种最有效的方法，而且也是最安全、最快速拯救生命的手段。初次使用PTCD的病人死亡率为17%，而单纯外科手术处理有50%甚至更高的死亡率。

4. 黄疸患者手术前的胆道减压：对于不明原因的黄疸需要进行手术探查的，在探查前使用PTCD方法降低黄疸，可大大降低手术的并发症发生率和死亡率。因为引流可以改善肝功能，减轻继发性门静脉高压，有利于伤口愈合。

5. PTC或ERCP后的预防性胆道减压：PTC术后进行预防性的PTCD，可以防止含有致病菌的胆汁经穿刺道进入肝静脉或淋巴管，从而可以避免败血症的发生。而ERCP术后引发的胆道感染、黄疸加重以及急性胰腺炎等严重并发症，通过PTCD可得到控制。

（二）禁忌证

1. 凝血功能障碍：凝血酶原时间低于正常值的70%以下，经治疗仍不能纠正的患者，是PTCD术的绝对禁忌证。

2. 脓毒血症及败血症是相对禁忌证：非胆道感染引起的败血症给予足量抗生素控制感染后，仍可进行PTCD引流；同时PTCD本身就是由胆道感染引起的败血症的优先治疗方法。

3. 大量腹水患者应在控制腹水后再进行引流术。

4. 终末期的病人。

二、术前准备

（一）病人准备

术者一定要熟悉患者病史及体征，明确适应证，拟定初步的手术方案。特别应注意以下临床资料：①患者凝血状况（包括凝血酶原时间、血小板计数、凝血时间）；②血生化及肝功能检查，注意胆红素、肝肾功能；③血常规检查。

术前30min给予镇静药，向患者解释治疗过程，以取得患者的理解和配合。对于老年患者和心肺疾病患者，应准备好术中心电监护。

（二）器械准备

1. 穿刺针：千叶针（Chiba针）：内径为0.4mm，外径为0.7mm。现多应用微穿刺套装（COOK，Bloomington，USA），包含21G穿刺针、0.018英寸（1英寸＝2.54cm）细导丝、5.0F外套管（其内有4.0F内套管和金属空心针）。穿刺成功后，引入0.018英寸细导丝，再置换入5.0F外套管，拔出内套管和金属空心针，留置外套管在胆道内。该套装穿刺针直径较细，对肝实质损伤性小，只要穿刺成功，就可置入5.0F外套管，其内可通过普通导丝（0.035英寸），为后续PTCD治疗提供方便。

2. 普通5.0F导管鞘、导管以及0.035英寸超滑导丝（黑泥鳅导丝）：用于支撑球囊导管或内支架置入的超强导丝，如Amplatz superstiff wire、lunderquist wire、extra-stiff wire等。

3. 引流管：可分为外引流管、内-外引流管和内涵管三类。应根据不同的引流目的放置不同的引流管。

4. 扩张器械：比较常用的是球囊扩张导管。

5. 金属支架：常用于胆道阻塞的病人的三种自膨式支架为Gianturco的Z形支架、Strecker镍钛合金支架和Wallstent支架。带膜支架在恶性胆道梗阻患者的应用是近年来研究的热点课题。

6. 药物准备：造影剂为76%泛影葡胺或300 mg碘非离子型造影剂（如碘普胺、碘海醇、碘帕醇等）；局部麻醉药利多卡因等。

三、操作方法及注意事项

经皮肝穿刺胆道引流术根据操作技术可分为三种：①经皮肝穿刺胆道外引流术；②胆道内-外引流术；③内引流术。

（一）胆道外引流术

1. 基本操作技术已在前面的PTC技术中述及，其简要步骤为：①穿刺成功后，置换外套管入胆管内，引入0.035英寸超滑导丝，放置导管鞘；②在此基础上，进行引流管的放置。

胆道外引流管的放置需要注意以下事项：

（1）急性化脓性胆管炎通常都伴有脱水症状，术前应使用抗生素抗感染及补充大量液体（1000 mL左右）；如有低血压应给予多巴胺升压。

（2）注意防止弥散性血管内凝血（DIC）发生。

（3）左右肝内胆管分别阻塞，而又互不相通时，仅留置一根引流管不足以达到减轻黄疸的目的，有必要分别置入2根或3根引流管。

（4）外引流管的脱落多发生在术后1周以内，因此，此期间需注意引流管引流量及腹部穿刺点胆汁外渗情况，此时应进行透视，注入造影剂，发现脱出及时调整。

（5）针对胆汁流出所引起的腹痛、寒战等症状，一方面可采用半卧位以使腹膜炎局限在小范围，另一方面应给予镇静剂、地塞米松和广谱抗生素。同时必须判定有无因胆汁持续流出而引起炎症加深（胆汁性腹膜炎）。

（6）如果外引流管引出的胆汁中混有少量血液，可暂时进行观察，通常几天后就可自行消失。如果有血凝块时，应注意用生理盐水冲洗。出血的原因多是由于多次穿刺及粗暴的插管操作所致，因此，如遇到穿刺困难的患者，应考虑其他方法或途径进行治疗。

（7）当外引流成功后，应进行相关检查，明确梗阻原因或是否适合手术治疗。通常7～10天引流后，需经引流管造影检查，了解胆管扩张情况及梗阻情况。此时可见胆管炎症明显消退，部分因炎症梗阻者可见梗阻开通。

（8）术后管理：术后管理的重点在于黄疸消退的效果及对生命体征的监测，注意复查水电解质的平衡。前者主要是根据胆汁引流量和血胆红素水平变化进行判断。

2. 病例介绍。

【病例1】肝门部胆管癌患者，右侧胆管扩张。

（1）经皮肝穿刺右侧胆管，注入造影剂见右侧胆管扩张（图3-3-17）。

（2）穿刺成功后，置入外套管，造影见右肝管肝门部完全阻塞（图3-3-18）。

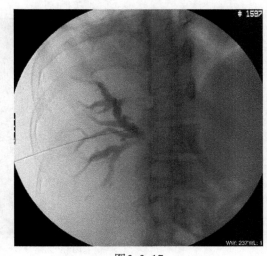

图3-3-17

（3）放置外引流管到右侧分支引流，因引流受局限，穿刺右肝管另一分支，再放置1条外引流管引流，如图3-3-19所示。

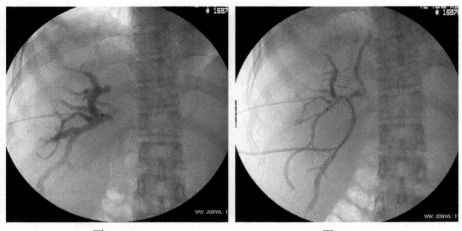

图3-3-18   图3-3-19

【病例2】胆肠吻合（左右肝管均于肠道吻合）术后患者，吻合口狭窄。

（1）经皮肝穿刺右侧胆管，造影见右侧肝管扩张，左侧肝管不显影（图3-3-20）。

（2）导丝穿过狭窄部到十二指肠，用球囊进行扩张，如图3-3-21所示。

（3）导丝经右肝管穿过狭窄部到左肝管，并对狭窄部进行球囊扩张，如图3-3-22所示。

（4）外引流管放置于左肝管进行外引流，如图3-3-23所示。

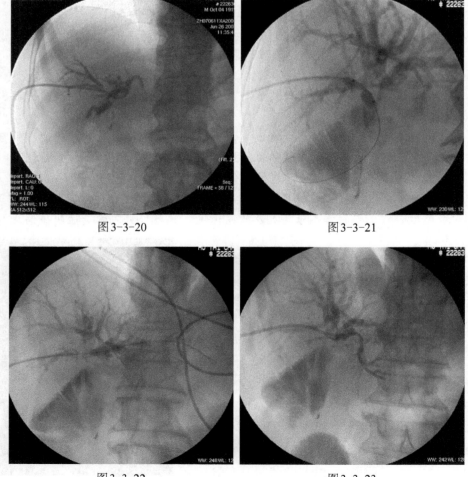

图3-3-20   图3-3-21

图3-3-22   图3-3-23

（二）胆道内-外引流术

1. 此项技术的要点在于引导导丝是否能通过梗阻部位。可应用导管和超滑导丝反复试探通过阻塞部位，直至导丝顺利通过阻塞段进入十二指肠内。沿导丝将导管送入十二指肠后，取出软导丝，引入超强硬导丝。保留硬导丝，换出普通导管，沿导丝送入内-外引流管。

内-外引流管多有许多侧孔，侧孔的理想位置应正好位于梗阻段上、下方的胆管内，这样才能保证充分引流。如侧孔位于肝实质内，不仅达不到胆汁引流的目的，而且使侧孔有可能与肝内血管相通，造成出血。

引流管的固定是非常重要的环节。外端的固定并不意味着引流管位于肝内的部分未发生变化，因为患者的呼吸和咳嗽可能导致肝内引流管发生移位。因此，术后短期内发生胆汁引流不畅时，不应首先考虑引流管阻塞的可能，也不应盲目冲洗引流管，而应先检查引流管位置是否发生变化。

2. 病例介绍。

【**病例1**】胰腺癌患者，并有梗阻性黄疸。

经皮肝穿刺右侧肝管，放置引流管于十二指肠内进行外引流（图3-3-24）。

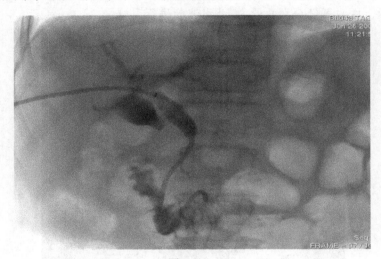

图3-3-24

【**病例2**】肝移植术后胆道吻合口狭窄患者。

（1）经皮肝穿刺右侧肝管，造影见胆总管吻合口狭窄（图3-3-25）。

（2）吻合口狭窄处用球囊扩张，见狭窄处球囊呈"腰征"（图3-3-26）。

（3）球囊扩张后，狭窄部分缓解，进一步进行胆道内-外引流，如图3-3-27所示。

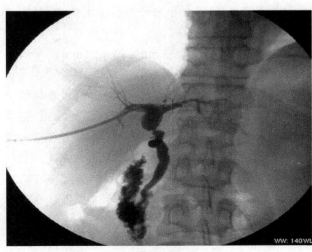

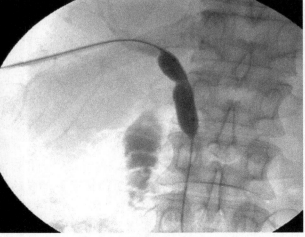

图3-3-25　　　　　　　　　　　　　　　　　图3-3-26

185

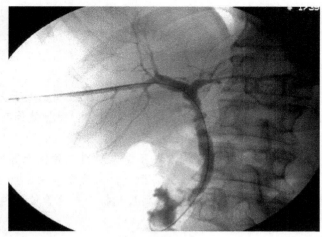

图3-3-27

【病例3】左右肝管肝门部阻塞患者，需要分别进行左右肝管引流。

如图3-3-28所示，左右肝管分别放置内-外引流管进行引流。

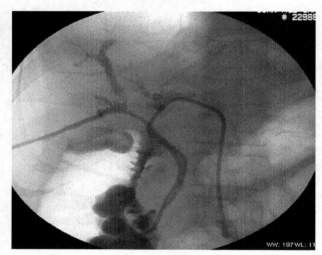

图3-3-28

（三）内引流术

内引流管（内涵管）的放置，不仅可以使胆汁流到肠道，使胆道引流接近生理状态，而且体外无引流管，患者可恢复正常生活。内引流术主要适用于：①不能进行根治术的恶性阻塞性黄疸者；②外科性内引流术如胆总管-十二指肠吻合术1个月后，又发梗阻者；③经皮肝穿刺外引流术或内-外引流术后症状和体征已有明显好转的病例。

1. 内涵管的种类及器材准备：内涵管大多是由高分子材料制成的内径3 mm、外径4 mm的管型支架。主要有：Lunderquist-Qwman胆道内涵管、Carey-Coons软支架型胆道内涵管以及Sawada长形胆道内涵管。前两种是全埋藏型，后者是近端埋设在皮下。另外还需要9 F～12 F的扩张管，以及J形硬导丝。

2. 内涵管的留置：放置内涵管的关键是引导导丝必须通过梗阻部位。导丝通过梗阻部位后，沿导丝插入不同类型的扩张器，对置入途径进行扩张。Lunderquist-Qwman内涵管未设置防止导管脱落的装置，其近心端上系有一根细尼龙线，是用来皮下固定的装置。另外，Carey-Coons内涵管的尖端一般需进入并留置在十二指肠。注意，无论是哪一种内涵管都要留置临时性引流管，临时性引流管多在内涵管放置1周后拔去。在高位梗阻的情况下，内涵管的尖端应置于胆总管末端，如是低位梗阻，则应置于十二指肠内。

3. 并发症及防治：除胆道穿刺的并发症外，还有下列并发症：

①阻塞胰管引起的急性胰腺炎。

②内涵管的尖端与十二指肠黏膜接触引起的溃疡。

③胆道内出血。

④导管脱落和发热等。对于急性胰腺炎和因胆管阻塞引起的发热者，应取出内涵管，可采取内镜方法取出。对于十二指肠溃疡者，也需拔除内涵管，可改行内-外引流管。当内涵管阻塞时，可再次进行经皮肝穿刺胆道内-外引流术，并在内镜下取出。

4.病例介绍。

【**病例**】肝移植术后患者，胆总管吻合口狭窄。

在吻合口处放置内涵管，造影见内涵管通畅，如图3-3-29所示。

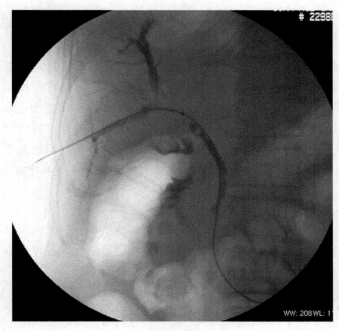

图3-3-29

四、PTCD的并发症

1.菌血症或败血症。此为最多见的并发症，因为梗阻的胆道常合并有感染，穿刺过程有可能将这些细菌带入血中。术前使用足量的抗生素可有效地避免该并发症发生。

2.胆道感染。外引流管提供了致病菌从体外进入胆道的途径，而内引流管有可能使肠道的细菌进入胆道，故除了静脉给予足量抗生素，还应定期用抗生素清洗引流管。内涵管和胆道内支架被脓性胆汁和组织碎片阻塞时，同样可引起化脓性梗阻性胆管炎，在放置内涵管和内支架后1～2天保留引流管可起预防作用。

3.血性胆汁。胆道血管瘘所引起的血性胆汁在术后使用止血药后一般可自愈，出血量较大且血色素明显下降时可进行肝动脉造影栓塞治疗。

4.胸腔并发症。大多表现为气胸、胆汁胸、血胸，系穿刺部位选择不当或穿刺针盲目向头端偏所致，只要定位正确，把握好穿刺方位是可以避免的。

5.动-静脉瘘。这种并发症比较少见，小分支瘘无需特殊处理，大分支瘘可进行肝动脉栓塞治疗。

6.胆瘘。常因穿刺不当引起，误穿胆囊或胆汁经穿刺道漏到腹腔。可更换较粗的引流管。

7.内涵管的相关并发症：已在前讨论。

五、疗效评估

对于恶性胆道梗阻的病人，PTCD后手术与单用PTCD治疗，在最初30天内死亡率无明显差别，分别为27%和29%。对于PTCD作为手术前的辅助手段，在PTCD后进行根治性手术者生存期为5个月，2年生存率为3.9%；而只做姑息性手术者分别为2.9个月和2.7%；未手术者为2.4个月和0.7%。使用PTCD结合肝动脉插管化疗栓塞（TACE）的双介入方法治疗引起胆道阻塞的肿瘤，阻塞部位通畅率达到57.4%，平均生存时间达10.2个月。可以看出，PTCD无论是作为单纯的治疗手段，还是作为其他治疗手段的辅助，在延长患者生存期等多方面都优于单纯的外科手术治疗。

关于选择使用何种引流方式，临床资料表明，三种引流方式在排除内涵管阻塞因素后，在临床治疗效果上无明显差别，三者各存在优缺点。胆道内-外引流术的优点是，引流管冲洗方便，便于观察引流效果。其缺点是患者身上长期带有引流管，对病人造成不必要的精神压力，降低病人的生活质量；同时也增加了胆道感染、胆汁漏及胸腔感染的发生率。内涵管的优点是，在一定程度上克服了内-外引流术的上述缺点；其缺点是易阻塞，阻塞后一般必须更换或重新置管。上述两者存在的一个共同缺点是易发生移位和脱落。

六、动脉插管化疗或栓塞治疗时机

1. 恶性梗阻性黄疸患者绝大多数已失去手术机会，PTCD引流虽然起到解除黄疸的作用，但毕竟是一种姑息疗法，在此基础上，结合肝动脉及腹腔动脉插管灌注化疗或化疗栓塞，对引起胆管梗阻的原发性或继发性肿瘤可起到一定的积极治疗作用。观察表明：胆管引流后2周左右，血清胆红素已有明显下降，肝功能亦有恢复，全身一般情况改善；此时，在护肝等治疗的协同下，是进行供血动脉灌注化疗或化疗栓塞治疗的最佳时机。方案可采取直接插管治疗或置入药盒导管系统灌注化疗。多项研究证明，在PTCD基础上，结合动脉治疗可提高肿瘤的治疗效果，延长患者生存期。

2. 病例介绍。

【病例】肝门部胆管癌患者，左右肝管近段、肝总管闭塞。

（1）经皮肝穿刺右肝管，放置导丝到十二指肠未成功，改行放置胆道外引流管于左右肝管内的外引流术（图3-3-30）。

（2）经左锁骨下动脉穿刺，放置药盒导管端在肝固有动脉行动脉灌注化疗（图3-3-31）。

（3）药盒埋置于左锁骨下皮下（图3-3-32）。

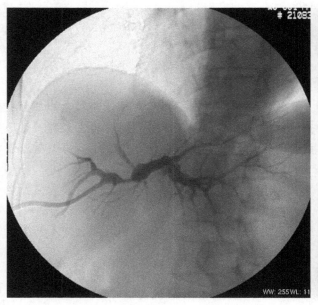

图3-3-30   图3-3-31

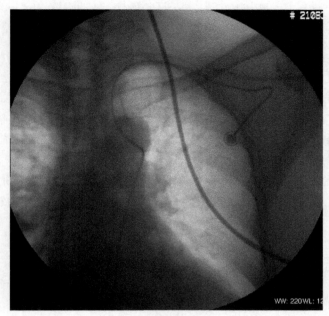

图3-3-32

附录3

经皮经肝胆道内支架引流术

经皮经肝胆道内支架引流术是在胆道内引流术和胆道扩张术基础上发展起来的介入治疗技术。

胆道内支架引流术治疗梗阻性黄疸主要有以下优点：

①8~10mm直径的支架，只需2~3mm直径的支架输送器，因此，对病人损伤小；

②由于支架具有良好的径向张力，可对胆管壁起到有效的支撑作用，从而可抵抗胆管的外来压迫并防止支架的移位或脱落；

③因支架与胆汁的接触面积小以及内径较大，发生支架阻塞或胆道感染的机会较内涵管引流术小；

④因支架的间隙较大，置入的支架即使跨越胆管分支或胰管也不会妨碍胆汁或胰液排除；

⑤因为是内引流，患者生存质量提高，发生胆道感染的机会少。

胆道支架主要有Z-stent、Streck Stent、Wallstent、Memotherm等。

一、适应证

（一）良性狭窄

支架作为体内的异物，置入体内后一般很难取出，因此，对可以长期生存的良性狭窄者，支架主要适用于应用球囊扩张术或外科手术等方法难以实施或实施无效和复发的病例。而术后胆管狭窄、胆管肠管吻合口狭窄、胆管炎和胰腺炎等引起的狭窄是其主要适应证。较硬的向心性狭窄和肝内分支的狭窄应首选支架治疗。

（二）恶性闭塞

不能进行切除术的闭塞性黄疸中，只要能够进行内引流术的大多数病例都适合于支架引流。

1. 由胰腺癌或淋巴结转移等引起的外压性胆管狭窄或闭塞：支架的径向张力可以抵抗由肿瘤压迫引起的管腔狭窄。

2. 由癌肿侵犯引起的胆管狭窄或闭塞。

3. 由肝门部癌肿侵犯所致的肝内胆管阻塞，可在所有能够插入引导导管的部位留置支架。

4. 支架置入后因肿瘤自支架间隙增殖引起的闭塞，多数情况下可在已留置的支架内再放置一组支架，使其重新开通。

二、操作方法

1. 首先经PTCD管进行胆道造影，确认胆管狭窄的范围。然后，送入导丝越过狭窄段，并将引流管退出，顺导丝送入合适的导管鞘到胆管内，以便后续的操作。

2. 沿导丝送入球囊导管进行狭窄段球囊扩张，并根据图像选择合适的支架；退出球囊，沿导丝放入支架释放系统，再次准确定位胆道狭窄位置后释放支架。Z形支架在置入前一般无需球囊扩张，而Wallstent支架在置入后最好还应对支架进行扩张，以保证支架紧贴于胆管狭窄段。

3. 支架置入后，可通过造影确认胆管开通情况。如果支架开通好，造影剂可顺利进入十二指肠。一般支架置入后，需再置换引流管，保留2～3天后造影证实支架通畅后即可拔除引流管。

4. 病例介绍。

【病例1】胰头癌并梗阻性黄疸患者。

（1）经皮肝穿刺胆道造影，见胆总管中下段阻塞，导丝穿过闭塞段（图3-3-33）。

（2）闭塞段球囊扩张，可见狭窄部呈"腰征"改变（图3-3-34）。

（3）在硬导丝的支撑下，放置支架于狭窄部，植入支架后再放内-外引流管，如图3-3-35所示。引流2～3天后拔除引流管。

（4）经皮肝穿刺右侧肝管造影，见右肝管及肝总管侵犯，胆管狭窄，左肝管未显影，如图3-3-36所示。

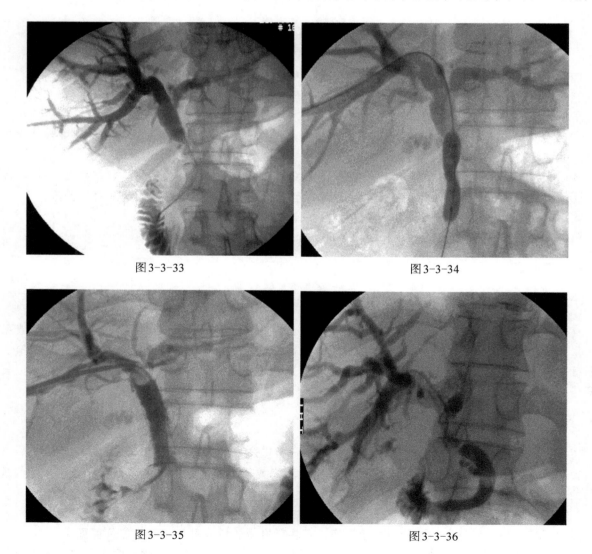

图3-3-33　　　　　　　　　　　　　　　　　图3-3-34

图3-3-35　　　　　　　　　　　　　　　　　图3-3-36

【**病例2**】肝癌并肝门部广泛转移，梗阻性黄疸患者。

（1）右侧肝管放置内 - 外引流管后，再经皮肝穿刺左侧肝管造影，见左肝管起始部狭窄，末梢胆管扩张，如图3-3-37所示。

（2）左肝管也放置内 - 外引流管引流（图3-3-38）。

（3）引流10天后，黄疸明显好转；经左右肝管各放置一枚支架，呈Y形引流左右肝管、肝总管狭窄部（图3-3-39）。

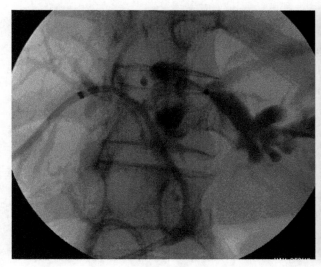

图3-3-37

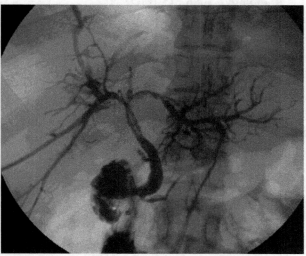

图3-3-38

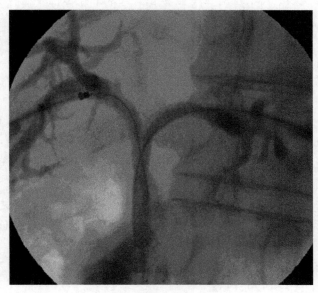

图3-3-39

三、并发症

1. 胆管炎。文献报道较多脓性胆汁及组织碎片导致内支架堵塞，病人常有发热。

2. 十二指肠穿孔及狭窄。由于胆总管下端狭窄，内支架一端位于十二指肠内造成，一般发生在引流晚期。其他并发症与PTCD相同。

【**参考文献**】

[1] 单鸿，罗鹏飞，李彦豪.临床介入治疗学[M].广州：广东科技出版社，1997.

[2] 朱建新，厚淑琴，李彦豪.肝胆胰疾病介入诊疗技术[M].广州：广东科技出版社，1997.

［3］ 王建华，王小林，颜志平．腹部介入放射学［M］．上海：上海医科大学出版社，1998．

［4］ Laberge J M, Doherty M, Gordon R L, et al. Hilar malignancy: treatment with an expandable metallic transhepatic biliary stent［J］. Radiology, 1990, 177: 793.

［5］ Chijiiwa K, Tanaka M. Indications and limitations of extended cholecystectomy in the treatment of carcinoma of the gallbladder［J］. Eur J Surg, 1996, 162: 211.

［6］ Lammer J, Neumayer K. Biliary drainage endoprostheses: experience with 201 placements［J］. Radiology, 1986, 159: 625.

［7］ Adam A, Chetty N, Roddie M, et al. Self-expandable stainless steel endoprostheses for treatment of malignant bile duct obstruction［J］. Am J Roentgenol, 1991, 156: 321.

［8］ Cordon R L, Ring E L, Laberge J M, et al. Malignant biliary obstruction: treatment with expandable metallic stents. Follow-up of 50 consecutive patients［J］. Radiology, 1992, 182: 697-701.

［9］ Yee C. Complications of percutaneous biliary drainage［J］. Am J Roentgenol, 1987, 148: 1207.

［10］ 黄平，张啸，张筱凤，等．可膨式金属胆道支架在肝门部胆管癌的临床应用及疗效［J］．中国内镜杂志，2007, 13: 416-418.

［11］ Kahaleh M, Tokar J, Le T, et al. Removal of self-expandable metallic Wallstents［J］. Gastrointest Endosc, 2004, 60: 640-644.

［12］ Han Y M, Hwang S B, Lee S T, et al. Polyurethane-covered self-expandable nitinol stent for malignant billaryobstruct: preliminaryresuhs［J］. Cardiovasc Intervent Radiol, 2002, 25: 381-387.

［13］ 曾祥泰，罗绿艳，吴祥庸，等．记忆合金胆道支架在不能切除的肝门区胆管癌术中的应用（附17例报告）［J］．中国微创外科杂志，2006, 6: 933-934.

［14］ 张长清，李彦豪，庄建良，等．经皮胆道内涵管置入术治疗恶性梗阻性黄疸的疗效分析［J］．中国微创外科杂志，2001, 1: 290-291.

［15］ 高建华，张俊成，卢瑞沾，等．恶性梗阻性黄疸双介入治疗的临床应用［J］．现代医用影像学，2005, 14: 222-224.

［16］ 何小峰，单鸿，陈勇，等．经皮胆道内支架置放术治疗胆道狭窄［J］．中华放射学杂志，1997, 31: 737-740.

［17］ Gordon R I, Ring E J, Laberge J M, et al. Malignant biliary obstruction: treatment with expandable metallic stent follow-up of 50 consecutive patient［J］. Radiology, 1992, 183: 697-701.

［18］ 姜卫剑，姚力，任安，等．经皮胆道内支架置入姑息性治疗恶性梗阻性黄疸［J］．中华放射学杂志，1997, 31: 729-733.

［19］ 柴新群，邓飞涛，安丹，等．胆管癌的姑息治疗进展［J］．国际外科学杂志，2007, 34: 274-277.

［20］ 缪冬锷，倪才方，邹建伟．PTCD治疗高位恶性梗阻性黄疸的临床应用（附16例分析）［J］．医学影像学杂志，2006, 16: 359-361.

［21］ 王平，王建华，颜志平，等．双侧PTBD治疗高位梗阻性黄疸近期疗效及影响因素分析［J］．中国医学影像技术，2003, 119: 1729-1732.

［22］ 赵增虎，王炳胜，刘秀芳，等．PTCD治疗恶性阻塞性黄疸临床研究［J］．中国肿瘤临床与康复，2003, 10: 427-428.

［23］ 杨林，谢晓东，王朝华，等．PTCD在恶性梗阻性黄疸中的应用［J］．现代预防医学，2007, 34: 502-504.

［24］ Harbin W P, Mueller P R, Ferrucci J T. Transhepatic cholangiography: complications and use patterns of the fine-needle technique: a muti-institutional survey［J］. Radiology, 1980, 135（1）: 15-22.

（陈俊伟　李　凯）

第四章　超声引导下囊性病变穿刺、置管引流及硬化治疗

　　肝脏、脾脏及胰腺囊肿是一种常见的良性病变，但当囊肿体积增大并压迫邻近脏器或结构时会引起症状或功能障碍。目前，绝大多数囊肿均可通过介入性超声引导进行治疗，而不需进行传统的手术，使得腹部囊肿的治疗变得简便、快捷、安全。下面就有关超声引导肝囊肿穿刺固化治疗的技术作一介绍。

一、适应证与禁忌证

（一）适应证

（1）有症状、内径大于5cm的单发或多发肝囊肿；
（2）囊肿贴近肝脏表面，易受外压破裂者；
（3）患者迫切要求治疗，但不适于手术者；
（4）囊肿合并出血或感染者；
（5）肝包虫囊肿及部分肝泡型包虫病的诊断及治疗；
（6）多囊肝，有较大囊肿压迫周围结构引起明显症状或功能障碍时。

（二）禁忌证

（1）有严重出血倾向者；
（2）合并其他严重疾病及不能配合治疗者；
（3）酒精过敏史者，禁用酒精进行硬化剂治疗；
（4）局麻药过敏者；
（5）囊肿位于穿刺盲区，或穿刺途径难以避开邻近重要脏器及大血管者；
（6）肝囊肿与胆道有交通者，或某些先天性囊肿或病变，如Caroli病，不宜作硬化治疗；
（7）合并肝硬化，肝功能差、有腹水者须谨慎；
（8）多囊肝不宜作硬化治疗，可作穿刺性抽液。

二、器具及药物

（1）超声仪及相匹配的穿刺引导设备。操作者经验丰富，且囊肿较大，穿刺路径无特殊者可徒手穿刺。
（2）穿刺针通常使用18G的PTC针，若仅为诊断性穿刺多用20～22G的PTC针，可备用配套塑料延长管以方便使用。较大囊肿治疗时，可备吸引器或使用16G的粗针。
（3）穿刺包内应有消毒棉球、纱布、消毒巾、针筒、无菌试管及培养瓶等。
（4）药品：常规皮肤消毒药物、局麻药及硬化剂；硬化剂最常用的是95%以上的乙醇，其他的还有四环素、50%葡萄糖等。

三、术前准备

（1）常规检查血常规、血小板、凝血四项；肝功能和甲胎蛋白。

（2）怀疑肝包虫病时，应询问有无流行区生活史及与狗、羊接触史，做皮试和补体结合实验等。在无法做上述试验，而临床高度疑为肝包虫病，需作诊断性穿刺者，或诊断基本肯定拟行穿刺治疗者，术前3天服用阿苯达唑，术前1天服用息斯敏、地塞米松。

（3）拟行囊肿X线造影者，应询问有无碘过敏史，并进一步做碘过敏试验。

（4）禁食8～12h。

四、麻醉与体位

通常在局部麻醉下进行操作，必要时监测血压、脉搏、呼吸、血氧等，对于较为虚弱的病人可给予吸氧。一般采用仰卧位，也可采用侧卧位。

五、操作方法

患者多采用仰卧位，经超声检查确定囊肿的位置，选择离囊肿最近，且经过一定厚度的肝组织，同时又能避开邻近脏器和大血管、胆管为原则。测量囊腔大小，估计囊液量。常规消毒、铺巾，穿刺点局部麻醉。在超声引导下将穿刺针刺入囊肿中心，拔出针芯，此时多可见囊液自针管内缓慢流出，套上注射器或塑料延长管进行抽吸。抽吸第一管囊液做常规、生化、细胞学和细菌学等检查。尽可能抽尽囊液，直至声像图上囊腔塌陷、液区基本消失为止。固定针的位置，根据抽出囊液量计算注入无水乙醇的量，进行硬化治疗。囊肿硬化剂一般选用无水乙醇，个别乙醇过敏者可选用50%葡萄糖。

乙醇注入量一般按抽出囊液的1/4～1/5计算，若乙醇注入量超过100mL，应酌减或分次治疗。使无水乙醇在囊内停留5～10min，以使乙醇与囊壁充分作用，提高疗效。随后抽尽注入的无水乙醇，再注入5mL左右的无水酒精保留在囊内。

如抽出的乙醇量大于注入量的10%，也就是说乙醇在囊内的浓度达不到90%，则应重新注射一次乙醇。

六、术后处理

（1）治疗后应静卧0.5h以上，注意观察患者生命体征及腹壁情况。

（2）患者离开治疗室前，应再次超声复查，确认无异常后，方可离开。

（3）嘱患者当天尽可能卧床休息，避免较为剧烈的活动，并注意穿刺伤口的保护，避免感染。

（4）包虫囊肿患者术后继续用抗包虫药一个疗程，可增强疗效，并防止种植扩散和预防过敏反应。

（5）酒精硬化治疗后1个月超声复查，了解囊肿变化。若3～6个月后囊肿缩小不明显，可再次治疗；若囊肿缩小明显，则可再间隔3～6个月进行超声随访。

七、并发症预防和处理

（1）腹痛，常在注入乙醇及治疗完毕拔针时出现，针管内存留乙醇刺激肝包膜或腹膜所致。可在拔针前注入少量利多卡因或少量空气，或推尽穿刺针内残留乙醇。

（2）乙醇少量进入血液循环可出现一过性低血压、面部潮红、呕吐等，一般不需特殊处理，稍作休息便可恢复。

（3）如出现荨麻疹，一般经抗过敏治疗可消退。

（4）少数病人有术后发热，一般低于38℃，常在次日逐渐消退，无需特殊处理。术后高热多为囊肿继发感染，需全身使用抗生素治疗。

（5）囊肿抽液，甚至硬化治疗后，部分病人仍会复发，可根据情况进行再次治疗。

（6）包虫囊肿经术前准备多不发生严重过敏反应，有报道约12.5%的患者术后2h发生荨麻疹，抗过敏治疗后即恢复。

八、注意事项

（1）严格遵守无菌操作规程。

（2）囊肿抽吸、引流时，应将针尖放置于囊肿的中心，这样可以保证将囊液抽吸干净，而囊液的完全抽吸是保证治疗疗效的基本条件。

（3）囊液抽吸中，应尽可能避免气体进入囊内，因为气体一方面影响对针尖的观察，而且气体使无水乙醇与囊壁无法直接接触，不能凝固囊壁组织，黏膜继续有分泌功能，而使治疗不彻底。

（4）注射硬化剂时，应确认针尖仍在囊腔内，以免产生化学性腹膜炎。

（5）对于较大囊肿，在凝固治疗后，即在拔针之前，可向囊内注入5～10 mL新抽取的乙醇并保留于囊内，并嘱患者多方位侧动体位，使保留的乙醇进一步与囊壁充分作用，可提高治疗效果。

（6）治疗肝囊肿时，应注意囊肿是否与肝内胆管相通。如抽出的囊液为含胆汁样黄绿色，应抽净囊液后注入造影剂，观察囊肿与胆管的关系，如不通才可注入乙醇。

（7）对未成年者的单纯性囊肿，治疗适应证应严格掌握，如无明显临床症状，尽管囊肿达5 cm或更大，也可适当推迟治疗时间。

（8）对于包虫囊肿，穿刺时进针、出针宜快，抽液减压也宜快，硬化剂宁多勿少，并保留药液于囊腔，直接作用于母囊和子囊，或间接作用于相邻的子囊。

（9）在排除肾囊肿与肾盂相通后方能向囊内注入无水乙醇。

（10）肾囊肿穿刺时不需经过正常肾组织。

（11）穿刺时要使针尖位于囊肿中心，以便囊肿缩小后利于观察针尖位置。

（12）囊肿缩小后肾脏位置会移动使针尖贴囊壁，穿刺时需考虑此因素以保证囊液抽吸完全。

（13）尽量避免在抽吸时囊内进入气体，因为进入气体使硬化剂与囊壁无法直接接触而影响治疗效果，同时气体影响操作者观察针尖。

（14）注射硬化剂前应确认针尖仍在囊腔内，可注入少量生理盐水协助观察针尖位置。

（15）囊肿硬化剂一般选用无水乙醇，乙醇过敏者可选用50%葡萄糖。乙醇注入量一般按抽出囊液的1/4～1/5计算，若乙醇注入量超过100 mL，应酌减或分次治疗。

九、疗效及其评估

1985年Bean等首先报道了6例肝囊肿硬化治疗，随访6～18个月无复发。1987年大藤正雄报道了5例共6个巨大肝囊肿的硬化治疗，随访6～24个月，囊肿均缩小，症状消失。曹海根等也报道42例共47个肝囊肿的治疗，近期均有效，随访1.5～4年的20例肝囊肿的远期疗效满意，其中16例单发性肝囊肿均有显著疗效，15例囊肿消失。

宋书邦等综述了2108例包虫病在超声为主的影像学引导下穿刺治疗的资料，发生过敏性休克等严重并发症的仅6例，发生率为0.28%；无死亡病例；复发26例，复发率为1.23%，明显低于外科手术的复发率（11.4%～36%）。

十、超声引导下囊性病变穿刺置管示意图

（1）超声引导下囊性病变穿刺置管示意图（一步法）（图3-4-1～图3-4-7）。

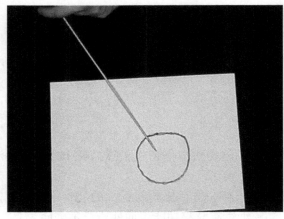

图3-4-1 先穿刺入囊性占位内

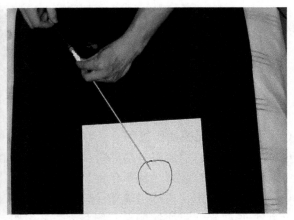

图3-4-2 拔出穿刺针芯

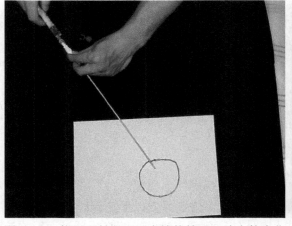

图3-4-3 使用注射器通过支撑管抽吸，确定管尖位于囊性占位内

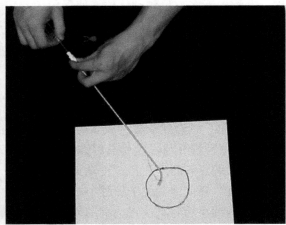

图3-4-4 固定支撑管，向前推引流管

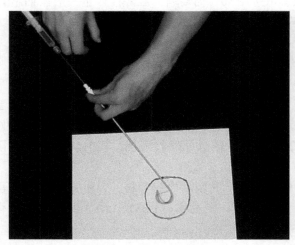

图3-4-5 推入引流管过程中拉扯管尾部的固定线，将引流管头部弯曲

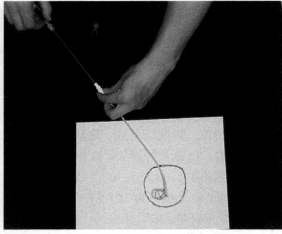

图3-4-6 当有足够长度的引流管进入囊性区域时，去除支撑管

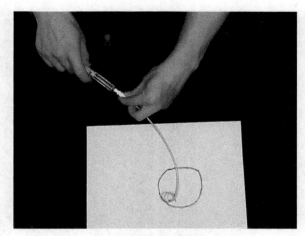

图3-4-7 通过引流管抽吸

（2）超声引导下囊性病变穿刺置管模型示意图（一步法）（图3-4-8～图3-4-17）。

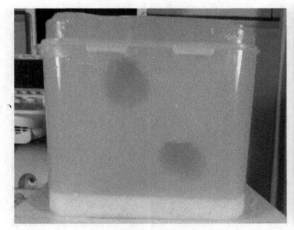

图3-4-8 利用琼脂做成的囊性占位穿刺模型外观

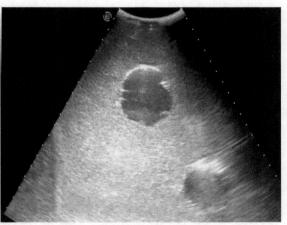

图3-4-9 囊性占位穿刺模型超声图像

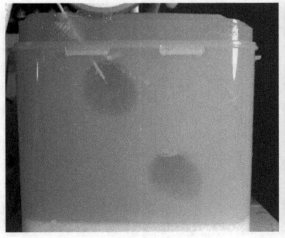

图3-4-10 囊性占位穿刺模型外景显示一步法穿刺

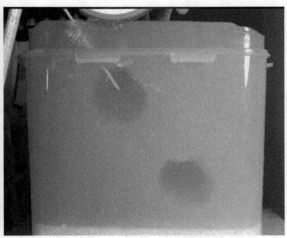

图3-4-11 穿刺针进入目标区域

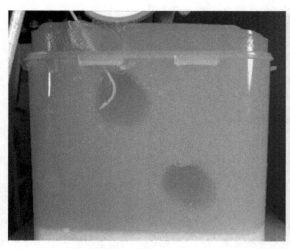

图3-4-12 确定引流管穿刺进入目标区域后，退支撑管并推进引流管

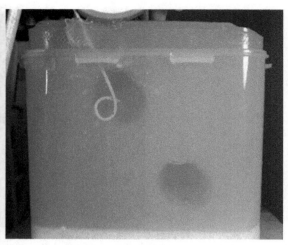

图3-4-13 当足够长度的引流管进入目标区域后，退出支撑管

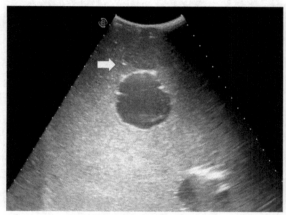

图3-4-14 超声实时显示穿刺针针尖（箭头所指）

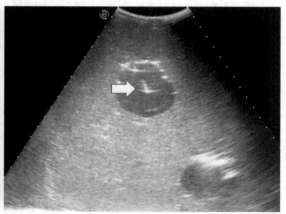

图3-4-15 超声显示穿刺针针尖（箭头所指）进入目标区域

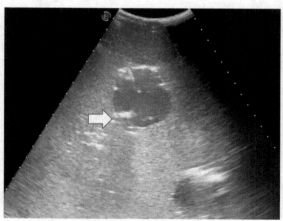

图3-4-16 超声显示引流管（箭头所指）

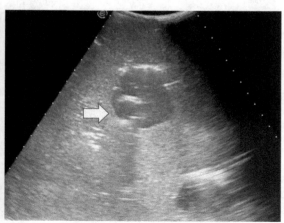

图3-4-17 收紧扯线后，引流管前段弯曲

（3）超声引导下囊性病变穿刺置管示意图（两步法）（图3-4-18～图3-4-25）。

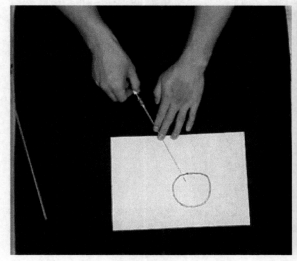

图3-4-18　先使用PTC针穿刺至目标区域

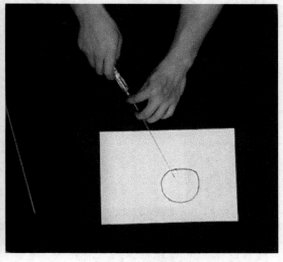

图3-4-19　拔出PTC针针芯，抽吸确认穿刺针位
　　　　　于目标区域内

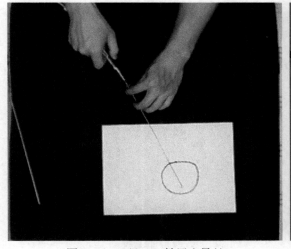

图3-4-20　经PTC针置入导丝

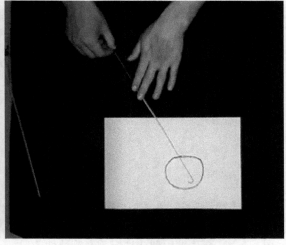

图3-4-21　使用扩皮管扩皮

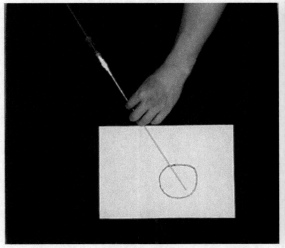

图3-4-22　沿导丝置入内部有支撑管的引流管

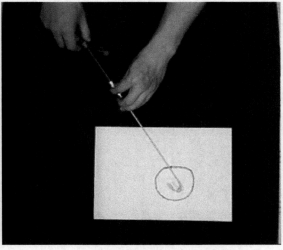

图3-4-23　固定支撑管和导丝，将引流管推入
　　　　　目标区域

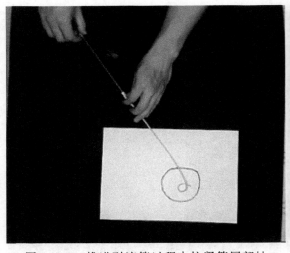

图3-4-24 推进引流管过程中拉紧管尾部扯
线，使引流管头部弯曲

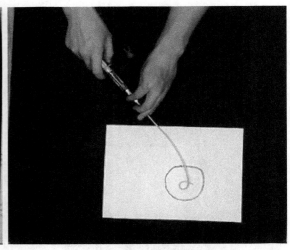

图3-4-25 固定引流管并抽吸液体

（4）超声引导下囊性病变穿刺置管模型示意图（两步法）（图3-4-26～图3-4-36）。

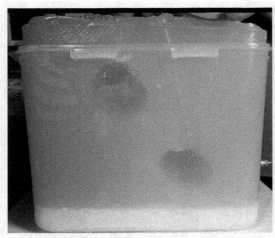

图3-4-26 模型演示两步法穿刺置管液性区域，
先使用PTC针穿刺至目标区域

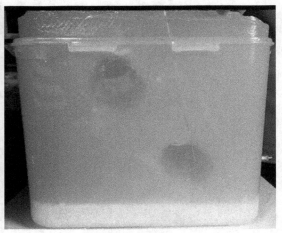

图3-4-27 经PTC针置入导丝

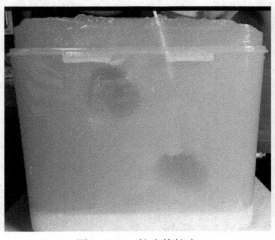

图3-4-28 扩皮管扩皮

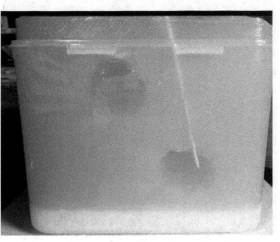

图3-4-29 沿导丝推进引流管

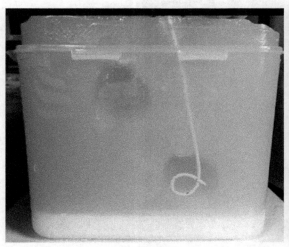

图3-4-30　退出导丝和支撑管，固定引流管

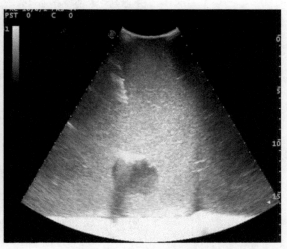

图3-4-31　模型演示两步法穿刺置管液性区域超声图像

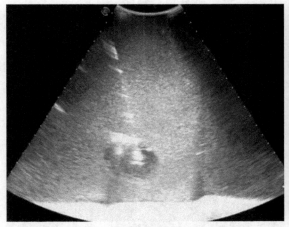

图3-4-32　先使用PTC针穿刺至目标区域

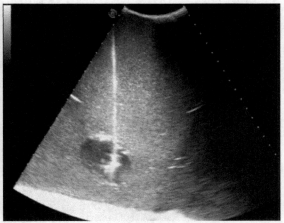

图3-4-33　置入导丝

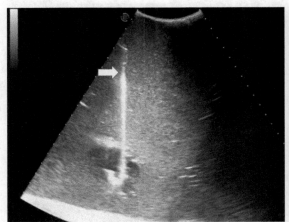

图3-4-34　扩皮时，扩皮管管头位置可以利用超声显示（箭头所指为管头）

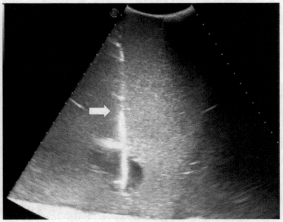

图3-4-35　沿导丝进入支撑管及引流管时，引流管头位置可用超声显示（箭头所指）

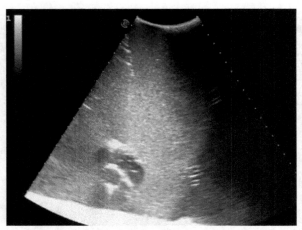

图3-4-36　推进引流管并收紧扯线，引流管头部弯曲

【病例1】超声引导下肝囊肿穿刺抽吸。

（1）彩超显示肝S8囊肿，大小约5.5 cm×5.0 cm（图3-4-37）。

（2）超声引导下将18G的PTC针穿入囊肿中央，拔除针芯，如图3-4-38所示。

（3）抽出囊液，囊肿开始缩小（图3-4-39），共抽出淡黄色囊液70 mL。

（4）囊腔塌陷、液区基本消失，如图3-4-40所示。

（5）注入无水乙醇约20 mL，囊肿内可见高回声气泡翻滚（图3-4-41），停留约5 min后全部抽出。

（6）最后再注入5 mL无水乙醇留置于囊肿内（图3-4-42）。

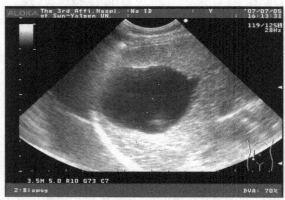

图3-4-37

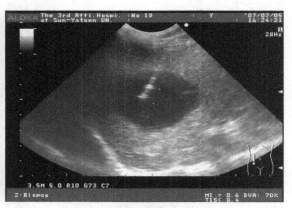

图3-4-38

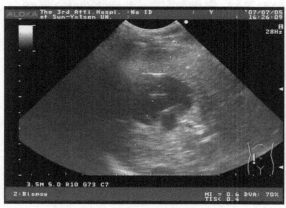

图3-4-39

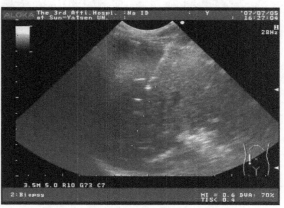

图3-4-40

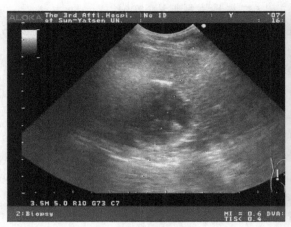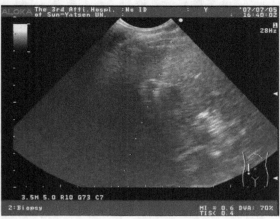

<table>
<tr><td>图 3-4-41</td><td>图 3-4-42</td></tr>
</table>

【病例2】 超声引导下肾囊肿穿刺抽吸。

　　患者，女，54岁，体检发现右肾囊肿1年多。预行超声引导下肾囊肿穿刺加硬化治疗。首先，超声检查再次确定穿刺路径（图3-4-43）。然后，超声引导下将穿刺针刺入囊肿中心进行抽吸（图3-4-44）。完全抽出囊液后向囊内注入无水乙醇，囊肿变为高回声（如图3-4-45箭头所指）。

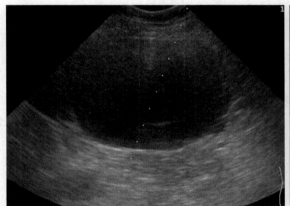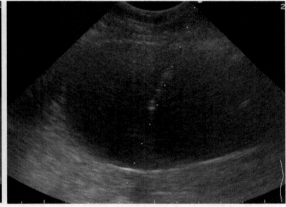

图 3-4-43　　　　　　　　　　　　　　图 3-4-44

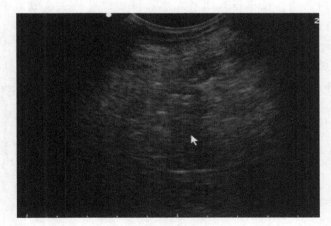

图 3-4-45

【参考文献】

[1] 吕明德.临床腹部超声诊断与介入超声学[M].广州：广东科技出版社，2001.

[2] Ödev K, Paksoy Y, Arslan A, et al. Sonographically guided percutaneous treatment of hepatic hydatid cysts: long-term results[J]. Journal of Clinical Ultrasound, 2000, 28（9）: 469-478.

[3] 周永昌，郭万学.超声医学[M].4版.北京：科学技术文献出版社，2003.

[4] 曾文，王伟民，杨世莹.B超引导下经皮穿刺无水酒精治疗肝囊肿13例[J].实用临床医学，2003，4（1）: 69-60.

[5] Paksoy Y, Odev K, Sahin M, et al. Percutaneous sonographically guided treatment of hydatid cysts in sheep: direct injection of mebendazole and albendazole[J]. J Ultrasound Med, 2003, 22（8）: 797-803.

[6] Bastid C, Ayela P, Sahel J. Percutaneous treatment of a complex hydatid cyst of the liver under sonographic control. Report of the first case[J]. Gastroenterol Clin Biol, 2005, 29（2）: 191-192.

[7] 宋书邦.肝包虫囊肿介入性超声微创治疗的研究现状[J].中华医学超声杂志，2004，1: 41-43.

[8] Brunetti E, Filice C. Percutaneous treatment of a complex hydatid cyst of the liver under sonographic control: a cautionary note[J]. Gastroenterol Clin Biol, 2006, 30（8-9）: 1107.

[9] 刘吉斌.现代介入性超声诊断与治疗[J].北京：科学技术文献出版社，2004.

[10] Odev K, Paksoy Y, Arslan A, et al. Sonographically guided percutaneous treatment of hepatic hydatid cysts: long-term results[J]. J Clin Ultrasound, 2000, 28（9）: 469-478.

[11] 徐宝华，吴宝强，张东，等.B超引导下经皮肝穿刺注射无水酒精治疗肝囊肿52例效果分析[J].总装备部医学学报，2007，9（2）: 90-92.

[12] Maiocchi L, Brunetti E, Filice C. Hydatid liver cyst treatment[J]. J Ultrasound Med, 2001, 20（12）: 1377-1379.

[13] Du X, Ma Q, Wu T, et al. Treatment of hepatic cysts by-ultrasound guided radiofrequency ablation[J]. Hepatobiliary Pancreat Dis Int, 2007, 6（3）: 330-332.

[14] 孙医学.超声引导无水酒精治疗肝囊肿262例分析[J].解剖与临床，2005，10（4）: 314-315.

[15] Parveen T, Abhishek T. Ultrasound guided lap assisted management of hydatid cysts of liver[J]. Indian J Radiol Imaging, 2005, 15（4）: 443-446.

[16] Gavrilin A V, Kuntsevich G I, Vishnevskii V A, et al. Ultrasound-assisted puncture method of treatment of hepatic hydatid[J]. Cysts Khirurgiia（Mosk）, 2002, （8）: 39-46.

[17] Duta C, Pascut M, Bordos D. Percutaneous treatment of the liver hydatid cysts under sonographic guidance[J]. Chirurgia（Bucur）, 2002, 97（2）: 173-177.

[18] 杜冬，崔忠，张利辉，等.超声导向注射无水乙醇治疗非寄生虫性肝囊肿[J].华北国防医药，2003，15（1）: 38.

[19] 宋书邦，张玉英，马钦凤，等.肝肾巨大囊肿超声引导穿刺硬化治疗的方法学改进[J].中华医学超声杂志：电子版，2006，3（6）: 373-374.

[20] Bean W J, Rodan B A. Hepatic cysts: treatment with alcohol[J]. Am J Roentgenol. 1985, 144（2）: 237-241.

[21] 大藤正雄，陈乃玲.胆道疾病[J].日本医学介绍，1985（5）: 210-212.

[22] 曹海根.超声导向肝囊肿穿刺诊断与治疗[J].临床超声医学杂志，1992（2）: 33-34.

附录

胰腺假性囊肿穿刺

胰腺假性囊肿（pancreatic pseudocyst，PPC）多为急慢性胰腺炎的并发症，也可由胰腺外伤、胰腺肿瘤引起，还有少数为特发性。PPC曾一度被认为是胰腺炎中并不常见的并发症，但随着超声、CT技术的发展及人们对此病的日益重视，其检出率不断提高，在慢性胰腺炎患者中PPC的发病率为11%～60%，在急性胰腺炎患者中一半以上并发PPC。PPC既往主要采用手术治疗，1976年，Hancke和Pederson首先报道了超声引导下经皮穿刺抽吸治疗PPC，开创了微创技术诊断治疗PPC的先河。超声引导下对PPC的积液行穿刺抽吸，不仅抽液彻底，同时可注入药物，从而大大缩短治疗时间及提高治愈率。

一、适应证

1. 囊肿较大，直径＞8cm；
2. 快速增大的囊肿；
3. 囊肿感染；
4. 有明显临床症状，如顽固性疼痛；
5. 伴有消化道或胆道梗阻；
6. 经1～2个月保守治疗后囊肿未缩小；
7. 外科术后囊肿复发者；
8. 全身状况差，手术风险大或高龄等原因不适合外科手术者。

二、禁忌证

1. 患者有严重出血倾向；
2. 不能排除外动脉瘤或血管瘤合并感染者；
3. 穿刺路径上有不可避开的大血管、胆管或肠管等重要组织脏器；
4. 患者无法合作；
5. 囊内活动性出血；
6. 囊肿与胰管相通；
7. 胰性腹水。

三、仪器与设备

1. 彩色多普勒超声仪、带有穿刺引导功能的超声探头及穿刺引导架。
2. 穿刺针具：18G PTC穿刺针；导丝，一端呈J形弯曲；扩张管；引流管。

四、术前准备

1. 了解患者病史及基本身体状况；
2. 完善各项检查，包括血常规、凝血功能、肝肾功能等；
3. 术前必须进行二维及彩色多普勒超声、CT等检查，明确PPC诊断，并选择穿刺点；
4. 准备甲硝唑或庆大霉素注射剂及细菌培养器；
5. 根据患者情况使用镇静药物；
6. 术前向患者解释有关事项，并签定知情同意书。

五、麻醉与体位

经皮PPC穿刺通常在局部麻醉下进行操作，手术时需监测血压、脉搏、呼吸、血氧等，对于较为虚弱的患者应给予吸氧。患者一般采用仰卧位或侧卧位。

六、操作步骤

1. 视病灶所在部位取仰卧位或侧卧位，先用普通探头选择穿刺目标，测量穿刺深度和角度。用高频探头确定穿刺点和最佳进针路径，避开胃肠等脏器，同时要尽量避开胰腺实质及胰管。

2. 常规消毒、铺无菌巾后，用2%利多卡因在穿刺点进行局部浸润麻醉，使用消毒穿刺探头在超声引导下进行经皮穿刺，并实时监视穿刺治疗的全过程，即在实时精准的导向下，迅速进针至囊腔内液性暗区的重力低位,抽尽囊液。

3. 治疗性穿刺应注入少量生理盐水,确认针头在囊腔内后再推注0.5%甲硝唑和生理盐水冲洗,对囊肿较大者留3~5mL在囊内。

4. 对有多个囊肿的病人选择较大的囊肿分次进行穿刺,术后留观1~2天,无不适方可离院。

【病例1】 胰腺假性囊肿超声图像。

胰腺假性囊肿的超声图像如图3-4-46和图3-4-47所示。

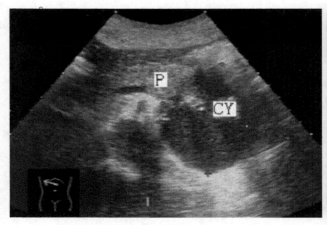

图3-4-46

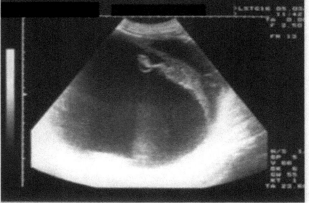

图3-4-47

七、术后处理

1. 穿刺操作完成后嘱患者平卧6h,手术当晚注意观察患者自觉症状及血压脉搏,常规使用抗生素。

2. 拔管不宜过早,根据引流量的多少,B超或CT检查及患者症状综合考虑决定。在治疗过程中随着引流物减少,囊腔缩小,有时导管会自动脱出,遇到这种情况如引流量少于10mL/天,则不必重新插管,仅用抗生素治疗即可。

3. 当导管引流停止,或每天引流量<10mL时,可以行窦腔造影,了解导管通畅和囊肿萎缩情况以及囊肿是否与胰管相通;如不存在上述情况,则夹闭引流管3天左右,再进行B超或CT检查,排除积液后方可拔管。

4. 经引流治疗无好转迹象者,应及时转外科手术治疗。

八、并发症及处理

1. 感染。颗粒物质堵塞引流管引起PPC内积液可能导致感染。此时,往往首先出现引流液显著减少,然后出现寒战、发热。遇到这种情况,应及时更换引流管或者滴注少量液体冲管。

2. 胃肠道损伤。超声导向下找到合适的进针点,动态监视整个穿刺过程可以帮助避开胃及肠管;无法避开胃肠道时,采用探头加压方式或待囊肿增大后再进行穿刺。有学者应用CT引导下穿刺置管引流,CT显示局部组织结构较超声清晰,但整个操作过程需要反复调整进针的方向和深度,过程比较烦琐、费用昂贵。

3. 下腹坠痛、阵痛、灼痛,低热。可能与PPC囊内压高,穿刺引流过程中囊液部分渗漏到腹膜腔有关,一般经观察和积极治疗后症状可消失。

九、疗效评价

超声引导穿刺具有安全、简便、准确等优点,在整个穿刺过程中能直接监视针尖及被穿刺目标,并能利用最短和创伤最小的途径准确进入囊肿,避免损伤腹腔内胃、小肠、大肠和血管等组织器官。与剖腹手术相比,此方法创伤小,并发症少。对有临床症状、囊肿进行性增大、有合并症(感染、继发性胆道或胃十二指肠梗阻等)的胰腺假性囊肿,可先试行经皮穿刺抽吸或置管引流治疗,而无须等待4~6周囊壁成熟后再处理,大多数病人能治愈。但当PPC与主胰管相通、PPC已侵蚀较大的血管导致大出血，或PPC已溃破至腹腔引起急性弥漫性腹膜炎等情况下，仍需外科手术治疗。

十、注意事项

1. 超声定位要求准确。可以从患者正面或侧肋间进针，选择经皮到囊肿的最短安全路径，避开大血管和肝脏。

2. 当囊肿较大时，囊肿前壁有部分囊壁能顶开胃肠道通过网膜组织直接与腹壁相连，这样置管比较安全；无法避开胃肠道时，可适当推迟穿刺时间，待囊肿增大后再进行。

3. 严格无菌操作，穿刺用针具均为一次性PTC针，穿刺架消毒。

4. 穿刺抽液注意速度，速度过快时，负压过高，囊液不易抽出。

5. 穿刺成功后先少量抽液，为暗红色坏死液方可继续抽液；若为乳白色胰液，则应立即停止抽吸，并拔针留院观察，以免发生激惹胰腺并发症。

6. PPC穿刺置管后冲洗压力不宜过高，谨防血源播散。

7. 当患者因呼吸或其他活动使病灶移位及穿刺针显示不清时，应及时矫正穿刺针的方向和角度，使穿刺针与穿刺目标之间的关系可以清晰显示，否则容易造成穿刺失败或损伤周围脏器。

8. 妥善固定引流管。引流管一旦脱落，再次置管增加创伤，且操作较困难。

【参考文献】

［1］ Saftoiu A, Dumitrescu D, Stoica M, et al. EUS-assisted rendezvous stenting of the pancreatic duct for chronic calcifying pancreatitis with multiple pseudocysts［J］. Pancreatology, 2007, 7（1）: 74-79.

［2］ Lopes C V, Pesenti C, Bories E, et al. Endoscopic-ultrasound-guided endoscopic transmural drainage of pancreatic pseudocysts and abscesses［J］. Scand J Gastroenterol, 2007, 42（4）: 524-529.

［3］ Okabe Y, Tsuruta O, Wada Y, et al. Endoscopic ultrasonography-guided cystogastrostomy for large pancreatic pseudocyst with obstructive jaundice: a case report［J］. Kurume Med J, 2006, 53（3-4）: 89-94.

［4］ Ahlawat S K, Charabaty-Pishvaian A, Jackson P G, et al. Single-step EUS-guided pancreatic pseudocyst drainage using a large channel linear array echoendoscope and cystotome: results in 11 patients［J］. JOP, 2006, 7（6）: 616-624.

［5］ Saftoiu A, Ciurea T, Dumitrescu D, et al. Endoscopic ultrasound-guided transesophageal drainage of a mediastinal pancreatic pseudocyst［J］. Endoscopy, 2006, 38（5）: 538-539.

［6］ Kahaleh M, Shami V M, Conaway M R, et al. Endoscopic ultrasound drainage of pancreatic pseudocyst: a prospective comparison with conventional endoscopic drainage［J］. Endoscopy, 2006, 38（4）: 355-359.

［7］ Antillon M R, Shah R J, Stiegmann G, et al. Single-step EUS-guided transmural drainage of simple and complicated pancreatic pseudocysts［J］. Gastrointest Endosc, 2006, 63（6）: 797-803.

［8］ 杨勤华, 詹世林. B超引导下穿刺引流在胰腺假性囊肿治疗中的应用（附44例报告）［J］. 广东药学院学报, 2007, 6, 23（3）: 334-335.

［9］ 陈焕伟, 崔伟珍, 王军华, 等. 超声引导经皮引流治疗胰腺假性囊肿［J］. 中国微创外科杂志, 2004, 4（3）: 235-236.

［10］ 朱广庆, 朱兴, 孟红军, 等. 超声引导经皮穿刺引流治疗胰腺假性囊肿的临床应用［J］. 中国现代医生, 2007, 45（3）: 16, 32.

［11］ 熊国蓉, 黄明文. 超声引导经皮穿刺置管引流治疗15例早期巨大胰腺假性囊肿［J］. 中国民康医学, 2007, 15（7）: 427.

（李　凯）

第五章　超声引导下肾穿刺造瘘

肾穿刺造瘘是一种尿流改道的方法，它在肾脏外科和内科临床处理中是经常使用的方法。肾穿刺造瘘本身是一种单独手术，有时亦在肾脏其他手术之后联合使用，例如肾盂成形术后。在部分病例，例如肾盂积脓，肾穿刺造瘘则是一种紧急措施。

一、适应证

（1）孤立肾有下尿路梗阻性病变，发生尿闭者。
（2）严重肾积水，肾功能不良，但因为患者临床情况不能耐受复杂性手术治疗者。
（3）严重肾积脓患者（肾穿刺造瘘有利于改善病人中毒症状、有利于后续治疗）。
（4）肾或输尿管疾患手术后（肾穿刺造瘘有利于创面愈合）。
（5）姑息性方法处理无法根治的双侧输尿管下端或膀胱梗阻性疾病（恶性肿瘤）。
（6）某些肾铸形结石进行碎石时。
（7）移植肾出现尿路梗阻，需要外引流解决症状的。

二、禁忌证

凝血功能障碍及出血倾向者。

三、术前准备

（1）术前需要积极采取措施，改善病人全身情况，如纠正贫血，治疗败血症、尿毒症，纠正水、电解质、酸碱平衡失调等。
（2）应用抗生素预防及治疗感染。
（3）仔细评估患者情况，同患者和家属沟通手术处理的必要性和存在的风险，签署手术同意书。

四、操作步骤

操作步骤可使用"一步法"或者"两步法"，具体操作与积液的穿刺置管相同。

五、并发症

（1）出血。穿刺时注意避开大的肾内血管，穿刺时穿刺针与肾脏包膜垂直，避免横断肾内血管。
（2）引流管脱出。选择合适的入针位置，使引流管能够有足够的长度留置在肾盂内。同时穿刺后需要嘱患者减少活动，避免引流管脱出。
（3）感染，继发结石形成。长期置管有可能引发感染，需要注意穿刺点局部皮肤护理。
（4）尿外渗和尿瘘形成。在引流管通畅的情况下，尿外渗和形成尿瘘的发生率不高，如果出现，可以考虑换管以保持引流通畅，已经出现的肾外积液可以穿刺抽吸。

【**病例1**】超声引导下肾穿刺造瘘（一）。

患者，男，32岁，肾移植术后1个月，少尿3天。彩超提示移植肾盂轻度扩张，如图3-5-1所示。避开肾内血管穿刺，如图3-5-2所示。穿刺置管后抽吸，肾盂内液体消失，如图3-5-3所示。经腔道内造影，显示引流管位置（图3-5-4），评价能够引流到整个肾盂。

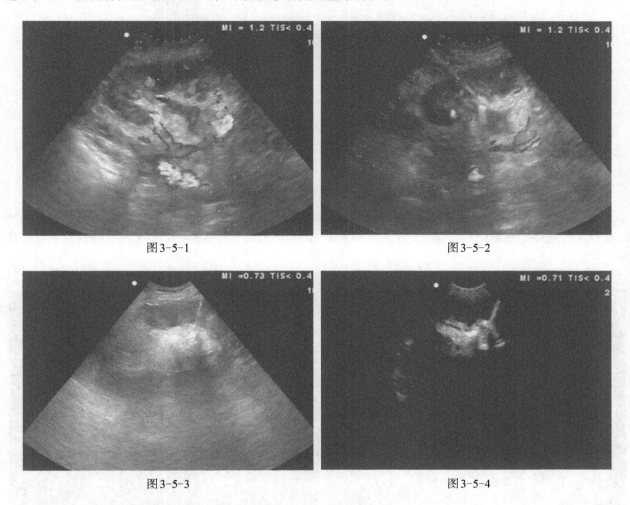

图3-5-1　　　　　　　　　　　　　　　　　　图3-5-2

图3-5-3　　　　　　　　　　　　　　　　　　图3-5-4

【**病例2**】超声引导下肾穿刺造瘘（二）。

患者，男，45岁，肾移植术后1周，少尿。CT提示移植肾输尿管扩张，如图3-5-5所示。彩超扫查移植肾，选取入针点及穿刺路径（图3-5-6）。穿刺置入引流管（图3-5-7）。

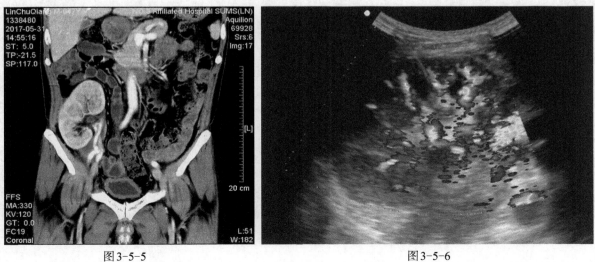

图3-5-5　　　　　　　　　　　　　　　　　　图3-5-6

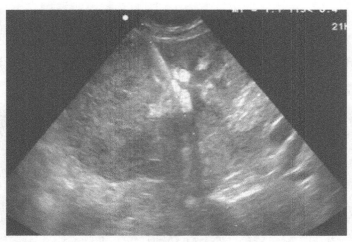

图 3-5-7

【病例3】超声引导下肾穿刺造瘘（三）。

患者，女，65岁，发现右肾重度积液1周。超声提示右肾重度积液（图3-5-8）。彩超扫查选择入针点和入针通路（图3-5-9）。置入引流管（图3-5-10）。经引流管注入造影剂，X线下观察肾盂扩张情况（图3-5-11）。

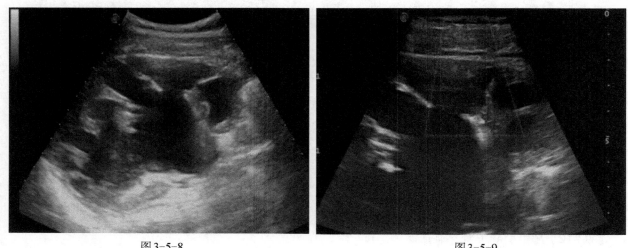

图 3-5-8　　　　　　　　　　　　　　　　　　　图 3-5-9

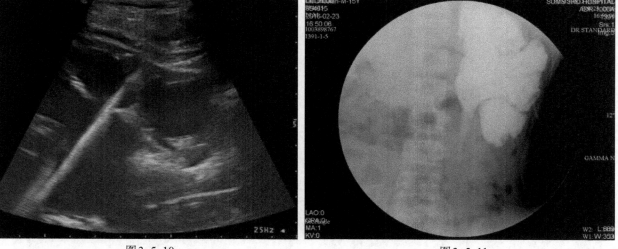

图 3-5-10　　　　　　　　　　　　　　　　　　　图 3-5-11

【**病例4**】超声引导下肾穿刺造瘘（四）。

患者，男，70岁，发现重度肾盂积液2周，伴发热、腰痛。超声提示重度肾盂积液（图3-5-12）。穿刺置入引流管，如图3-5-13所示。置管术后CT提示肾盂内液体完全被引流，如图3-5-14所示。

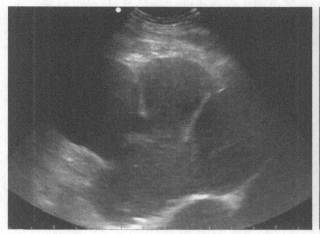 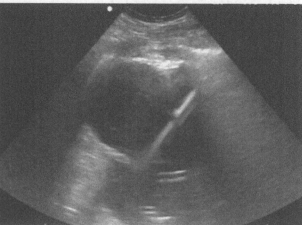

图3-5-12　　　　　　　　　　　　　　　　图3-5-13

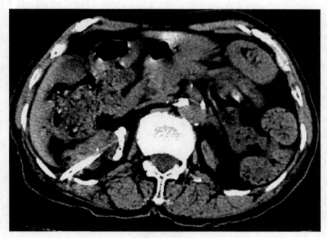

图3-5-14

【**参考文献**】

[1] Zagoria R J, Dyer R B. Do's and don't's of percutaneous nephrostomy[J]. Acad Radiol, 1999, 6：370-377.

[2] Chan D Y, Solomon S, Kim F J, et al. Image-guided therapy in urology[J]. J Endourol, 2001, 15：105.

[3] Castaneda-Zuniga W R, Clayman R, Smith A, et al. Nephrostolithotomy：percutaneous techniques for urinary calculus removal[J]. Am J Roentgenol, 1982, 139：721-726.

[4] Wah T M, Weston M J, Irving H C. Percutaneous nephrostomy insertion：outcome data from a prospective multi-operator study at a UK training centre[J]. Clin Radiol, 2004, 59：255.

[5] Dyer R B, Regan J D, Kavanagh P V, et al. Percutaneous nephrostomy with extensions of the technique：step by step[J]. Radiographics, 2002, 22：503.

[6] Segura J W. Percutaneous trocar（needle）nephrostomy in hydronephrosis[J]. J Urology, 2002, 167：829.

[7] Desai M. Ultrasonography-guided punctures-with and without puncture guide[J]. J Endourol, 2009, 23：1641.

[8] Dyer R B, Assimos D G, Regan J D. Update on interventional uroradiology[J]. Urol Clin North Am,

1997, 24: 623-52.

[9] 张庆，钱林学，龚海马，等.超声引导下经皮肾造瘘穿刺方法的应用体会[J].中国介入影像与治疗学，2008, 5(3): 231-233.

[10] 林建寨，陈月英，黄宏.超声引导经皮肾穿刺造瘘术临床价值探讨[J].中国医师杂志，2005, 7(7): 961-961.

[11] 李逊，曾国华，吴开俊，等.微创经皮肾穿刺造瘘术治疗上尿路疾病[J].中华泌尿外科杂志，2004, 25(3): 169-171.

[12] 周宏，杜伊林，罗宏，等.超声引导下经皮穿刺肾造瘘术[J].临床超声医学杂志，2005, 7(5): 347-347.

[13] 田建华，李瑾宜，艾宁，等.CT引导与B超引导下经皮穿刺肾造瘘术的比较[J].中国现代医学杂志，2006, 16(4): 625-626.

[14] 丁雷，冯蕾.对比增强超声在介入超声中的应用进展[J].医学综述，2017(16): 3296-3301.

（李　凯　郭光辉）

第六章　超声引导下血管穿刺置管

动静脉内穿刺置管临床用途较多，便于进行有创血压的持续动态监护，也可用于调节危重患者血管活性药物剂量，维持其血流动力学稳定；获取用于血气分析和实验室检查的血液样本。盲法穿刺有时可能需多次尝试，易使患者不适，导致出血及动脉痉挛等。而且，对于肥胖、低血压及血管异常（如血管较迂曲）的患者而言，盲法插管存在很大挑战。床旁超声技术的诊断及操作准确度较高，能减轻患者焦虑及不适度，减少操作相关并发症。相比盲法插管，超声引导下穿刺尝试次数少，节省时间且成功率更高。所以超声引导下血管穿刺置管在麻醉科、急诊室、儿科住院病房及重症监护治疗病房得到越来越多的应用，具有较好的安全性且成功率较高。

一、适应证

所有血管内置管均可使用超声引导操作。

二、禁忌证

插管部位皮肤或软组织感染、严重的外周血管疾病，侧支循环受损或严重凝血病的患者禁行桡动脉插管。

三、术前准备

（1）同患者和家属沟通，签署知情同意书。
（2）准备操作的物品，包括：无菌手套、口罩、无菌手术衣、消毒皮肤的物品、利多卡因、止血带、无菌超声耦合剂。
（3）固定穿刺部位，消毒、铺无菌巾。
（4）消毒超声波探头，或者使用无菌套包裹探头。
（5）超声引导下穿刺操作。分为"一步法"和"两步法"，操作步骤同积液穿刺置管。

四、超声引导下PICC

经外周静脉置入中心静脉导管（peripherally inserted central catheters，PICC）是将外周中心静脉导管由肘窝静脉沿血管送入上腔静脉的一种方法，已发展成为一种方便、有效、安全的置管技术。

直接穿刺有以下不足之处：①直接穿刺无法评价所选血管是否汇入锁骨下静脉，导致部分PICC进入腋静脉，致使操作失败；②置管时因局部麻醉打皮丘会影响触诊，所以直接穿刺往往不进行麻醉；③直接穿刺时依靠有无回血来判定是否已穿刺进入血管，但因穿刺会导致静脉内血栓形成，此时即使穿刺针已进入血管，亦无回血出现，这会影响操作者的判断；④直接穿刺的成功率与操作者的技术熟练程度有很大关系。

相对于直接穿刺，超声引导下PICC有以下优势：①术前能对穿刺点及PICC行程上的浅表静脉进行评价，利于选择最合适的静脉进行穿刺；②超声实时引导下穿刺，能监视整个进针过程及针尖位置，能明显提高穿刺的准确性；③虽然相对于直接穿刺，超声引导下穿刺并不能明显减少局部血管内的血栓发生率，但彩超可以及时发现目标静脉内是否有血栓形成，以便及时更换穿刺位置，保证穿刺的成功率；④超声引导下PICC相对用时较短，能在20 min内完成操作；⑤穿刺成功置管后，超声能准确判断PICC是否进入锁骨下静脉；⑥技术相对容易掌握，适合初学者使用；⑦能在床边或急诊室进行操作，适合危重患者。

虽然超声引导下PICC有诸多优点，但在临床应用时需注意以下几点：①因PICC时的目标血管均较细，对穿刺精度要求高，穿刺时要使穿刺针始终与超声探头和血管保持在同一个平面上，并在进针过程中不时侧动探头，观察入针方向与血管间的关系，避免因部分容积效应导致穿刺失败；②入针角度在穿刺至血管前壁之前尽量保持在约70°，利于针尖刺入血管前壁，之后入针角度需变为约45°直至整个针尖进入血管腔，此时角度过大会导致穿刺针穿透血管；③超声扫查只能显示至锁骨下静脉，对于上腔静脉内PICC的长度则很难观察，所以进管深度仍需参照术前的体表测量的估计长度。

【病例介绍】超声实时引导穿刺浅表静脉，如图3-6-1所示。PICC置管完成后，锁骨下静脉内见PICC（图3-6-2）。

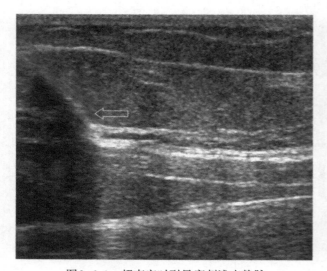

图3-6-1　超声实时引导穿刺浅表静脉
（箭头所指为穿刺针）

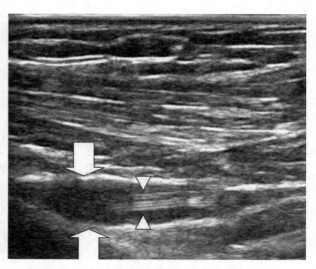

图3-6-2　PICC置管完成后，锁骨下静脉内见PICC
（箭头指箭头示锁骨下静脉；三角形指示PICC）

五、超声引导下颈内静脉穿刺置管

颈内静脉穿刺置管术是建立中心静脉通道最常选择的途径之一。依靠解剖标志定位的颈内静脉穿刺置管术容易造成与机械损伤相关的并发症，如误穿动脉、血肿、气胸等，其并发症的发生率可高达19%。超声引导下的颈内静脉穿刺置管术可显著降低穿刺相关并发症的发生风险，提高一次性穿刺成功率，被美国超声心动图协会、心血管麻醉医师协会和美国超声医师协会写入指南推荐。

【病例介绍】超声引导下颈内静脉穿刺置管示意图如图3-6-3～图3-6-13所示。

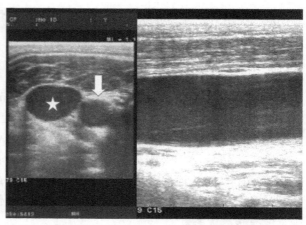

（a）超声横切显示颈内静脉（星号位置）及颈总动脉（箭头所指）　　（b）纵切显示颈内静脉

图3-6-3

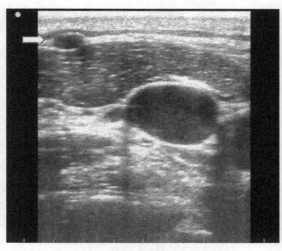

图3-6-4　颈内静脉穿刺前需要使穿刺入路避开浅表的静脉（箭头所指）

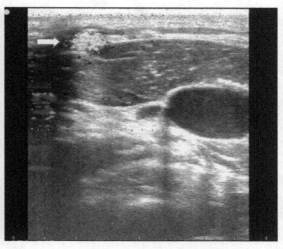

图3-6-5　彩超显示浅表的静脉（箭头所指）

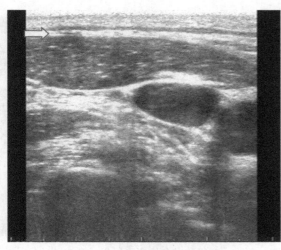

图3-6-6　加压后无法显示浅表静脉（扫查浅表静脉时需避免大力按压探头。）

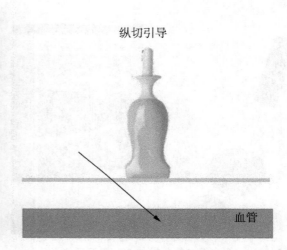

图3-6-7　探头沿血管长轴显示血管，并引导穿刺（此方法可以显示进针时的整个穿刺针。）

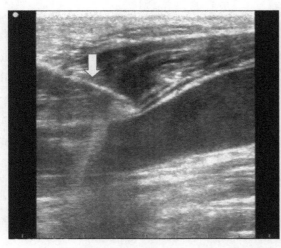

图3-6-8　超声引导下穿刺，探头沿血管长轴显示血管（箭头所指为穿刺针）

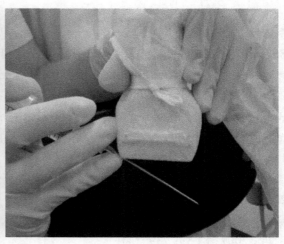

图3-6-9　引导穿刺外景，探头沿血管长轴显示血管，进针时需要穿刺针始终位于探头扫查切面内

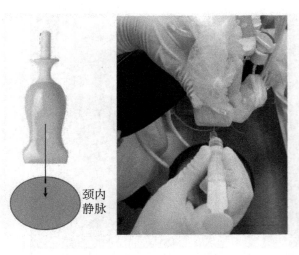

图3-6-10　探头垂直血管长轴引导外景

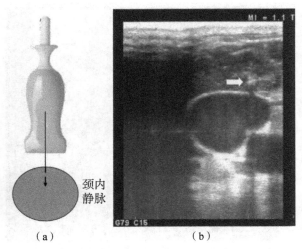

（a）　　　　　　　　（b）

图3-6-11　探头垂直血管长轴引导，超声显示穿刺针截面（图b箭头所指）

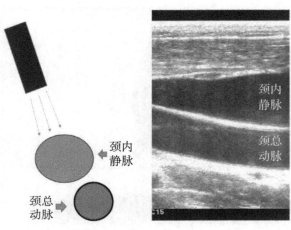

图3-6-12　探头沿血管长轴扫查时需要注意角度，此角度颈总动脉位于颈内静脉正下方，穿刺时容易因为穿刺过深导致颈总动脉损伤引起血肿

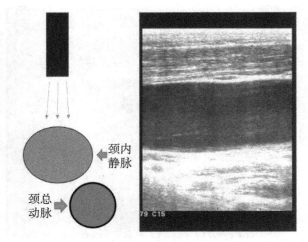

图3-6-13　变换扫查角度后，可以避开深部的颈总动脉

【参考文献】

［1］Stokowski G，Steele D，Wilson D. The use of ultrasound to improve practice and reduce complication rates in peripherally inserted central catheter insertions：final report of investigation［J］. J Infus Nurs，2009，32（3）：145-155.

［2］Robinson M K，Mogensen K M，Grudinskas G F，et al. Improved care and reduced costs for patients requiring peripherally inserted central catheters：the role of bedside ultrasound and a dedicated team［J］. J Parenter Enteral Nutr，2005，29（5）：374-379.

［3］郭丽娟，张鸿雁，赵晓玉，等. 经外周静脉留置中心静脉导管穿刺部位的改进［J］. 护理学杂志，2006，21（12）：37.

［4］胡君，娥龚兰，唐运香，等. 彩超及二维血流显像技术在PICC置管中的应用及效果［J］. 中华护理杂志，2007，8（8）：739-741.

（李　凯　吴宇轩）

第七章 超声引导下脓肿穿刺及置管引流

脓肿是一种常见的急性感染性病变，早期发现且脓腔较小时应用大量抗生素及支持疗法可治愈，如脓腔较大，一般需手术切开引流。非手术疗法时间长，费用高；而开腹手术疗法创伤较大，且部分病人因身体状况较差而无法立刻接受手术治疗。近年来，超声引导脓肿穿刺抽吸及置管引流治疗脓肿逐渐成为一种趋势。此方法具有创伤小、疗程短、费用较低等优点，对于年老体弱、不能耐受手术的患者，此方法具有明显优势。

一、适应证

在排除禁忌证后所有的脓肿都可采用超声引导下穿刺抽吸或/和置管引流治疗。

二、禁忌证

（1）患者有严重出血倾向；
（2）大量腹水者；
（3）超声无法清楚显示脓肿；
（4）早期脓肿未完全液化，仍表现为实性肿块者；
（5）并发弥散性血管内凝血（DIC）的多房性脓肿；
（6）穿刺路径上有不可避开的大血管、大胆管、肠管或肺等重要组织脏器；
（7）包虫病、肿瘤或血管瘤合并感染者；
（8）患者无法合作。

三、仪器与设备

（1）彩色多普勒超声仪、带有穿刺引导功能的超声探头及穿刺引导架。最常使用的是凸阵探头，小凸探头比大凸探头有更好的灵活性。
（2）穿刺针具：18G PTC穿刺针；导丝，一端呈"J"形弯曲；扩张管；引流管，可采用专用引流管，也可使用双腔的颈静脉穿刺管。

四、术前准备

（1）了解患者病史及基本身体状况；
（2）完善各项检查，包括血常规、凝血功能、肝肾功能等；
（3）对症治疗以改善患者的一般情况；
（4）术前必须进行二维及彩色多普勒超声检查，明确脓肿诊断，并选择穿刺点；
（5）排除注射药物过敏；
（6）准备甲硝唑或庆大霉素注射剂及细菌培养器；
（7）根据患者情况使用镇静药物；
（8）根据患者凝血功能情况，必要时术前肌注止血药物；
（9）向患者解释有关事项，并签署知情同意书。

五、麻醉与体位

通常在局部麻醉下进行操作，必要时监测血压、脉搏、呼吸、血氧等，对于较为虚弱的病人可给予吸氧。根据入针时选择的穿刺点和穿刺角度，患者一般采用仰卧位、左前斜位或左侧卧位。

六、操作步骤

（1）患者取合适体位以方便手术操作。
（2）训练患者控制呼吸以配合穿刺。
（3）超声测量脓肿体积以计算液体含量。选择入针点及穿刺路径，注意使用彩色多普勒功能避开穿刺路径上大的血管、胆管等重要结构。
（4）常规消毒、铺巾，5～10mL的2%利多卡因于穿刺点皮肤局部麻醉。
（5）超声引导下将穿刺针刺入脓肿中心，拔出针芯，连接注射器抽吸。
（6）将最先抽出的部分脓液作常规、生化、细胞学、细菌培养等检查。
（7）充分抽尽脓液后以甲硝唑或庆大霉素冲洗脓腔3～5次，直至冲洗液澄清。
（8）用无水乙醇（以不超过抽出液的1/4为宜）反复冲洗脓腔直到回抽液清亮，最后尽可能抽尽残留乙醇。
（9）对于脓液黏稠、脓腔过大、有坏死组织块或脓液难以抽尽者，可选择放置引流管，每日两次冲洗脓腔。
（10）对脓腔内有分隔，脓液黏稠，不易抽出者，可将尿激酶10万U溶入10mL生理盐水中，注入脓腔内，夹管留置8～12h后抽出，继续冲洗至脓腔内抽出液基本澄清。

七、术后处理

（1）术后平卧位，24h内避免剧烈活动和腹部用力。
（2）给予止血药及抗生素治疗，保持引流管通畅。
（3）注意观察患者腹部情况及生命体征。
（4）从术后第2天开始用0.9%氯化钠溶液或敏感抗生素（药敏实验回报后）反复冲洗脓腔。冲洗时注意一次冲洗的液体量一定要小于脓腔的体积，并注意边冲洗边抽吸，否则容易造成脓腔内压力过高，导致感染播散。
（5）如果脓液黏稠，可在冲洗脓腔后注入糜蛋白酶一支并闭管4h，再开放引流。
（6）穿刺后每周复查B超，直至脓腔吸收，临床症状完全消失。以后坚持继续用B超随诊1～2个月。

八、并发症及其预防

（1）菌血症。穿刺置管有可能引起感染扩散，尤其是当穿刺针穿过大的静脉，而脓腔内的压力又很高时，病原菌会进入血循环而引起菌血症。患者表现为穿刺数小时后突然出现高热、寒战症状，血培养可见致病菌。穿刺前使用彩色多普勒功能避开大血管进行穿刺可降低菌血症的发生率。
（2）出血。穿刺前使用彩色多普勒功能避开大的血管可有效避免出血的发生。随着穿刺器械的改进，新型的细穿刺针在正确操作时很少会引起出血。
（3）误伤右肺、胆囊、右肾、结肠等脏器。穿刺时损伤病灶周围重要脏器，大多是在引导显示不清的情况下盲目进针而发生的，反复穿刺更容易导致上述并发症的发生。所以B超引导下选择穿刺点及穿刺路径非常重要，在整个穿刺过程中都要能清楚显示穿刺针针尖的位置，并要充分考虑呼吸对穿刺的影响；穿刺深度的测量一定要精确；操作者的操作技巧、动作的轻柔亦非常关键。

九、临床疗效评价

研究显示手术治疗肝脓肿的病死率高达25%。超声引导下穿刺抽吸和置管引流治疗可使82%～98%的肝脓肿患者避免外科手术。实时超声监控大大提高了穿刺的准确性，特别是对于小病变，穿刺命中率可高达100%。同时，超声引导可选择最佳的穿刺点和穿刺角度，并能在穿刺过程中及时调整入针路径，避免损伤大血管、胆管、胆囊等重要脏器，提高了穿刺的安全性。穿刺明确诊断后，可以在实时超声监视下对肝脏含液性病变进行抽吸检查、引流、注入药物等，从而达到治疗的目的。

十、技术关键及注意事项

（1）穿刺路径的选择。理论上穿刺途径越短，与腹壁距离越近越好。但在实际操作中，经过的正常组织太薄，不利于引流管的固定，亦容易使脓液进入腹腔，甚至可能使邻近脏器表面的脓肿破裂。以肝脓肿为例，需要经过肝实质，但在肾脏和脾脏，则需要经过最短的正常组织穿刺。并且在充分引流脓腔缩小后，引流管侧孔易脱出肝外，造成腹腔感染或出血。故在B超引导下选择穿刺路径时，最好经过正常肝组织3cm以上。

（2）如脓肿内部有漂浮的组织物，在抽吸中会堵塞针尖，此时不要使用太大容量的注射器，因大注射器产生的负压过大，容易将漂浮物抽吸至针尖处堵塞针尖。如果针尖已经被堵塞，可用1mL无水酒清冲洗穿刺针后，再旋转并推进或拔出穿刺针少许后继续抽吸。如果堵塞针尖的组织物较多，可放入穿刺导丝疏通。

（3）脓肿一经确诊，在全身应用抗菌素及支持治疗的基础上，即使脓腔液化不完全也可以穿刺抽脓，清除已液化的坏死组织，使脓腔内压力降低，同时向腔内注入一定量的抗生素及糜蛋白酶，有助于周围未液化组织的液化，并促使炎症吸收好转。超声引导经皮经肝穿刺损伤小，不需担心术后伤口不能愈合。

【病例1】超声引导下肝脓肿穿刺抽吸。
（1）彩色多普勒评价肝脓肿周围血供情况，如图3-7-1所示。
（2）超声引导下肝脓肿穿刺抽吸（图3-7-2）。
（3）抽吸后脓腔明显变小（图3-7-3）。

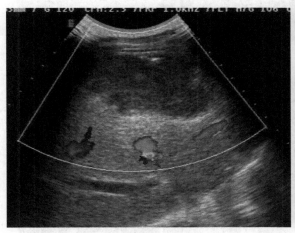

图3-7-1

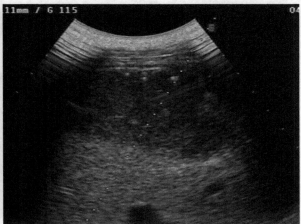

图3-7-2

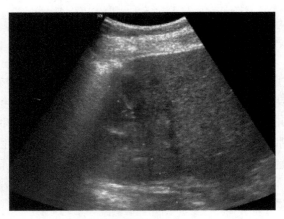

图3-7-3

【病例2】超声引导下肝脓肿穿刺置管（一）。

患者，男，45岁，高热及右上腹痛1周。

（1）CT提示右肝后叶囊实性占位（图3-7-4），考虑为肝脓肿；超声提示右肝后叶有不均质回声区，边界不清（图3-7-5）；彩超提示病灶内部血流不丰富（图3-7-6）；造影提示病灶内部可见多发三期无灌注区域（图3-7-7a）。

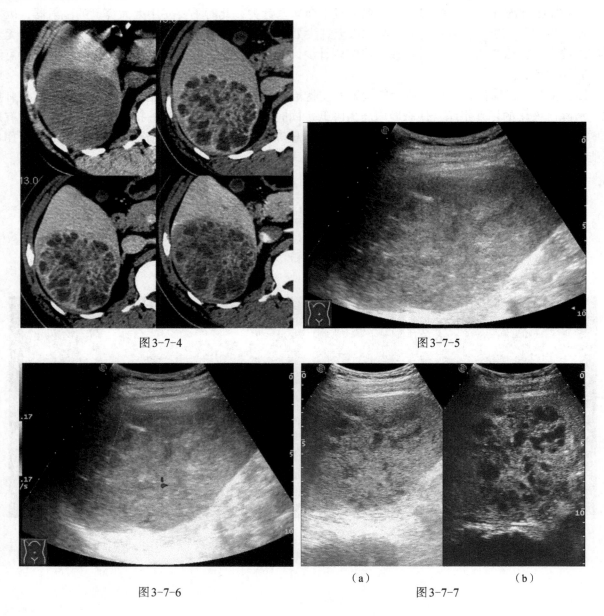

图3-7-4　　　　　　　　　　　　　　　　　　图3-7-5

图3-7-6　　　　　　　　　　（a）　　　　　　　　（b）
　　　　　　　　　　　　　　　图3-7-7

（2）超声实时引导下，使用多侧孔引流管，一步法穿刺（图3-7-8箭头指示穿刺管尖）。

（3）超声显示引流管尖进入脓腔内（图3-7-9）。

（4）因为病灶为多房，为尽量引流内部脓液，将引流管置入病灶深部位置（图3-7-10）。

（5）引流管尖到达目标位置后，继续向前推出引流管（图3-7-11箭头所指）。

（6）经引流管注入稀释的超声造影剂，图像（图3-7-12）提示造影剂能分布至脓腔内各个位置，所以此患者置入一条引流管即可。

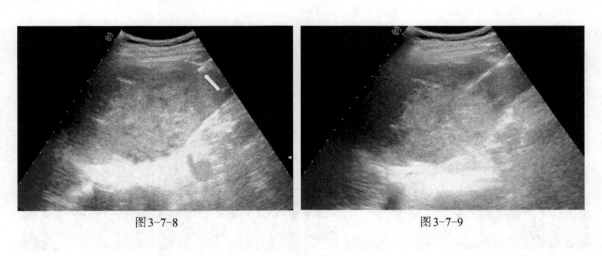

图3-7-8　　　　　　　　　　　　　　　图3-7-9

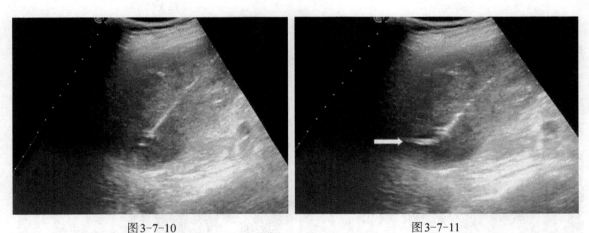

图3-7-10　　　　　　　　　　　　　　图3-7-11

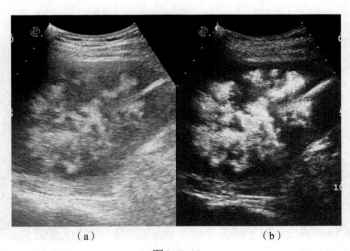

（a）　　　　　　　　　　（b）

图3-7-12

【病例3】超声引导下肝脓肿穿刺置管（二）。

（1）穿刺前增强MR门脉期显示右肝囊性病灶并积气（图3-7-13），考虑肝脓肿形成可能性大。

（2）超声扫查确定穿刺点及穿刺路径（图3-7-14）。

（3）彩色多普勒实时引导穿刺，避免穿刺血管，如图3-7-15所示。

（4）使用PTC针穿刺进入目标位置，如图3-7-16所示。图中白色三角形所指为针尖。

（5）固定鞘管针，将导管继续推入脓腔内并拉固定线固定引流管（图3-7-17）。

（6）腔道内超声造影显示肝脓肿腔（图3-7-18）。

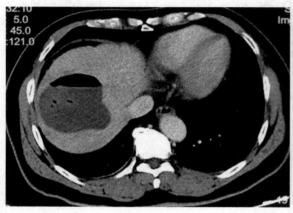

图3-7-13

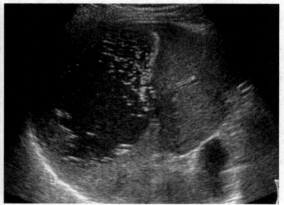

图3-7-14

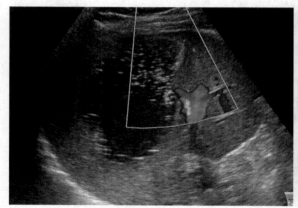

图3-7-15

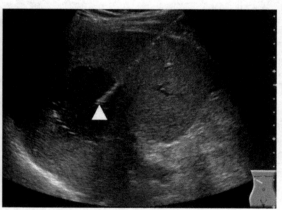

图3-7-16

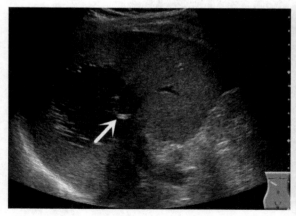

图3-7-17

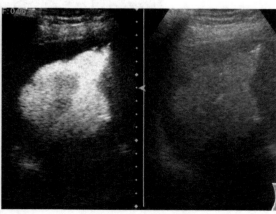

图3-7-18

（7）抽吸、冲洗脓腔后，脓腔体积缩小（图3-7-19）。

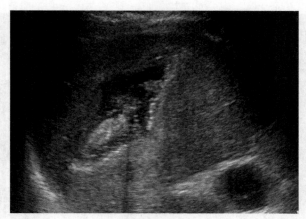

图3-7-19

【病例4】超声引导下脾脏囊肿穿刺置管。
（1）CT提示脾脏脓肿，如图3-7-20所示。
（2）冠状面CT提示脓肿邻近膈顶位置，如图3-7-21所示。
（3）超声提示脾脏脓肿，如图3-7-22所示。
（4）脾脏脓肿彩超图像，如图3-7-23所示。

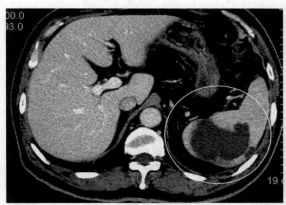

图3-7-20

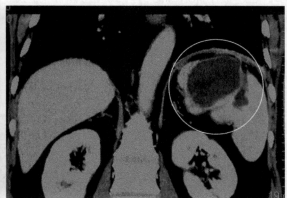

图3-7-21

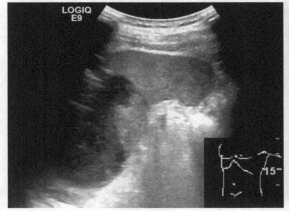

图3-7-22

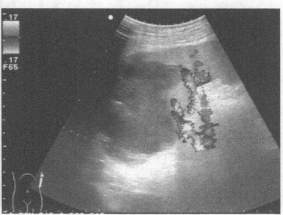

图3-7-23

223

（4）穿刺置管后，脓肿明显缩小（图3-7-24）。

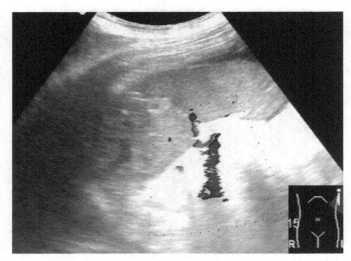

图3-7-24

【病例5】超声引导下颈部脓肿穿刺置管。

患儿，男，6岁半，发热伴颈部肿块2周，血常规提示白细胞增高，其中以中性粒细胞增高为主，彩超提示颈部软组织脓肿。

（1）患儿颈部明显肿胀，如图3-7-25所示。

（2）超声提示脓肿（图3-7-26星号所示）位于颈内静脉深部（图3-7-26箭头所指）。

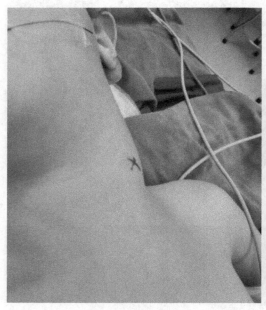

图3-7-25

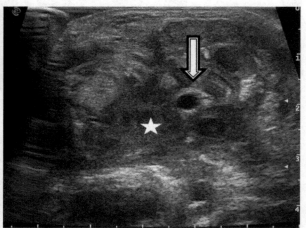

图3-7-26

（3）彩超提示脓肿（图3-7-27星号所示）位于颈内静脉深部（图3-7-27箭头所指）。

（4）探头纵切，脓肿位于颈总动脉后方，如图3-7-28所示。

（5）探头横切，脓肿位于颈总动脉后方，如图3-7-29所示。

（6）颈部脓肿穿刺，如图3-7-30所示。

（7）置管后彩色多普勒显示引流管位于颈总动脉后方，图3-7-31中箭头所指。

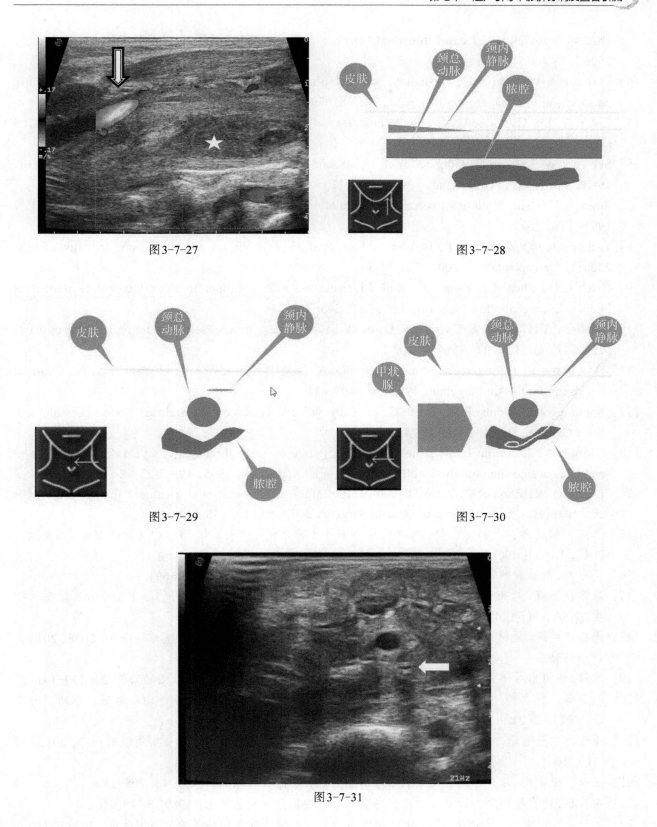

图3-7-27

图3-7-28

图3-7-29

图3-7-30

图3-7-31

【参考文献】

[1] Morioka H, Yanagisawa N, Suganuma A, et al. Bilateral emphysematous pyelonephritis with a splenic abscess[J]. Internal Med, 2013, 52: 147.

[2] Nelken N, Ignatius J, Skinner M, et al. Changing clinical spectrum of splenic abscess: a multicenter study and review of the literature[J]. Am J Surg, 1987, 154: 27-34.

[3] Chang K C, Chuah S K, Changchien C S, et al. Clinical characteristics and prognostic factors of splenic

abscess：a review of 67 cases in a single medical center of Taiwan[J]. 世界胃肠病学杂志：英文版，2006，12：460.

[4] Faruque A V, Qazi S H, Arshad M, et al. Isolated splenic abscess in children, role of splenic preservation[J]. Pediatr Surg Int, 2013, 29：787-790.

[5] Liu Y H, Liu C P, Lee C M. Splenic abscesses at a tertiary medical center in northern Taiwan[J]. J Microbiol Infect, 2014, 47：104-108.

[6] Schwerk W B, Görg C, Görg K, et al. Ultrasound-guided percutaneous drainage of pyogenic splenic abscesses[J]. J Clin Ultrasound, 1994, 22：161.

[7] Smith E H. Complications of percutaneous abdominal fine-needle biopsy[J]. Review. RADIOLOGY, 1991, 178：253.

[8] Tachopoulou O A, Vogt D P, Henderson J M, et al. Hepatic abscess after liver transplantation：1990-2000[J]. Transplantation, 2003, 75：79-83.

[9] Hsieh C H, Chen R J, Fang J F, et al. Liver abscess after non-operative management of blunt liver injury[J]. Langenbeck Arch Surg, 2003, 387：343-347.

[10] Mohsen A H, Green S T, Read R C, et al. Liver abscess in adults：ten years experience in a UK centre[J]. QJM, 2002, 95：797-802.

[11] Hashimoto L, Hermann R, Grundfest-Broniatowski S. Pyogenic hepatic abscess：results of current management[J]. Am Surgenon, 1995, 61：407-411.

[12] Sommariva A, Donisi P M, Leoni G, et al. Pyogenic liver abscess：is drainage always possible?[J]. Eur J Gastroen Hepat, 2006, 18：435.

[13] Giorgio A, Tarantino L, Mariniello N, et al. Pyogenic liver abscesses：13 years of experience in percutaneous needle aspiration with US guidance[J]. Radiology, 1995, 195：122-124.

[14] Zhang C W, Zhou S C, Zhao D J, et al. Radiological interventional treatment for pyogenic liver abscesses[J]. Chinese Journal of General Surgery, 2002, 9(11)：538-540.

[15] 陈阳，鲍世韵，孙枫林，等. 超声引导徒手肝脓肿穿刺置管引流术[J]. 中国现代普通外科进展，2015，18(5)：406-408.

[16] 杨甲梅. 肝脓肿的诊治进展[J]. 中国实用外科杂志，2003，23(11)：693-694.

[17] 栾飞，王辉. 超声引导穿刺置管引流与抽吸冲洗治疗肝脓肿的临床应用[J]. 中国介入影像与治疗学，2006，3(6)：451-453.

[18] 张佼，吴钢，蔡端. 穿刺引流治疗细菌性肝脓肿的现状和进展[J]. 肝胆胰外科杂志，2008，20(6)：451-453.

[19] 张辉. 超声引导下穿刺抽吸置管治疗肝、肾脓肿[J]. 中国超声诊断杂志，2006，7(2)：139-141.

[20] 邵春晖，罗永科，李培英，等. 超声引导微创治疗肾脓肿的临床价值探讨[J]. 临床医学研究与实践，2017，2(21)：134-135.

[21] 王珊珊，王晋玲，沈平，等. 经皮肾穿刺置管引流术治疗肾脓肿体会[J]. 实用医药杂志，2015，32(11)：1001.

[22] 汪涛，田伏州. 超声导向经皮穿刺治疗脾脓肿[J]. 肝胆外科杂志，1996(4)：208-210.

[23] 曹海根. 超声导向穿刺诊断与治疗腹部脓肿[J]. 中国医学影像技术，1989，5(4)：20-21.

[24] 严茂林，程南生，熊先泽. 脾脓肿11例诊治体会[J]. 中国普通外科基础与临床杂志，2005，12(2)：180-181.

（李　凯）

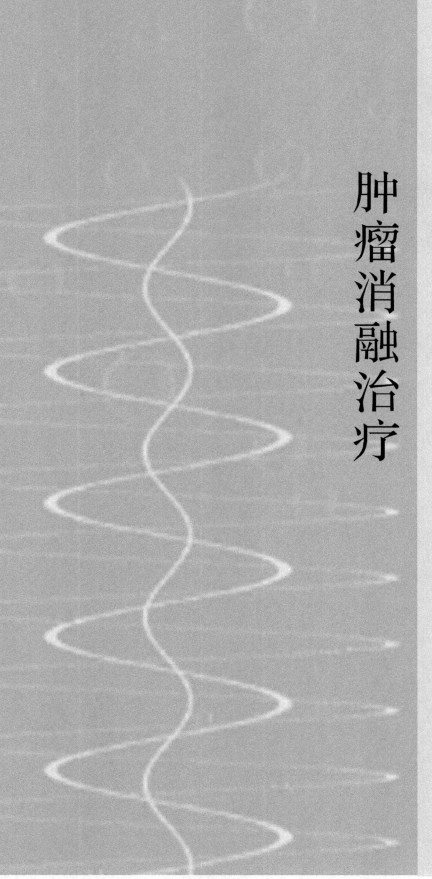

第四部分

肿瘤消融治疗

第一章 肝脏肿瘤消融治疗

肝肿瘤是我国危害最大的恶性肿瘤之一，包括原发性肝癌及肝脏转移瘤。对于原发性肝癌，手术切除虽然是主要的治疗手段，但由于我国肝癌患者90%以上有HBV感染的背景，多数合并肝硬化，患者就诊时多为中晚期癌、肝功能差，造成手术切除率低，仅20%左右的患者能获得手术切除的机会，且术后复发率较高。临床上大量不能手术治疗的肝癌患者以往多采用经肝动脉插管栓塞（TACE）的方法治疗，能获得一定的疗效，但TACE往往需要反复多次进行，大肝癌难以彻底灭活，且不适合于严重肝功能失代偿者，故临床迫切需要更有效的局部治疗手段。

肝癌的消融治疗是指在影像学技术（超声、CT、MR）引导下应用化学、热能或冷冻等方法直接毁坏肝脏内癌灶的治疗方法。主要包括冷冻消融、无水酒精注射消融、射频消融、微波消融、激光消融和高强聚焦超声（HIFU）消融等治疗方法。随着影像学技术的不断发展、消融仪器性能的完善和治疗经验的积累，肝癌消融治疗的显著疗效以及具有微创、安全、可重复性、对肝功能损害小和并发症少等优点，使得肝癌的局部消融疗法已成为近年来肝癌临床治疗和研究的热点。

第一节 肝肿瘤术前诊断

一、肝癌

1. 有肝炎/肝硬化背景

（1）结节1~2cm，具备下列2项之一：

①病理诊断；

②CECT和CEMRI两项检查均表现典型（动脉期高增强、门脉期/延迟期低增强）。

（2）结节>2cm，具备下列2项之一：

①CECT/CEMRI两项检查其中之一表现典型；

②病理诊断。

2. 无肝炎/肝硬化背景

（1）结节≤2cm，病理诊断。

（2）结节>2cm，病理诊断，或CECT/CEMRI其中之一表现典型+AFP>200ng/mL。

二、转移性肝癌

病理诊断或肝内新病灶有典型CECT/CECMRI表现+原发病诊断确切。

三、肝血管瘤、FNH

病理诊断或典型的CECT/CEMRI表现+随访至少1年无变化。

四、硬化结节

病理诊断+随访至少1年无变化。

五、低度不典型增生结节、高度不典型增生结节

病理诊断。

附录1

中山大学附属第三医院超声介入专科HCC诊断流程

中山大学附属第三医院超声介入专科使用的HCC诊断流程如图4-1-1所示，图中使用的影像学方法包括增强MR、增强CT及超声造影。

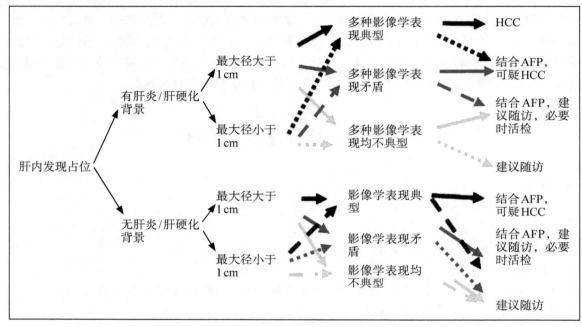

图4-1-1

表4-1-1 肝癌诊断标准影像学表现

超声造影	动脉期（0～30s）高增强，门静脉期（31～120s）低增强，延迟期（121～300s）低增强
增强CT	平扫低密度，动脉期高增强，门静脉期及延迟期低增强
增强MRI	T2高信号，DWI高信号，动脉期高增强，门静脉期、延迟期及肝细胞特异期低增强

部分临床病例的病灶影像学表现不典型，超声造影、CT及MR间有差异（表4-1-1）。其中超声造影（CEUS）利用造影剂微泡观察组织内的血流灌注，能有效定位和诊断肝脏局灶性病变（FLL）。现有的造影技术只提取造影剂微泡的图像信息加以显示，所以常规CEUS需借助二维超声对FLL定位以确保完整观察灌注过程。而当二维超声不能清楚显示FLL时，定位不准确不仅会影响造影特点的观察，亦有可能漏诊异常灌注持续时间较短的病灶。在二维超声无法显示肝内病灶时，利用超声-CT/MR图像融合可协助定位肝内病灶，再进行造影，从而可以观察到病灶的灌注情况。有研究结果显示，相对于常规CEUS，虚拟导航利用匹配后的CT/MR图像能很好地定位病灶，这尤其适用于位置较偏的病灶，诸如近膈顶、左外叶、肋骨下及肝边缘等，因这些部位均缺少用以定位病灶的解剖标志。除病灶位置因素外，病灶体积小也会导致常规CEUS检出率低，因小病灶的显示受患者呼吸影响大，且异常灌注

多表现在相对短暂的动脉期。通过图像融合，可以使患者在合适的时间暂停呼吸，保证了定位的准确性，所以图像融合协助超声造影的病灶显示率高于常规CEUS。虽然TACE导致造影无法显示部分病灶三期的灌注特点，但仍能对此类病灶进行定位以引导穿刺。当然，图像融合协助CEUS并不能显示所有病灶，原因可概括为：①病灶小，超声本身的分辨率无法显示病灶的灌注；②病灶位置较深，受声衰减影响使CEUS显示不佳；③病灶位置完全被肺气遮盖；④图像融合协助时对呼吸控制欠佳而错过病灶。

【病例1】原发性肝癌影像学表现。

患者男，饮酒多年，每天约250 mL，考虑为酒精性肝硬化，AFP60+。

（1）CT肝内典型肝癌病灶（图4-1-2）。

（2）MR提示病灶T2高信号，DWI高信号，动脉期高增强，门静脉及延迟期低增强（图4-1-3）。

（3）超声造影提示病灶三期低增强。进行穿刺活检后提示病灶为中分化肝癌（图4-1-4）。

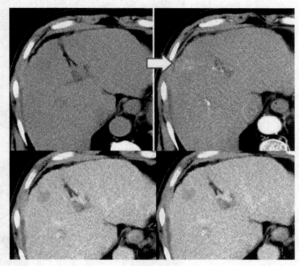

图4-1-2

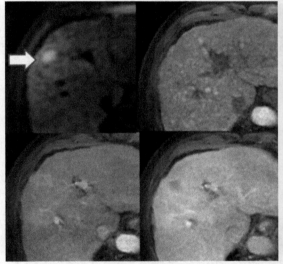

图4-1-3

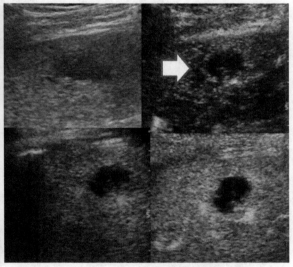

图4-1-4

【病例2】原发性肝癌影像学表现。

患者男，肝癌切除术后6个月，AFP再次升高2周。

（1）MR仅于DWI期在S5/8位置发现一个小高信号结节，其余序列无法显示病灶（图4-1-5）。

（2）超声提示同样位置低回声结节，造影提示动脉期高增强（图4-1-6）。

（3）此低回声结节门静脉及延迟期为低增强。消融此病灶后，患者AFP于一个月以后降至正常，提示此病灶为肝癌复发灶（图4-1-7）。

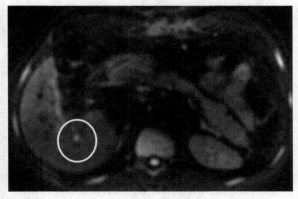

图4-1-5

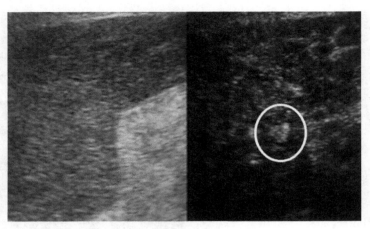

图4-1-6

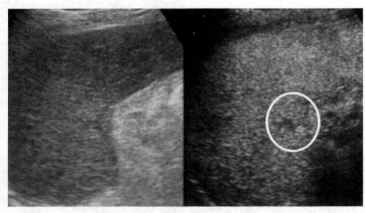

图4-1-7

【**病例3**】原发性肝癌影像学表现。

患者男，发现乙肝1年余，肝癌切除术后8个月，AFP再次升高3天。

（1）MR提示肝内病灶（图4-1-8）。

（2）二维超声未能显示肝内病灶（图4-1-9）。

（3）利用MR图像与超声图像融合后定位病灶，注入造影剂后在MR提示位置动脉期见高增强区，此区域门静脉及延迟期为低增强，考虑为复发灶（图4-1-10）。

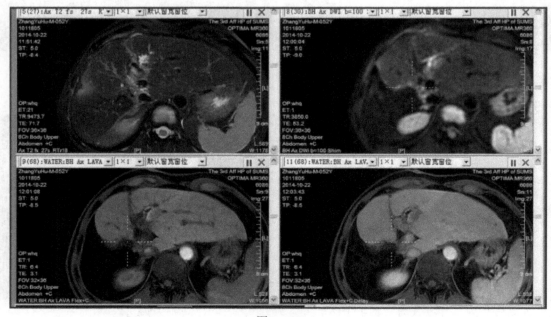

图4-1-8

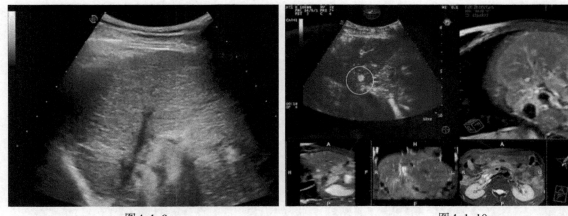

图4-1-9   图4-1-10

【病例4】原发性肝癌影像学表现。

患者男，乙肝5年余，CT提示肝内病灶3天。

（1）CT图像显示左肝外叶病灶（图4-1-11）。

（2）病灶受肠气及网膜脂肪影响，二维超声无法显示病灶（图4-1-12）。

（3）超声与CT图像融合后定位病灶，超声造影显示病灶动脉期高增强（图4-1-13左图中箭头所指）。

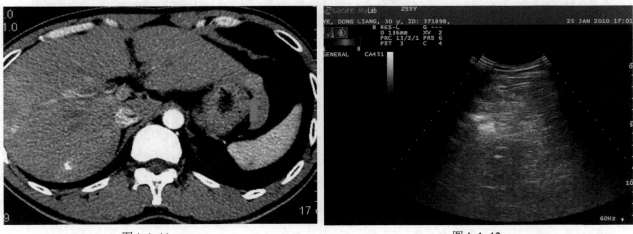

图4-1-11   图4-1-12

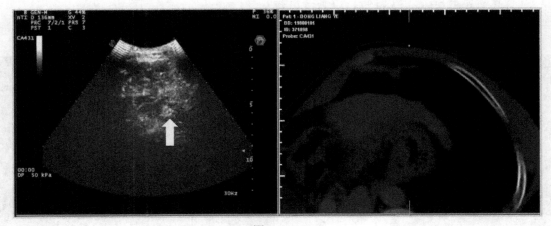

图4-1-13

【病例5】原发性肝癌影像学表现。

患者男，AFP增高1周，MR提示肝S7肝癌。

（1）MR图像显示肝S5病灶（图4-1-14箭头所指）。

（2）相应位置二维超声未见病灶，普通超声造影未能显示病灶（图4-1-15）。

（3）图像融合后，定位MR提示病灶位置，造影可以显示病灶动脉期高增强（图4-1-16）。

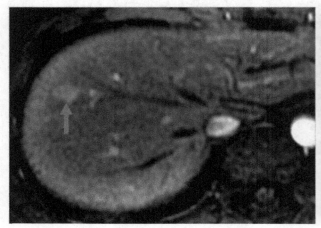 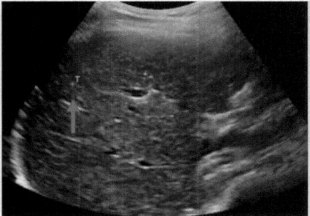

图4-1-14　　　　　　　　　　　　　　　图4-1-15

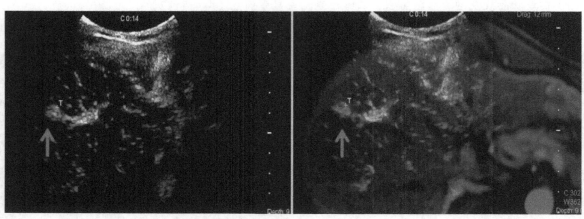

图4-1-16

【病例6】原发性肝癌影像学表现。

患者男，58岁，右肾癌术后5年，CT疑肝S6小肝内转移瘤。

（1）CT图像所示肝S6病灶（图4-1-17箭头所指）。

（2）二维超声无法显示病灶，普通超声造影未能显示病灶（图4-1-18）。

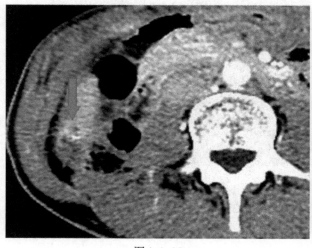 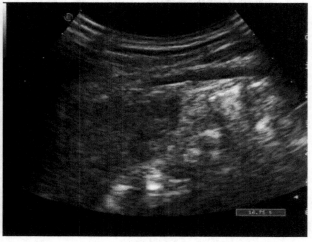

图4-1-17　　　　　　　　　　　　　　　图4-1-18

（3）图像对位后，超声造影提示一个动脉期为高增强的病灶，门静脉及延迟期为低增强，考虑为转移瘤（图4-1-19）。

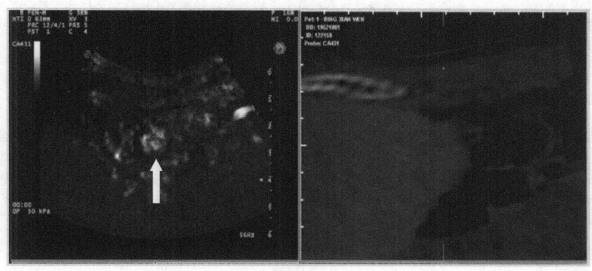

图4-1-19

【参考文献】

[1] Piscaglia F, Lencioni R, Sagrini E, et al. Characterization of focal liver lesions with contrast-enhanced ultrasound[J]. Ultrasound Med Biol, 2010, 36(4): 531-550.

[2] Quaia E, Alaimo V, Baratella E, et al. Effect of observer experience in the differentiation between benign and malignant liver tumors after ultrasound contrast agent injection[J]. J ultrasound Med, 2010, 29(1): 25-36.

[3] 刘广健, 吕明德, 谢晓燕, 等. 实时虚拟导航系统引导消融治疗肝癌[J]. 中华超声影像学杂志, 2006, 15: 758-760.

[4] 蒋天安, 陈燕, 敖建阳, 等. 实时影像虚拟导航系统在肝癌微创治疗中的初步应用[J]. 中华超声影像学杂志, 2009, 18: 768-771.

[5] 郭昌宇. 超声与CT或MR融合导航技术在介入诊疗中的临床应用[J]. 中华放射学杂志, 2009, 43(6): 625-628.

[6] Laura Crocetti, Riccardo Lencioni, Stefano DeBeni, et al. Targeting liver lesions for radiofrequency ablation: an experimental feasibility study using a CT-US fusion imaging system[J]. Investigative Radiology, 2008, 43(1): 33-39.

[7] Philip Hildebrand, Volker Martens, Achim Schweikard, et al. Evaluation of an online navigation system for laparoscopic interventions in a perfused ex vivo artificial tumor model of the liver[J]. HPB, 2007, 9: 190-194.

[8] Llovet J M, Fuster J, Bruix J, et al. The barcelona approach: diagnosis, staging, and treatment of hepatocellular carcinoma[J]. Liver Transpl, 2004, 10: S115-S120.

附录2

原发性肝癌诊疗规范（2017年版）

一、概述

原发性肝癌是目前我国第四位的常见恶性肿瘤及第三位的肿瘤致死病因，严重威胁我国人民的生命和健康。原发性肝癌主要包括肝细胞癌（hepatocellular carcinoma，HCC）、肝内胆管癌（intrahepatic cholangiocarcinoma，ICC）和HCC-ICC混合型三种不同病理类型，三者在发病机制、生物学行为、组织学形态、治疗方法以及预后等方面差异较大，其中肝细胞癌占85%以上，因此本规范中的"肝癌"指肝细胞癌。

二、筛查和诊断

（一）高危人群的监测筛查

对肝癌高危人群的筛查，有助于早期发现、早期诊断、早期治疗，是提高肝癌疗效的关键。在我国，肝癌的高危人群主要包括具有乙型肝炎病毒（hepatitis b virus，HBV）和/或丙型肝炎病毒（hepatitis c virus，HCV）感染、长期酗酒、非酒精脂肪性肝炎、食用被黄曲霉毒素污染食物、各种原因引起的肝硬化以及有肝癌家族史等的人群，尤其是年龄40岁以上的男性风险更大。血清甲胎蛋白（alpha-fetoprotein，AFP）和肝脏超声检查是早期筛查的主要手段，建议高危人群每隔6个月进行至少一次检查。

（二）肝癌的影像学检查

各种影像学检查手段各有特点，应该强调综合应用、优势互补、全面评估。

1. 超声检查（ultrasonography，US）

腹部超声检查因操作简便、灵活直观、无创便携等特点，是临床上最常用的肝脏影像学检查方法。常规超声筛查可以早期、敏感地检出肝内可疑占位性病变，准确鉴别是囊性或实质性占位，并观察肝内或腹部有无其他相关转移灶。彩色多普勒血流成像不仅可以观察病灶内血供，也可明确病灶与肝内重要血管的毗邻关系，为临床治疗方法的选择及手术方案的制订提供重要信息。实时超声造影技术可以揭示肝肿瘤的血流动力学改变，帮助鉴别和诊断不同性质的肝肿瘤，凭借实时显像和多切面显像的灵活特性，在评价肝肿瘤的微血管灌注和引导介入治疗方面具有优势。

2. X线计算机断层成像（computed tomography，CT）

常规采用平扫+增强扫描方式（常用碘对比剂），其检出和诊断小肝癌能力总体略逊于磁共振成像。目前除常见应用于肝癌临床诊断及分期外，更多应用于肝癌局部治疗的疗效评价，特别对经肝动脉化疗栓塞（transarterial chemoembolization，TACE）后碘油沉积观察有优势。同时，借助CT的三维肝体积和肿瘤体积测量、肺和骨等其他脏器转移评价，临床应用广泛。

3. 磁共振成像（magnetic resonance imaging，MRI）

常规采用平扫+增强扫描方式（常用对比剂Gd-DTPA），因其具有无辐射影响，组织分辨率高，可以多方位、多序列参数成像，并具有形态结合功能（包括弥散加权成像、灌注加权成像和波谱分析）综合成像技术能力，成为临床肝癌检出、诊断和疗效评价的常用影像技术。若结合肝细胞特异性对比剂（Gd-EOB-DTPA）使用，可提高≤1.0cm肝癌的检出率和对肝癌诊断及鉴别诊断的准确性。

在MRI或CT增强扫描动脉期（主要在动脉晚期），肝癌呈不均匀明显强化，偶可呈均匀明显强化，尤其是≤5.0cm的肝癌，门脉期和/或实质平衡期扫描肿瘤强化明显减弱或降低，这种"快进快出"的增强方式是肝癌诊断的特点。

肝癌MRI和CT诊断，尚需结合其他征象（如假包膜等），尤其是MRI其他序列上相关征象进行综合判断，方能提高肝癌诊断准确性。

4. 数字减影血管造影（digital subtraction angiography，DSA）

DSA是一种侵入性、创伤性检查，多主张采用经选择性或超选择性肝动脉进行DSA检查，该技术更多用于肝癌局部治疗或急性肝癌破裂出血治疗等。肝癌在DSA的主要表现是肿瘤血管和肿瘤染色，还可以明确显示肝肿瘤数目、大小及其血供情况。DSA能够为血管解剖变异和重要血管解剖关系以及门静脉浸润提供正确客观的信息，对于判断手术切除的可能性和彻底性以及决定合理的治疗方案有重要价值。

5.核医学影像检查

（1）正电子发射计算机断层成像（positron emission tomography/CT，PET/CT）。

氟-18-脱氧葡萄糖（^{18}F-FDG）PET/CT全身显像的优势在于：①对肿瘤进行分期，通过一次检查能够全面评价淋巴结转移及远处器官的转移（证据等级1）；②再分期，因PET功能影像不受解剖结构的影响，可准确显示解剖结构发生变化后或者是解剖结构复杂部位的复发转移灶（证据等级2）；③疗效评价，对于抑制肿瘤活性的靶向药物，疗效评价更加敏感、准确（证据等级2）；④指导放疗生物靶区的勾画、穿刺活检部位（证据等级2）；⑤评价肿瘤的恶性程度和预后（证据等级2）。碳-11标记的乙酸盐（^{11}C-acetate）或胆碱（^{11}C-choline）PET显像可提高对高分化肝癌诊断的灵敏度，与^{18}F-FDG PET/CT显像具有互补作用。

（2）发射单光子计算机断层扫描仪（SPECT-CT）

SPECT/CT已逐渐替代SPECT成为核医学单光子显像的主流设备，选择全身平面显像所发现的病灶，再进行局部SPECT/CT融合影像检查，可同时获得病灶部位的SPECT和诊断CT图像，诊断准确性得以显著提高。

6.肝穿刺活检

具有典型肝癌影像学特征的占位性病变，符合肝癌的临床诊断标准的病人，通常不需要以诊断为目的进行肝穿刺活检。对于缺乏典型肝癌影像学特征的占位性病变，肝穿刺活检可获得病理诊断，对于确立肝癌的诊断、指导治疗、判断预后非常重要。

肝穿刺活检需要在超声或CT引导下进行，可采用18G或16G肝穿刺空芯针活检获得组织学诊断，也可用细针穿刺获得细胞学诊断。肝穿刺活检主要的风险是出血或针道种植。因此，术前应检查血小板和凝血功能，对于有严重出血倾向或严重心、肺、脑、肾疾患和全身衰竭的病人，应避免肝穿刺活检。为了避免肿瘤结节破裂和针道种植，在选择穿刺路径需要经过正常的肝组织，避免直接穿刺肝脏表面的结节。推荐在肿瘤和肿瘤旁肝组织分别穿刺1条组织，以便客观对照提高诊断准确性。肝穿刺的病理诊断存在一定的假阴性率，阴性结果不能完全排除肝癌的可能。

（三）肝癌的血清学分子标记物

血清甲胎蛋白（alpha-fetoprotein，AFP）是当前诊断肝癌常用而又重要的方法。诊断标准：AFP ≥ 400 μg/L，排除慢性或活动性肝炎、肝硬化、睾丸或卵巢胚胎源性肿瘤以及怀孕等。AFP低度升高者，应作动态观察，并与肝功能变化对比分析，有助于诊断。约30%的肝癌病人AFP水平正常，检测甲胎蛋白异质体，有助于提高诊断率。其他常用的肝癌诊断分子标志物包括α-L-岩藻苷酶、异常凝血酶原等。

（四）肝癌的病理学诊断

1.肝癌病理学诊断标准

肝脏占位病灶或者肝外转移灶活检或手术切除组织标本，经病理组织学和/或细胞学检查诊断为肝癌。病理诊断须与临床证据相结合，全面了解病人的HBV/HCV感染史、肿瘤标志物以及影像学检查等信息。

2.肝癌病理诊断规范

肝癌病理诊断规范由标本处理、标本取材、病理检查和病理报告等部分组成。

（1）标本处理要点。

①手术医生应在病理申请单上标注送检标本的部位、种类和数量，对手术切缘和重要病变可用染料染色或缝线加以标记；②尽可能将肿瘤标本在离体30 min以内完整送达病理科切开固定；③10%中性福尔马林溶液固定12～24 h。

（2）标本取材要点。

肝癌周边区域是肿瘤生物学行为的代表性区域。为此，应采用"7点"基线取材法（图4-1-20），在肿瘤的12点、3点、6点和9点位置上于癌与癌旁肝组织交界处取材按1∶1取材；在肿瘤内部至少取材1块；对距肿瘤边缘≤1cm（近癌旁）和＞1cm（远癌旁）范围内的肝组织分别取材1块。鉴于多结节性肝癌具有单中心和多中心两种起源方式，在不能除外由肝内转移引起的卫星结节的情况下，单个肿瘤最大直径≤3cm的肝癌，应全部取材检查。实际取材的部位和数量还需根据肿瘤的直径和数量等情况考虑（证据等级2）。

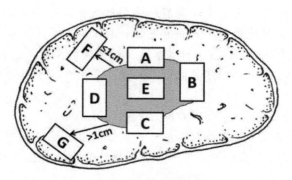

图4-1-20　肝脏肿瘤标本基线取材部位示意图

（3）病理描述要点

①大体标本描述。重点描述肿瘤的大小、数量、颜色、质地、与血管和胆管的关系、包膜状况、周围肝组织病变、肝硬化类型、肿瘤至切缘的距离以及切缘受累情况等。

②显微镜下描述。肝癌的诊断参照WHO2010版，重点描述以下内容：肝癌的分化程度，可采用国际上常用的Edmondson-Steiner四级（Ⅰ-Ⅳ）分级法；肝癌的组织学类型，常见有细梁型、粗梁型、假腺管型和团片型等；肝癌的特殊细胞类型，如透明细胞型、富脂型、梭形细胞型和未分化型等；肿瘤坏死（如肝动脉化疗栓塞治疗后）、淋巴细胞浸润及间质纤维化的范围和程度；肝癌生长方式包括癌周浸润、包膜侵犯或突破、微血管侵犯和卫星结节等；慢性肝病评估，肝癌常伴随不同程度的慢性病毒性肝炎或肝硬化，推荐采用较为简便的Scheuer评分系统和中国慢性病毒性肝炎组织学分级和分期标准。

微血管侵犯（microvascular invasion，MVI）是指在显微镜下于内皮细胞衬附的脉管腔内见到癌细胞巢团，以门静脉分支为主（含包膜内血管）（证据等级1）；病理分级方法：M_0：未发现MVI；M_1（低危组）：≤5个MVI，且发生于近癌旁肝组织；M_2（高危组）：＞5个MVI，或MVI发生于远癌旁肝组织。MVI是评估肝癌复发风险和选择治疗方案的重要参考依据，应作为常规病理检查指标（证据等级2）。

③免疫组化检查。常用的肝细胞性标志物有Hep Par-1、GPC-3、CD10、Arg-1和GS等；常用的胆管细胞标志物有CK7、CK19和MUC-1等。需要合理组合使用免疫组化标志物，对HCC与ICC，以及原发性肝癌与转移性肝癌进行鉴别诊断。

④特殊类型肝癌。混合型肝癌，在同一个肿瘤结节内同时存在HCC和ICC两种组织学成分；双表型肝癌，HCC同时表达胆管癌蛋白标志物；纤维板层型肝癌，癌细胞富含嗜酸性颗粒状胞浆，癌组织被平行排列的板层状胶原纤维组织分隔成巢状。

3. 肝癌病理诊断报告

由大体标本描述、显微镜下描述、免疫组化检查结果、典型病理照片及病理诊断名称等部分组成。此外，还可附有与肝癌克隆起源、药物靶点检测、生物学行为评估以及预后判断等相关的分子病理学检查结果，提供临床参考。

（五）肝癌的临床诊断标准及路线图

乙型或丙型肝炎以及肝硬化是肝癌的高危因素，对于肝脏占位性病变的诊断和鉴别诊断有重要的价值。近年来，非酒精性脂肪性肝炎（NASH）与肝癌的关系越来越被重视。AFP在缺乏敏感的影像学方法情况下曾用于肝癌的临床诊断，如果AFP≥400μg/L，在排除妊娠、慢性或活动性肝病以及生殖腺胚胎源性肿瘤情况下，则高度提示肝癌。

结合肝癌发生的高危因素、影像学特征以及血清学分子标记物，依据路线图的步骤对肝癌做出临床诊断。

（1）有乙型肝炎或丙型肝炎，或者有任何原因引起肝硬化者，至少每隔6个月进行一次超声及AFP检测，发现肝内直径≤2 cm结节，动态增强MRI、动态增强CT、超声造影及普美显动态增强MRI四项检查中至少有两项显示有动脉期病灶明显强化、门脉或延迟期强化下降的"快进快出"的肝癌典型特征，则可做出肝癌的临床诊断；对于发现肝内直径＞2 cm的结节，则上述四种影像学检查中只要有一项有典型的肝癌特征，即可临床诊断为肝癌。

（2）有乙型肝炎或丙型肝炎，或者有任何原因引起肝硬化者，随访发现肝内直径≤2 cm结节，若上述四种影像学检查中无或只有一项检查有典型的肝癌特征，可进行肝穿刺活检或每2～3个月的影像学随访以确立诊断；对于发现肝内直径＞2 cm的结节，上述四种影像学检查无典型的肝癌特征，则需进行肝穿刺活检以确立诊断。

（3）有乙型肝炎或丙型肝炎，或者有任何原因引起肝硬化者，如AFP升高，特别是持续增高，应该进行上述四种影像学检查以确立肝癌的诊断，如未发现肝内结节，在排除妊娠、活动性肝病、生殖胚胎源性肿瘤以上消化道癌的前提下，应该密切随访AFP水平以及每隔2～3个月一次的影像学复查。

三、分期

肝癌的分期对于预后的评估、合理治疗方案的选择至关重要。影响肝癌病人预后的因素很多，包括肿瘤因素、病人一般情况及肝功能情况，据此国外有多种的分期方案，如BCLC、TNM、JSH、APASL等分期。依据中国的具体国情及实践积累，推荐下述肝癌的分期方案，包括Ⅰa期、Ⅰb期、Ⅱa期、Ⅱb期、Ⅲa期、Ⅲb期、Ⅳ期。

四、治疗

肝癌治疗领域的特点是多种方法、多个学科共存，而以治疗手段的分科诊疗体制与实现有序规范的肝癌治疗之间存在一定的矛盾。因此肝癌诊疗须重视多学科诊疗团队的模式，从而避免单科治疗的局限性，为病人提供一站式医疗服务和促进学科交流，并促进建立在多学科共识基础上的治疗原则和指南。合理治疗方法的选择需要有高级别循证依据支持，但也需要同时考虑地区和经济水平差异。

（一）肝切除术

肝癌的外科治疗是肝癌病人获得长期生存最重要的手段，主要包括肝切除术和肝移植术。

1.肝切除术的基本原则

（1）彻底性。完整切除肿瘤，使切缘无残留肿瘤。

（2）安全性。保留有足够功能肝组织（具有良好血供以及良好的血液和胆汁回流）以术后肝功能代偿，降低手术死亡率及手术并发症。

2.术前肝功能储备的评估

在术前应对病人的全身情况及肝功能储备进行全面评价：常采用美国东部肿瘤协作组提出的功能状态评分（ECOG PS）来评估病人的全身情况；采用Child-Pugh评分、吲哚氰绿（ICG）清除试验或瞬时弹性成像测定肝脏硬度评价肝功能储备情况；如预期保留肝组织体积较小，则采用CT和/或MRI测定剩余肝的体积，并计算剩余肝体积占标准化肝脏体积的百分比。一般认为Child-Pugh A级、ICG15＜20%～30%是实施手术切除的必要条件；余肝体积须占标准肝体积的40%以上（肝硬化病人），或30%以上（无肝硬化病人）也是实施手术切除的必要条件。

3.肝癌切除的适应证

（1）肝脏储备功能良好的Ⅰa期、Ⅰb期和Ⅱa期肝癌是手术切除的首选适应证，尽管以往有研究显示对于直径≤3 cm肝癌，切除与射频消融疗效无差异（证据等级1），但近年的研究显示外科切除的远期疗效更好（证据等级1）。

（2）在部分Ⅱb期和Ⅲa期肝癌病人中，手术切除有可能获得比其他治疗方式更好的效果（证据等级1），但需更为谨慎的术前评估。对于多发性肝癌，相关研究显示，在满足手术安全性的条件下，肿瘤数目≤3枚的多发性肝癌病人可能从手术获益（证据等级1）；若肿瘤数目＞3枚，即使已手术切除，在多数情况下其疗效也并不优于TACE等非手术治疗。

（3）对于其他Ⅱb期和Ⅲa期肝癌，如有以下情况也可考虑手术切除：肿瘤数目＞3枚，但肿瘤局限在同一段或同侧半肝者，或可同时进行术中射频消融处理切除范围外的病灶；合并门静脉主干或分支癌栓者，若肿瘤局限于半肝，且预期术中癌栓可完整切除或取净，可考虑手术切除肿瘤并经门静脉取栓，术后再结合TACE、门静脉化疗或其他全身治疗措施；合并胆管癌栓且伴有梗阻性黄疸，肝内病灶亦可切除的病人；伴有肝门部淋巴结转移者，切除肿瘤的同时进行淋巴结清扫或术后外放射治疗；周围脏器受侵犯，但可一并切除者。

此外，对于术中探查不适宜切除的肝癌，可考虑术中肝动脉结扎（已少用，有时用于肝癌破裂出血时的手术止血）和（或）肝动脉、门静脉插管化疗或术中其他的局部治疗措施等。

4. 肝癌根治性切除标准

（1）术中判断标准。①肝静脉、门静脉、胆管以及下腔静脉未见肉眼癌栓；②无邻近脏器侵犯，无肝门淋巴结或远处转移；③肝脏切缘距肿瘤边界＞1cm；如切缘＜1cm，但切除肝断面组织学检查无肿瘤细胞残留，即切缘阴性。

（2）术后判断标准。①术后2个月进行超声、CT、MRI（必须有其中两项）检查未发现肿瘤病灶；②如术前AFP升高，则要求术后2个月进行AFP定量测定，其水平在正常范围（极个别病人AFP降至正常的时间超过2个月）。

5. 手术切除技术

常用的肝切除主要是包括入肝和出肝血流控制技术、肝脏离断技术以及止血技术。手术技术方面，有经验的医师可开展腹腔镜或机器人辅助微创肝切除术。微创手术具有创伤小和术后恢复快等优点（证据等级2），但其长期疗效仍需要与传统的开腹手术进行前瞻性的、多中心的随机对照研究。经腹腔镜行肝癌切除的指征：①病变位于Couinaud Ⅱ、Ⅲ、Ⅳb、Ⅴ、Ⅵ段；②病变大小以不影响第一和第二肝门的解剖为准，一般不超过10cm；③有丰富经验的医师可逐步开展腹腔镜半肝切除、肝3叶切除和Couinaud Ⅰ、Ⅶ、Ⅷ段肝切除。

切除范围较大导致余肝体积过小或顾忌余肝的功能，是阻碍根治性切除的主要原因。为了提高肝癌的可切除性，可采用如下方法：

（1）术前TACE可使部分病人的肿瘤缩小后再切除；

（2）经门静脉栓塞（portal vein thrombosis，PVE）或门静脉结扎（portal vein ligation，PVL）主瘤所在半肝，使余肝代偿性增大后再切除。临床报告其并发症不多，因需4～6周时间等待对侧肝组织体积增大，为减少等待期间肿瘤进展的风险，可考虑与TACE联合。

（3）联合肝脏分隔和门静脉结扎的二步肝切除术（associating liver partition and portal vein ligation for staged hepatectomy，ALPPS）是近年发展的新技术，适合于预期残余肝脏体积占标准肝体积不足30%～40%的病人，经过Ⅰ期的肝脏分隔或离断和患侧门静脉分支结扎后，健侧剩余肝脏体积（future liver reserve，FLR）一般在1～2周后增生30%甚至70%以上，FLR占标准肝脏体积至少30%以上，可接受安全的Ⅱ期切除。术前评估非常重要，需要考虑肝硬化的程度、病人年龄、短期承受二次手术的能力和肿瘤快速进展的风险；此外可借助腹腔镜技术或消融技术等降低二次手术的创伤。ALPPS的禁忌证：①存在不可切除的肝外转移灶；②严重的门静脉高压症；③全身麻醉高风险病人以及一般状况较差不能耐受大手术的病人；④Ⅰ期手术后FLR中有肉眼可见肝癌结节。ALPPS应用可在短期内提高肝癌的切除率，但同时也存在高并发症发生率及死亡率，应谨慎、合理地选择手术对象。

（4）对于开腹后探查发现肝硬化较重、肿瘤位置深在、多结节的肿瘤，术中消融可降低手术风险。

解剖性切除与非解剖性切除均为常用的手术技术。对于巨大肿瘤，可采用不游离肝周韧带的前径路肝切除法。对于多发性肿瘤，可采用手术切除结合术中消融（如术中射频等）方式治疗，切除肝脏边缘肿瘤，消融深部肿瘤。对于门静脉癌栓者，行门静脉取栓术时应暂时阻断健侧门静脉血流，防止癌栓播散。对于肝静脉癌栓或腔静脉癌栓者，可行全肝血流阻断，尽可能整块去除癌栓。合并右心房癌栓者，可开胸切开右心房取出癌栓，同时切除肝肿瘤。合并腔静脉或右心房癌栓时手术风险较大，应慎重选择。对于肝癌伴胆管癌栓者，在去除癌栓的同时，若肿瘤已部分侵犯胆管壁，则应同时切除受累胆管并重建胆道，以降低局部复发率。

6. 术前治疗

对于不可切除肝癌，肝动脉结扎插管、TACE、外放射等治疗可能导致肿瘤降期从而使部分病人获得手术切除的机会，降期后切除的肝癌病人可能获得较好的长期生存效果。对于可切除肝癌，术前TACE并不能改善病人生存效果（证据等级2）。

7. 术后治疗（转移复发的防治）

肝癌手术切除后5年内肿瘤复发转移率高达40%～70%，这与术前可能已存在微小播散灶或者多中心发生有关，故所有病人术后需要接受密切随访。一旦发现肿瘤复发，根据肿瘤复发的特征，可以选择再次手术切除、局部消融、TACE、放疗或系统治疗等，延长病人生存期。对于高危复发者，有临床研究证实术后TACE治疗有一定的效果，能发现并控制术后肝内微小残癌（证据等级4），但该结论需要进一步证实。此外，对于伴有门静脉癌栓病人术后经门静脉置管化疗联合肝动脉化疗栓塞，也可延长病人生存期。尽管有临床随机研究提示，干扰素α可减少复发，延长生存期（证据等级1），但仍存争议，目前仅推荐应用于合并慢性乙肝背景的肝癌术后病人。有报道发现肝癌miR-26a表达与干扰素α辅助治疗的疗效相关，该结果也需要进一步多中心随机对照证实。据有关报道，国内多中心随机平行对照研究结果表明，中药槐耳颗粒对肝癌根治性切除术后的病人有一定的预防复发转移作用。

（二）肝移植术

1. 肝癌肝移植适应证

肝移植是肝癌根治性治疗手段之一，尤其适用于有失代偿肝硬化背景、不适合切除的小肝癌病人。合适的适应证是提高肝癌肝移植疗效，保证宝贵的供肝资源得到公平合理应用的关键。

关于肝移植适应证，国际上主要采用米兰（Milan）标准、美国加州大学旧金山分校（UCSF）标准等。国内尚无统一标准，已有多家单位和学者陆续提出了不同的标准，包括杭州标准、上海复旦标准、华西标准和三亚共识等。各家标准对于无大血管侵犯、淋巴结转移及肝外转移的要求都比较一致，但是对于肿瘤的大小和数目的要求不尽相同。上述国内标准均不同程度地扩大了肝癌肝移植的适用范围，可使更多的肝癌病人因肝移植手术受益，并未明显降低术后总体生存率和无瘤生存率。但仍需多中心协作研究以支持和证明，从而获得高级别的循证医学证据。经专家组充分讨论，现阶段本规范推荐采用UCSF标准。

2. 肝癌肝移植术后复发的预防

肝癌肝移植术后的肿瘤复发明显减低了移植后生存率。其危险因素包括肿瘤分期、血管侵犯、AFP水平、免疫抑制剂累积用药剂量等。减少移植后早期钙调磷酸酶抑制剂的用量可能降低肿瘤复发率（证据等级2）。肝癌肝移植采用mTOR抑制剂的免疫抑制方案亦可能预防肿瘤复发，提高生存率（证据等级2），但尚需多中心随机临床研究的进一步证实。

（三）局部消融治疗

尽管外科手术是肝癌的首选治疗方法，但因肝癌病人大多合并有肝硬化，或者在确诊时大部分病人已达中晚期，能获得手术切除机会的病人为20%～30%。近年来广泛应用的局部消融治疗，具有创伤小、疗效确切的特点，使一些不耐受手术切除的肝癌病人亦可获得根治的机会。

局部消融治疗是借助医学影像技术的引导对肿瘤靶向定位，局部采用物理或化学的方法直接杀灭肿瘤组织的一类治疗手段。主要包括射频消融（radiofrequency ablation，RFA）、微波消融（microwave ablation，MWA）、冷冻治疗、高功率超声聚焦消融（high power focused ultrasound ablation，HIFU）以及无水乙醇注射治疗（percutaneous ethanol injection，PEI）等。局部消融最常用超声引导，具有方便、实时、高效的特点。CT及MRI结合多模态影像系统可用于观察超声无法探及的病灶。CT及MRI引导技术还可应用于肺、肾上腺、骨等转移灶的消融等。

消融的路径有经皮、经腹腔镜或开腹三种方式。大多数的小肝癌可以经皮穿刺消融，具有经济、方便、微创的特点。位于肝包膜下的肝癌，特别是突出肝包膜外的肝癌，经皮穿刺消融风险较大，或者影像学引导困难的肝癌，可考虑经开腹消融和经腹腔镜消融的方法。

局部消融治疗适用于单个肿瘤直径≤5cm，或肿瘤结节不超过3个、最大肿瘤直径≤3cm；无血管、胆管和邻近器官侵犯以及远处转移（证据等级1），肝功能分级为Child-Pugh A或B级的肝癌病人，可获得根治性的治疗效果。对于不能手术切除的直径3～7cm的单发肿瘤或多发肿瘤，可联合TACE（证据等级1）。

1. 常见消融手段

（1）RFA：是肝癌微创治疗最具代表性的消融方式，其优点是操作方便，住院时间短，疗效确切，花费相对较低，特别适用于高龄病人。对于直径≤3cm的肝癌病人，RFA的无瘤生存率略逊于手术切除（证据等级1）。与PEI相比，RFA具有根治率高、所需治疗次数少和远期生存率高的显著优势。RFA治疗的精髓是对肿瘤整体灭活并尽量减少正常肝组织损伤，其前提是对肿瘤浸润范围和卫星灶的确认。因此，十分强调治疗前精确的影像学检查。超声造影技术有助于确认肿瘤的实际大小和形态，界定肿瘤浸润范围，检出微小肝癌和卫星灶，为制订消融方案灭活肿瘤提供了可靠的参考依据。

（2）MWA：是我国常用的热消融方法，在局部疗效、并发症发生率以及远期生存方面与RFA相比都无显著差异。其特点是消融效率高，避免RFA所存在的"热沉效应"。现在的MWA技术也能一次性灭活肿瘤，对血供丰富的肿瘤，可先凝固阻断肿瘤主要滋养血管，再灭活肿瘤，以提高疗效。建立温度监控系统可以调控有效热场范围，保证凝固效果。随机对照研究显示，两者之间无论是在局部疗效和并发症方面，还是生存率方面都无统计学差异（证据等级1），MWA和RFA这两种消融方式的选择可根据肿瘤的大小、位置，选择更适宜的消融方式（证据等级3）。

（3）PEI：适用于直径≤3cm以内肝癌的治疗，局部复发率高于RFA，但PEI对直径≤2cm的肝癌消融效果确切，远期疗效类似于RFA。PEI的优点是安全，特别适用于癌灶贴近肝门、胆囊及胃肠道组织，而热消融治疗（RFA和MWA）可能容易造成损伤的情况。

2. 基本技术要求

（1）操作医师必须经过严格培训和足够的实践积累，治疗前应该全面而充分地评估病人的全身状况，肝功能状态，肿瘤的大小、位置、数目等。要注意肿瘤与邻近器官的关系，制订合理的穿刺路径及消融范围，在保证安全的前提下，达到足够的安全范围。

（2）根据肿瘤的大小、位置，强调选择适合的影像引导技术（超声或CT）和消融手段（RFA、MWA或PEI）。

（3）肿瘤距肝门部肝总管、左右肝管的距离应至少为5mm。不推荐对＞5cm的病灶单纯施行消融治疗。对于多个病灶或更大的肿瘤，根据病人肝功能状况，采取治疗前TACE+消融联合治疗，效果优于单纯的消融治疗。

（4）消融范围应力求包括5mm的癌旁组织，以获得"安全边缘"，彻底杀灭肿瘤。对于边界不清晰、形状不规则的浸润型癌或转移癌灶，在邻近肝组织及结构条件许可的情况下，建议适当扩大消融范围。

3. 对于直径≤5cm的肝癌治疗选择

数项临床前瞻性随机对照和系统回顾性分析显示，直径≤5cm的肝癌宜首选手术切除（证据等级1）。在临床实践中，应该根据病人的一般状况和肝功能，肿瘤的大小、数目、位置，以及从事消融治疗的医师的技术和经验，全面考虑后选择合适的初始治疗手段。通常认为，如果病人能够耐受肝切除术，以及肝癌位置表浅或位于肝脏边缘，应首选手术切除。局部消融可作为手术切除之外的另一种治疗选择。对于2～3个癌灶位于不同区域或者位居肝脏深部或中央型≤5cm的肝癌，局部消融可以达到手术切除疗效，获得微创下根治性消融。

4. 肝癌消融治疗后应重视的评估和随访

评估局部疗效的规范方法是在消融后1个月左右，复查肝脏动态增强CT或MRI，或者超声造影，以评价消融效果。消融效果可分为：①完全消融（complete response，CR）：经动态增强CT或MRI扫描，或者超声造影随访，肿瘤所在区域为低密度（超声表现为高回声），动脉期未见强化；②不完全消融（in-complete response，ICR）：经动态增强CT或MRI扫描，或者超声造影随访，肿瘤病灶内局部动脉期有强化，提示有肿瘤残留。对治疗后有肿瘤残留者，可以再次进行消融治疗；若二次消融后仍有肿瘤残留，视为消融治疗失败，应放弃消融疗法，改用其他疗法。完全消融后应定期随访复查，通常情况下每隔2～3月复查肿瘤标志物、彩超、MRI或CT，以便及时发现可能的局部复发病灶和肝内新发病灶，利用经皮消融微创安全和简便易于反复施行的优点，有效地控制肿瘤进展。

（四）TACE治疗

TACE治疗在国内亦称介入疗法、介入治疗（interventional treatment），目前被公认为肝癌非手术治疗的最常用方法之一（证据等级1）。

1. 基本原则

（1）要求在数字减影血管造影机下进行；

（2）必须严格掌握临床适应证；

（3）必须强调超选择插管至肿瘤的供养血管内治疗；

（4）必须强调保护病人的肝功能；

（5）必须强调治疗的规范化和个体化；

（6）如经过4～5次TACE治疗后，肿瘤仍继续进展，应考虑换用或联合其他治疗方法，如外科手术、局部消融和系统治疗以及放疗等。

2. 适应证

（1）Ⅱb期、Ⅲa期和Ⅲb期的部分病人，肝功能分级Child-Pugh A或Child-Pugh B级，ECOG评分0～2；

（2）可以手术切除，但由于其他原因（如高龄、严重肝硬化等）不能或不愿接受手术的Ⅰb期和Ⅱa期病人；

（3）多发结节型肝癌；

（4）门静脉主干未完全阻塞，或虽完全阻塞但肝动脉与门静脉间代偿性侧支血管形成；

（5）肝肿瘤破裂出血或肝动脉-门脉静分流造成门静脉高压出血；

（6）控制局部疼痛、出血以及栓堵动静脉瘘；

（7）肝癌切除术后，DSA造影可以早期发现残癌或复发灶，并给予介入治疗。

3. 禁忌证

（1）肝功能严重障碍（Child-Pugh C级），包括黄疸、肝性脑病、难治性腹水或肝肾综合征；

（2）凝血功能严重减退，且无法纠正；

（3）门静脉主干完全被癌栓栓塞，且侧支血管形成少；

（4）合并活动性肝炎或严重感染且不能同时治疗者；

（5）肿瘤远处广泛转移，估计生存期<3个月者；

（6）恶液质或多器官功能衰竭者；

（7）肿瘤占全肝比例≥70%癌灶（如果肝功能基本正常，可考虑采用少量碘油乳剂分次栓塞）；

（8）外周血白细胞和血小板显著减少，白细胞<3.0×10^9/L（非绝对禁忌，如脾功能亢进者，与化疗性白细胞减少有所不同），血小板<50×10^9/L；

（9）肾功能障碍：肌酐>2mg/dl或者肌酐清除率<30mL/min。

4. 操作程序要点和分类（证据等级3）

（1）肝动脉造影，通常采用Seldinger穿刺法，经皮穿刺股动脉插管，导管置于腹腔干或肝总动脉进行DSA造影，造影图像采集应包括动脉期、实质期及静脉期；应做肠系膜上动脉造影，注意寻找侧支供血。仔细分析造影表现，明确肿瘤的部位、大小、数目以及供血动脉。

（2）根据肝动脉插管化疗、栓塞操作的不同，通常分为：①肝动脉灌注化疗：经肿瘤供血动脉灌注化疗，常用化疗药物有蒽环类、铂类等；②肝动脉栓塞：单纯用栓塞剂堵塞肝肿瘤的供血动脉；③

肝动脉化疗栓塞：把化疗药物与栓塞剂混合在一起，经肿瘤的供血动脉支注入。TACE治疗最常用的栓塞剂就是碘油乳剂、标准化明胶海绵颗粒，还有药物洗脱微球。先灌注一部分化疗药物，一般灌注时间不应＜20 min。然后将另一部分化疗药物与碘油混合成乳剂进行栓塞。碘油用量一般为5～20 mL，不超过30 mL。在透视监视下依据肿瘤区碘油沉积是否浓密、瘤周是否已出现门静脉小分支影为界限。在碘油乳剂栓塞后加用颗粒性栓塞剂（如标准化明胶海绵颗粒、微球、聚乙烯醇颗粒等）。提倡使用超液化乙碘油与化疗药物充分混合成乳剂，尽量避免栓塞剂反流栓塞正常肝组织或进入非靶器官。栓塞时应尽量栓塞肿瘤的所有供养血管，以尽量使肿瘤去血管化。

5. TACE术后常见不良反应

栓塞后综合征，是TACE治疗的最常见不良反应，主要表现为发热、疼痛、恶心和呕吐等。发热、疼痛的发生原因是肝动脉被栓塞后引起局部组织缺血、坏死，而恶心、呕吐主要与化疗药物有关。此外，还有穿刺部位出血、白细胞下降、一过性肝功能异常、肾功能损害以及排尿困难等其他常见不良反应。介入治疗术后的不良反应会持续5～7天，经对症治疗后大多数病人可以完全恢复。

6. 疗效评价

根据实体瘤mRECIST评价标准以及EASL评价标准评估肝癌疗效，长期疗效评价指标为病人总生存时间（overall survival，OS），短期疗效评价指标为肿瘤的影像学应答和手术至疾病进展时间（time to progress，TTP）。

7. 影响TACE远期疗效的主要因素

影响TACF远期疗效的主要因素包括7种：①肝硬化程度、肝功能状态；②血清AFP水平；③肿瘤的容积和负荷量；④肿瘤包膜是否完整；⑤门静脉有无癌栓；⑥肿瘤血供情况；⑦肿瘤的病理分型。

8. 随访及TACE间隔期间治疗

一般建议第一次TACE治疗后3～6周时复查CT和/或MRI、肿瘤相关标志物、肝肾功能和血常规检查等；若影像学检查显示肝脏的瘤灶内的碘油沉积浓密、瘤组织坏死并且无增大和无新病灶，暂时不做TACE治疗。至于后续TACE治疗的频率应依随访结果而定，主要包括病人对上一次治疗的反应、肝功能和体能状况的变化。随访时间可间隔1～3个月或更长时间，依据CT和/或MRI动态增强扫描评价肝脏肿瘤的存活情况，以决定是否需要再次进行TACE治疗。目前主张综合TACE治疗，即TACE联合其他治疗方法，目的是控制肿瘤、提高病人生活质量和让病人带瘤长期生存。

9. TACE治疗时注意点

（1）提倡用微导管超选择性插管。插入肿瘤的供血动脉支，精准地注入碘油乳剂和颗粒性栓塞剂，提高疗效和保护肝功能。

（2）可使用门静脉内支架置放术和碘-125粒子条或碘-125粒子门静脉支架置放术，有效处理门静脉主干癌栓（证据等级2）。

（3）TACE联合消融治疗。目前有两种TACE联合热消融治疗方式：①序贯消融：先进行TACE治疗，术后1～4周内加用射频或微波消融。②同步消融：在TACE治疗时，同时给予射频或微波消融，可以明显提高临床疗效，并减轻肝功能损伤（证据等级2）。

（4）颗粒性栓塞剂的应用。包括标准化明胶海绵颗粒、聚乙烯醇颗粒、微球、药物洗脱微球等。常规TACE常使用标准化明胶海绵微粒与碘油联合。药物性洗脱微球（drug-eluting beads，DEB）是一种新的栓塞剂，可携带化疗药物。文献报道DEB在肿瘤客观有效率及总获益率方面具有优势。但是，近期文献报道结果显示两种方法治疗肝癌的疗效无显著性差异。

（5）重视局部加局部治疗和局部联合全身治疗：①TACE联合消融（RFA、MWA等）治疗（证据等级2）；②TACE联合放射治疗（证据等级2），主要指门静脉主干癌栓、下腔静脉癌栓和局限性大肝癌介入治疗后的治疗；③TACE联合Ⅱ期外科手术切除：大肝癌或巨块型肝癌在TACE治疗后缩小并获得手术机会时，推荐外科手术切除（证据等级3）；④TACE联合全身治疗：包括联合分子靶向药物三氧化二砷、放射免疫靶向药物、基因治疗、免疫治疗及全身化疗等。

（五）放射治疗

放射治疗（简称放疗）分为外放疗和内放疗。外放疗是利用放疗设备产生的射线（光子或粒子）从体外对肿瘤照射。内放疗是利用放射性核素，经机体管道或通过针道植入肿瘤内。

1. 外放射治疗

（1）适应证。

对伴有门静脉/下腔静脉癌栓或肝外转移的Ⅲa期、Ⅲb期肝癌病人，多属于姑息性放疗，有一部分病人肿瘤缩小或降期，可获得手术切除机会（证据等级3）。肝外转移包括淋巴结转移、肺转移、骨转移、肾上腺转移、脑转移、腹膜和胸腔内膜转移等，也可用于等待肝癌肝移植前的治疗。对肝外转移的病人，外放疗可减轻疼痛、梗阻或出血等症状，使肿瘤发展减缓，从而延长生存期（证据等级3）。中央型肝癌切缘距肿瘤≤1cm的窄切缘术后可以辅助放疗（证据等级3）。

（2）照射靶区。

大体肿瘤体积（gross tumor volume，GTV）在增强CT中定义，必要时也需要参考MRI影像。肝癌出现淋巴引流区转移较少见，因此，临床靶体积（clinical target volume，CTV）不包括淋巴引流区。对于已经出现淋巴结转移的病人，必须包括其下一站的淋巴引流区，作为CTV。其余情况（如局限于肝内、癌栓、肾上腺、肺转移等）的CTV为影像学可见的病灶外扩2～4mm。肿瘤移动度可以通过透视评估，但4D模拟CT技术更为准确。在常规放疗技术情况下，计划靶体积（planning target volume，PTV）一般在CTV基础上外放5～15mm。

肝内靶区的勾划必须有动脉相、静脉相互相参考；MRI对肝内病灶较清楚，PET/CT可以了解肝外病灶情况，靶区的确定尽量以多种影像学资料互相参考。肝癌放疗野设计的一个重要原则是充分利用正常肝组织所具有的强大再生能力，在设计放射野时，尤其是大肝癌，最好能保留一部分正常肝组织不受照射，从而使部分正常肝组织能得到再生。

（3）照射剂量和正常组织耐受剂量。

立体定向放疗时，肝功能为Child-Pugh A级，正常肝体积超过700mL，＜15Gy×3次，正常肝＞800mL，＜18Gy×3次是安全剂量；一般推荐放疗剂量≥30～60Gy/3～6次。对姑息性放疗的肝癌病人，肿瘤的放疗剂量基本上取决于全肝和/或周围胃肠道的耐受量，大部分的报道以40～70Gy常规分割剂量。

正常组织耐受剂量：肝功能为Child-Pugh A者，常规分割放疗时，全肝的耐受量为28～30Gy，或非常规低分割放疗（每次分割剂量4～8Gy）全肝的耐受量为23Gy。肝功能为Child-Pugh B者，肝脏对射线的耐受量明显下降。由于亚洲HCC病人常伴有肝硬化和脾功能亢进，导致胃肠道瘀血和凝血功能差，胃肠道的放射耐受剂量低于RTOG推荐的剂量[104]。

（4）放疗技术。

建议应用三维适形放疗（three-dimensional conformal radiotherapy，3D-CRT）、调强放疗（intensity modulated radiation therapy，IMRT）、图像引导放疗（image guided radiation therapy，IGRT）或立体定向放疗（stereotactic body radiation therapy，SBRT）。图像引导下的调强放射治疗技术优于三维适形放疗，螺旋断层放疗设备作为图像引导下的调强放疗，适合多发病灶的肝癌病人。肝癌的立体定向放射治疗必须满足以下条件：有四维CT的影像设备引导或肿瘤追踪系统，非常精确的病人体位固定，放射治疗前的个体化图像校正，放射治疗设备能聚焦到肿瘤以及肿瘤之外的射线梯度下降快。目前缺乏较高级别的临床资料支持质子放疗的肝癌病人的生存率优于光子。

呼吸运动是导致肝脏肿瘤在放疗过程中运动和形变的主要原因。目前可采取多种技术以减少呼吸运动带来的影响，如门控技术、实时追踪技术和呼吸控制技术，根据四维CT确定内靶区（internal target volume，ITV），等等。腹部加压简单易行，减少肝脏的呼吸动度，压腹部位在剑突与脐连线上半部，可最大程度减小肝脏呼吸动度。

2. 内放射治疗

放射性粒子植入是局部治疗肝癌的一种有效方法，包括Y微球疗法、I单克隆抗体、放射性碘化油、^{125}I粒子植入等，放射性粒子可持续产生低能X射线、γ射线或β射线，在肿瘤组织内或在受肿瘤侵犯的管腔（门静脉、下腔静脉或胆道）内植入放射性粒子后，通过持续低剂量辐射，最大程度杀伤肿瘤细胞。粒子植入技术包括组织间植入、门静脉植入、下腔静脉植入和胆道内植入，分别治疗肝内病灶、门静脉癌栓、下腔静脉癌栓和胆管内癌或癌栓。

（六）全身治疗

对于没有禁忌证的晚期肝癌病人，全身治疗可以减轻肿瘤负荷，改善肿瘤相关症状，提高生活质量，延长生存时间。

1. 抗肿瘤治疗及其疗效评价

（1）分子靶向药物。

迄今为止，索拉非尼仍然是唯一获得批准治疗晚期肝癌的分子靶向药物。两项大型国际多中心Ⅲ期临床试验均充分证明了索拉非尼对于不同国家地区、不同肝病背景的晚期肝癌病人都具有一定的生存获益（证据等级1）。常规推荐用法为400mg，口服，每日两次。应用时需注意对肝功能的影响，最常见的不良反应为腹泻、体重下降、手足综合征、皮疹、心肌缺血以及高血压等（证据等级1），一般发生在治疗开始后的2～6周内，可用于肝功能Child A、B级的病人（证据等级1）。而相对于肝功能Child B级，Child A级的病人生存获益更明显。

（2）系统化疗。

传统的细胞毒性药物，包括阿霉素、表阿霉素、氟尿嘧啶、顺铂和丝裂霉素等，在肝癌中的单药或传统联合用药有效率均不高，且毒副作用大，可重复性差。一个主要原因为化疗药物不但会激活乙肝病毒复制，还会损害病人的肝功能，加重肝炎肝硬化，导致化疗无法带来生存效益。

根据EACH研究后期随访的数据，含奥沙利铂的FOLFOX4方案在整体反应率、疾病控制率、无进展生存期、总生存期方面，均优于传统化疗药物阿霉素，且耐受性和安全性较好（证据等级2）。因此，奥沙利铂在我国被批准用于治疗不适合手术切除或局部治疗的局部晚期和转移性肝癌。

化疗适应证主要为：①合并有肝外转移的晚期病人；②虽为局部病变，但不适合手术治疗和TACE者，如肝脏弥漫性病变或肝血管变异；③合并门静脉主干或下腔静脉瘤栓者；④多次TACE后肝血管阻塞和/或TACE治疗后复发的病人。

化疗禁忌证为：①ECOG PS评分＞2分，Child-Pugh评分＞7分；②白细胞计数＜3.0×10^9/L或中性粒细胞计数＜1.5×10^9/L，血小板计数＜60×10^9/L，血红蛋白＜90g/L；③肝、肾功能明显异常，氨基转移酶（AST或ALT）＞5倍正常值和/或胆红素显著升高＞2倍正常值，血清白蛋白＜28g/L，肌酐（Cr）≥正常值上限，肌酐清除率（CCr）＜50mL/min；④具有感染发热、出血倾向、中—大量腹腔积液和肝性脑病。

其他药物：三氧化二砷治疗中晚期原发性肝癌具有一定的姑息治疗作用（证据等级3）。在临床应用时，应注意监测肝肾毒性。

（3）免疫治疗。

肝癌免疫治疗主要包括免疫调节剂（干扰素α、胸腺肽α_1（胸腺法新）等）、免疫检查点阻断剂（CTLA-4阻断剂、PD-1/PD-L1阻断剂等）、肿瘤疫苗（树突细胞疫苗等）、细胞免疫治疗（细胞因子诱导的杀伤细胞，即CIK）。这些治疗手段均有一定的抗肿瘤作用，但尚待大规模的临床研究加以验证。

（4）中医药。

中医中药治疗能够改善症状，提高机体的抵抗力，减轻放化疗不良反应，提高生活质量。除了采用传统的辨证论治、服用汤剂之外，我国药监部门业已批准了若干种现代中药制剂如槐耳颗粒、康莱特、华蟾素、榄香烯、肝复乐等用于治疗肝癌，具有一定的疗效，病人的依从性、安全性和耐受性均较好（证据等级4）。但是，这些药物尚缺乏高级别的循证医学证据加以充分支持。

（5）全身治疗的疗效评估。

对于化疗病人，仍然采用Recist 1.1标准，可同时参考血清学肿瘤标记（AFP）以及肿瘤坏死程度的变化，一般在治疗期间每6～8周进行影像学评估，同时通过动态观察病人的症状、体征、治疗相关不良反应进行综合评估。鉴于索拉非尼、TACE治疗很少能改变肿瘤大小，故建议采用以肿瘤血管生成和密度改变为基础的疗效评估标准（mRecist标准）。对于免疫治疗的评价，可参照irRC（immune-related response criteria）标准。

2. 抗病毒治疗及其他保肝治疗

合并有乙肝病毒感染且复制活跃的肝癌病人，口服核苷（酸）类似物抗病毒治疗非常重要。宜选择强效低耐药的药物如恩替卡韦、替比夫定或替诺福韦脂等。TACE治疗可能引起乙型肝炎病毒复制活跃，目前推荐在治疗前即开始应用抗病毒药物。抗病毒治疗还可以降低术后复发率（证据等级1）。因此，抗病毒治疗应贯穿肝癌治疗的全过程。

肝癌病人在自然病程中或者治疗过程中可能会伴随肝功能异常，因此应及时适当地应用保肝药物，如异甘草酸镁注射液（甘草酸二铵肠溶胶囊）、复方甘草酸苷、还原型谷胱甘肽、多磷脂酰胆碱等，抗炎治疗药物如广谱水解酶抑制剂乌司他丁等，利胆类药物如腺苷蛋氨酸、熊去氧胆酸等。这些药物可以保护肝功能、提高治疗安全性、减少并发症、改善生活质量。

3. 对症支持治疗

适度的康复运动可以增强机体的免疫功能。另外，应加强对症支持治疗，包括在晚期肝癌病人中的积极镇痛、纠正贫血、纠正低白蛋白血症、加强营养支持，控制合并糖尿病病人的血糖，处理腹水、黄疸、肝性脑病、消化道出血等伴随症状。

对于晚期肝癌病人，应理解病人者及家属的心态，采取积极的措施调整其相应的状态，把消极心理转化为积极心理，通过舒缓疗护让其享有安全感、舒适感而减少抑郁与焦虑。

附录

一、证据等级（牛津循证医学中心2011版）

（临床）问题	步骤1 （等级1*）	步骤2 （等级2*）	步骤3 （等级3*）	步骤4 （等级4*）	步骤5 （等级5*）
这个疾病有多普遍？（患病率）	当地的、当前的随机样本调查（或普查）	与当地情况相匹配调查的系统综述**	当地的、非随机样本调查**	病例系列**	N/A
诊断或监测试验是否准确（诊断）	一致地应用了参考标准和算法的横断面研究的系统综述	一致地应用了参考档准和算法的横断面研究	非连续病例研究，或研究未能一致地应用参考标准**	病例对照研究，或应用了差的或非独立的参考标准**	基于机制的推理
若不加这个治疗会发生什么？（预后）	起始队列研究的系统综述	起始队列研究	队列研究或随机研究的对照组**	病例系列或病例对照研究，或低质量预后队列研究**	N/A
这个治疗有用吗？（治疗效益）	随机试验或单病例随机对照试验的系统综述	随机试验或具有巨大效果的观察性研究	非随机对照队列/随访研究**	病例系列，病例对照研究，或历史对照研究**	基于机制的推理
这个治疗常见的伤害是什么？（治疗伤害）	随机试验的系统综述，巢式病例对照研究的系统综述，针对你所提临床问题病人的n-of-1试验，具有巨大效果的观察性研究	单个随机试验或（特殊的）具有巨大效果的观察性研究	非随机对照队列/随访研究（上市后监测）提供，足够数量来排除常见的伤害（对长期伤害需要足够长的随访时间）**	病例系列，病例对照研究，或历史对照研究**	基于机制的推理

续上表

（临床）问题	步骤1	步骤2	步骤3	步骤4	步骤5
	（等级1*）	（等级2*）	（等级3*）	（等级4*）	（等级5*）
这个治疗少见的伤害是什么？（治疗伤害）	随机试验或n-of-1试验的系统综述	随机试验或（特殊地）具有巨大效果的观察性研究			
这个试验（早期发现）值得吗？（筛查）	随机研究的系统综述	随机试验	非随机对照队列/随访研究**	病例系列，病例对照研究，或历史对照研究**	基于机制的推理

* 根据研究质量、精确度、间接性，各个研究间不一致，或绝对效应值小，证据等级会被调低；若效应值很大，等级会被上调。

** 系统综述普遍地优于单个研究。

二、原发性肝癌的组织学分级

肝细胞癌 Edmondson-Steiner 分级：

Ⅰ级：分化良好，核质比接近正常，瘤细胞体积小，排列成细梁状。

Ⅱ级：细胞体积和核质比较Ⅰ级增大，核染色加深，有异型性改变，胞浆呈嗜酸性颗粒状，可有假腺样结构。

Ⅲ级：分化较差，细胞体积和核质比较Ⅱ级增大，细胞异型性明显，核染色深，核分裂多见。

Ⅳ级：分化最差，胞质少，核深染，细胞形状极不规则，黏附性差，排列松散，无梁状结构。

三、肝癌诊断路线图

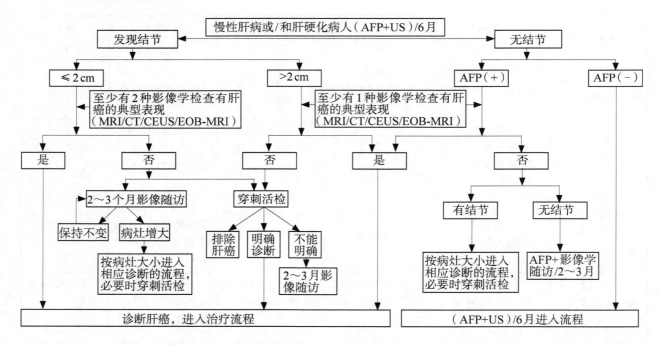

典型表现：指增强动脉期（主要动脉晚期）病灶明显强化，门脉或延迟期强化下降，呈"快进快出"强化方式。

不典型表现：缺乏动脉期病灶强化或者门脉和延迟期强化没有下降或不明显，甚至强化稍有增加等。

动态MRI：指磁共振动态增强扫描。

动态增强CT：指动态增强三期或四期扫描。

CEUS：指使用超声对比剂实时观察正常组织和病变组织的血流灌注情况。

EOB-MRI：指Gd-EOB-DTPA增强磁共振扫描。

AFP（+）：超过血清AFP检测正常值。

四、肝癌临床分期及治疗路线图

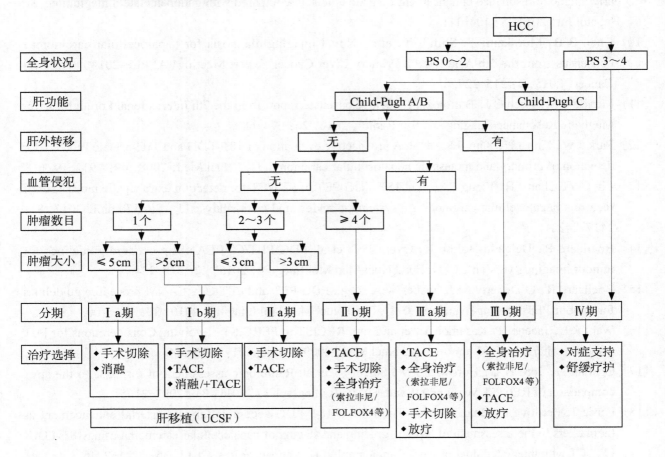

【参考文献】

[1] Torre L A，Bray F，Siegel R L，et al. Global cancer statistics，2012[J]. CA Cancer J Clin，2015，65：87-108.

[2] Chen W，Zheng R，Baade P D，et al. Cancer statistics in China，2015[J]. CA Cancer J Clin，2016，66：115-132.

[3] Zhang B H，Yang B H，Tang Z Y. Randomized controlled trial of screening for hepatocellular carcinoma[J]. J Cancer Res Clin Oncol，2004，130：417-422.

[4] Zeng M S，Ye H Y，Guo L，et al. Gd-EOB-DTPA-enhanced magnetic resonance imaging for focal liver lesions in Chinese patients：a multicenter，open-label，phase Ⅲ study[J]. Hepatobiliary Pancreat Dis Int，2013，12：607-616.

[5] Lee Y J，Lee J M，Lee J S，et al. Hepatocellular carcinoma：diagnostic performance of multidetector CT and MR imaging：a systematic review and meta-analysis[J]. Radiology，2015，275：97-109.

[6] Ichikawa T，Saito K，Yoshioka N，et al. Detection and characterization of focal liver lesions：a Japanese phase Ⅲ，multicenter comparison between gadoxetic acid disodium-enhanced magnetic resonance imaging and contrast-enhanced computed tomography predominantly in patients with hepatocellular carcinoma and chronic liver disease[J]. Invest Radiol，2010，45：133-141.

[7] 丁莺，陈财忠，饶圣祥，等. Gd+-EOB-DTPA与Gd+-DTPA增强磁共振检查肝细胞癌的对照研究[J]. 中华普通外科杂志，2013，28：682-685.

［8］ Yoo S H, Choi J Y, Jang J W, et al. Gd-EOB-DTPA-enhanced MRI is better than MDCT in decision making of curative treatment for hepatocellular carcinoma［J］. Ann Surg Oncol, 2013, 20: 2893-2900.

［9］ Chen C Z, Rao S X, Ding Y, et al. Hepatocellular carcinoma 20 mm or smaller in cirrhosis patients: early magnetic resonance enhancement by gadoxetic acid compared with gadopentetate dimeglumine［J］. Hepatol Int, 2014, 8: 104-111.

［10］ Chen B B, Murakami T, Shih T T, et al. Novel imaging diagnosis for hepatocellular carcinoma: consensus from the 5th Asia-Pacific Primary Liver Cancer Expert Meeting（APPLE 2014）［J］. Liver Cancer, 2015, 4: 215-227.

［11］ Merkle E M, Zech C J, Bartolozzi C, et al. Consensus report from the 7th International Forum for Liver Magnetic Resonance Imaging［J］. Eur Radiol, 2016, 26: 674-682.

［12］ Park J W, Kim J H, Kim S K, et al. A prospective evaluation of 18 F-FDG and 11C-acetate PET/CT for detection of primary and metastatic hepatocellular carcinoma［J］. J Nucl Med, 2008, 49: 1912-1921.

［13］ Lin C Y, Chen J H, Liang J A, et al.18 F-FDG PET or PET/CT for detecting extrahepatic metastases or recurrent hepatocellular carcinoma: a systematic review and meta-analysis［J］. Eur J Radiol, 2012, 81: 2417-2422.

［14］ Boellaard R, Delgado-Bolton R, Oyen W J, et al. FDG PET/CT: EANM procedure guidelines for tumour imaging: version 2.0［J］. Eur J Nucl Med Mol Imaging, 2015, 42: 328-354.

［15］ Boellaard R, O'Doherty M J, Weber W A, et al. FDG PET and PET/CT: EANM procedure guidelines for tumour PET imaging: version 1.0［J］. Eur J Nucl Med Mol Imaging, 2010, 37: 181-200.

［16］ Wahl R L, Jacene H, Kasamon Y, et al. From RECIST to PERCIST: Evolving Considerations for PET response criteria in solid tumors［J］. J Nucl Med, 2009, 50 Suppl 1: 122S-50S.

［17］ Chalian H, Tore H G, Horowitz J M, Salem R, et al. Radiologic assessment of response to therapy: comparison of RECIST Versions 1.1 and 1.0［J］. Radiographics, 2011, 31: 2093-2105.

［18］ Ferda J, Ferdova E, Baxa J, et al. The role of 18 F-FDG accumulation and arterial enhancement as biomarkers in the assessment of typing, grading and staging of hepatocellular carcinoma using 18 F-FDG-PET/CT with integrated dual-phase CT angiography［J］. Anticancer Res, 2015, 35: 2241-2246.

［19］ Lee J W, Oh J K, Chung Y A, et al. Prognostic significance of 18 F-FDG uptake in hepatocellular carcinoma treated with transarterial chemoembolization or concurrent chemoradiotherapy: a multicenter retrospective cohort study［J］. J Nucl Med, 2016, 57: 509-516.

［20］ Hyun S H, Eo J S, Lee J W, et al. Prognostic value of 18 F-fluorodeoxyglucose positron emission tomography/computed tomography in patients with Barcelona Clinic Liver Cancer stages 0 and A hepatocellular carcinomas: a multicenter retrospective cohort study［J］. Eur J Nucl Med Mol Imaging, 2016.

［21］ Bertagna F, Bertoli M, Bosio G, et al. Diagnostic role of radiolabelled choline PET or PET/CT in hepatocellular carcinoma: a systematic review and meta-analysis［J］. Hepatol Int, 2014, 8: 493-500.

［22］ Cheung T T, Ho C L, Lo C M, et al.11C-acetate and 18 F-FDG PET/CT for clinical staging and selection of patients with hepatocellular carcinoma for liver transplantation on the basis of Milan criteria: surgeon's perspective［J］. J Nucl Med, 2013, 54: 192-200.

［23］ Zhang Y, Shi H, Li B, et al. The added value of SPECT/spiral CT in patients with equivocal bony metastasis from hepatocellular carcinoma［J］. Nuklearmedizin, 2015, 54: 255-261.

［24］ Forner A, Vilana R, Ayuso C, et al. Diagnosis of hepatic nodules 20 mm or smaller in cirrhosis: Prospective validation of the noninvasive diagnostic criteria for hepatocellular carcinoma［J］. Hepatology, 2008, 47: 97-104.

［25］ 陈孝平. 外科学［M］. 第2版. 北京: 人民卫生出版社, 2010: 620.

［26］ Westra W H, Hruban R H, Phelps T H, et al. Surgical Pathology Dissection: An Illustrated Guide［M］. New York: Springer, 2003.

[27] Nara S, Shimada K, Sakamoto Y, et al. Prognostic impact of marginal resection for patients with solitary hepatocellular carcinoma: evidence from 570 hepatectomies[J]. Surgery, 2012, 151: 526-536.

[28] 丛文铭. 肝胆肿瘤外科病理学[M]. 北京: 人民卫生出版社, 2015, 276-320.

[29] Scheuer P J. Classification of chronic viral hepatitis: a need for reassessment[J]. J Hepatol, 1991, 13: 372-374.

[30] 病毒性肝炎防治方案[J]. 中华传染病杂志, 2001, 19: 56-62.

[31] Guidelines for the Prevention, Care and Treatment of Persons with Chronic Hepatitis B Infection. Geneva, 2015.

[32] Rodriguez-Peralvarez M, Luong T V, Andreana L, et al. A systematic review of microvascular invasion in hepatocellular carcinoma: diagnostic and prognostic variability[J]. Ann Surg Oncol, 2013, 20: 325-339.

[33] 中国抗癌协会肝癌专业委员会, 中华医学会肝病学分会肝癌学组, 中国抗癌协会病理专业委员会, 等. 原发性肝癌规范化病理诊断指南[J]. 中华肝胆外科杂志, 2015, 21: 145-151.

[34] Eguchi S, Takatsuki M, Hidaka M, et al. Predictor for histological microvascular invasion of hepatocellular carcinoma: a lesson from 229 consecutive cases of curative liver resection[J]. World J Surg, 2010, 34: 1034-1038.

[35] Fujita N, Aishima S, Iguchi T, et al. Histologic classification of microscopic portal venous invasion to predict prognosis in hepatocellular carcinoma[J]. Hum Pathol, 2011, 42: 1531-1538.

[36] Iguchi T, Shirabe K, Aishima S, et al. New pathologic stratification of microvascular invasion in hepatocellular carcinoma: predicting prognosis after living-donor liver transplantation[J]. Transplantation, 2015, 99: 1236-1242.

[37] Imamura H, Seyama Y, Kokudo N, et al. One thousand fifty-six hepatectomies without mortality in 8 years[J]. Arch Surg, 2003, 138: 1198-1206.

[38] Kubota K, Makuuchi M, Kusaka K, et al. Measurement of liver volume and hepatic functional reserve as a guide to decision-making in resectional surgery for hepatic tumors[J]. Hepatology, 1997, 26: 1176-1181.

[39] Bruix J, Castells A, Bosch J, et al. Surgical resection of hepatocellular carcinoma in cirrhotic patients: prognostic value of preoperative portal pressure[J]. Gastroenterology 1996; 111: 1018-1122.

[40] Cescon M, Colecchia A, Cucchetti A, et al. Value of transient elastography measured with FibroScan in predicting the outcome of hepatic resection for hepatocellular carcinoma[J]. Ann Surg, 2012, 256: 706-712.

[41] Chen M S, Li J Q, Zheng Y, et al. A prospective randomized trial comparing percutaneous local ablative therapy and partial hepatectomy for small hepatocellular carcinoma[J]. Ann Surg, 2006, 243: 321-328.

[42] Liu P H, Hsu C Y, Hsia C Y, et al. Surgical resection versus radiofrequency ablation for single hepatocellular carcinoma ≤ 2 cm in a Propensity score model[J]. Ann Surg, 2016, 263: 538-545.

[43] Feng K, Yan J, Li X, et al. A randomized controlled trial of radiofrequency ablation and surgical resection in the treatment of small hepatocellul ar carcinoma[J]. J Hepatol, 2012, 57: 794-802.

[44] Xu Q, Kobayashi S, Ye X, Meng X. Comparison of hepatic resection and radiofrequency ablation for small hepatocellular carcinoma: a meta-analysis of 16 103 patients[J]. Sci Rep, 2014, 4: 7252.

[45] Yin L, Li H, Li A J, et al. Partial hepatectomy vs. transcatheter arterial chemoembolization for resectable multiple hepatocellular carcinoma beyond Milan Criteria: a RCT[J]. J Hepatol, 2014, 61: 82-88.

[46] Torzilli G, Belghiti J, Kokudo N, et al. A snapshot of the effective indications and results of surgery for hepatocellular carcinoma in tertiary referral centers: is it adherent to the EASL/AASLD recommendations?: an observational study of the HCC East-West study group[J]. Ann Surg, 2013, 257: 929-937.

[47] Ishizawa T, Hasegawa K, Aoki T, et al. Neither multiple tumors nor portal hypertension are surgical contraindications for hepatocellular carcinoma[J]. Gastroenterology, 2008, 134: 1908-1916.

[48] Jiang H T, Cao J Y. Impact of laparoscopic versus open hepatectomy on perioperative clinical outcomes of patients with primary hepatic carcinoma[J]. Chin Med Sci J, 2015, 30: 80-83.

[49] Tang Z Y, Yu Y Q, Zhou X D, et al. Cytoreduction and sequential resection for surgically verified unresectable hepatocellular carcinoma: evaluation with analysis of 72 patients[J]. World J Surg, 1995, 19: 784-789.

[50] Tang Z Y, Yu Y Q, Zhou X D, et al. Treatment of unresectable primary liver cancer: with reference to cytoreduction and sequential resection[J]. World J Surg, 1995, 19: 47-52.

[51] Wakabayashi H, Okada S, Maeba T, Maeta H. Effect of preoperative portal vein embolization on major hepatectomy for advanced-stage hepatocellular carcinomas in injured livers: a preliminary report[J]. Surg Today, 1997, 27: 403-410.

[52] Ogata S, Belghiti J, Farges O, et al. Sequential arterial and portal vein embolizations before right hepatectomy in patients with cirrhosis and hepatocellular carcinoma[J]. Br J Surg, 2006, 93: 1091-1098.

[53] 周俭, 王征, 孙健, 等. 联合肝脏离断和门静脉结扎的二步肝切除术[J]. 中华消化外科杂志, 2013, 12: 485-489.

[54] D'Haese J G, Neumann J, Weniger M, et al. Should ALPPS be used for liver resection in intermediate-stage HCC? [J] Ann Surg Oncol, 2016, 23: 1335-1343.

[55] Hong D F, Zhang Y B, Peng S Y, et al. Percutaneous microwave ablation liver partition and portal vein embolization for rapid liver regeneration: a minimally invasive first step of ALPPS for hepatocellular carcinoma[J]. Ann Surg, 2016, 264: e1-e2.

[56] Liu C L, Fan S T, Lo C M, et al. Anterior approach for major right hepatic resection for large hepatocellular carcinoma[J]. Ann Surg, 2000, 232: 25-31.

[57] Zhang Z M, Lai E C, Zhang C, et al. The strategies for treating primary hepatocellular carcinoma with portal vein tumor thrombus[J]. Int J Surg, 2015, 20: 8-16.

[58] Fu S Y, Lau W Y, Li A J, et al. Liver resection under total vascular exclusion with or without preceding Pringle manoeuvre[J]. Br J Surg, 2010, 97: 50-55.

[59] Satoh S, Ikai I, Honda G, et al. Clinicopathologic evaluation of hepatocellular carcinoma with bile duct thrombi[J]. Surgery, 2000, 128: 779-783.

[60] Shi H Y, Wang S N, Wang S C, et al. Preoperative transarterial chemoembolization and resection for hepatocellular carcinoma: a nationwide Taiwan database analysis of long-term outcome predictors[J]. J Surg Oncol, 2014, 109: 487-493.

[61] Zhou W P, Lai E C, Li A J, et al. A prospective, randomized, controlled trial of preoperative transarterial chemoembolization for resectable large hepatocellular carcinoma[J]. Ann Surg, 2009, 249: 195-202.

[62] Ren Z G, Lin Z Y, Xia J L, et al. Postoperative adjuvant arterial chemoembolization improves survival of hepatocellular carcinoma patients with risk factors for residual tumor: a retrospective control study[J]. World J Gastroenterol, 2004, 10: 2791-2794.

[63] Fan J, Zhou J, Wu Z Q, et al. Efficacy of different treatment strategies for hepatocellular carcinoma with portal vein tumor thrombosis[J]. World J Gastroenterol, 2005, 11: 1215-1219.

[64] Lo C M, Liu C L, Chan S C, et al. A randomized, controlled trial of postoperative adjuvant interferon therapy after resection of hepatocellular carcinoma[J]. Ann Surg, 2007, 245: 831-842.

[65] Sun H C, Tang Z Y, Wang L, et al. Postoperative interferon alpha treatment postponed recurrence and improved overall survival in patients after curative resection of HBV-related hepatocellular carcinoma: a randomized clinical trial[J]. J Cancer Res Clin Oncol, 2006, 132: 458-465.

[66] Nishiguchi S, Tamori A, Kubo S. Effect of long-term postoperative interferon therapy on intrahepatic recurrence and survival rate after resection of hepatitis C virus-related hepatocellular carcinoma[J].

Intervirology, 2005, 48: 71-75.

[67] Mazzaferro V, Romito R, Schiavo M, et al. Prevention of hepatocellular carcinoma recurrence with alpha-interferon after liver resection in HCV cirrhosis[J]. Hepatology, 2006, 44: 1543-1554.

[68] Ji J, Shi J, Budhu A, et al. MicroRNA expression, survival, and response to interferon in liver cancer[J]. N Engl J Med, 2009, 361: 1437-1447.

[69] Yin J, Li N, Han Y, et al. Effect of antiviral treatment with nucleotide/nucleoside analogs on postoperative prognosis of hepatitis B virus-related hepatocellular carcinoma: a two-stage longitudinal clinical study[J]. J Clin Oncol, 2013, 31: 3647-3655.

[70] Huang G, Lau W Y, Wang Z G, et al. Antiviral therapy improves postoperative survival in patients with hepatocellular carcinoma: a randomized controlled trial[J]. Ann Surg, 2015, 261: 56-66.

[71] Zheng S S, Xu X, Wu J, et al. Liver transplantation for hepatocellular carcinoma: Hangzhou experiences[J]. Transplantation, 2008, 85: 1726-1732.

[72] Fan J, Yang G S, Fu Z R, et al. Liver transplantation outcomes in 1078 hepatocellular carcinoma patients: a multi-center experience in Shanghai, China[J]. J Cancer Res Clin Oncol, 2009, 135: 1403-1412.

[73] Li J, Yan L N, Yang J, et al. Indicators of prognosis after liver transplantation in Chinese hepatocellular carcinoma patients[J]. World J Gastroenterol, 2009, 15: 4170-4176.

[74] 邵卓, 杨广顺, 杨宁, 等. 三亚共识在原发性肝癌肝移植治疗中的运用[J]. 中国实用外科杂志, 2008, 28: 466-469.

[75] Rodriguez-Peralvarez M, Tsochatzis E, Naveas M C, et al. Reduced exposure to calcineurin inhibitors early after liver transplantation prevents recurrence of hepatocellular carcinoma[J]. J Hepatol, 2013, 59: 1193-1199.

[76] Liang W, Wang D, Ling X, et al. Sirolimus-based immunosuppression in liver transplantation for hepatocellular carcinoma: a meta-analysis[J]. Liver Transpl, 2012, 18: 62-69.

[77] Zhou J, Wang Z, Wu Z Q, et al. Sirolimus-based immunosuppression therapy in liver transplantation for patients with hepatocellular carcinoma exceeding the Milan criteria[J]. Transplant Proc, 2008, 40: 3548-3553.

[78] Hasegawa K, Aoki T, Ishizawa T, et al. Comparison of the therapeutic outcomes between surgical resection and percutaneous ablation for small hepatocellular carcinoma[J]. Ann Surg Oncol, 2014, 21 Suppl 3: S348-355.

[79] Li L, Zhang J, Liu X, et al. Clinical outcomes of radiofrequency ablation and surgical resection for small hepatocellular carcinoma: a meta-analysis[J]. J Gastroenterol Hepatol, 2012, 27: 51-58.

[80] Huang J, Yan L, Cheng Z, et al. A randomized trial comparing radiofrequency ablation and surgical resection for HCC conforming to the Milan criteria[J]. Ann Surg, 2010, 252: 903-912.

[81] Peng Z W, Zhang Y J, Chen M S, et al. Radiofrequency ablation with or without transcatheter arterial chemoembolization in the treatment of hepatocellular carcinoma: a prospective randomized trial[J]. J Clin Oncol, 2013, 31: 426-432.

[82] Morimoto M, Numata K, Kondou M, et al. Midterm outcomes in patients with intermediate-sized hepatocellular carcinoma: a randomized controlled trial for determining the efficacy of radiofrequency ablation combined with transcatheter arterial chemoembolization[J]. Cancer, 2010, 116: 5452-5460.

[83] Di Vece F, Tombesi P, Ermili F, et al. Coagulation areas produced by cool-tip radiofrequency ablation and microwave ablation using a device to decrease back-heating effects: a prospective pilot study[J]. Cardiovasc Intervent Radiol, 2014, 37: 723-729.

[84] Lencioni R, de Baere T, Soulen M C, et al. Lipiodol transarterial chemoembolization for hepatocellular carcinoma: a systematic review of efficacy and safety data[J]. Hepatology, 2016, 64: 106-116.

[85] Pelletier G, Ducreux M, Gay F, et al. Treatment of unresectable hepatocellular carcinoma with lipiodol chemoembolization: a multicenter randomized trial. Groupe CHC[J]. J Hepatol, 1998, 29: 129-134.

[86] Lo C M, Ngan H, Tso W K, et al. Randomized controlled trial of transarterial lipiodol chemoembolization for unresectable hepatocellular carcinoma[J]. Hepatology, 2002, 35: 1164-1171.

[87] Llovet J M, Real M I, Montana X, et al. Arterial embolisation or chemoembolisation versus symptomatic treatment in patients with unresectable hepatocellular carcinoma: a randomised controlled trial[J]. Lancet, 2002, 359: 1734-1749.

[88] Camma C, Schepis F, Orlando A, et al. Transarterial chemoembolization for unresectable hepatocellular carcinoma: meta-analysis of randomized controlled trials[J]. Radiology, 2002, 224: 47-54.

[89] Llovet J M, Bruix J. Systematic review of randomized trials for unresectable hepatocellular carcinoma: chemoembolization improves survival[J]. Hepatology, 2003, 37: 429-442.

[90] 中华医学会放射学分会介入学组协作组. 原发性肝细胞癌经导管肝动脉化疗性栓塞治疗技术操作规范专家共识[J]. 中华放射学杂志, 2011, 45(10): 908-912.

[91] Yang M, Fang Z, Yan Z, et al. Transarterial chemoembolisation (TACE) combined with endovascular implantation of an iodine-125 seed strand for the treatment of hepatocellular carcinoma with portal vein tumour thrombosis versus TACE alone: a two-arm, randomised clinical trial[J]. J Cancer Res Clin Oncol, 2014, 140: 211-219.

[92] Si Z M, Wang G Z, Qian S, et al. Combination therapies in the management of large (≥ 5 cm) hepatocellular carcinoma: microwave ablation immediately followed by transarterial chemoembolization[J]. J Vasc Interv Radiol, 2016, 27(10): 1577-1583.

[93] Zeng Z C, Tang Z Y, Fan J, et al. A comparison of chemoembolization combination with and without radiotherapy for unresectable hepatocellular carcinoma[J]. Cancer J, 2004, 10: 307-316.

[94] Meng M B, Cui Y L, Lu Y, et al. Transcatheter arterial chemoembolization in combination with radiotherapy for unresectable hepatocellular carcinoma: a systematic review and meta-analysis[J]. Radiother Oncol, 2009, 92: 184-194.

[95] Zeng Z C, Fan J, Tang Z Y, et al. A comparison of treatment combinations with and without radiotherapy for hepatocellular carcinoma with portal vein and/or inferior vena cava tumor thrombus[J]. Int J Radiat Oncol Biol Phys, 2005, 61: 432-443.

[96] Zeng Z C, Tang Z Y, Fan J, et al. Consideration of role of radiotherapy for lymph node metastases in patients with HCC: retrospective analysis for prognostic factors from 125 patients[J]. Int J Radiat Oncol Biol Phys, 2005, 63: 1067-1076.

[97] Zhou L Y, Zeng Z C, Fan J, et al. Radiotherapy treatment of adrenal gland metastases from hepatocellular carcinoma: clinical features and prognostic factors[J]. Bmc Cancer, 2014, 14: 878-887.

[98] He J, Zeng Z C, Tang Z Y, et al. Clinical features and prognostic factors in patients with bone metastases from hepatocellular carcinoma receiving external beam radiotherapy[J]. Cancer, 2009, 115: 2710-2720.

[99] Wang W H, Wang Z, Wu J X, et al. Survival benefit with IMRT following narrow-margin hepatectomy in patients with hepatocellular carcinoma close to major vessels[J]. Liver Int, 2015, 35: 2603-2610.

[100] Wang M H, Ji Y, Zeng Z C, et al. Impact factors for microinvasion in patients with hepatocellular carcinoma: possible application to the definition of clinical tumor volume[J]. Int J Radiat Oncol Biol Phys, 2010, 76: 467-476.

[101] 曾昭冲. 肝细胞癌的立体定向放射治疗[J]. 中华肿瘤杂志, 2015, 37(9): 650-653.

[102] Dawson L A, Normolle D, Balter J M, et al. Analysis of radiation-induced liver disease using the Lyman NTCP model[J]. Int J Radiat Oncol Biol Phys, 2002, 53: 810-821.

[103] Liang S X, Zhu X D, Xu Z Y, et al. Radiation-induced liver disease in three-dimensional conformal

radiation therapy for primary liver carcinoma: the risk factors and hepatic radiation tolerance[J]. Int J Radiat Oncol Biol Phys, 2006, 65: 426-434.

[104] Chon Y E, Seong J, Kim B K, et al. Gastroduodenal complications after concurrent chemoradiation therapy in patients with hepatocellular carcinoma: endoscopic findings and risk factors[J]. Int J Radiat Oncol Biol Phys, 2011, 81: 1343-1351.

[105] Hou J Z, Zeng Z C, Wang B L, et al. High dose radiotherapy with image-guided hypo-IMRT for hepatocellular carcinoma with portal vein and/or inferior vena cava tumor thrombi is more feasible and efficacious than conventional 3D-CRT[J]. Jpn J Clin Oncol, 2016, 46: 357-362.

[106] Hu Y, Zhou Y K, Chen Y X, et al.4D-CT scans reveal reduced magnitude of respiratory liver motion achieved by different abdominal compression plate positions in patients with intrahepatic tumors undergoing helical tomotherapy[J]. Med Phys, 2016, 43: 4335.

[107] Lau W Y, Teoh Y L, Win K M, et al. Current role of selective internal radiation with yttrium-90 in liver tumors[J]. Future Oncol, 2016, 12: 1193-1204.

[108] Xu J, Shen Z Y, Chen X G, et al. A randomized controlled trial of Licartin for preventing hepatoma recurrence after liver transplantation[J]. Hepatology, 2007, 45: 269-276.

[109] Raoul J L, Guyader D, Bretagne J F, et al. Randomized controlled trial for hepatocellular carcinoma with portal vein thrombosis: intra-arterial iodine-131-iodized oil versus medical support[J]. J Nucl Med, 1994, 35: 1782-1787.

[110] Llovet J M, Ricci S, Mazzaferro V, et al. Sorafenib in advanced hepatocellular carcinoma[J]. N Engl J Med, 2008, 359: 378-390.

[111] Pressiani T, Boni C, Rimassa L, et al. Sorafenib in patients with Child-Pugh class A and B advanced hepatocellular carcinoma: a prospective feasibility analysis[J]. Ann Oncol, 2013, 24: 406-411.

[112] Qin S, Bai Y, Lim H Y, et al. Randomized, multicenter, open-label study of oxaliplatin plus fluorouracil/leucovorin versus doxorubicin as palliative chemotherapy in patients with advanced hepatocellular carcinoma from Asia[J]. J Clin Oncol, 2013, 31: 3501-3508.

[113] Lee J H, Lee J H, Lim Y S, et al. Adjuvant immunotherapy with autologous cytokine-induced killer cells for hepatocellular carcinoma[J]. Gastroenterology, 2015, 148: 1383-1391.

[114] 程树群, 吴孟超, 陈汉, 等. 胸腺肽 α_1 对原发性肝癌术后复发的影响 [J]. 中华肝胆外科杂志, 2004, 10(9): 592-593.

[115] Xu L, Wang J, Kim Y, et al. A randomized controlled trial on patients with or without adjuvant autologous cytokine-induced killer cells after curative resection for hepatocellular carcinoma[J]. Oncoimmunology, 2016, 5: e1083671.

[116] 高继良. 肝复乐方剂治疗晚期原发性肝癌的前瞻性、随机对照临床研究 [J]. 中国中药杂志, 2014, 39(12): 2367-2369.

[117] 阎涛, 毕新宇, 方仪, 等. 槐耳颗粒对原发性肝癌患者术后长期生存的影响 [J]. 中华肝胆外科杂志, 2012, 18(2): 99-102.

[118] Zeeneldin A A, Eid S M, Darweesh A D, et al. Tamoxifen compared to best supportive care in advanced hepatocelluar carcinoma: a retrospective matched-cohort study[J]. J Egypt Natl Canc Inst, 2014, 26: 1-7.

[119] Sato Y, Watanabe H, Sone M, et al. Tumor response evaluation criteria for HCC(hepatocellular carcinoma) treated using TACE(transcatheter arterial chemoembolization): RECIST(response evaluation criteria in solid tumors) version 1[J].1 and mRECIST(modified RECIST): JIVROSG-0602. Ups J Med Sci, 2013, 118: 16-22.

[120] Wolchok J D, Hoos A, O'Day S, et al. Guidelines for the evaluation of immune therapy activity in solid tumors: immune-related response criteria[J]. Clin Cancer Res, 2009, 15: 7412-7420.

[121] 任秀宝，于津浦.肿瘤免疫治疗疗效评价的新标准[J].中国肿瘤生物治疗杂志，2011，18（4）：351-354.

（戴 琳 李 凯）

第二节 肝肿瘤消融术前患者评估

相对于肝脏移植和手术切除，肝肿瘤消融治疗是一种微创治疗方法，患者耐受性好，术后恢复快。但"微创"不等于"无创"，尤其是在患者有肝硬化的基础上，肝脏的耐受能力较正常肝脏明显降低，加之肝硬化门静脉高压带来的一系列机体病理生理变化，均使消融操作的风险增加。同时患者的高血压、糖尿病等病患，均有可能与手术造成的机体病理生理改变相叠加，从而导致原有病患加重，这都是消融医师需要关注的内容，并需要在术前通过详细的评估对可能发生的临床情况进行预计并作出相应的应对措施。

肝肿瘤消融患者术前基本情况评估如下：

姓名：　　　年龄：　　　　性别：　　　　科室：　　　　住院号：

主诉：　　　　　　　　临床诊断：

相关疾病史：

□肝炎：携带　大三阳　小三阳　丙肝　□肝硬化　□消化道出血　□高血压　□糖尿病

□心功能不全　□肺功能不全　□肾功能不全　□抗凝药应用　□胆道手术史　□肾病透析

□腹腔手术史　□心脏起搏器　□门脉高压　□过敏史　□肝性脑病　□肺结核　□腹水

相关检查：

WBC：　　　　HGB：　　　　PLT：　　　　PT：　　　　TBIL：　　　　ALB：

乙肝DNA：　　AFP：　　　　CEA：　　　　CA199：　　　　特殊血型：

心电图：　　　胸片：　　　　胃镜：　　　　其他：

病灶1、2、3等：　　　；位置：　　　；大小：　　　mm；诊断：　　　；此病灶有无治疗过：

病灶二维超声能否显示：

病灶超声造影能否显示：

病灶周围是否有重要结构：胃肠道、胆囊、1~2级胆管等。

病灶是否有安全的入针通路：

诊断明确□　诊断方法：CT、MR、超声造影、融合成像、临床（乙肝病史、AFP）。

属于困难病灶：是，否。困难类型：

诊断不明确□　原因：□表现不典型（CT、MR、超声造影、融合成像）　□病灶<1 cm。其他：

初步诊断：□原发性肝癌　□转移性肝癌　□FNH　□血管瘤　□其他

患者Child-Pugh分级和病灶巴塞罗那分期如表4-1-2和表4-1-3所示。

患者体力状态（Performance status，PS）评分标准：

表4-1-2 Child-Pugh分级

评分	1	2	3
PT延长	<4s	4~6s	>6s
TBIL	<34 mmol/L	34~51 mmol/L	>51 mmol/L
ALB	>35 g/L	28~35 g/L	<28 g/L
腹水	无	轻度，中度可控制	中重度，难控制
肝性脑病	无	1~2级	3~4级

总分：5~6分为Child A级，7~9分为Child B级，10分以上为C级。

表4-1-3　巴塞罗那分期

肿瘤分期		PST	肿瘤	Okuda分期	肝脏功能
stage A （早期）	A1	0	单一肿瘤	I	无门脉高压，正常胆红素
	A2	0	单一肿瘤	I	门脉高压，正常胆红素
	A3	0	单一肿瘤	I	门脉高压，不正常胆红素
	A4	0	3个小于3cm	I-II	Child-pugh A-B
stage B（中期）		0	大，多个结节	I-II	Child-pugh A-B
stage C（晚期）		1～2	血管侵入或肝外转移	I-II	Child-pugh A-B
stage D（末期）		3～4	任何情况		Child-pugh C

患者PS符号评分标准：

0分：活动能力完全正常，与起病前活动能力无任何差异。

1分：能自由走动及从事轻体力活动，包括一般家务或办公室工作，但不能从事较重的体力活动。

2分：能自由走动及生活自理，但已丧失工作能力，日间不少于一半时间可以起床活动。

3分：生活仅能部分自理，日间一半以上时间卧床或坐轮椅。

4分：卧床不起，生活不能自理。

5分：死亡。

术前评估注意事项：超声和CT、MR提示的病灶是否为一个病灶。

【病例】使用图像融合定位病灶位置。患者男，55岁，肝癌综合治疗术后8月余，返院复查。

（1）MR提示S6肝硬化结节恶变（图4-1-21）。

（2）普通超声根据MR提示位置显示一个低回声结节，此结节造影动脉期为低增强（图4-1-22）。

（3）门静脉期及延迟期均表现为等增强，考虑为不典型增生结节（图4-1-23）。

（4）超声与MR图像对位后，提示MR考虑癌变的病灶为另一个低回声区域（图4-1-24）。

（5）针对此低回声造影，动脉期为高增强（图4-1-25）。

（6）门静脉及延迟期为低增强，超声造影考虑此病灶为肝癌（图4-1-26）。

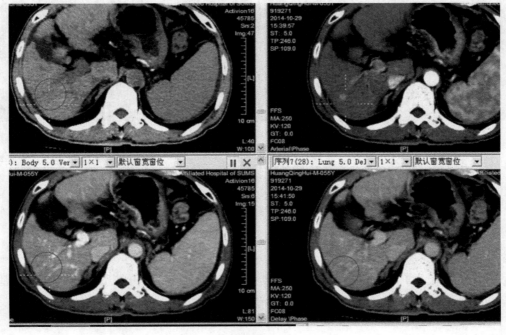

图4-1-21

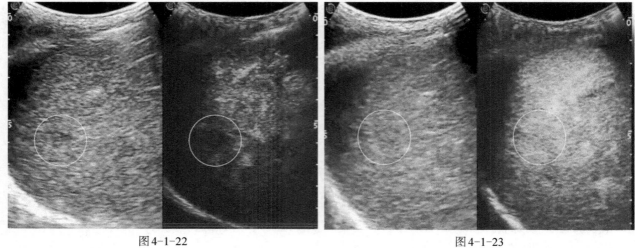

图4-1-22　　　　　　　　　　　　　　　　图4-1-23

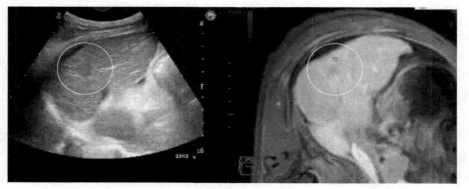

图4-1-24

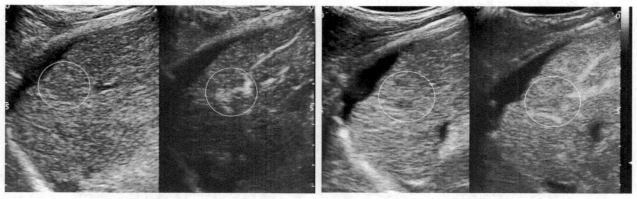

图4-1-25　　　　　　　　　　　　　　　　图4-1-26

（许尔蛟　李凯）

第三节　肝肿瘤消融术前准备

　　肝肿瘤消融术前准备包括多种工作：

　　（1）完善各项检查，了解患者病史、过敏史等，对心脏病、高血压的患者进行对症处理，如果患者有服抗凝药，需要停药一周以上。

　　（2）对伴有其他专科情况的患者先请相关专科会诊，需要全身麻醉的患者请麻醉科会诊。

　　（3）对肝功能欠佳的患者，可考虑术中使用新鲜血浆改善肝功能，对于血小板低的患者可考虑术中输注血小板，对于凝血功能差的患者，可以术中输注冷沉淀和新鲜血浆。

（4）术前使用彩色多普勒超声选择穿刺点及穿刺路径。

（5）向患者及家属解释与手术相关的情况并术前签字，包括麻醉方式，手术方式，辅助手段，各种手术风险、并发症发生情况及应对措施。

（6）全麻病人术前禁食8h。

（7）对于焦虑的患者术前使用镇静药及止痛药。

（8）建立静脉通道，以备术中使用。

（谭雷）

第四节 肝肿瘤无水酒精消融

一、概述

原位消融方法治疗肝癌的历史至今已有20余年，头10年是以化学消融为主，通过向肿瘤内注射化学制剂，依靠液体的弥散杀灭肝癌组织。化学消融中最常用的两种药剂是无水酒精和醋酸。自日本学者杉浦于1983年首次报道无水酒精消融治疗（percutaneous ethanol injection therapy，PEIT）肝癌以来，此方法以凝固效果肯定、毒副作用少、操作简便、实用、价廉等优点，为肝癌微创治疗翻开了新的一页。PEIT较好地体现了介入性超声的特点及优势，奠定了介入超声在肝癌治疗中的地位。经皮醋酸注射治疗（percutaneous acetic acid injection therapy，PAIT）是从PEIT衍生出来的治疗方法，低浓度的醋酸及其代谢产物对人体无害，治疗效果也不亚于PEIT，为肝癌的化学消融提供了一种新的选择。对于肝功能差的患者还可使用经皮高温生理盐水注射治疗（percutaneous hot saline injection therapy，PSI），因为高温生理盐水在冷却后变成生理性的液体，因此没有酒精和醋酸那样的毒性。但PSI的凝固效果稍逊于PEIT和PAIT，且操作过程较复杂，易发生烫伤也限制了其推广应用。

无水酒精能使组织内部细胞脱水及蛋白质变性，从而达到组织凝固坏死的目的。而醋酸除可使蛋白质脱水外，其本身尚有很强的溶脂作用，同时能作用于纤维分隔中的胶原蛋白，因而在组织中扩散能力较乙醇更强。化学制剂进入循环后，可使内皮细胞坏死，血小板聚集，从而导致小血管血栓形成，肿瘤组织缺血坏死。

二、适应证和禁忌证

（一）适应证

（1）直径≤3cm，结节不超过3个，或直径小于2cm，病灶数少于5个的小肝癌，因以下原因不能手术者：肝硬化肝功能受损、心肺功能不全等疾病不能耐受手术；病灶散在分布于不同的肝叶，不宜手术切除者；肝癌切除术后复发，患者不愿再行手术切除者。

（2）因肿瘤位于胃肠道、胆囊、大血管或大胆管等重要组织旁，不宜采用其他方法治疗者。

（二）禁忌证

（1）肝功能为Child C级。

（2）晚期的巨大肝癌（直径大于5cm）。

（3）弥漫性肝癌。

（4）合并门静脉或肝静脉癌栓或明确的肝外转移。

（5）有明显出血倾向，血小板低于5×10^9/L。

（6）患者有严重黄疸及大量腹水者。

三、器械和设备

器械和设备主要如下：

（1）彩色多普勒超声仪、带有穿刺引导功能的超声探头及穿刺引导架。

（2）针具。有21 G的专用酒精消融穿刺针，前端为柱状三角形，每个面上各有一个开口，或使用20～21 G的PTC针。

（3）制剂。无水酒精，15%～50%的醋酸。

用量：无水酒精每次注射用量可采用1 cm肿瘤直径注射2 mL的粗略方法计算，或使用公式V=4/3 (R+0.5)^3（R为瘤体半径）计算注射量。

醋酸一次注射量：直径<2 cm的结节，1～2 mL；直径2～3 cm的结节，2～3 mL。醋酸注射总量：直径<2 cm的结节，4～6 mL；直径2～3 cm的结节，6～12 mL。

疗程：2次/周，共4～6次。

四、术前准备

（1）详细了解病史，明确患者是否对酒精或醋酸过敏。

（2）完善血、尿、生化、凝血功能、肝功能等各项检查。

（3）术前影像学检查了解肿瘤大小、个数及位置。

（4）术前使用彩色多普勒超声选择穿刺点及穿刺路径。

（5）向患者及家属解释与手术相关的情况并术前签字。

（6）病人术前禁食8 h。

（7）术前使用镇静药及止痛药。

五、操作步骤

（1）建立静脉通道，予吸氧。

（2）超声再次确定穿刺位置点及入针角度后，常规消毒铺巾。

（3）2%利多卡因5～10 mL进针点局部麻醉。

（4）进针点切皮0.5 cm，超声引导下将穿刺针置入肿块深部（较大肿块）或中心（较小肿块）。

（5）由肿块深部开始逐渐注入化学药剂，使化学药剂在肿块内均匀弥散。

（6）使用超声实时监测治疗进程，并根据情况对治疗方案做出相应调整。

六、术后处理

（1）术后嘱患者平卧至少6 h，避免用力。

（2）手术当天注意监测患者一般情况及生命体征。

（3）常规术后禁食6 h。

（4）术后第二天复查肝功能。

（5）术后随访。治疗后2年内每2个月随访一次，2年以上每4个月随访一次，5年以上每半年复查1次。随访内容主要包括肿瘤标志物如AFP、肝脏影像学检查、肝功能等。

七、并发症及处理

（1）腹痛。较常见，可能因为少量药剂顺针道流入腹腔引起；当注射部位接近肝包膜及Glisson氏鞘时，药剂注入时的刺激也会引起疼痛，在排除胃肠道损伤的前提下，一般对症处理就可。

（2）发热。多为37.5℃～38.9℃，为局部肿瘤坏死吸收所致，无须特殊处理。

（3）出血。目前所用的穿刺针多为20 G或21 G的细针，出血的发生率也明显降低。肝硬化的病人凝血功能受影响，术前需注意排除凝血功能异常。

（4）面部烧灼感。有的患者在注入无水酒精后会有面部烧灼感，此症状可自行消失。

八、疗效及疗效评价

PEIT治疗可使超过90%的小肝癌病灶缩小30%以上，肿瘤完全坏死率达67%～80%。对于小肝癌患者，PEIT术后1年、2年、3年、5年生存率分别达92%～97%、80%～92%、65%～74%和38%～48%，10年生存率也可达23%。有学者报道PAIT治疗小肝癌（直径<3 cm）灭活率为100%，1年、2年、3年、4年、5年生存率分别为95%、87%、80%、63%和49%；而PAIT较PEIT治疗小肝癌疗效更好。Ohnishi等报道无瘤生存率分别为83%、54%、50%、37%和29%。

PEIT术后的复发率相对较高，1～5年的累计复发率分别为21%～29%、50%～60%、61%～74%、82%～87%、85%～98%。复发的肿瘤中约80%是新病灶，14%属于注射病灶局部复发，局部复发和新病灶同时出现者7%。原发肿瘤的大小与复发频率有关，直径<2 cm的肿瘤3年内复发率65%，而2.1～3.0 cm肿瘤复发率则达85%。手术切除后或PEIT术后的复发性肿瘤如继续接受PEIT，患者1年、3年、5年的生存率仍可达到82%～98%、72%～74%和47%～49%。有报道PAIT治疗后小肝癌（直径<3 cm）复发率较PEIT低。

影响患者生存率的因素包括肝功能、肿瘤大小、病灶数目及有无随访。PEIT治疗中，Child分级A级5年生存率约61%，而B级和C级分别为42%和10%；直径2 cm以上或单个病灶的5年生存率明显比直径2～3 cm或多发病灶要高（40%～55%或26%～29%）。而首次PEIT后有无定期随访和继续对新出现的病灶进行PEIT亦对生存率有影响，坚持随访治疗者3年、5年、7年生存率分别为81%、54%、32%；而失访者只有44%、19%和12%。死亡的病例绝大多数原因为肝硬化肝功能衰竭、消化道出血而并非肿瘤本身。

治疗前后检查下列项目：影像学检查（超声、CT、MRI）了解肿瘤大小、数目、部位、内部回声及血流变化等。治疗后随访AFP的状况以及再次活检，了解组织病理改变。疗效好的病例，这些指标是相互平行好转的，即肿块缩小、肿瘤内血流消失、AFP下降至正常水平，再次活检肿瘤显示为完全性坏死。

九、注意事项

操作过程中应注意的问题：

（1）推注药剂时需使用持续压力，每次推注完药剂后要再保持此压力约1 min，以保证药剂能够均匀地在肿块内弥散。

（2）注射药剂前，需回抽无回血时推注，以免药物进入血循环内。

（3）注射时力求每次药剂产生的高回声能覆盖整个瘤体，如不能达到要求，应及时调整药剂用量。

十、典型病例介绍

【病例1】肝S5段小肝癌行经皮无水酒精消融治疗。

（1）S5肝癌二维超声图（图4-1-27）。

（2）肝S5癌灶内部有血流信号（图4-1-28）。

（3）PEIT术后肿块边缘（白色箭头所示）变为强回声（图4-1-29）。

（4）PEIT术后超声造影显示原癌灶内无造影剂灌注（图4-1-30）。

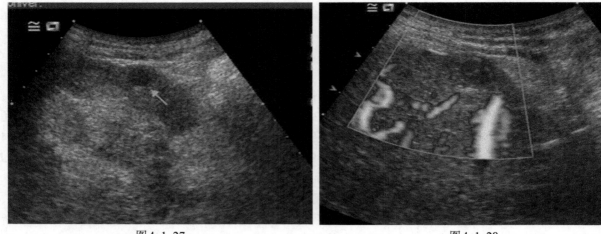

图 4-1-27　　　　　　　　　　　　　　　　　　　图 4-1-28

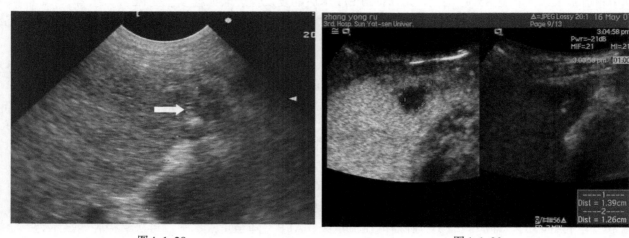

图 4-1-29　　　　　　　　　　　　　　　　　　　图 4-1-30

【病例2】肝肿瘤射频消融术后3年出现局部肿瘤进展，进行经皮无水酒精消融治疗。

（1）MR冠状位图像显示在原消融灶和门静脉右支之间可见一个局部肿瘤进展灶（图4-1-31箭头所指）。

（2）MR图像动脉期显示局部肿瘤进展灶（图4-1-32圆圈位置）。

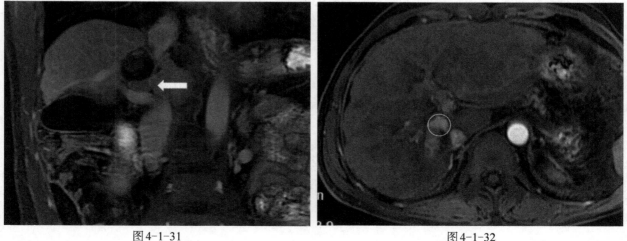

图 4-1-31　　　　　　　　　　　　　　　　　　　图 4-1-32

（3）超声造影提示在原消融灶旁可见动脉期高增强的局部肿瘤进展灶（图4-1-33箭头所指）。

（4）超声造影提示局部肿瘤进展灶门静脉期及延迟期为低增强（图4-1-34箭头所指）。

（5）进行超声引导穿刺，左向箭头所指为PTC针，右向箭头为穿刺目标（图4-1-35）。

（6）箭头所指为注入无水酒精时混入部分气体，PTC针变为高回声（图4-1-36）。

（7）无水酒精注射一个疗程后，复查MR冠状位图像提示原局部肿瘤进展灶消失（图4-1-37箭头所指）。

（8）无水酒精注射一个疗程后，复查MR动脉期图像提示原局部肿瘤进展灶高增强区域消失（图4-1-38箭头所指）。

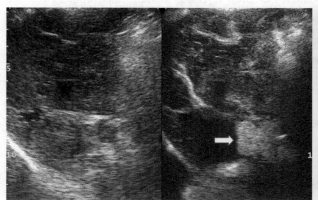

图4-1-33

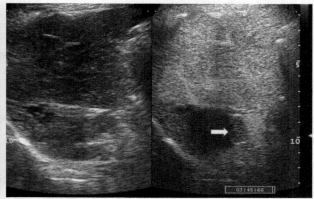

图4-1-34

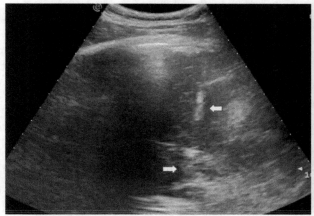

图4-1-35

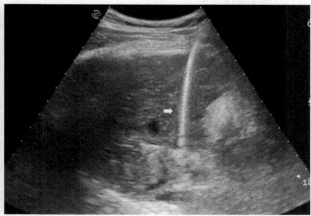

图4-1-36

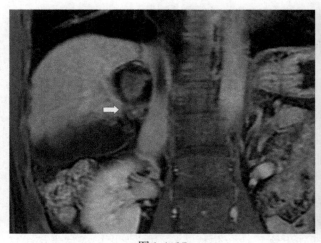

图4-1-37

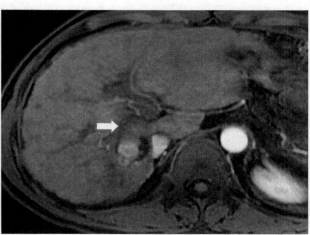

图4-1-38

【参考文献】

[1] Bismith HHD, Ornowski J, Meriggi F. Liver resections in cirrhotic patients: a western experience[J]. World J Surg, 1986, 10: 311-317.

[2] Sheu J C, Sung J L, Huang G T, et al. Intratumor injection of absolute ethanol under ultrasound guidance for the treatment of small hepatocellular carcinoma[J]. Hepatogastroenterology, 1987, 34: 255-261.

[3] Seki T, Nonaka T, Kubota Y, et al. Ultrasonically guided percutaneous ethanol injection therapy for hepatocellular carcinoma[J]. Am J Gastroenterol, 1989, 84: 1400-1407.

[4] Okuda K. Intratumor ethanol injection[J]. J Surg Oncol Suppl, 1993, 3: 97-99.

[5] Giorgio A, Tarantino L, Francica G, et al. Percutaneous ethanol injection under sonographic guidance of hepatocellular carcinoma in compensated and decompensated cirrhotic patients[J]. J Ultrasound Med, 1992, 11: 587-595.

[6] Shiina S, Tagawa K, Unuma T, et al. Percutaneous ethanol injection therapy for neoplasms located on the surface of the liver[J]. Am J Roentgenol, 1990, 155: 507-509.

[7] Lencioni R, Bartolozzi C, Caramella D, et al. Treatment of small hepatocellular carcinoma with percutaneous ethanol injection: analysis of prognostic factors in 105 western patients[J]. Cancer, 1995, 76: 1737-1746.

[8] Isobe H, Sakai H, Imari Y, et al. Intratumor ethanol injection therapy for solitary minute hepatocellular carcinoma: a study of 37 patients[J]. J Clin Gastroenterol, 1994, 18: 122-126.

[9] Castells A, Bruix J, Bru C, et al. Treatment of small hepatocellular carcinoma in cirrhotic patients: a cohort study comparing surgical resection and percutaneous ethanol injection[J]. Hepatology, 1993, 18: 1121-1126.

[10] Ebara M, Kita K, Sugiura N, et al. Therapeutic effect of percutaneous ethanol injection on small hepatocellular carcinoma: evaluation with CT[J]. Radiology, 1995, 195: 371-377.

[11] Livraghi T, Bolondi L, Buscarini L, et al. No treatment, resection and ethanol injection in hepatocellular carcinoma: a retrospective analysis of survival in 391 patients with cirrhosis. Italian Cooperative HCC Study Group[J]. J Hepatol, 1995, 22: 522-526.

[12] Tanikawa K, Majima Y. Percutaneous ethanol injection therapy for recurrent hepatocellular carcinoma[J]. Hepatogastroen-terology, 1993, 40: 324-327.

[13] Ishii H, Ikada S, Nose H, et al. Local recurrence of hepatocellular carcinoma after percutaneous ethanol injection[J]. Cancer, 1996, 77: 1792-1796.

[14] Ohnishi K, Ohyama N, Ito S, et al. Small hepatocellular carcinoma: treatment with US-guided intratumoral injection of acetic acid[J]. Radiology, 1994, 193: 747-752.

（李凯）

第五节　肝肿瘤射频消融

一、概述

近10年是肝脏肿瘤热消融疗法兴起并快速发展的10年。热消融疗法是借助特殊的治疗设备输入激光、微波、射频、高强度聚焦超声等能源或制冷剂，在肿瘤内产生高温或低温效应使癌瘤组织毁灭。化学消融和热消融都会导致肿瘤组织发生凝固性坏死，但是后者的作用相对更强和不受组织结构的影响，灭瘤效果更加可靠。目前在各种热消融治疗手段中，最常用的是射频消融和微波消融。

射频消融（radio frequency ablation, RFA）是一种热凝固疗法，其历史最早可追溯到几千年前，古埃及和古希腊人曾利用烧灼的方法治疗表浅溃疡、灭活新生物。1868年Darsonval首次将RFA技术用于活体组织，此后人们逐渐将RFA应用于神经外科治疗肿瘤和功能性疾病，及应用于治疗心律失常。1990年Rossi和Mcgahan等分别报道了动物肝脏组织消融实验。1992年Mcgahan等又在B超导向下，完成了经皮穿刺猪肝脏的消融实验，5周后大体标本显示肝坏死的范围为1cm×2cm。因此，他们设想RFA对小肝癌的治疗应该有重要的应用价值。1999年，Sobiati等报道采用RFA治疗16例肝癌共31个病灶取得良好效果。随着RFA技术逐渐在临床推广应用，此项技术现已成为肝脏肿瘤非手术治疗的重要方法之一。

RFA的原理是将射频电极插入组织内，通过射频发生器发射460～500kHz的射频电流，使组织内的带电粒子振荡摩擦产热而直接毁损病灶。射频电极针产热杀死细胞主要与以下几个方面有关：①细胞膜损伤，包括细胞膜成分、膜通透性及流动性等改变导致细胞死亡；②溶酶体损伤，溶酶体内消化酶的释放引起细胞死亡；③与合成DNA、RNA有关的蛋白质受损伤而间接引起细胞死亡。

RFA治疗肿瘤的生物学基础：①乏氧细胞对热损伤的敏感性要高于足氧细胞，因肿瘤生长较快，肿瘤组织往往供血不足，为乏氧细胞，所以肿瘤组织对热损伤更敏感；②肿瘤细胞多处于低pH值及营养不良环境，此种环境下细胞对热损伤的敏感性增加；③细胞分裂周期中，对放射线耐受能力强的S期细胞对热损伤敏感，所以有些放疗效果差的病例用热消融的效果会很好；④肿瘤散热能力差，肿瘤组织内热量积沉多，细胞杀伤作用也强；⑤RFA还可导致肿瘤组织内微管系统完全破坏，致使肝动脉、门静脉及肝静脉发生栓塞，使之不能向肿瘤供血，引起瘤细胞缺血坏死并可防止肿瘤转移；⑥肿瘤坏死物质吸收后还可激发机体的抗肿瘤免疫，使T淋巴细胞转化率明显提高，免疫球蛋白水平也提高，使机体自身对抗肿瘤的能力也增强。

二、适应证与禁忌证

（一）适应证

（1）肿瘤直径<5cm，尤其是≤3cm，无手术指征或有手术指征但因肿瘤部位特殊无法手术的肝脏恶性肿瘤；

（2）再次手术切除困难的复发性小肝癌；

（3）肝功能差不能耐受手术者；

（4）年龄较大，全身情况欠佳，不能耐受化疗或放疗，以及不愿意接受手术者；

（5）原发灶已根治的继发性小肝癌，瘤灶数少于5个；

（6）肝动脉化疗栓塞（transcatheter arterial chemoembolization，TACE）疗效不佳者；

（7）对于直径>5cm的肝癌，可通过多次、多点热凝或TACE术后再进行RFA治疗；

（8）等待供体的肝移植病人，用于阻止肿瘤进展。

（二）相对适应证

（1）肝功能Child C级，经治疗后可转为Child B级者；

（2）肝癌伴阻塞性黄疸，经引流后黄疸明显消退者；

（3）肿瘤靠近第一肝门，TACE或肝动脉栓塞术（transcatheter arterial embolization，TAE）后再行RFA治疗者。

（三）禁忌证

（1）特大肝癌或弥漫性肝癌，肝功能损害较重、经常性发热及恶液质患者；

（2）大量腹水；

（3）具有凝血功能障碍的患者。

（四）相对禁忌证

（1）安有心脏起搏器的患者；

（2）肿块旁1cm以内有大胆管；

（3）处于感染急性期的患者；

（4）妊娠期妇女；

（5）肝肿瘤周围有大血管、胆管或胃肠道等重要结构。

三、仪器和设备

（一）超声设备

彩色多普勒超声仪、带有穿刺引导功能的超声探头及穿刺引导架。

（二）射频消融仪

RFA仪主要组成部分包括射频发生器、电极针及皮肤负极板。针对各种不同的病灶及用途，射频电极针的设计及输出功率不同，有单电极、双电极、多电极、钩突状电极、冷却式电极等。根据监测指标的需要，电极针的顶端配备热敏电偶并与射频仪的射频发射系统相连。通电后电极针不仅能将射频热能播散到组织内，同时仪表板上可显示电极周围组织内的温度或阻抗等，从而具备监测功能。

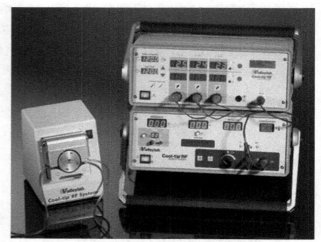

图4-1-39　美敦力冷循环RFA系统

目前临床中采用的射频消融仪有三种：

（1）RITA射频消融系统。主机的能量设置为50～150 W，射频发生器的频率为460kHz（图4-1-39）。电极针产品系采用一根15 G的套针，配有多个电极导线；当套针刺入肿瘤内后，推进内套针，其顶端有4～7根球形空间分布均匀的细针呈伞状展开，可覆盖或包绕肿瘤。

（2）美敦力公司的冷循环射频针（图4-1-40）。在治疗过程中冷却的纯净水通过专用的动力泵在中空的针内循环，以防止由于温度过高使电极周围组织碳化而增加阻抗。

（3）RTC公司生产的RF2000型RF消融仪。装置与RITA系统相似，主机为100 W的射频交流电机，治疗针为可伸缩性15 G套管针。展开内套针，顶端为10支可弯曲的爪状细电极针（图4-1-41）。研究报道多爪型电极可产生较为均匀的热损伤区域。

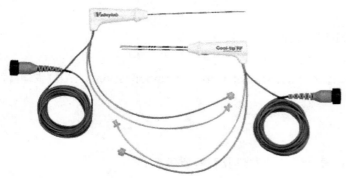

图4-1-40　美敦力冷循环RFA电极针

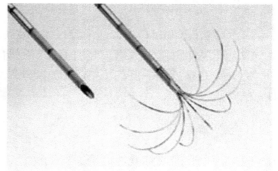

图4-1-41　多极RFA电极针

四、术前处理

（1）详细询问病史。包括手术史、高血压、糖尿病、肾病、脑血管病、精神病、金属物植入史等，全面观察及综合分析患者一般情况、营养状况、活动能力等。

（2）术前一般检查。包括血常规，肝功能，血生化，凝血功能，肿瘤标记物如AFP、CA19-9、CEA等，心电图，胸透。

（3）术前彩超及超声造影、CT检查，必要时进行MRI以明确病灶大小、个数、位置及与邻近组织和肝内管道的关系，制订RFA治疗方案，选择穿刺点及穿刺路径。

（4）患者知情同意。与患者充分沟通，解释检查治疗计划、治疗过程、麻醉方法、可能的危险和并发症，获得病人知情同意，并签署知情同意书。

（5）术前会诊讨论。对于重点病人，需多学科（如麻醉科、心血管科、内分泌科、肝胆外科、放射科等）会诊讨论，以制订合理、可行的治疗方案。

（6）病人术前禁食8h。

（7）术前使用镇静药及止痛药。

五、麻醉与体位

经皮RFA通常在局部麻醉下进行操作，可使用镇静和止痛药，穿刺点局部利多卡因局部麻醉，手术时需监测血压、脉搏、呼吸、血氧等，对于较为虚弱的患者应给予吸氧。也有在全麻下行肝脏热消融治疗。

一般采用仰卧位，也可采用侧卧位。

六、操作方法

（一）经皮RFA的主要操作步骤

（1）建立静脉通道，予吸氧、心电监护。

（2）术前超声检查：再次确定穿刺点及入针角度。

（3）常规消毒铺巾。

（4）经皮消融者使用2%利多卡因5～10mL进针点局部麻醉，或根据患者情况采用静脉麻醉。

（5）进针点切皮0.5cm，超声引导下将射频电极针置入肿块内，针尖达肿块后边界。

（6）根据预设功率、消融时间及布针策略开始消融，注意先消融深部组织，因消融时会产生微气泡，如果先消融浅部组织会影响深部组织消融时的观察。

（7）治疗过程中通过超声实时监测治疗进程，并根据消融情况对治疗方案做出相应调整。

（二）增大消融范围的方法

1996年Rossi用单电极对小肝癌进行治疗，采用的电极针外径为（1.4±0.2）mm，针尖裸露长度1～2cm，其余部分作绝缘处理。当RFA功率为26W，频率为480kHz时，电极周围的组织凝固坏死区仅限于针尖周围1.6cm。考虑其原因为较高的能量使电极周围组织气化、碳化，导致阻抗增加，减少了射频能量积聚。消融范围小阻碍了RFA的推广应用，所以随后的研究重点之一就是如何增大消融的范围。目前可采用多种方法增大消融灶的体积：

1. 使用多级射频电极

多级射频电极常有7～9根子电极针，子电极针的远端有热电偶，用于测量局部组织的温度。当主电极的绝缘外鞘进入肿瘤时，子电极从鞘内伸出，在肿瘤内呈发射状伸开。由于多点产热及热场互补，多根电极能产生更大范围、更均匀的球状凝固性坏死灶，范围可达6cm×5cm×6cm。1998年Goldberg将双电极、三电极和四电极针分别呈并行、三角和矩形排列，相距不等，多根射频针与射频发生器相通，实验结果显示两个针尖相距2cm时，可获得最大热凝固坏死灶，且不等于几个电极针所产生的坏死灶的简单相加。多根电极针治疗的范围虽然有所增大，但放置部位的精确性难以保证，凝固范围不易控制，且固定电极耗时较长。图4-1-42为射频消融过程示意图。

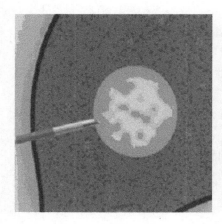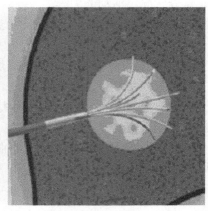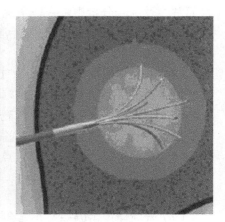

图4-1-42　射频消融过程示意图

2.局部灌注生理盐水

RFA中需要借助组织内部的离子振动摩擦产热，所以理论上增加组织内的离子浓度有可能提高RFA的产热功效。实验表明，注射生理盐水后RFA的凝固灶范围与不注射相比有明显扩大，其原因可能是：①生理盐水增加了局部组织内的离子浓度；②盐水增大了局部组织对热的传导性，使更多的热量均匀地向四周组织扩散。生理盐水注射量以10 mL最佳，增加注射量不能扩大凝固灶范围。

3.使用冷循环电极

冷循环电极（包括单根或集束电极针）有两个内腔，用于治疗过程中灌注冰冻蒸馏水或注射用水，并把加热的水排出体外（图4-1-43）。传统的射频电极所产生的组织坏死范围较小，是因为较高的能量使电极周围的组织过热而发生碳化，增加了组织的阻抗，降低了射频能量的释放，从而减小了组织凝固性坏死的范围。使用冷循环电极可以克服这一缺点，以冷冻灌注液从内部冷却电极，使邻近电极针的组织发热减轻，防止其碳化，从而增加总的能量，增加了热凝固效应。Solbiati用冷循环电极治疗，冷却完毕后针尖温度达86℃，每个病灶保证针尖温度60℃以上2 min，结果1次凝固坏死达84%，2次达91%，最大坏死范围达2.5 cm×3.0 cm。Goldberg进行冷循环集束电极的动物实验和临床研究，结果显示消融灶前边界距离电极针尖0.5～1.0 cm，离体肝脏坏死范围呈球形，直径为（4.1±0.2）cm，而在活体肝脏球形消融灶直径为（3.3±0.2）cm。冷循环针尖附近的热量分布如图4-1-44所示。动物实验对消融针尖冷却和不冷却后的消融灶进行比较，结果显示针尖不冷却时消融灶周围组织有碳化（图4-1-45、图4-1-46）。

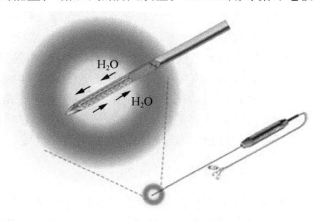

图4-1-43　冷循环针内部结构模式图

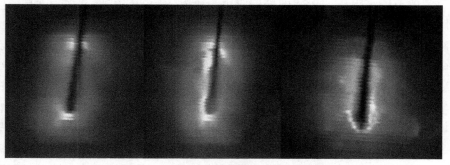

图4-1-44　冷循环针尖附近的热量分布图

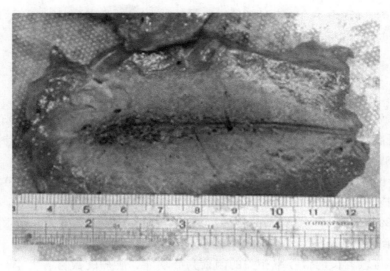

图4-1-45　两种不同消融方法消融灶比较：针尖不冷却（有碳化）

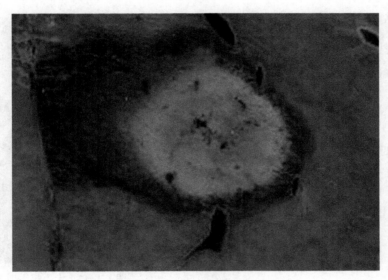

图4-1-46　针尖冷却（无碳化）

4. 改变RFA参数

国内有学者在使用RFA系统时，发现较低起始功率和较缓慢的功率升速，有利于增大单针消融的范围。其原因可能是使用较低的起始功率和较缓慢的步升速度，有利于电极针周围的热量弥散，避免热量过快积聚导致针尖周围组织碳化，从而使得较大范围的组织共同受热凝固。

RFA治疗肝癌破裂出血：肝癌自发破裂属于临床急腹症，如果处理不及时可危及患者生命。此时通常需开腹进行肝部分切除、肝动脉结扎或TAE等治疗，但效果不理想，死亡率很高，大部分患者死于术后肝功能衰竭。有学者尝试用RFA治疗肝癌破裂，在开腹或腹腔镜引导下将射频电极针直接刺入出血部位，RFA过程中产热起到有效止血和灭活肿瘤的双重作用，还能降低肝功能衰竭发生的机会。如果一次治疗止血不彻底，可重复多次治疗。

七、术后处理

（1）术后嘱患者平卧至少6h，避免用力。

（2）常规禁食8～12h。左叶肝癌者应禁食24h后，从流质开始，逐渐过渡到常规饮食。

（3）术后第二天需复查肝、肾功能。

（4）术后随访：治疗后2年内每2个月随访一次，2年以上每4个月随访一次，5年以上每半年复查1次。随访内容主要包括肿瘤标志物如AFP、肝脏影像学检查、肝功能等。

八、疗效

国内外大量临床资料表明，RFA治疗肝癌疗效确切，特别是对小肝癌效果更佳。RFA治疗肝脏肿瘤的完全消融率可高达100%，香港玛丽医院报道了直径小于5cm肝癌RFA治疗后，1年、3年、5年的生存率分别为88%、58%和42%，1年、3年、5年的无瘤生存率分别为54%、31%和17%。国内陈敏华等回顾性分析比较了RFA与手术切除治疗小肝癌的疗效。结果显示，两组患者平均生存时间为（54.9±3.8）个月（RFA组）、（55.6±5.0）个月（手术组）。1年、2年、3年、4年总生存率RFA组分别为95.9%、87.0%、74.5%和61.9%；手术组分别为94.1%、87.8%、75.3%和70.7%，两组间无明显差异（P=0.743）。提示RFA治疗小肝癌与手术切除效果相仿。

目前研究显示，与患者长期生存率相关的因素为肝功能，肿瘤的数目、大小、分期，AFP水平，RFA的途径，及病灶是否完全消融。

（一）影响RFA后局部复发的因素

目前文献资料表明，RFA治疗后局部复发率为3.6%～15%，复发率的高低与下列因素有关。

（1）RFA治疗途径。RFA可以通过经皮、经腹腔镜、开腹三种途径完成。Kuvshinoff等研究发现，开腹RFA局部复发率最低；其次是经腹腔镜RFA，局部复发率为23%；经皮RFA局部复发率高达53%。图4-1-47～图4-1-52所示为经腹腔镜进行RFA。图4-1-53～图4-1-57所示为开腹进行RFA。

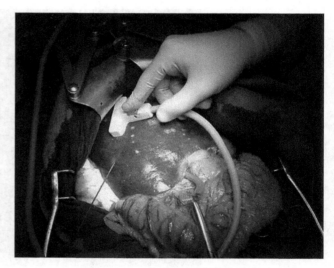

图4-1-47　术中超声引导下RFA

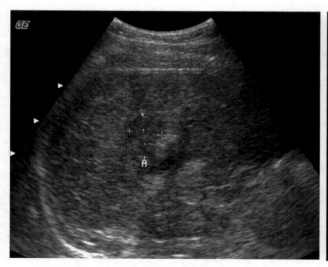

图4-1-48　经腹超声显示病灶位置

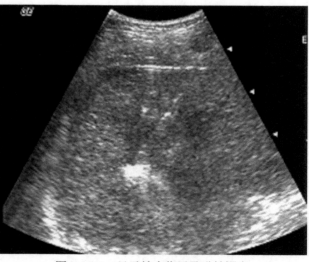

图4-1-49　显示针尖位置及进针深度

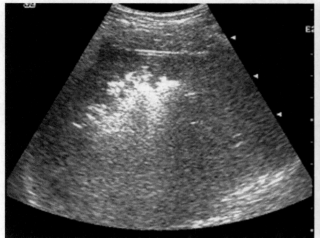

图4-1-50 消融过程中病灶回声增强

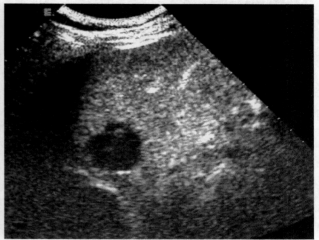

图4-1-51 消融后病灶显示无造影剂灌注

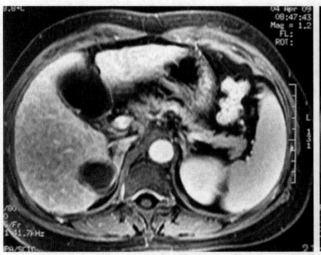

图4-1-52 消融后CT显示病灶为动脉期无强化的低密度区

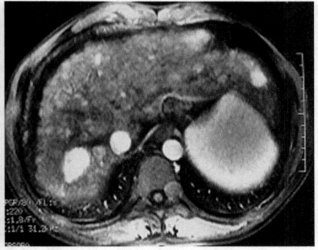

图4-1-53 病灶术前MR

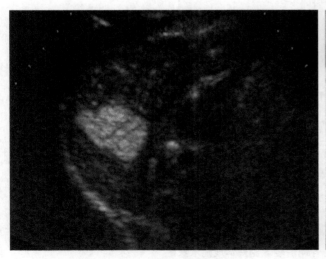

图4-1-54 病灶术前超声造影

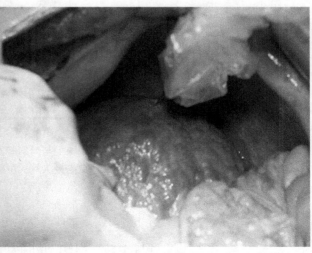

图4-1-55 术中直视下RFA

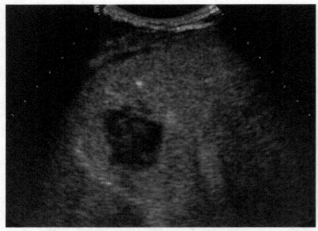

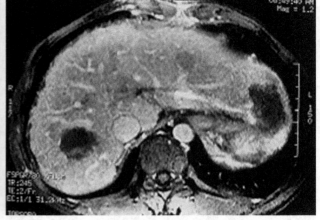

图4-1-56 彩超显示消融后病灶为低回声区 　　　　　图4-1-57 病灶术后MR

　　（2）肿瘤的大小。直径<3 cm的肿瘤治疗效果最好，当结节直径超过4 cm时，即使施行多点穿刺、多点消融，肿瘤完全消融率仍不到20%，说明消融漏空现象十分严重。肿瘤是个三维空间结构，在二维超声引导下的RFA难以完全保证各消融区之间达到有效重叠，肿瘤越大问题越突出。实验研究表明2个消融点之间平行间隔2.5 cm和上下间隔3.0 cm，可以克服漏空现象。

　　（3）肿瘤的位置。靠近大血管的肿瘤，由于血流带走热量，降低治疗温度，导致肿瘤易于残留。图4-1-58和图4-1-59为消融灶周围的大血管使消融灶变得不规则。

　　（4）肿瘤的病理类型。原发性肝癌的治疗效果比肝转移性肿瘤好。原发性肝癌多在肝硬化的基础上发生，推测肝硬化组织与肿瘤组织可能呈"热绝缘"状态，阻止热量从肿瘤组织向外继续扩散，起到"烤箱效应"，从而增加瘤内的热沉积。

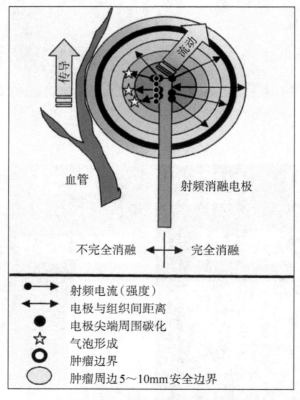

图4-1-58 消融灶周围的大血管使消融灶变得不规则示意图
（当病灶邻近肝内大血管时，血流流动带走部分热量，使消融灶形态变得不规则）

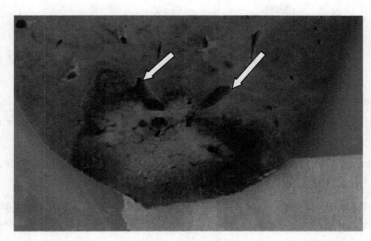

图4-1-59　大血管的热沉作用（箭头所示为消融灶周围的大血管使消融灶变得不规则）

十、注意事项

（1）RFA联合静脉全身化疗治疗肝癌。全身化疗是恶性肿瘤晚期有远处器官转移时最为常用的治疗方法。但是如果肿瘤体积较大，或某些肿瘤细胞对化疗药物不敏感，以及受化疗毒性的限制，单纯的全身化疗难以达到有效控制肿瘤的目的。化疗前RFA可以减轻肿瘤负荷，化疗后可利用RFA杀灭一些对药物不敏感的残留癌细胞。单纯的RFA对数目较多或病灶直径较大的转移瘤治疗效果不佳，研究发现RFA联合静脉内给予阿霉素能够增大肿瘤的消融坏死范围，对不宜或不能手术的转移性肝癌患者进行RFA联合化疗治疗效果较好，且安全性提高。也有学者认为，即使对直径≤3 cm不宜切除的原发性肝癌患者，RFA联合全身化疗也能降低肝癌原位复发率。所以RFA与全身化疗具有相互补充的作用，更能体现局部治疗与全身治疗相结合的治疗原则。

（2）肿瘤穿刺路径上有肋骨、大血管或胆管等结构。通过改变患者体位，让患者配合呼吸，一般情况下可以在穿刺路径上避开肋骨、大血管或胆管。也可采用"人工腹水"方法使肝脏下移改善穿刺路径，亦有学者将消融针适度弯曲后再穿刺以避开重要结构。

综合所述，RFA是一种近年来迅速发展的微创治疗手段，配合一定的操作技巧，就能最大程度上利用这一方法进行安全有效的治疗。

【参考文献】

［1］Solbiati L，Goldberg S N，Ierace T，et al. Radiofrequency ablation of hepatic metastasis：postprocedural assessment with a US microbubble contrast agent-early experience［J］. Radiology，1999，211：643-649.

［2］Koda M，Ueki M，Maeda Y，et al. Percutaneous sonographically guided radiofrequency ablation with artificial pleural effusion for hepatocellular carcinoma located under the diaphragm［J］. Am J Roentgenol，2004，183：583-588.

［3］霍苓，陈敏华，严昆，等. 胆囊旁肝肿瘤RFA治疗附加方法及疗效［J］. 中华超声影像学杂志，2005，14：437-440.

［4］Poon R T，Ng K K，et al. Radiofrequency ablation for subcapsular hepatocellular carcinoma［J］. Ann Surg Oncol，2004，11：281-289.

［5］Yamakado K，Nakatsuka A，Akeboshi M，et al. Percutaneous radiofrequency ablation of liver neoplasms adjacent to the gastrointestinal tract after balloon catheter interposition［J］. J Vasc Interv Radiol，2003，14（9 Pt 1）：1183-1186.

［6］Elias D，Sideris L，Pocard M，et al. Intraductal cooling of the main bile ducts during radiofrequency ablation prevents biliary stenosis［J］. J Am Coil Surg，2004，198：717-721.

［7］Lieberman S，Goldin E，Loterm M，et al. Irrigation of the bile ducts with chilled saline during percutaneous radiofrequency ablation of a hepatic ocular melanoma metastasis[J]. Am J Roentgenol, 2004, 183: 596-598.

[8] Mulier S, Mulier P, Ni Y, et al. Complications of radiofrequency coagulation of liver tumours[J]. Br J Surg, 2002, 89(10): 1206-1222.

[9] Livraghi T, Solbiati L, Meloni M F, et al. Treatment of focal liver tumors with percutaneous radiofrequency ablation: complications encountered in a multicenter study[J]. Radiology, 2003, 226(2): 441-451.

[10] Curley S A, Izzo F, Ellis L M, et al. Radiofrequency ablation of hepatocellular cancer in 110 patients with cirrhosis[J]. Ann Surg, 2000, 232(3): 381-391.

[11] Buscarini L, Buscarini E, Di Stasi M, et al. Percutaneous radiofrequency ablation of small hepatocellular carcinoma: long-term results[J]. Eur Radiol, 2001, 11(6): 914-921.

[12] Giovannini M, Moutardier V, Danisi C, et al. Treatment of hepatocellular carcinoma using percutaneous radiofrequency thermoablation: results and outcomes in 56 patients[J]. J Gastrointest Surg, 2003, 7(6): 791-796.

[13] Vivarelli M, Guglielmi A, Ruzzenente A, et al. Surgical resection versus percutaneous radiofrequency ablation in the treatment of hepatocellular carcinoma on cirrhotic liver[J]. Ann Surg, 2004, 240(1): 102-107.

[14] Poon RT, Ng K K, Lam C M, et al. Learning curve for radiofrequency ablation of liver tumors: prospective analysis of initial 100 patients in a tertiary institution[J]. Ann Surg, 2004, 239(4): 441-449.

[15] Kuvshinoff B W, Ota D M. Radiofrequency ablation of liver tumors: influence of technique and tumor size[J]. Surgery, 2002, 132(4): 605-611.

[16] 陈敏华, 杨薇, 严昆, 等. 肝癌射频治疗计算方案的制定及临床应用研究[J]. 中华医学杂志, 2004, 84: 302-208.

(李凯)

第六节　肝肿瘤微波消融

一、概述

微波消融技术在临床应用已有20多年的历史，首先是作为"微波刀"在手术中对组织进行凝固、止血及切割。20世纪90年代初，日本学者Seki等对"微波刀"进行了改进，使其适于超声引导下经皮穿刺，可直接凝固杀灭肿瘤组织，开创了超声引导下微波消融治疗肝癌的先河。此后，国内外学者相继报道了这一技术的改进和临床应用。近年来，该技术已受到临床广泛的重视，成为微创治疗肝癌的重要方法之一。

微波是电磁波，微波凝固治疗是将微波能量通过同轴电缆、微波辐射电极导入组织，在电极周围形成辐射场。生物组织内含有大量带电粒子，在外电场的作用下产生振动，与周围其他离子或分子碰撞而产生热，称为生物体的离子加热。同时，生物组织含有大量水分子和蛋白质分子，这类极性分子在微波交变电场中随外加电场的频率而转动，与其相邻分子摩擦产生热，称之为偶极子加热。微波作用在生物组织上产生热量是离子加热与偶极子加热的综合效应，以偶极子加热为主。产热后微波针尖周围的肿瘤组织及部分正常组织受热后不可逆地凝固坏死。

肿瘤血管壁受微波作用后，发生透壁性坏死，内皮细胞崩解，血管内血栓形成，并可导致坏死血管周围肝组织进一步发生缺血坏死。80 W条件下可阻断直径小于5 mm的门静脉、肝静脉及直径小于0.7 mm的肝动脉血流。阻断血流后，由血流热沉作用带走的能量也相应减少，从而提高肿瘤内部的热量沉积，增加微波消融的功效。

灭活的肿瘤组织可产生热休克蛋白，刺激机体的免疫系统，使局部和全身免疫功能增强，从而限制肿瘤细胞扩散。Zhang等的研究表明，微波消融治疗后，肿瘤和邻近肝组织内的免疫细胞明显增加，提示局部免疫功能增强。研究发现，微波治疗后CD4、CD57和CD68局部浸润程度较治疗前显著增加，提示微波凝固治疗肝癌后，局部免疫细胞浸润增加。

二、适应证与禁忌证

（一）适应证

（1）肝癌直径≤6cm的单发结节。

（2）多发结节，如果最大肿瘤直径≤4cm，则肿瘤数目需≤3枚；如最大肿瘤直径≤3cm，则肿瘤数目可以≤5枚。

（3）肝癌术后复发或肝内转移无法再进行手术切除且肿瘤位置合适者。

（4）因肝功能差，无法耐受手术切除者。

（5）肝功能Child分级一般是A级或者B级，C级则必须特别慎重考虑。

（6）进行各种非手术治疗如化疗或介入性治疗效果欠佳者。

（7）肿瘤直径>5cm者，微波消融可以起到减小肿瘤体积（或减少肿瘤数目）的作用，为手术创造机会。

（8）术中微波治疗适用于肿瘤位置特殊、多发病灶、肿瘤较大或肝硬化严重等无法手术切除者；或患者有其他原因需要开腹治疗时。

（二）禁忌证

（1）肿块较大，尤其是直径≥7cm者。

（2）弥漫型肝癌。

（3）多发（5个以上）或者肿瘤病灶，肿瘤的范围、边界不明确者。

（4）肿瘤位于肝表面并向肝表面生长时。

（5）严重的凝血功能障碍。血小板<50×10⁹/L，凝血酶原时间>25s，凝血酶原活动度<40%时。

（6）患者合并严重的肝硬化、大量腹水、门静脉高度扩张。

（7）靠近肝门部胆管和胆囊的肿瘤（相对禁忌证）。

（8）靠近胃肠道的肿瘤（相对禁忌证）。

三、器械和设备

超声引导经皮微波消融治疗肝脏肿瘤的主要器材如下：

（1）彩色多普勒超声仪、带有穿刺引导功能的超声探头及穿刺引导架；

（2）微波发生器，同轴电缆和微波天线。微波由发生器中的磁控管产生，其频率2450MHz左右，输出功率10～100 W，常用60 W，通过同轴电缆传送到天线末端。天线呈杆状，长度10～30 cm，直径1.6～2.0 mm，常用1.6 mm。图4-1-60和图4-1-61所示分别为微波消融系统和微波消融天线。

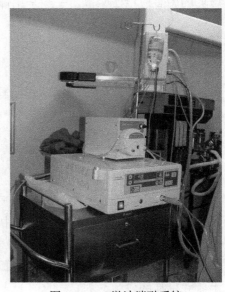

图4-1-60　微波消融系统

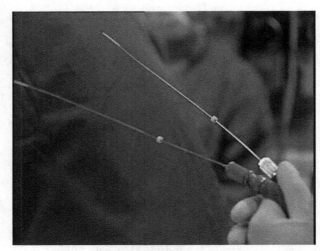

图4-1-61　微波消融天线

四、治疗方法

（一）术前准备

（1）术前应详细了解患者既往病史及手术史。

（2）术前改善患者一般状况及心、肺、肝、肾功能状态。

（3）完善血、尿、生化、凝血等各项检查。

（4）术前进行彩超检查，观察肿瘤声像图特征及血供等；再进行CT或MRI检查，明确病灶大小、个数、位置及与邻近组织和肝内管道的关系，如有必要可进行超声引导下穿刺活检进一步明确诊断。

（5）根据肿瘤大小、部位等具体情况制订详细治疗方案，包括微波天线置放、输出功率和凝固时间等。

（6）向患者及家属解释手术操作情况并术前签字。

（7）病人术前禁食8h，术前使用镇静药及止痛药。

（二）麻醉与体位

经皮微波消融通常在局部麻醉下进行操作，手术时需监测血压、脉搏、呼吸、血氧等，对于较为虚弱的患者应给予吸氧。一般采用仰卧位，也可采用侧卧位。

（三）操作方法

1. 微波消融治疗的应用途径

微波消融治疗的应用途径包括经皮微波凝固治疗（percutaneous microwave ablation，PMA）、腹腔镜微波凝固治疗（laparoscopic microwave ablation，LMA）和开腹手术中微波消融治疗（intraoperative microwave ablation，IMA）。这里讲述经皮微波凝固治疗，其他两种方法详见后述。

2. 经皮微波凝固治疗（PMA）的优势

PMA是微波最常用的途径，也是国内外近年来研究肝癌介入治疗的热点之一。与IMA、LMA相比，PMA操作简便、微创、安全、疗效可靠。随着仪器的改进、电极数目的增多以及治疗方法的进步，PMA适应范围明显扩大，对部分中晚期肝癌、体积较大的肝癌以及多发性肝癌也取得了较好疗效。PMA更适合由于不同程度肝硬化而导致肝功能下降的患者。对于近膈顶的病灶，为了防止损伤膈肌及肺脏，可用人工腹水使膈与肝表面间有液体相隔；也可用人工胸水的方法使肺下界远离消融区，减少术后并发症的发生。

3. 经皮微波消融治疗操作步骤

（1）建立静脉通道，予吸氧、心电监护。

（2）超声定位后常规消毒铺巾。

（3）经皮消融采用2%利多卡因5～10 mL进针点局部麻醉，消融时间较长及对疼痛敏感患者可采用静脉麻醉。

（4）经皮消融时进针点需切开皮肤0.5 cm，超声引导下将微波天线置入肿块深部。

（5）根据预设功率、消融时间及布针策略开始消融治疗。预定的凝固坏死灶范围应至少超出病灶边界0.5～1 cm。例如60 W、5 min，在活体内可产生直径2.7 cm的凝固坏死灶，可用于治疗直径为1.7 cm的肿瘤。

（6）对较大肿瘤可先进行周边封闭凝固，并凝固肿瘤滋养血管，分次从不同方向多点、多部位分段凝固，给予足够凝固时间，可使坏死范围加大。

（7）使用非冷循环天线经皮治疗时，需在治疗中进针处间断滴冰水以防皮肤烫伤。

（8）治疗过程中采用超声实时监测治疗进程，并根据消融情况对治疗方案做出相应调整。

图4-1-62所示为经皮微波消融治疗外观图。

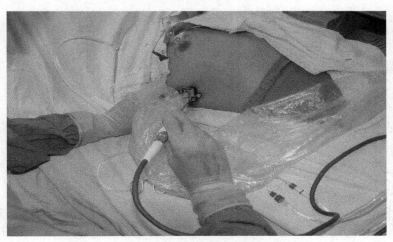

图4-1-62 经皮微波消融治疗

（四）术后处理

（1）术后嘱患者平卧至少6 h，避免用力。

（2）常规禁食8～12 h。左叶肝癌者应禁食24 h后，从流质开始，逐渐过渡到常规饮食。

（3）术后第二天需复查肝、肾功能。

（4）术后随访，治疗后2年内每2个月随访一次，2年以上每4个月随访一次，5年以上每半年复查1次。随访内容主要包括肿瘤标志物如AFP，肝脏影像学检查、肝功能等。

五、改进微波消融治疗效果的方法

改进微波消融治疗效果的方法主要有以下几种：

（1）肿瘤凝固治疗中，对肿瘤组织的灭活要力求彻底，对其周围正常组织的损伤要力求范围小，因此，理想适形的凝固灶形态是保证疗效的关键。董宝玮等通过改变裸露芯线的长度和选择适当的作用功率，使凝固灶呈椭球体，更接近肿瘤的形状。

（2）由于血流会带走部分热量，微波治疗中，能否封闭肿瘤血管，是影响治疗疗效的关键。对肿瘤内部及周边血供丰富者，采用药物或手术暂时阻断血供，可使肿瘤坏死范围显著加大。Shibata 在微波治疗前采用经皮穿刺球囊阻断门静脉血流和股动脉插管球囊阻断肝动脉血流，治疗后影像学检查显示阻断血流可以使凝固范围明显增大。

（3）冷循环微波采用水循环内冷微波天线（图4-1-63），在针杆的内外导体之间设置了一个冷水循环通道，有效降低了微波天线工作时非发射段的杆温，避免了皮肤的烫伤，并使凝固灶更大、更接近球形，大大延迟和减轻了凝固灶中心肝组织的碳化，为较大功率和较长时间微波治疗创造了条件。

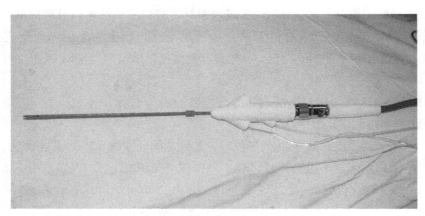

图4-1-63　冷循环微波天线

六、经皮微波凝固治疗过程中的注意事项

PMA操作过程应该注意如下事项：

（1）微波天线的直径相对较粗，容易引起组织出血，应尽量减少穿刺次数。治疗结束后，拔出微波针时应注意烧灼针道止血。

（2）位于Ⅶ或Ⅷ段的肿瘤，当位置较高难以显示或经皮穿刺肿瘤困难时，可采用人工胸水、人工腹水或右膈下肝前注水的方法，形成透声窗，便于穿刺。

（3）在使用超声监测消融治疗过程时，如果要进行分次治疗，应先消融位于远场的病灶，以防消融治疗后局部组织气化影响下一次治疗的观察。或者可以使用多根微波天线，先在肿瘤内布好再进行消融治疗。

（4）了解微波天线周围的热场分布规律，以确定针尖刺入肿块内部的位置，达到最佳治疗效果。

（5）如果肿瘤的滋养血管显示清楚，可以在进行肿瘤消融治疗前，先用高功率微波消融滋养血管，这样可以提高消融的热效率。

（6）在同样功率、同样时间条件下，国内外文献报道的微波凝固范围有较大的差异。其原因之一是仪表板上显示的功率为磁控管输出功率，而各个厂家仪器其微波传输至天线末端内发射导体时所需的传输能量损耗有很大区别，所以最终天线末端发射的微波能量也各有不同。在使用新的微波消融仪治疗病人之前，要先做离体或活体动物实验，以明确不同治疗参数时可得到的凝固坏死灶范围。

【病例】人工胸水辅助超声引导下微波消融，如图4-1-64～图4-1-68所示。

（1）超声引导下使用气腹针穿刺胸腔进行人工胸水（图4-1-64）。

（2）超声显示人工胸水（图4-1-65）。

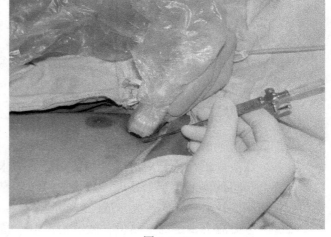

图4-1-64

（3）超声显示人工胸水后经腹穿刺（图4-1-66）。

（4）超声显示人工胸水后微波消融过程中（图4-1-67）。

（5）超声显示人工胸水微波消融后（图4-1-68）。

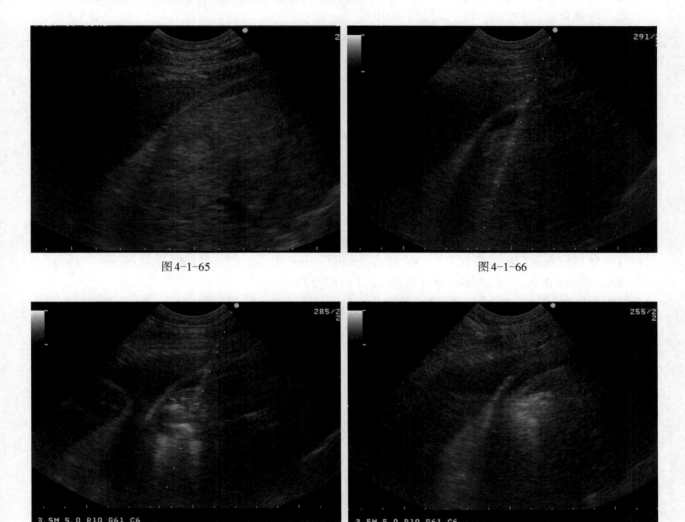

图4-1-65　　　　　　　　　　　　　　　　　　图4-1-66

图4-1-67　　　　　　　　　　　　　　　　　　图4-1-68

【参考文献】

［1］ Zhang J, Dong B, Hang P, et al. Significance of changes in local immunity in patients with hepatocellular carcinoma after percutaneous microwave coagulation therapy［J］. Chin Med J, 2002, 115（9）: 1367-1371.

［2］ 韩秀婕，董宝玮，梁萍. 微波治疗肝癌后局部细胞免疫变化及其对临床疗效影响［J］. 中国癌症杂志, 2007, 17（2）: 135-138.

［3］ 董宝玮，梁萍，于小玲，等. 超声引导下微波治疗肝癌的实验研究及临床初步应用［J］. 中华医学杂志, 1996, 76（2）: 87.

［4］ Dong B W, Liang P, Yu X L, et al. Sonographically guided microwave coagulation treatment of liver cancer: an experimental and clinical study［J］. Am J Roentaenol, 1998, 171（2）: 449.

［5］ Liang P, Dong B W, Yu X L, et al. Computer-aided dynamic simulation of microwave-induced thermal distribtion in coagulation of liver cancer［J］. IEEE Trans Biomed Eng, 2001, 48（7）: 821.

［6］ 吕明德，徐辉雄，匡铭，等. 改良微波消融技术治疗肝癌的研究［J］. 中国实用外科杂志, 2004, 24（11）: 678-680.

［7］ 何年安，王文平，季正标，等．新型内冷微波天线凝固肝组织的实验研究［J］．中国医学影像技术，2004，20（3）：365-367．

［8］ 董宝玮，梁萍，于小玲，等．超声引导微波凝固治疗原发性肝癌：附120例临床疗效分析［J］．中华超声影像杂志，1999，8：217-221．

［9］ Liang P, Dong B W, Yu X L, et al. Prognostic factors for survival in patients with hepatocellular carcinoma after percutaneous microwave ablation［J］. Radiology, 2005, 235（1）：299.

［10］ Seki T, Wakabayashi M, Nakagawa T, et al. Percutaneous microwave coagulation therapy for solitary metastatic liver tumors from coloreatal cancer：a pilot clinical study［J］. Am J Gastroenterol, 1999, 94（2）：322-327.

［11］ 何文，梁晓宁，徐利群，等．超声引导微波介入治疗大肝癌的临床评价［J］．中华医学超声杂志，2004，1：13-15．

［12］ Simon C J, Dupuy D E, Mayo-Smith W W. Microwave ablation：principies and applications［J］. Radiographics, 2005, 25（Suppl 1）：S69-83.

［13］ Seki S, Sakaguchi H, Iwai S, et al. Five-year survival of patients with hepatocellular carcinoma treated with laparoscopic microwave coagulation therapy［J］. Endoscopy, 2005, 37（12）：1220-1225.

［14］ Lu M D, Chen J W, Xie X Y, et al. Hepatocellular carcinoma：US-guided percutaneous microwave coagulation therapy［J］. Radiology, 2001, 221：167-172.

［15］ Dong B W, Zhang J, Liang P, et al. Sepuential pathological and immunologic analysis of percutaneous microwave coagulation therapy of hepatocellular carcinoma［J］. Int J Hyperthermia, 2003, 19：119-133.

［16］ Dong B, Liang P, Yu X, et al. Percutaneous sonographically guided microwave coagulation therapy for hepatocellular carcinoma：results in 234 patients［J］. Am J Roentgenol, 2003, 29：1547-1555.

（李凯）

第七节　肝肿瘤其他消融方式

一、冷冻消融在肝脏肿瘤治疗中的应用

（一）概述

1961年，Cooper等最早报道使用内部有循环液氮的金属探头治疗肿瘤，开创了现代冷冻治疗（cryoablation）的先河。但随后的研究发现此方法的并发症较多，其原因是当时尚无有效的方法监测冷冻消融灶的后边界。术中超声的出现给冷冻治疗带来了新的生机，因为术中超声可以从多切面观察冷冻消融灶的范围，明显降低了并发症的发生率，使冷冻治疗重新成为肿瘤微创治疗大家庭的一员。

冷冻治疗对组织的杀伤是无选择性的，温度在-40℃以下时，所有细胞都会发生细胞内凝固，细胞内形成广泛的冰晶导致细胞死亡。同时冷冻区的血管受损并伴有血栓形成，血供停止，造成局部组织坏死。在第一次冷冻之后，对组织进行升温，然后进行第二次降温，这会对细胞造成渗透性损伤，有助于造成肿瘤细胞更完全地坏死。组织坏死后会伴有抗原的释放，形成自身疫苗即肿瘤特异性抗原，会导致机体对肿瘤的特异免疫反应。

目前的冷冻治疗可以在经皮、开腹术中及腹腔镜术中三种情况下用于肝脏肿瘤的治疗。动物实验和初步的人体研究表明，使用超声尤其是术中超声和CT引导及监测冷冻过程对肝脏肿瘤进行治疗，从技术上是可行的，并具有较好的治疗效果。这一方法已在肝脏肿瘤的治疗中占有一席之地。图4-1-69所示为冷冻探头前端形成的冰球。

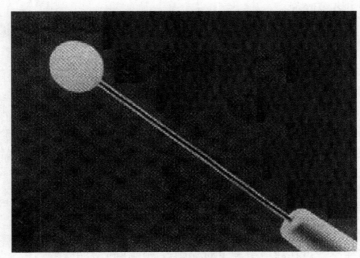

图4-1-69 冷冻探头前端形成的冰球

（二）适应证与禁忌证

1. 适应证

（1）肝内多个病灶，不能手术切除者。

（2）合并肝硬化肝功能差，不能耐受手术者。

（3）肝癌或肝转移瘤术后复发不愿再行手术治疗者。

（4）肿瘤靠近肝门或肝内较大脉管，手术切除困难者。

2. 禁忌证

（1）严重的肝肾功能不全或全身状况差不能耐受冷冻消融操作者。

（2）大量腹水。

（3）凝血功能障碍者。

（4）已发生肝外转移者。

（5）肿瘤巨大，大于肝脏整个体积70%以上。

（三）器械和设备

（1）具备彩色多普勒功能的超声仪，根据手术途径选择经腹、术中或腹腔镜探头及相应的穿刺引导装置。

（2）目前有两种冷冻设备：液氮系统和氩气系统。液氮系统包括存贮液氮的容器、冷冻探头（最多可应用5个），加压后液氮在冷冻探头内循环，各个探头可分别控制液氮的流量以控制温度下降的程度。氩气系统可同时使用8个冷冻探头，利用气体在冷冻探头顶部快速膨胀造成组织快速冷冻。这一系统，无须大范围的探头绝缘，冷冻速率高，因无须容器盛装，所以便于携带。

（四）冷冻消融肝脏肿瘤的方法

1. 术前准备

（1）详细询问病史，了解患者的一般情况。

（2）完善术前检查：血常规、肝功能、血生化、凝血功能、肿瘤标记物、心电图、胸透、彩超及超声造影、CT检查，必要时进行MRI以明确病灶大小、个数、位置及与邻近重要组织器官的关系，制订消融治疗方案。

（3）与患者充分沟通，解释治疗计划、可能的危险、并发症和治疗效果，获得病人知情同意，并签署知情同意书。

（4）术前8h嘱患者禁食。

（5）手术前晚给予患者镇静剂。

（6）应用氨基己酸，首次负荷计量5g，随后每小时1g，持续6h，防止血小板减少症及凝血障碍的发生。

（7）经皮冷冻消融治疗患者术前30min肌注镇静药。

2.麻醉与体位

经皮冷冻消融较小病灶时可在局部麻醉下进行操作，手术时需监测血压、脉搏、呼吸、血氧等，对于较为虚弱的患者应给予吸氧。一般根据操作需要，患者可采用仰卧位或侧卧位。病灶较大治疗时间较长的患者、腹腔镜术中冷冻消融、开腹术中冷冻消融需在全身麻醉下进行操作。

3.操作方法

（1）经皮冷冻消融的操作步骤。

① 术前超声根据肿块的部位、数目及大小确定体表穿刺点及穿刺路径。

② 穿刺点常规消毒，铺巾；2%利多卡因5～10mL于穿刺点进行局部麻醉，如果病灶距离肝包膜较近，消融会引起明显痛感，可在超声引导下对穿刺点周围进行浸润麻醉。

③ 于拟定的穿刺点进行皮肤及皮下组织小切口，在超声引导下，将穿刺针置入肝肿瘤内，并用超声从多个切面确定穿刺针位于肿块内拟定的位置。

④ 再沿穿刺针将所选型号的扩张管及导管鞘插入瘤体内，退出穿刺针及扩张管，导管鞘原位保留。

⑤ 沿导管鞘精确地将冷冻探头缓缓地插入瘤内，固定探头，将鞘退出3～5cm。如整个冷冻过程仅需一个冷冻探头，则直接启动超低温手术系统。

⑥ 如需同时插入两个以上的冷冻探头，则将已插入的冷冻探头暂时冷冻固定，再将其余探头按前述方法分别插入瘤内设计靶位。所需的冷冻探头均置入完毕后，同时启动超低温手术系统，以确保多探头冷冻的同步性。

⑦ 快速冷冻，通过显示屏观察温度下降的实时动态变化。冷冻十几秒内，温度下降达-100℃～-145℃：随着冷冻时间的延长，温度逐步下降并恒定在-120～-150℃。一般冷冻时间为15～20min。

⑧ 第一次循环冷冻结束后，启动加热系统，当温度上升至0℃左右时，重新启动超低温冷冻系统，实行第二次循环冷冻，冷冻时间同首次循环。

⑨ 再次启动加热系统，当温度上升至5℃左右，探头与冰球松动后即可退出探头。

⑩ 穿刺通道内填入止血绫（植物止血药，可自行吸收），以达止血和填充窦腔的目的，无菌纱布覆盖包扎创口。

（2）开腹术中及腹腔镜术中冷冻消融治疗。分别于开腹直视下及腹腔镜引导下置入冷冻探头，其他操作过程同经皮途径。图4-1-70和图4-1-71所示分别为开腹术中及腹腔镜术中冷冻消融治疗。

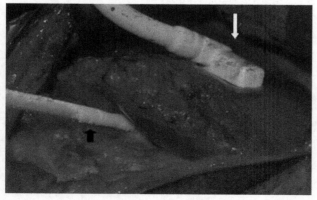

图4-1-70　开腹术中超声引导下肝脏肿瘤冷冻消融治疗

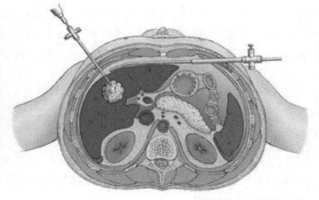

图4-1-71　腹腔镜超声引导下经皮冷冻消融肝脏肿瘤

（3）注意事项。

①冷冻消融过程中形成的冰球在超声下表现为带有明显声影的弧形强回声区，冰球的形成过程可

受到超声的实时监测。所在超声可以在手术中及时发现未被冰球覆盖的区域，此时可在超声引导下补充置入冷冻探头。

②冷冻导管鞘较粗，使用穿刺时最好经过一段正常的肝组织，以利于术后止血。

③在腹腔镜术中使用冷冻消融要格外谨慎，因为腹腔镜或腹腔镜超声监测冷冻探头放置及消融过程从技术上来说有较大难度，且如果出现穿刺点出血时较难止血，所以目前相关的报道较少。

4. 术后处理

（1）开腹手术及腹腔镜手术术中冷冻消融患者按相应术后常规护理。

（2）经皮消融患者术后嘱患者平卧至少24h，避免用力，防止穿刺点出血。

（3）常规禁食8～12h。

（4）常规使用抗生素3d，如有感染征象则应延长使用时间或更换强效抗生素。

（5）监测患者血压、脉搏等生命全征。

（6）术后注意观察尿量，每小时尿量需大于10mL，以防止出现肌红蛋白引起的肾脏功能不全。

（7）术后复查血常规及凝血功能。

（8）术后一周复查B超、CT或MR，其后2年内每2个月随访一次，2年以上每4个月随访一次，5年以上每半年复查1次。随访内容主要包括肿瘤标志物如AFP、肝功能、肝脏影像学检查等。

（五）并发症及处理

冷冻消融术治疗肝脏肿瘤的主要并发症如下：

（1）出血。低温造成凝血障碍、大量肝组织破坏引起血小板减少是冷冻治疗中容易出血的原因。术前了解并调整患者的凝血状况，术后注意穿刺点止血可减少出血的发生。手术后需注意复查患者凝血功能。

（2）脓肿。冷冻消融后有大量肝组织坏死，容易发生感染形成脓肿。术中严格无菌操作及术后使用抗生素可减少脓肿发生。当发现脓肿征象时可在超声引导下抽吸或置管引流。

（3）胆管损伤。胆管对冷冻消融较敏感，所以对较大胆管旁的肿块进行消融时要对穿刺路径及消融时间做仔细评估，以防引起胆管损伤。胆管损伤可表现为胆管扩张、节段性胆管梗阻或狭窄，对症处理后部分病例可以缓解，也可放置支架解决胆管狭窄。

（4）血管并发症。包括大血管栓塞，小血管破坏使坏死灶范围变大等，在术后即刻发生。术前彩超从多个切面仔细扫查以排除穿刺路径上的大血管可以减少血管并发症的发生。

（5）肝外损伤。冷冻消融操作中绝缘不好及液氮外溢可造成肠管、胃、胆囊、膈肌等的损伤，出现相应的临床症状。术前准备定位时必须考虑到患者的呼吸运动可使冷冻探头与周围脏器间的位置发生改变，同时术中需注意保护消融灶周围正常组织。

（六）疗效及疗效评价

1. 疗效

超声引导下肝癌的冷冻治疗效果日渐得到肯定，国外研究显示其术后患者存活率与手术切除基本相同，而国内Zhou等报道原发性肝癌的冷冻治疗，其1年、3年和5年生存率分别达78.4%、54.1%和39.8%。既往的报道显示冷冻消融的局部复发率约为11%～44%，这与各研究所使用的消融条件不同有关，目前认为应用于肝脏肿瘤消融时，使用高强度冷冻至少15min和2个冷冻—解冻周期。

2. 疗效评价指标

患者的一般情况、自我感觉的改善、受累组织器官的功能变化只能粗略反映治疗效果。主要评价指标应包括肿瘤标记物检测及肝脏的影像学检查等。

（1）肿瘤标记物检测。所有HCC患者每3个月检测1次AFP，此方法能较敏感地提示是否有肿瘤复发或新生灶。但肿瘤标记物检测的不足之处在于：临床上的原发性肝癌患者中只有约60%会有AFP升高，而对于另外的40%患者只能通过影像学方法对治疗效果进行评估。

（2）影像学检查。

①CT。冷冻消融灶的形状与所用冷冻探头的类型有关，其CT图像也各有不同。如果使用非绝缘性探头，消融灶即表现为从肝包膜到深部边缘锐利的圆柱体，最深层的边界呈凸面向下的半圆形；使用绝缘性探头时，肝表面可能无明显损伤，而在肝内表现为卵圆形、泪滴形或类圆形缺损灶；如果使用表面探头，在CT上表现为凸面向下的半椭圆形缺损改变。当边缘有大血管存在时，消融灶边缘可能会变形，而小血管则可能穿过冷冻缺损区而无周围正常肝组织包绕。

CT检查时，与邻近的正常肝组织相比，消融灶多呈低密度，且54%的病例于增强扫查时有消融灶周边增强效应，这是冷冻消融灶在CT图像上的一种特殊表现。若不认识这种典型的表现，可能会造成不必要的介入性处理，因为此增强效应与肿瘤复发较难鉴别。目前多数学者认为这样的CT所见与小血管破坏引起的出血有关。正常情况下，冷冻缺损范围会逐渐缩小，较小的缺损灶可以完全消失，以此可与肿瘤复发相鉴别。

② MRI。MRI检查对于冷冻消融有很高的价值，治疗后组织性质的变化都能在MRI图像上得以反映。如患者术前使用MRI检查作为手术指导，则术后的MRI应该以同样的方法进行扫查以对比病灶的改变。理想的冷冻消融术后MRI表现是有足够的冷冻范围完全覆盖术前所见的肿瘤。此外，通过比较术前术后的MRI所见，可以发现是否有新发病灶。各种脉冲连续成像技术的出现和造影剂的使用明显改善了MRI对肝脏肿物及冷冻消融灶的检测、定位和特性描述。

③ 超声。冷冻消融灶的超声表现为边界清晰、相对低回声的实性病灶。当有肿瘤复发时，因新的肿瘤生长压迫周围正常肝脏，超声表现为冷冻区大小及形状的改变。一般来说，冷冻坏死区内没有血管。若彩色或脉冲多普勒在边界不规则的冷冻区内发现血流信号则提示肿瘤复发。近年来，低机械指数实时灰阶超声造影开始应用于临床，并显示出很高的临床应用价值。此方法可实时观察病灶内微血流的灌注信息，对微小残癌检测的敏感性不亚于增强CT，具有广阔的应用前景。

二、高强度聚焦超声治疗肝脏肿瘤

高强度聚焦超声（high-intensity focused ultrasound，HIFU）是利用超声波的组织穿透性和聚焦性等物理特性，将体外低能量的超声波聚集在体内靶区，通过焦域处高能量超声波产生的瞬态高温、空化和机械效应等，使肿瘤组织发生凝固性坏死（图4-1-72、图4-1-73）。HIFU具有良好的定向性、穿透性和可控性，且属于无创治疗技术。肝脏是最早应用HIFU治疗病灶的器官之一，在肝癌和肝转移瘤治疗方面取得了令人满意的临床效果。

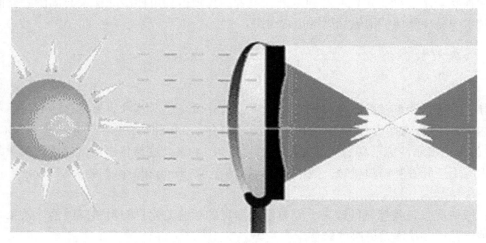

图4-1-72　太阳光经过放大镜聚焦后，引起焦点处纸片燃烧

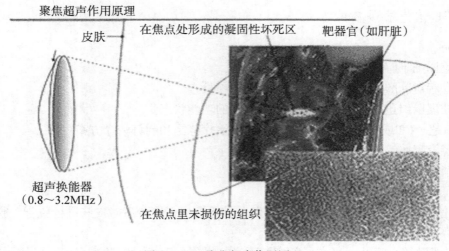

图4-1-73　聚焦超声作用原理

（一）适应证与禁忌证

1. 适应证

（1）单发性肝癌直径<12cm，肝巨大肿瘤伴卫星结节，结节数量不超过4个。

（2）双侧肝肿瘤病灶，主要病灶位于右叶肝或左叶肝，另一侧肝内仅有1～2个小结节。

（3）肝功能一般Child A 或 Child B级。

2. 禁忌证

（1）肿瘤位于肝内无法使用HIFU治疗的位置。

（2）病人不能耐受麻醉。

（3）患者有凝血功能障碍且HIFU治疗需切除部分肋骨。

（4）弥漫性肝癌。

（5）严重心、脑、肝、肾、肺功能不全者。

（6）全身情况差，有严重感染和中毒症状者。

（7）无法配合治疗的病人。

（二）仪器和设备

HIFU治疗系统包括超声系统组合治疗探头、超声监测系统、超声功率源、治疗移动控制系统、脱气水处理装置、电源柜、治疗床等（图4-1-74），均由计算机系统控制。系统可自动完成肿瘤病灶定位、治疗范围的确定、治疗靶区的三维立体扫描，由计算机实时监控治疗剂量分析治疗结果。

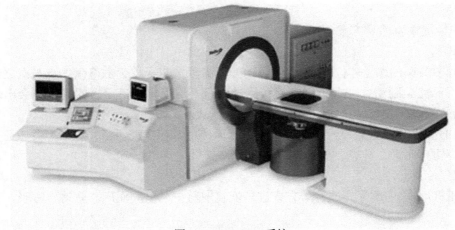

图4-1-74　HIFU系统

（三）HIFU治疗肝肿瘤的方法

1. 术前准备

（1）术前应详细了解既往病史及手术史。

（2）评估患者对麻醉和手术的耐受力，完善各项检查。

（3）术前处理以纠正患者一般状况，改善肝脏的功能状态。

（4）根据B超、CT或MR等术前检查结果确定治疗范围和制订治疗方案。

（5）向患者及家属解释手术操作情况并术前签字。

（6）术前禁食8h。

（7）根据患者情况使用镇静药物。

（8）HIFU治疗前3d清洗超声通道上的皮肤，祛除痂皮，麻醉后对皮肤进行脱脂、脱气处理。

2. 麻醉与体位

经皮HIFU消融较小病灶时可在局部麻醉下进行操作，手术时需监测血压、脉搏、呼吸、血氧等，对于较为虚弱的患者应给予吸氧。一般根据操作需要，患者可采用仰卧位或侧卧位。病灶较大治疗时间较长的患者及开腹术中HIFU在全身麻醉下进行操作。

3. 操作方法

（1）病例选择。

HIFU治疗肝左外叶肿瘤的效果最好，其原因主要有以下几种：

①肝左外叶肿物暴露较好，无肋骨反射使能量衰减，影响其升温效应；

②肝左外叶肿物血供一般较差，随血流散失的能量较少；

③肝左外叶受呼吸作用影响较小。

上述因素使得HIFU治疗时靶区容易形成局部高温，从而提高了HIFU的治疗效果。而左内叶及右叶肝癌由于受肋骨反射、右肺气体反射、胃肠道气体干扰、呼吸影响等导致能量衰减，或增加热散失，使HIFU升温作用受到较大的限制。尾状叶肿物效果最差，其原因可能是肿物较深，能量衰减损失大，加之其毗邻肝门静脉和下腔静脉使热散失较多，影响了HIFU治疗时的组织升温。故大部分肝右叶癌在HIFU治疗前最好进行部分肋骨切除，以提供超声通道。

（2）操作步骤

①配合麻醉建立静脉通道，予吸氧、心电监护，连接注射泵；

②麻醉。

a. 妥善固定体位，完全暴露病灶部位，制动；

b. 确定病灶部位和毗邻关系，并做好心脏、肠道及胆囊等重要脏器的保护措施；

c. 确定治疗靶区；

d. 启动治疗系统；

e. 实时监控；

f. 根据术中情况调整治疗方案。

（3）注意事项。

①手术过程中要保证患者体位固定。由于HIFU的聚焦区直径仅为数毫米，点与点之间有时难以重叠，如果病人不能完全制动，加上靶区内存在能量分布不均现象，治疗后的组织中会出现"残留癌细胞小岛"，这也是部分病人术后复发的原因之一。

②因HIFU的治疗时间一般较长，在术中需注意保持患者呼吸道通畅，观察生命体征、尿量、皮肤的色泽和温度，防止血管、神经、皮肤长时间受压。

4. 术后处理

（1）根据HIFU治疗中所采用的麻醉方式进行恢复期监护，监测血压、脉搏、呼吸，直至生命体征平稳。

（2）少数患者在3～5d内体温会升高，一般<8.5℃，对症处理即可。

（3）术后常规禁食8～12h，左叶肝癌者应禁食24h后从流质开始，逐渐过渡到常规饮食。

（4）HIFU治疗后肝功能会有一过性轻度损害，给予支持治疗。

（5）术后复查肝、肾功能。

（6）术后随访，治疗后2年内每2个月随访一次，2年以上每4个月随访一次，5年以上每半年复查1次。

（四）并发症及处理

1.治疗区皮肤烧伤

其原因可能由于肝癌血供丰富，病灶较大，尤其是未经肋骨切除及肝动脉栓塞的病人，HIFU治疗所需的时间延长、剂量增加，局部皮损率升高。皮肤烧伤处除冷敷外，对症处理即可。

2.肢体功能障碍

由于HIFU治疗时间较长，部分病人术后可能出现肢体功能障碍，除在术中注意及时发现并处理外，术后需观察和询问病人有无肢体麻木、刺痛等。

3.发热

出现于术后3～5d内，由坏死组织吸收引起，一般不超过38.5℃，对症处理即可。

4.黄疸、胆漏、胃肠道穿孔、胸腔积液

多是由于HIFU能量损伤周围脏器结构引起。术前使用各种影像学方法了解病灶周围组织结构及其分布，是防止此类并发症的一个重要方法。对距离治疗部位较近的结构需在术前做好保护措施，并对HIFU能量做出调整。术后加强监护观察，如果判断有可能已发生上述并发症则采取相应治疗。

5.疼痛

部分患者术后3～5d内有上腹疼痛，一般可自行缓解。

（五）改善HIFU治疗效果的方法

1.减少声能在传播中的损失

皮肤进行脱毛、脱气、脱脂处理，探头与治疗面之间使用耦合剂，以及建立良好的超声通道可以减少声能在传播中的损失。

2.减少治疗灶局部血供

在血供丰富的器官，超声形成的热能会随着血流而丢失。Hacker等研究发现，相同的声功率和辐照时间，灌流肾脏产生的损伤体积较未灌流肾脏明显减小。Wu等在动物实验中发现器官经阻断血供后，采用较低的能量和较小的辐照范围就可以达到相同的治疗效果，这有利于缩短治疗时间、减少并发症。

3.与TACE联合使用

有研究发现与TACE联合应用可以提高HIFU的治疗效率。TACE通过碘化油、明胶海绵或其他栓塞物阻断肿瘤内部及周边小病灶的动脉血供，并可结合化疗药物对肿瘤进行先期治疗，杀灭部分肿瘤细胞，使肿瘤有所缩小。肿瘤的缩小有利于其后HIFU治疗，使原来不能完全覆盖的原发灶及肝内多发病灶被完全覆盖，使肿瘤完全坏死，并可以相应地减小HIFU的能量，以降低损伤周围组织结构的概率；其次TACE栓塞了肿瘤主要供血动脉，减少了热散失。碘油是一种高声阻抗物质，碘油的注入导致其与生物组织两种媒质之间的声阻抗差增加，因而能激发局部产生高温。

需要注意的是，TACE与HIFU联合使用时，应先用TACE，再进行HIFU治疗。如果先使用HIFU则有可能因热凝闭塞了肿瘤供血动脉的主要分支，影响通过肝动脉向肿瘤内注入栓塞剂和化疗药物。另外，肿瘤细胞膜及其血管系统被HIFU破坏后影响抗肿瘤药物渗入，降低疗效。

4.微泡造影剂

气体微泡的存在有利于增加声波的空化作用，空化作用本身及其所产生的高温均能增加靶区组织凝固性坏死的体积。Yu等在超声辐照前将微泡造影剂由静脉注入动物体内，发现造影剂组的坏死率明显高于未注入组。Takegami等分别采用两种超声微泡造影剂辅助HIFU对兔肝脏辐照，发现两个实验组靶区温度均较对照组明显升高，微泡造影剂组的坏死体积也均显著高于对照组。Tran等在超声微泡造影剂持续静脉滴注下，用HIFU辐照外置犬肾，声强和辐照时间较对照组分别降低2倍和100倍，依然可形成理想的凝固性坏死。上述研究均证实微泡造影剂能增强HIFU的治疗效率。

5. 人工胸水

肝膈顶部的肿瘤由于受含气肺组织的遮挡，监控超声常常不能显露或仅能部分显露病灶，不仅影响HIFU进行完全治疗，还可能损伤肺组织和膈肌。有研究采用注入人工胸水的方法来帮助显露被肺组织遮挡的病灶。注入人工胸水后，肝脏膈顶部肋膈角内的含气肺组织被移开，肋膈角内被生理盐水填充，形成良好的超声介质，为HIFU治疗位于肝膈顶部的病灶提供了理想的超声通路。这种方法既拓宽了HIFU治疗肝肿瘤的范围，也减少了创伤性湿肺和胸腔积液等并发症的发生。

（六）疗效及疗效评价

1. HIFU治疗的效果

牛立等报道115例原发性肝癌及转移性肝癌应用HIFU治疗后，显效20例（占17%），有效92例（占80%），总有效率97%。90%以上患者治疗后肝区疼痛缓解或消失，临床症状明显改善，血清AFP逐渐下降。重庆医科大学附属第二医院对56例手术不能切除的肝癌以HIFU联合TAE治疗效果分析，治疗有效率78%，2年生存率58%。同时发现，对TAE治疗无效者，HIFU仍可使癌灶缩小，AFP水平下降。使用HIFU对于晚期肿瘤的姑息性治疗，可明显缓解症状。

2. HIFU疗效的评价指标

治疗有效可表现为患者一般状况、自我感觉及受累组织器官功能的改善，但这些指标只能粗略反映治疗效果。主要评价指标应包括肿瘤标记物检测及肝脏影像学检查等。

（1）复查AFP等肿瘤标记物，尤其是对于那些术前有AFP升高的患者，虽然此指标的变化无法分辨是病灶复发还是新发病灶的位置，但此方法可以准确了解肝内肿瘤的存在情况，指导进一步的临床处理。

（2）影像学检查。

①超声。

a. 实时疗效评价。

熊树华等发现HIFU辐照后靶区肝脏组织表现为回声增强，其灰度变化值随辐照后观察时间延长而逐渐降低，强回声区体积随辐照时间延长而增大，但均于辐照后2 min基本稳定。邹建中等总结大量动物实验及临床治疗肝癌经验后认为，如果治疗前后病灶灰度差值在5以上就表明该处组织已发生了不可逆性凝固性坏死。但并非回声越高，治疗效果就越明显，因为回声的强度除与组织坏死程度有关外，还取决于肿瘤的种类、肿瘤发展所处的不同阶段，以及该肿瘤是否用过其他治疗方法等。使用超声进行实时疗效评价的不足之处在于超声图像质量易受骨骼、疤痕组织、肠道气体及肥胖体质等多种因素影响；治疗区剂量不够、位置移动、水肿、声通道损伤等都会引起治疗区假性回声增强或减低。

b. 治疗后疗效评价。

二维超声可对肝癌病灶的范围、回声特征的变化和新生病灶的发生进行评价，且在病灶大小形态和损伤的定位方面与病理学有一定的相关性。但二维超声在判断病灶是否存在残癌或局部复发方面无特异性，同时由于超声切面的易变性和复杂性，要精确到与治疗前平面完全吻合存在困难，因此不宜用做治疗后疗效评价的首选方法。

彩色多普勒血流成像（color doppler flow imaging，CDFI）或能量多普勒超声（power doppler imaging，PDI）能较敏感地反映肿瘤血管是否完全破坏，其中PDI能比CDFI更敏感地检测出细小血管和低速血流，对观察治疗后肿瘤血管的血流情况有一定的作用。但PDI和CDFI无法观察到HIFU治疗后肝癌组织毛细血管水平的血流灌注变化。超声造影剂的出现为解决这一问题提供了方法。新一代的超声造影剂利用特殊的呈像方法可以显示毛细血管水平的组织灌注，此方法已成功地应用于射频消融病灶的术后评价，相信其在HIFU疗效评价中也能起到重要的作用。

②CT治疗后疗效评价中的应用。

在HIFU辐照后即刻进行CT检查，可显示靶区组织较正常肝组织密度稍低，注射造影剂后正常肝组织的密度会明显升高而靶区的密度仍然不变，提示靶区的血管已经被破坏，靶区组织凝固性坏死。4天后再行CT检查，可见沿损伤区域外周的高密度带，病理检查提示为钙沉积和炎症细胞浸润的结果，而增强CT显示靶区组织仍为低密度区。HIFU有效治疗肝癌后使用增强CT随访，图像显示为肿块体积缩小、密度降低，病灶内及周边无明显强化或肿瘤血管。进一步进行病理学检查发现，CT显示损伤区域的范围与病理学标本间有很好的相关性，能比PDI和CDFI更准确地评价治疗效果。用治疗前后的系列CT图像，将治疗的部位、范围、形状以及治疗区与周围组织之间的关系进行三维图像重建，能够较好地反映瘤体的形态学变化。

增强CT的缺点：缺乏多轴位断面成像，有时对病灶边缘是否有残余肿瘤的判断欠准确，对乏血供肿瘤的功能状态确定欠准确，不能确定经碘油栓塞肿瘤的功能状态。

③MR。

a. 实时疗效评价。

MR能够实现无创在体测温，而当活体组织中温度达到50～60℃时就可以形成凝固性坏死，因此如果能够使用MR检测出HIFU治疗靶区的温度，就能够间接判断其有无凝固性坏死。HIFU治疗过程中用温敏快速梯度回波MR监测被加热区域，可精确到1 mm以内。在静止组织中定量的描绘出组织温度变化，精度达1℃；即使受到呼吸、心跳和血管搏动的影响，也能监测到2～3℃的温度改变。因此，MR温度监控系统能够准确地定位靶区和精确地测定温度，同时还可以分析肿瘤边界，且MR图像质量也不会受到干扰。

与超声相比，MRI的优势在于软组织对比度高，组织识别力强，尤其是区分病灶与周围神经血管关系；并能避免运动伪影和治疗所用超声波导致的干扰。但MR的缺点如下：图像处理伪影和金属异物伪影的问题仍未解决；进行检查时不允许带铁磁物质，如安装有起搏器或钢板等的病人就不能使用MR；成本昂贵；就目前的技术水平而言获取数据的时间太长，不能真正做到实时监控。

b. 治疗后疗效评价。

MR能通过多个序列显示肝癌病灶及其周围组织的解剖学细节、组织特征和功能信息；病灶动态增强的强化程度能提示它的来源（转移性或原发性），因此在HIFU术后的疗效评价中得到广泛的应用。T_1加权图像（T_1WI）可提供良好的解剖对比图像，是基本的成像序列。T_1WI增强扫描可早期显示肿瘤内的缺血区或坏死区，以及坏死区周围的增生修复情况。T_2加权图像（T_2WI）和频率敏感脂肪抑制（SPIR）序列可反映肿瘤的凝固性坏死和液化坏死，是判断肿瘤组织有无残留的关键序列。

HIFU治疗后病灶T_1WI由低信号变为高信号，T_2WI由高信号变为低信号。动态增强扫描，治疗区域病灶内动脉期、延迟期强化消失，周边可见光滑规则的窄带状强化，提示病灶完全凝固性坏死；如T1 WI和T_2WI均变为高低不一的混杂信号，动态增强扫描病灶强化减少或明显减少，提示病灶不完全凝固性坏死。Rowland等利用Gd-DTPA造影后MR来监测HIFU作用后的组织变化，认为MR能较清楚地反映出HIFU治疗后0～24h、2～3周、3～5周、5～8周等各个阶段影像学变化，损伤区大小与实际测得值比较符合（±10%）。所以，MRI可以弥补CT在评价方面的不足，使肝癌的HIFU术后评价更加深入到分子生物学和组织学水平。

三、超声引导下高温蒸馏水瘤内注射疗法

高温蒸馏水瘤内注射是一种新型的肿瘤消融技术，它对肝癌组织同样具有杀伤作用，其作用原理包括两方面：一方面它同高温生理盐水瘤内注射一样，通过加热的液体注射至肿瘤内，利用高温使肿瘤热凝固坏死，达到高温杀伤肿瘤细胞的作用；另一方面，也是其优于高温生理盐水瘤内注射的特点，当高温蒸馏水冷却后失去高温作用后，作为低渗液体，它还能引起肿瘤细胞肿胀甚至崩解死亡，从而继续发挥杀瘤作用，因此提高了治疗效果。

（一）适应证与禁忌证

1.适应证

（1）原发性肝癌患者。

（2）已无手术切除指征。

（3）肿瘤位置贴近重要组织结构，不适宜采用热消融等其他消融方法。

（4）肝功能差，肝功能达Child C级，不适宜进行酒精消融。

（5）肿瘤数目不超过5个，最大结节直径不超过3 cm。

2.禁忌证

（1）合并其他严重疾病及不能配合治疗者。

（2）弥漫性肝癌。

（3）合并门静脉或肝静脉癌栓或明确肝外转移晚期肝癌。

（4）严重出血倾向。

（5）患者有严重黄疸及大量腹水者。

（二）器具及药物

（1）超声仪及相匹配的穿刺引导设备。

（2）穿刺针通常使用21 G的PTC针。

（3）沸腾蒸馏水。

（4）5 mL注射器及10 mL注射器。

（5）其他常规皮肤消毒药物、局麻药等。

（三）术前准备

（1）常规检查血常规、凝血四项、肝功能等。

（2）于治疗床边将准备好的蒸馏水煮沸，保持沸腾状态，待用。

（四）麻醉与体位

常在局部麻醉下进行操作，必要时监测血压、脉搏、呼吸、血氧等，对于较为虚弱的病人可给予吸氧。一般采用仰卧位，也可采用侧卧位。

（五）操作方法

患者治疗前先进行超声检查定位，局部常规消毒，并进行局部麻醉。将21 G的PTC针在超声引导下准确穿刺至肿瘤内，用10 mL注射器抽取已在床边备好的沸腾蒸馏水并迅速连接穿刺针迅速注入，使注射产生的高回声团完全覆盖肿瘤并超出瘤缘至少5 mm，拔针，术毕。

一般每周注射两次，共4～8次，平均每1 cm直径结节每次约注射5 mL，总量15～40 mL，是酒精注射量的2倍以上。

（六）术后处理

（1）治疗后应静卧0.5 h以上，注意观察患者生命体征、腹壁情况。

（2）患者离开治疗室前，应再次复查超声，确认无异常后，方可离开。

（3）嘱患者当天尽可能卧床休息，避免较为剧烈的活动，并注意穿刺术口的保护，避免感染。

（七）并发症及处理

（1）感染。超声引导下穿刺治疗应该注意无菌操作，术后嘱患者注意保护穿刺术口。

（2）出血。术中在超声引导下注意避开穿刺路线上的大血管。

（3）疼痛。注射过程中部分患者会感觉到明显疼痛，可在退针时经穿刺针注入利多卡因。若患者疼痛明显，可按程度给予止痛药。

（4）发热。可能与肿瘤坏死和感染有关。采取对症处理一般可缓解。

（5）皮肤烫伤。部分患者会发生皮肤烫伤，这要求操作者在操作过程中，注意避免高温蒸馏水漏出烫伤患者皮肤，若发生，一般仅需局部处理。

（八）注意事项

（1）遵守无菌操作规程。

（2）经测试，10 mL的沸腾蒸馏水在室温下静置1 min后温度仍超过85℃。高温蒸馏水瘤内注射时沸腾蒸馏水从抽取到注射入瘤内的时间一般不超过30 s，因此进入肿瘤的蒸馏水温度至少在80℃以上。

（3）操作过程中，注射器与PTC针连接时注意连接牢靠，避免注射时高温蒸馏水漏出而烫伤患者及操作者。

（九）疗效及其评估

中山大学附属第一医院吕明德教授的研究组首先采用高温蒸馏水瘤内注射HCC，共治疗47例HCC合计69个结节，其中29例（61.7%）合并肝硬化，肝功能Child C级8例。结节数平均直径2.25 cm，其中3.0 cm以上结节9个，最大者5.0 cm。在高温蒸馏水瘤内注射操作过程中病人有不同程度的局部烧灼样疼痛，随注射完毕拔针，疼痛即缓解或消失，无一例须对症处理；治疗当晚30例（63.8%）出现不超过38℃的低热，于次日消失；1例出现皮下血肿，自行吸收。余未见其他副作用。治疗前后肝功能检查无显著变化。治疗后影像学检查肿瘤坏死率94.9%（56/59）。组织活检18个结节，14个（77.8%）无存活肿瘤细胞。治疗前23例AFP升高者，1个月后复查下降50%以上者占69.6%（16/23 例），5 例下降<50%，1例升高。随访（21.3 ±9.6）个月（1～42 个月），34 例存活，13 例死亡，死亡原因为消化道出血（2 例）和肿瘤广泛转移（11 例）。1年、2年和3年生存率分别为91.5%、78.4%和49.5%。治疗后69个结节局部复发9个（13.0%），肝内远处转移28例（59.6%）。

高温蒸馏水瘤内注射的简易性和经济性和PEIT等同，疗效并不亚于PEIT，最突出的优点是安全性高。蒸馏水无毒性无刺激性，治疗时病人痛苦极小，即使溢出瘤外也不损害肝组织，治疗副作用较其他疗法显著减轻，具有极好的依从性。一些位于肝表面或邻近膈肌、大血管、胆囊等重要结构的肿瘤，不适合进行微波消融或射频消融，接受高温蒸馏水瘤内注射则不会对周围组织造成损害。

高温蒸馏水瘤内注射也存在液性制剂局部杀癌的局限性，对直径超过3 cm的肿瘤疗效不满意。高温蒸馏水瘤内注射在介入超声治疗肝癌中的地位可以归纳为：①单独运用于因各种原因不能接受其他治疗方法的病人，特别是肝功能差的患者，可作为酒精消融的替代治疗方法；②作为一个补充手段与热消融联合使用，对热消融避忌的部位采用高温蒸馏水瘤内注射。

四、激光消融治疗

（一）概述

激光于20世纪70年代初首次被应用于医学领域，其后以其独特的优势在各个学科显示出了很高的应用价值。近年来，随着各类引导影像手段尤其是超声的不断进步及激光本身技术的发展，导入激光进行局部热消融治疗已逐渐成为一种新型原位灭活治疗方法，本节就激光在肝癌消融治疗中的应用作一介绍。

目前最常用的铷激光（钕钇铝石榴石，neodymium：yttrium aluminium garnet，Nd：YAG）是一种近红外激光，波长为1064 nm，易被黑色组织与血液吸收，对组织的穿透能力较强，可通过纤细柔软的光纤进行传输。最早从20世纪80年代开始，Iwasaki等把Nd：YAG应用于外科手术，发现其有很好的止血和切割组织的作用。1985年日本学者Hashimoto等首次将其应用于肝脏肿瘤的治疗后，揭开了肝癌激光消融治疗的序幕。

激光消融对肝癌的作用机制是将光能转变为热能而被组织吸收使肿瘤局部温度升高。有研究表明，为使癌组织达到完全性坏死，至少需要达到两个条件：组织内激光能量≥3 J/mm³；肿瘤边缘温度≥60℃。组织吸收激光能量后激活溶酶体活性，抑制DNA、RNA和蛋白质的合成，继而发生蛋白质变性坏死和热凝固，从而导致细胞死亡。

（二）适应证与禁忌证

1. 适应证

（1）肝癌直径＜5 cm，肿瘤数目＜5个，并且无明显肝外侵犯。

（2）肝癌术后复发或肝内转移无法再进行手术切除且肿瘤位置合适者。

（3）因肝功能差，无法耐受手术切除者。

（4）进行各种非手术治疗如化疗或介入性治疗效果欠佳者。

（5）肝癌切除术后复发患者不愿再进行手术治疗。

2. 禁忌证

（1）一般生命体征很差，无法耐受激光消融治疗者。

（2）弥漫型肝癌。

（3）肝病失代偿期，如出现消化道出血、肝性脑病、难治性腹水等。

（3）凝血功能明显异常。

（4）严重的心肾功能不全。

（5）穿刺路径上有无法避开的大血管或大胆管等重要结构。

（6）靠近肝门部胆管和胆囊的肿瘤（相对禁忌证）。

（7）靠近胃肠道的肿瘤（相对禁忌证）。

（三）器械和设备

（1）激光器。

①Nd：YAG激光器。波长1.06 μm，输出功率4～6 W，用400 nm石英光纤传输，功率计监测治疗前后功率。穿刺针：18～20 G的PTC针。测温针：特制数字半导体测温针18 G或20 G，测温范围（-5～150℃）；

②半导体激光器：如英国Diomed公司产15 W半导体激光仪，18 G穿刺针，Y型接头；

（2）彩色多普勒超声仪、带有穿刺引导功能的超声探头及穿刺引导架。

（四）术前准备

（1）术前进行血常规、AFP、凝血功能、肝功能、肾功能等检查。

（2）对患者进行彩超及超声造影、CT检查，必要时进行MRI，重点观察肝内肿瘤病灶的部位、数目、大小、形态，有无包膜、边界、内部回声，有无液化、彩色血流信号，血流速度、滋养血管动脉血流阻力指数等，并做详细记录，以便术后随访观察。

（3）患者知情同意。与患者充分沟通，解释检查治疗计划、治疗过程、麻醉方法、可能的危险和并发症，获得病人知情同意，并签知情同意书。

（4）治疗前1d—次性肌肉注射维生素K₁针20 mg，手术前晚睡前口服安定片20 mg，病人术前禁食8 h。

（五）麻醉与体位

经皮激光消融治疗通常在局部麻醉下进行操作，手术时需监测血压、脉搏、呼吸、血氧等，对于较为虚弱的患者应给予吸氧。开腹手术或腹腔镜手术时进行相应麻醉。肿瘤位于肝右叶者，患者取左侧卧位，右手上举自然放于颈部，增宽肋间隙以充分暴露靶区；肿瘤位于肝左叶者，取平卧位。

（六）操作方法

1. 操作步骤

（1）建立静脉通道，予吸氧、心电监护。

（2）术前超声检查，再次确定进针路径（辟开大血管）、穿刺点及入针角度，计算进针深度。

（3）常规消毒铺巾。

（4）经皮消融者使用2%利多卡因5～10 mL进针点局部麻醉，或根据患者情况采用静脉麻醉。

（5）实时超声监视下按预先设计的进针路径，将穿刺引导针送入靶区，抽出针芯，把激光光纤沿穿刺针内道缓缓送到靶区，再将穿刺针向后退2 cm，使光纤尖端部暴露在靶区内。

（6）开启激光仪，给足激光能量，输出功率4～6 W，能量释放时间6～8 min。

（7）实时超声监视靶区声像图变化情况，根据靶区强回声覆盖范围决定是否需要补充治疗。肿瘤结直径＜4 cm者，争取靶区强回声覆盖范围直径比肿瘤直径大1 cm。

（8）术中密切观察患者生命变化，术毕退出穿刺引导针及光纤的同时给予一定的激光能量，进行针道升温防止针道转移并止血。

2. 激光消融治疗中的引导与监测技术

影像学技术，如超声、CT、MR等在激光消融治疗中发挥重要作用，包括靶组织定位及引导穿刺、术中实时监测、术后随访等。

（1）超声是最早被用于激光热疗的影像学方法，由于其无辐射、实时成像且简便经济的优点，目前已成为最常用的一种方法。治疗过程中，超声可以观察到治疗前癌组织呈低回声区；术中热凝固性坏死区域呈较强回声。治疗后24～48 h热损伤部位呈现特征性"三层回声"，即中心区为小的无回声区（气化区），周围为薄层高回声区（碳化区），最外一层为带声影的低回声晕环（凝固性坏死区）。但是由于肋骨、肺气等遮盖限制，超声在部分病例应用效果不理想，无法有效完成穿刺途径的选择、光导纤维顶端的准确定位及术中组织热损伤变化的观察。

（2）使用CT进行引导穿刺具有定位精确，穿刺途径较安全等优点，增强CT还可用于确定肿瘤包膜的存在，螺旋CT愈来愈多地被用于肝癌的分期、预后评估及早期发现肿瘤复发。治疗后CT平扫显示治疗前不规则低密度病灶，被边界不清、形态不规则的高密度区所取代，外周是一圈不规则的低密度区。增强CT则可见病灶变为非增强区，周边是薄层增强晕环（提示炎症反应）。CT的缺点是术中不能及时反映组织热损伤变化，并且术后平扫或增强均需较长一段时间方能显示治疗前后组织变化。

（3）MR用于引导穿刺，术中监测的报道逐渐增多。由于MR优质的软组织成像质量及直接三维成像能力，使肿瘤组织与正常肝组织及周围结构的区分度较CT或超声明显提高，使穿刺过程更为安全、准确。更重要的是，MR对温度的独特敏感性已使其逐渐成为激光热疗过程中观察组织热损伤变化的重要手段，计算机软件可对激光照射时组织内温度变化进行色彩编码处理，生成热图，使操作者准确估计热损伤的真实程度，增加了治疗过程中组织变化的直观性。

激光热疗所致组织热凝固性坏死的MR特征性表现：治疗区T_1加权像上呈不均匀信号，增强扫描后不强化。肝脏特异性对比剂MnDPDP是一类顺磁性锰螯合物，可加速T_1弛豫，并且起效快，维持时间长，在T_1加权像的增强图像中，肿瘤组织与周围结构的区分度较传统Gd-DTPA对比剂增强要高。

3. 影响因素

激光消融范围的大小与激光的输出功率和作用时间有关。最早的离体猪肝实验发现，输出功率80 W，作用10 s后凝固区直径大小为12～18 mm。光纤头端周围组织出现碳化空洞，且容易损伤周围组织。而且光纤头端的组织产生碳化可吸收激光能量，减弱了激光的作用范围，影响了实际疗效。后来有学者采用低功率（1.5 W），长时间（10 min）作用猪肝，凝固区直径大小仍能达到10～15 mm，但减少了中央碳化的产生。所以，现多数学者采用低功率、长时间的作用方法。

20世纪90年代初有学者提出用改进型的光纤头以避免碳化。Dachman等用金属包裹头端附近的光纤，一定程度上减少了碳化的发生。而Ishikawa等在光纤头端安装圆柱形的抗热散光器后凝固区中心无碳化出现，且整个凝固区成椭球形，结果令人满意。有文献报道显示，单根光纤所产生的凝固坏死区直径大小仅为1.5cm左右，对于2cm的肿块难以保证完全灭活。如何提高激光的作用范围而又不产生碳化成为研究的热点。Steger等采用4根光纤同时作用，最大消融范围可达到3.5cm×2.8cm。Moller等则在动物实验中，在激光热凝固的同时结合肝血流阻断，发现阻断肝血流后凝固坏死区范围增加一倍，直径可达（2.19±0.13）cm，与阻断前的（1.08±0.08）cm相比有统计学显著性差异（P<0.01）。因此，他们认为血流是影响坏死范围大小的重要因素之一。

（七）术后处理

（1）术后嘱患者平卧至少6h，避免用力。
（2）常规禁食8～12h，左叶肝癌者应禁食24h后，从流质开始，逐渐过渡到常规饮食。
（3）术后第二天需复查肝、肾功能。
（4）术后随访。治疗后2年内每2个月随访一次，2年以上每4个月随访一次，5年以上每半年复查1次。随访内容主要包括肿瘤标志物如AFP，肝脏影像学检查、肝功能等。

（八）并发症及处理

患者大都能耐受激光热疗过程，术中及术后并发症少，且多数轻微，主要处理方式如下：
（1）轻至中度的疼痛与腹部不适，在排除脏器损伤的情况下一般对症处理即可。
（2）短暂、轻度的发热，出现于术后3～5天内，由坏死组织吸收引起，一般不超过38.5℃，对症处理即可。
（3）胸腔积液、积脓、气胸或血胸，多是由于能量损伤周围脏器结构引起。术前使用各种影像学方法了解病灶周围组织结构及其分布，是防止此类并发症的一个重要方法。距离治疗部位较近的重要结构需在术前做好保护措施，并对激光能量做出调整。术后加强监护观察，如果判断有可能已发生上述并发症则采取相应治疗。
（4）肝包膜下出血、肝内出血或腹腔内出血。与针道止血不当有关，多数病例可以经保守治疗止血，治疗无效时可通过介入方法或开腹手术止血。防止出血的方法：①术前纠正患者的凝血功能；②消融完成后，应缓慢退出激光光纤，无论患者是否存在肝硬化，都应对穿刺针道进行升温凝固止血。
（5）肝功能异常，有时血清转氨酶可升高8～10倍，但多在2～3天内可恢复正常。

（九）疗效及疗效评价

1. 激光消融治疗的效果
1983年Bown首次应用Nd∶YAG激光组织内照射治疗实体瘤。1985年Hashimoto报道了超声引导下治疗原发性和转移性肝肿瘤，使瘤体坏死，AFP、CEA水平显著下降，且未见并发症，认为激光对肿瘤细胞有明显的破坏作用。激光消融治疗对小肝癌有较高的完全坏死率（90%～100%），直径小于2cm的肿块基本上能一次达到完全坏死，近期效果显著。Vogl等利用经皮激光热疗治疗676例肝癌（1914个肿瘤）患者，95%的肿瘤达到了完全性坏死，凝固性坏死范围超过肿瘤边缘5mm，患者平均生存时间为35个月，未发现严重并发症。Mack等对705例结肠直肠癌肝转移进行MR引导下经皮激光消融治疗，并与外科手术切除治疗相比较，发现用前一种疗法治疗的患者平均生存时间为41.8个月，1年、2年、3年和5年生存率分别为93%、74%、50%和30%，而后者平均生存时间仅为16个月，2年和5年生存率分别为60%和32%，复发率为59%，死亡率为15%～43%，因此，Mack等认为激光消融治疗局部肿瘤的生存率较手术切除更为显著。

Amin等采用激光消融治疗转移性肝癌54例（平均直径2.7cm），并与经皮无水酒精注射治疗肝癌22例（平均直径1.5cm）相对比。激光消融组完全坏死率为52%，而无水酒精组术后病灶CT不增强仅为5例，无一例达到完全坏死。Vogl等对603例转移性肝癌患者进行激光消融治疗后，发现1年、2年和3年生存率分别达到94%、77%和56%，高于超声引导下无水酒精治疗小肝癌的疗效。因此，激光消融在小肝癌的疗效上要优于无水酒精注射疗效。

与Nd：YAG激光比较，半导体激光从性能又前进了一步。肝脏实验表明，半导体激光疗效是Nd：YGA激光的2～3倍，而且小巧紧凑可携带，不需要水冷或三相电源。805 nm波长的半导体激光所用可弯曲的光导纤维在治疗过程中能够同时完成气化切割和凝固止血作用。

亦有学者使用激光消融治疗4 cm以上的肿块，Pacella等报道超声引导下应用功率为5 W 的Nd：YAG激光，作用时间6 min，散射光纤1～4根热疗消融30例直径3.5～9.6 cm的肝细胞癌，30～90天后经股动脉插管行肝动脉区域性栓塞化疗。结果显示，治疗后28例随访6～41（平均17.1）个月，90%（27/30例）肝癌坏死，93%（25/27例）CT显示肝癌缩小或稳定，治疗前AFP升高病例术后均降为正常，1～3年局部复发率为7%。全组除局部疼痛、一过性肝转氨酶升高外无其他较重并发症，认为激光消融联合栓塞化疗是姑息治疗大肝癌的有效手段，并且可减少治疗次数。与其他局部热疗消融技术相比价廉、方便、癌细胞种植少。虽然从临床上看单纯通过激光消融不适合治疗较大的肿块，但此方法与其他介入方法联合使用仍不失为一种有效的减瘤微创治疗手段。

综上所述，激光消融术对原发性肝癌和肝转移瘤的治疗效果肯定。作为一种新的技术，激光消融术价格高，目前尚难普及应用，但具有操作比较简单、对肝组织损伤小、并发症少、安全等优点。

2. 疗效评价

评价激光消融疗效的主要指标如下：

（1）B超激光消融时肝内组织水挥发产生气泡，易引起与凝固坏死无关的回声改变，因此实时监测疗效帮助不大，但有助于治疗后疗效评价。如治疗后声像图上表现为病灶中心气化腔明显缩小甚至消失，代之以较均匀的强回声。此时超声测得瘤体缩小，彩色多普勒测得多数病灶血流信号减少或消失。低机械指数实时灰阶超声造影开始应用于临床，并显示出很高的临床应用价值。此方法可实时观察病灶内微血流的灌注信息，对消融灶边界判定及微小残癌检测的敏感性不亚于增强CT，具有广阔的应用前景。

（2）CT是治疗后评价的理想标准，最适时间为治疗后1～4天，增强CT表现为界限清楚的非增强区（治疗区）与非治疗增强肝癌区。但CT不能鉴别治疗长时间后的炎症改变、再生肝组织或复发肿瘤。

（3）MR不仅能监测形态学变化，又能监测生理学改变。T_1加权MRI可准确测定激光消融肝癌时的凝固区，这一点已被临床治疗肝癌后2～3天切除凝固坏死区与病理对照证实。质子振荡频率（proton resonance frequency，PRF）的变化可反映组织温度依赖性的MR表现，PRF技术提供了直接观察温度变化可靠指标，体外研究表明MR序列图像可准确反映温度变化40℃以内。

（4）血清甲胎蛋白（AFP）值在有效消融后会降低到正常范围。

（5）组织病理学显示肝癌激光消融后大体表现为组织变白。光学显微镜下凝固病变组织表现为出血、充血、水肿。红细胞破坏引起的出血带是激光热凝固的典型表现，该区细胞因线粒体酶失活而死亡。

【参考文献】

[1] Crew K A, Kuhn J A, McCarty T M, et al. Cryosurgical ablation of hepatic tumors[J]. Am J Surg, 1997, 174(6): 614-618.

[2] Korpan N N. Hepatic cryosurgery for liver metastases. Long term follow-up[J]. Ann Surg, 1997, 225(2): 193-201.

[3] Johnson L B, Krebs T L, Van Echo D, et al. Cryoablative therapy with combined resection and cryosurgery for limited bilobar hepatic colorectal metastases[J]. Am J Surg, 1997, 174(6): 610-613.

[4] Zhou X D, Tang Z Y. Cryotherapy for primary liver cancer[J]. Semin Surg Oncol, 1998, 14: 171.

[5] Dodd G D, Soulen M C, Kane R A, et al. Minimally invasive treatment of maligmant hepatic tumors: at the threshold of a major breakthrough[J]. Radiograpgics, 2000, 20(1): 9-27.

[6] Seifert J K, Morris D L. Indications of recurrence following cryotherapy for hepatic metastases from

colorectal cancer[J]. Br J Surg, 1999, 86（2）: 234-240.

[7] Finlay I G, Seifert J K, Stewart G, et al. Resection with cryotherapy of colorectal hepatic metastases has the same survival as hepatic resection alone[J]. Eur J Surg Oncol, 2000, 26（3）: 199-202.

[8] Hacker A, Chauhan S, PetersK. Multiple high-intensity focused ultrasound probes for kidney-tissue ablation[J]. J Endourol 2005, 19（8）: 1036-1040.

[9] Wu F, Wang Z B, Chen W Z, et al. Advanced hepatocellular carcinoma treatment with high-intensity focused ultrasound ablation combined with transcatheter arterial embolization[J]. Radiology, 2005, 235 （2）: 659-667.

[10] 熊树华, 刘宝琴, 胡凯, 等. 碘油对肝脏高强度聚焦超声治疗剂量的影响[J]. 中华实验外科杂志, 2003, 2（20）: 182.

[11] Yu T, Fan X, Xiong S, et al. Microbubbles assist goat liver ablation by high-intensity focused ultrasound[J]. Eur Radiol, 2006, 16（7）: 1557-1563.

[12] Takegami K, Kaneko Y, Watanabe T, et al. Heating and coagulation volume obtained with high-intensity focused ultrasound therapy: comparison of perflutren protein-type A microspheres and MRX-133 in rabbits[J]. Radiology, 2005, 237（1）: 132-136.

[13] Tran B C, Seo J, Hall T L, et al. Microbubble-enhanced cavitation for noninvasive ultrasound surgery[J]. IEEE Trans Ultrason Ferroelectr Freq Control, 2003, 50（10）: 1296-1304.

[14] 牛立, 褚玉民, 牛树凯, 等. 高能聚焦超声热疗治疗115例原发性肝癌和转移癌的疗效观察[J]. 山西医科大学学报, 2004, 35（4）: 359.

[15] Wu F, Wang Z B, Chen W Z, et al. Extracorporeal focused ultrasound surgy for treatment of human solid carcinomas: early Chinese clinical experience[J]. Ultrasound Med Biol, 2004, 30: 245-260.

[16] Wu F, Wang Z B, Cao Y D, et al. A randomized clinical trial of high-intensity focused ultrasound ablation for the treatment of patients with localized breast cancer[J]. Br J Cancer, 2003, 89: 2227-2233.

[17] Honda N, Guo Q, Uchida H, et al. Percutaneous hot water injection therapy（PHoT）for hepatic tumors: a clinical study[J]. Nihon Igaku Hoshasen Gakkai Zasshi, 1993, 53: 781-789.

[18] 匡铭, 吕明德, 谢晓燕, 等. 超声引导精疲高温蒸馏水瘤内注射治疗肝癌[J]. 中华超声影像学杂志, 1999, 8: 225.

[19] 吕明德, 陈俊伟, 谢晓燕, 等. 超声引导瘤内高温治疗肝细胞癌[J]. 中华外科杂志, 2001, 39（7）: 502-504.

[20] Iwasaki M, Sasako M, Konishi T, et al. Nd-YAG laser for general surgery[J]. Lasers Surg Med, 1985, 5（4）: 429-438.

[21] Hashimoto D, Takami M, Idezuki Y. In-depth radiation therapy by YAG laser for malignant tumors in the liver under ultrasonic imaging[J]. Gastroenterology, 1985, 88: 1663.

[22] Isbert C, Roggan A, Ritz J P, et al. Laser-induced themotherapy: intra- and extralesionary recurrent after incomplete destruction of experimental liver metastasis[J]. Surg Endosc, 2001, 15: 1320.

[23] Muralidharan V, Malcontenti-Wilson C, et al. Interstitial laser hyperthermia for colorectal liver metastases: the effect of thermal sensitization and the use of a cylindrical diffuser tip on tumor necrosis[J]. J Clin Laser Med Surg, 2002, 20（4）: 189-196.

[24] Muralidharan V, Malcontenti-Wilson C, Christophic C. Effect of interstitial laser hyperthermia in a murine model of colorectal liver metastases[J]. J Gastrointest Surg, 2001, 5: 646.

[25] Catalano O, Lobianco R, Esposito M, et al. Hepatocellular carcinoma recurrence after percutaneous ablation therapy: helical CT patterns[J]. Abdom Imaging, 2001, 26: 375.

[26] Joarder R. Jode M, Lamb G A. et al. The value of MnDPDP enhancement during MR guided laser

interstitial thermoablation of liver tumors[J]. J Magn Reson Imaging, 2001, 13: 37.

[27] Pacella C M. Bizzarri G. Magrolfi F, et al. Laser thermal ablation in the treatment of small hepatocellular carcinoma: results in 74 patients[J]. Radiology, 2001, 221: 712.

[28] Wacker F K, Reither K, Ritz J P, et al. MR-guided interstitial laser-induced thermotherapy of hepatic metastasis combined with arterial blood flow reduction: technique and first clinical results in an open MR system[J]. J Magn Reson Imaging, 2001, 13: 31.

[29] Wohlgemuth W A, Wamser G, Reiss T, et al. In vivo laser-induced interstitial thermotherapy of pig liver with a temperature- controlled diode laser and MRI correlation[J]. Lasers Surg Med, 2001, 29: 374.

[30] Fiedler V U. Schwarzmaier H J, Eickmeyer F, et al. Laser induced interstitial thermotherapy of liver metastases in all interventional 0.5 Tesla MRI system technique and first clinical experience[J]. J Magn Reson Imaging, 2001, 13: 729.

[31] Ishikawa T, Zeniya M, Fujise K, et al. Clinical application of Nd: YAG laser for the treayment of small hepatocellular carcinoma with new shaped laser probe[J]. Iasers Surg Med, 2004, 35(2): 135-139.

[32] Moller P H. Hannesson P H, Ivarsson K, et al. Interstitial laser thermotherapy in pig liver; effect of inflow occlusion on extent of necrosis and ultrasound image[J]. Hepatogastroenterology, 1997, 44(17): 1302-1311.

[33] Vogl T J, Eichler K, Stranb R. et al. Laser-induced thermotherapy of malignant liver tumors: general principals equipment, procedure-side effects, complications and results[J]. Eur J Ultrasound, 2001, 13: 117.

[34] Mack M C, Straub R, Eichler K, et al. Percutaneous MR imaging-guided laser-induced themotherapy of hepatic metastases[J]. Abdom Imaging, 2001, 26: 369.

[35] Amin Z, Bown S G, Lees W R. Local treatment of colorectal liver metastases: a comparison of interstitial laser photocoagulation(ILP)and percutaneous alcohol injection(PAJ)[J]. Clin Radiol, 1993, 48(3): 166-171.

[36] Vogl T J, Straub R, Eichler K, et al. Colorectal carcinma metastases in liver: laser-induced interstitial thermotherapy-local tumor control rate and survival data[J]. Radiology, 2004, 230(2): 450-458.

[37] 梁萍，董宝玮，顾英，等. 超声引导下经皮Nd: YAG激光治疗肝组织光凝固的基础研究. 中华放射学杂志, 1994, 28: 269-274.

[38] Pacella C M, Bizzarri G, Cecconi P, et al. Hepatocellular carcinoma: Long-term results of combined treatment with laser thermal ablation and transcatheter arterial chemoembolization[J]. Radiology, 2001, 219(3): 669-678.

[39] Heisterkamp J, Hillegersberg R V, Ijzermans J N M. Interstitial laser coagulation for hepatic tumors[J]. Br J Surg, 1999, 86(9): 293-304.

[40] Tranberg K G, Moller P H, Hannesson P, et al. Interstitial laser treatment of malignant tumours: initial experience[J]. Eur J Surg Oncol, 1996, 22(1): 47-54.

[41] Vogl T J, Straub R, Eichler K, et al. Malignant liver tumors treated with MR imaging-guided laser-induced thermotherapy: experience with complications in 899 patients(2520 lesions)[J]. Radiology, 2002, 225: 367-377.

[42] Pacella C M, Bizzarri G, Cecconi P, et al. Hepatocellular carcinoma: long-term results of combined treatment with laser thermal ablation and transcatheter arterial chemoembolization[J]. Radiology, 2001, 219: 669-678.

(李凯)

第八节　二维超声显示欠佳病灶的消融策略

据文献报道，二维超声在显示肝内占位性病变时的漏诊率高达20%，其原因如下：①这与超声本身存在扫查死角相关，例如超声扫查容易受到肋骨、胃肠道气体、肺脏气体遮挡影响；②超声穿透力有限，深度超过10cm，受声衰减影响，超声分辨率明显降低；③受到背景回声影响，例如明显肝硬化、明显脂肪肝、反复治疗后肝脏回声杂乱等因素均可导致超声难以显示病灶。

此时的消融策略：①通过辅助手段，例如人工腹水、人工胸水等改善声窗，使超声能够显示病灶后引导穿刺；②腹腔镜或者开腹术中，在肝脏表面直接扫查，提高超声显示比率，再使用超声引导穿刺；③使用超声造影显示病灶，并利用超声造影引导消融；④超声-CT/MR图像融合定位病灶后直接引导穿刺消融。

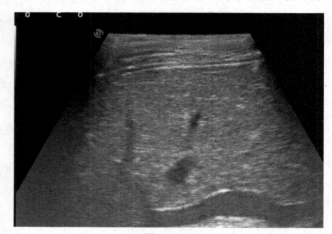

图4-1-75

【病例1】超声造影引导穿刺二维超声无法显示的肝内病灶。

（1）二维超声无法显示肝内病灶（图4-1-75）。

（2）超声造影可在动脉期显示肝包膜下病灶（图4-1-76）。

（3）超声造影引导穿刺病灶（图4-1-77）。

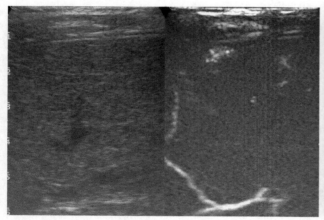

图4-1-76

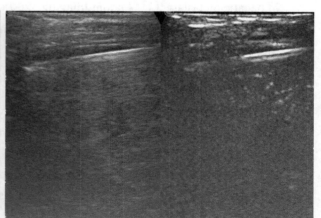

图4-1-77

【病例2】超声造影引导穿刺二维超声无法显示的肝内病灶。

（1）MR提示S4病灶T_2高信号（图4-1-78）。

（2）二维超声未能显示病灶，超声造影动脉期可见高增强病灶（图4-1-79）。

（3）超声造影引导穿刺时，先将消融针穿刺至可疑位置附近（图4-1-80），箭头所指为消融针尖。

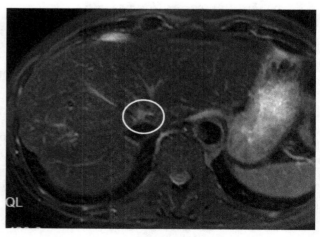

图4-1-78

（4）于造影动脉期病灶显示清楚时继续穿刺至目标位置（图4-1-81）。

（5）术后磁共振提示肝肿瘤消融完全（图4-1-82）。

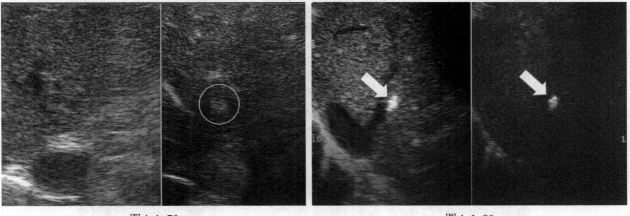

图4-1-79　　　　　　　　　　　　　　　　　图4-1-80

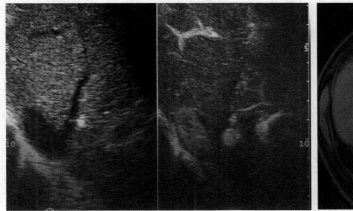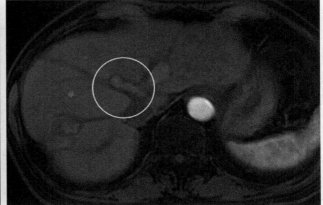

图4-1-81　　　　　　　　　　　　　　　　　图4-1-82

【病例3】导航引导穿刺超声无法显示的病灶。

（1）MR提示S5病灶，大小28 mm×25 mm；另一可疑S8病灶，大小5 mm×5mm，如图4-1-83圆圈所示。

（2）因为病灶二维超声及超声造影均无法显示，所以导航引导穿刺至局部消融（图4-1-84）。

（3）术后一个月MR提示消融完全（图4-1-85）。

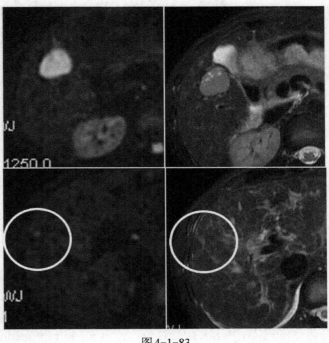

图4-1-83

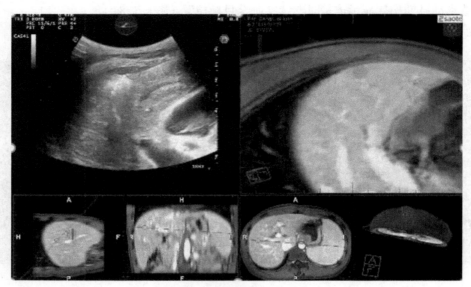

图 4-1-84

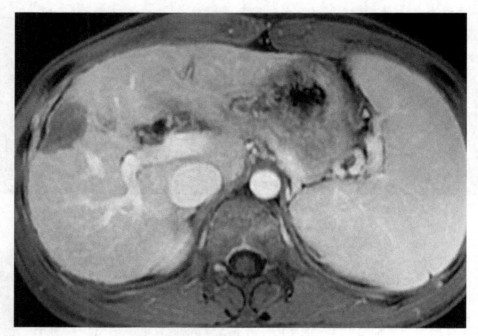

图 4-1-85

【参考文献】

[1] 张曼，李凯，苏中振，等．融合成像技术辅助普通超声显示困难的肝恶性肿瘤射频消融的应用价值[J]．中华超声影像学杂志，2016，25：691-695．

[2] 陈嘉欣，许尔蛟，李凯，等．CT/MRI-CEUS影像融合在原发性肝癌消融治疗中的临床价值[J]．中华肝脏外科手术学电子杂志，2015，352-356．

[3] Mauri G, Cova L, Beni S D, et al. Real-Time US-CT/MRI Image Fusion for Guidance of Thermal Ablation of Liver Tumors Undetectable with US: Results in 295 Cases[J]. Cardiovascular & Interventional Radiology, 2015, 38: 143-151.

[4] Mauri G, Porazzi E, Cova L, et al. Intraprocedural contrast-enhanced ultrasound (CEUS) in liver percutaneous radiofrequency ablation: clinical impact and health technology assessment[J]. Insights Into

Imaging, 2014, 5: 209.

[5] Claudon M, Cosgrove D, Albrecht T, et al. Guidelines and good clinical practice recommendations for contrast enhanced ultrasound（CEUS）: update 2008[J]. Ultrasound in Medicine & Biology, 2013, 39: 187.

[6] 李凯，曾庆劲，郑荣琴，等. 导航引导和导航超声造影辅助消融超声显示困难肝癌[J]. 中山大学学报（医学科学版），2012, 33: 549-552.

[7] Ewertsen C, Henriksen B M, Torppedersen S, et al. Characterization by biopsy or CEUS of liver lesions guided by image fusion between ultrasonography and CT, PET/CT or MRI[J]. Ultraschall Med, 2011, 32: 191-197.

[8] Ewertsen C. Image fusion between ultrasonography and CT, MRI or PET/CT for image guidance and intervention: a theoretical and clinical study[J]. Danish Medical Bulletin, 2010, 57: 41-72.

[9] Ewertsen C, Grossjohann H S, Nielsen K R, Torp-Pedersen S, Nielsen M B. Biopsy guided by real-time sonography fused with MRI: a phantom study[J]. Am J Roentgenol, 2008, 190: 1671-1674.

[10] Crocetti L, Lencioni R, Debeni S, et al. Targeting liver lesions for radiofrequency ablation: an experimental feasibility study using a CT-US fusion imaging system[J]. Invest Radiol, 2008, 43: 33.

[11] Krücker J, Xu S, Venkatesan A, et al. Clinical Utility of Real-Time Fusion Guidance for Biopsy and Ablation[J]. Journal of Vascular & Interventional Radiology Jvir, 2011, 22: 515-524.

[12] Hirooka M, Iuchi H, Kumagi T, et al. Virtual sonographic radiofrequency ablation of hepatocellular carcinoma visualized on CT but not on conventional sonography[J]. Am J Roentgenol, 2006, 186: S255-260.

[13] H K, Y E, T M, et al. Radiofrequency Ablation with the Real-Time Virtual Sonography System for Treating Hepatocellular Carcinoma Difficult to Detect by Ultrasonography[J]. Journal of Clinical Biochemistry & Nutrition, 2007, 40: 66-72.

（戴琳 李凯）

第九节 大病灶消融策略

单根消融针具的消融范围与消融功率、消融时间相关。消融功率和消融范围成正比。在一定消融时间内，消融范围同消融时间成正比，但超过一定时间后，消融范围趋于稳定，不再随消融时间延长而增加。所以单根消融针单针单次消融的范围不是无限增大，而是基本固定的。当肿瘤范围大于单针单次消融可达范围时，可采取单针多次消融，利用多个消融灶覆盖病灶的方法，也可以双针、三针配合转换器使用（图4-1-86、图4-1-87），甚至多针同时消融，扩大消融范围以覆盖病灶范围的方法。

使用单针的优势是减少患者的经济负担，劣势是增加操作时间、对穿刺操作要求更高。双针以上消融的优势是消融范围扩大，减少穿刺次数，降低操作难度，但劣势是增加手术费用。虽然使用单根以上的针可以扩大消融范围，但仍然存在单次消融无法完全覆盖病灶时需要多次穿刺使消融范围叠加以达到完全消融肿瘤的目的。此时因为消融次数增加，对消融布针策略要求增加，相应

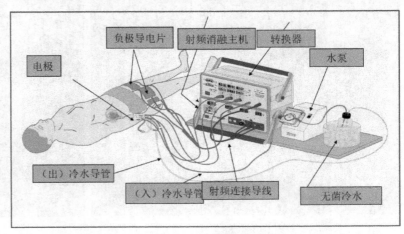

图4-1-86 转换器射频消融

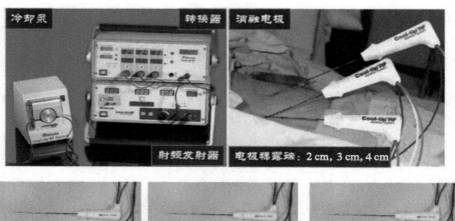

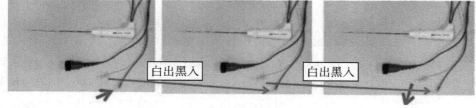

图4-1-87　Cool-tip射频转换控制器

也需要临床操作经验更加丰富的操作者。这也就是消融作为一种局部治疗方法对于越大的病灶完全消融难度越大的原因。

对于肿瘤患者，肝脏移植、肝切除和消融治疗是可能达到治愈目的的三种方法，而且患者的预后较好。但肝移植因为肝源问题及费用问题难以推广；国人肝癌多伴有肝硬化，肝脏储备功能欠佳，能够耐受切除手术的患者仅为少部分。消融作为一种微创方法，就成了临床更加倾向选择的治疗手段。所以对于较大病灶，如何能够扩大消融范围，或者如何能够更有效地覆盖较大的肿瘤病灶是需要临床解决的问题。

目前对于大病灶的可以采取的消融治疗方法如下：①对于动脉血供丰富的病灶，先行经动脉栓塞化疗（TACE），等病灶缩小、血供减少后再行消融治疗；②热消融合并无水酒精消融，无水酒精消融配合热消融可以明显增加热消融范围；③计划系统布针协助消融，即利用患者术前图像，在计算机图像处理软件的帮助下，先模拟消融穿刺布针过程，并可以观察布针后的消融效果，同时可以根据消融调整布针方式，然后按照术前计划穿刺完成消融。

【病例1】大病灶先TACE再消融。

（1）病灶TACE术后MR提示部分坏死，部分存活，病灶大小40mm×39mm（图4-1-88）。

（2）超声造影提示病灶内部可见3期无增强区，考虑病灶部分坏死（图4-1-89）。

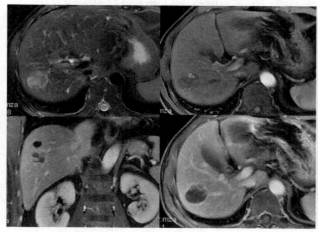

图4-1-88

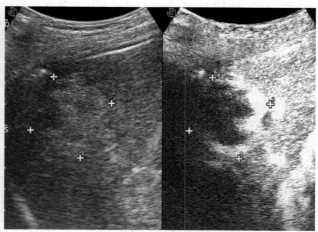

图4-1-89

（3）转换器下双针消融（图4-1-90）。

（4）术后一个月MR提示病灶消融完全（图4-1-91）。

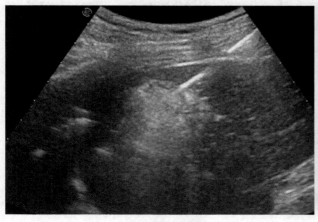

图4-1-90

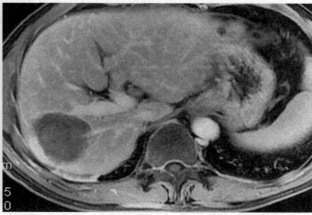

图4-1-91

【**病例2**】射频消融联合无水酒精注射消融大病灶。

（1）病灶位于S8，大小35mm×32mm（图4-1-92）。

（2）超声提示病灶邻近胆囊（图4-1-93）。

（3）造影显示病灶内有丰富血供，门静脉及延迟期为低增强（图4-1-94）。

（4）射频双针联合无水酒精消融，术后一个月MR提示病灶消融完全（图4-1-95）。

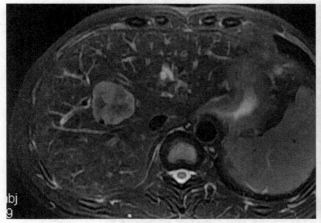

图4-1-92

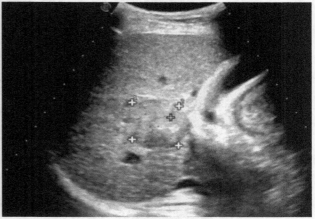

图4-1-93

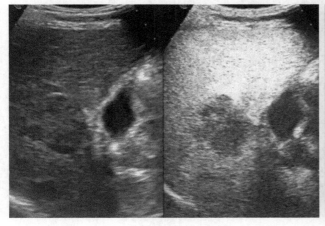

图4-1-94

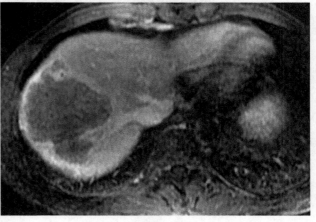

图4-1-95

【**病例3**】肝转移瘤患者，术前计划
辅助消融。

（1）患者术前超声提示病灶大小
32 mm×30 mm（图4-1-96）。

（2）利用三维超声进行消融术前计划
（图4-1-97）。

（3）利用术前三维MR图像进行术前
计划（图4-1-98）。

（4）根据术前计划进行消融（图4-1-
99）。

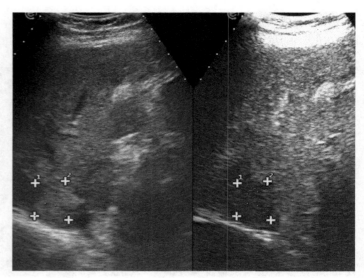

图4-1-96

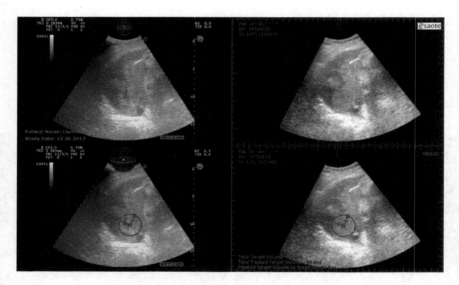

图4-1-97

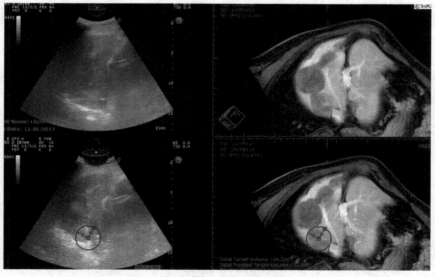

图4-1-98

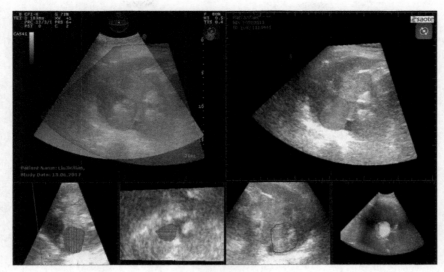

图 4-1-99

【病例4】利用三维超声图像进行术前计划，并按计划消融。

（1）超声造影显示病灶，大小31mm×28mm（图4-1-100）。

（2）获取病灶三维超声图像，并勾勒病灶边界（图4-1-101）。

（3）系统自动生成5mm消融边界范围（图4-1-102）。

（4）根据消融灶范围进行术前计划（图4-1-103）。

（5）根据术前计划进行消融（图4-1-104）。

（6）消融后图像融合超声造影提示病灶消融完全，消融范围达到消融边界（图4-1-105）。

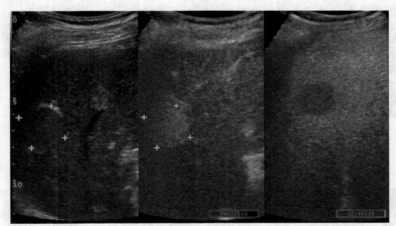

图 4-1-100

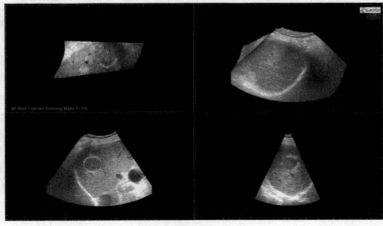

图 4-1-101

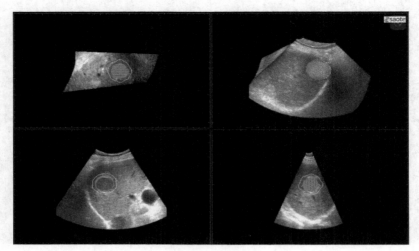

图 4-1-102

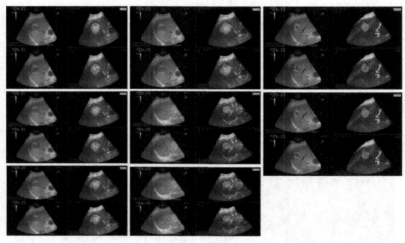

图 4-1-103

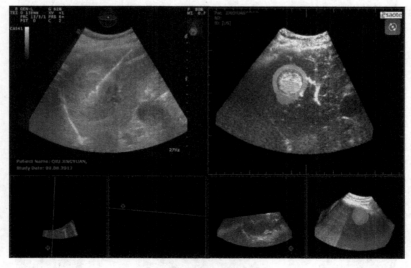

图 4-1-104

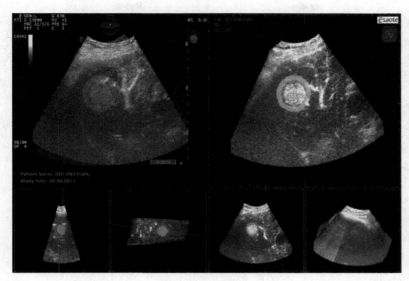

图4-1-105

【参考文献】

[1] 黄倩楠，李凯. 计算机辅助肝肿瘤热消融治疗术前计划的研究进展[J]. 中华超声影像学杂志，2016，25.

[2] 张奥华，徐净. 融合成像导航计划系统辅助肝癌射频消融的临床初步研究[J]. 实用医学杂志，2015，31：641-644.

[3] 李凯，刘波，曾庆劲，等. 虚拟导航计划系统辅助肝细胞肝癌射频消融[J]. 中华肝脏外科手术学电子杂志，2012，1：94-99.

[4] Yu X, Liu F, Liang P, Era A D, et al. Microwave ablation assisted by a computerised tomography-ultrasonography fusion imaging system for liver lesions：an ex vivo experimental study[J]. Int J Hyperthermia, 2011, 27（2）：172-179.

[5] Ewertsen C, Henriksen B M, Torppedersen S, Bachmann N M. Characterization by biopsy or CEUS of liver lesions guided by image fusion between ultrasonography and CT, PET/CT or MRI[J]. Ultraschall Med, 2011, 32：191-197.

[6] 殷晓煜，谢晓燕，吕明德，等. 超声引导经皮复合热消融技术治疗中、大肝细胞癌[J]. 中华外科杂志，2004，42：1029-1032.

[7] 马宽生，陈敏，黄小兰，等. 一次定位多点穿刺法在射频消融治疗大肝癌中的应用[J]. 中华肝胆外科杂志，2003，9：199-201.

[8] 杨薇，陈敏华，严昆，等. 射频消融对较大肝肿瘤治疗范围与布针方案计算的研究[J]. 中华超声影像学杂志，2002，11：244-247.

[9] 范林军，马宽生，何振平，等. 射频消融联合肝动脉及选择性门静脉栓塞治疗大肝癌[J]. 第三军医大学学报，2002，24：447-449.

[10] Cai Z, Chen T, Chen Q. The ultrasound-guided method for radio-frequency ablation to treat large hepatocellular carcinoma[J]. Chinese Journal of Uitrasonography, 2001, 7（7）：408-409.

[11] Chen J W, Ming-De L U, Xie X Y, et al. Study on improving the techniques of microwave coagulation in treatment of patients with large liver cancer[J]. Chinese Journal of Cancer, 2001, 16：87-91.

[12] Livraghi T, Goldberg S N, Lazzaroni S, et al. Hepatocellular carcinoma：radio-frequency ablation of medium and large lesions[J]. Radiology, 2000, 214：761.

[13] Buscarini L, Buscarini E, Di S M, et al. Percutaneous radiofrequency thermal ablation combined with transcatheter arterial embolization in the treatment of large hepatocellular carcinoma[J]. Ultraschall Med, 1999, 20：47-53.

[14] Rossi S, Garbagnati F, De F I, et al. Relationship between the shape and size of radiofrequency induced thermal lesions and hepatic vascularization[J]. Tumori, 1999, 85: 128-132.

[15] Goldberg S N, Solbiati L, Hahn P F, et al. Large-volume tissue ablation with radio frequency by using a clustered, internally cooled electrode technique: laboratory and clinical experience in liver metastases[J]. Radiology, 1998, 209: 371-379.

[16] Maluccio M, Covey A M, Gandhi R, et al. Comparison of survival rates after bland arterial embolization and ablation versus surgical resection for treating solitary hepatocellular carcinoma up to 7 cm[J]. J Vasc Interv Radiol, 2005, 16(7): 955-961.

（李凯）

第十节 多发病灶消融策略

根据国内外多个肝肿瘤治疗指南，病灶个数≤3是消融治疗的适应证之一。对于病灶数目超过3个的患者，手术切除往往无法进行，尤其是在肝硬化的背景下。虽然肝脏移植是一个可行的方法，但因为供体短缺及费用大，只有少数患者可以采用。对于肝脏储备功能较好的患者，可采取TACE+分次消融。使用TACE的原因是此类患者肝内已经出现多个病灶，使用TACE可以发现并且治疗肝内那些影像学方法尚未能显示的病灶，以防止患者消融术后短期内复发；分次消融是因为单次消融过多的病灶会导致患者肝功能受损明显，增加肝脏衰减的概率。当然，对于肝转移瘤患者，若肝脏没有基础疾病，可以适当增加单次消融处理的病灶数。

【病例】多发病灶先进行TACE，再根据栓塞效果决定是否消融。

（1）患者乙肝10余年，MR发现肝内3个病灶，动脉期血供丰富（图4-1-106）。

（2）TACE术后，MR提示各个病灶内未见明显坏死（图4-1-107）。

（3）TACE术后，超声造影提示病灶内未见明显坏死（图4-1-108）。

（4）消融后即时超声造影提示病灶消融完全（图4-1-109）。

（5）消融后一个月MR提示肝内病灶消融完全（图4-1-110）。

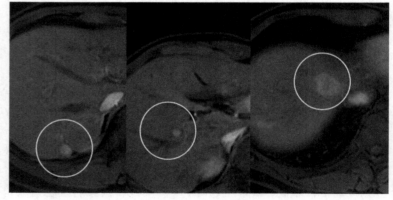

图4-1-106

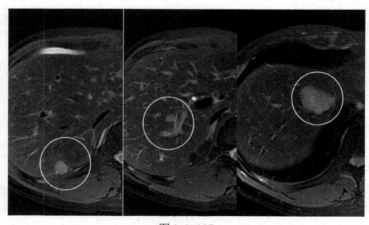

图4-1-107

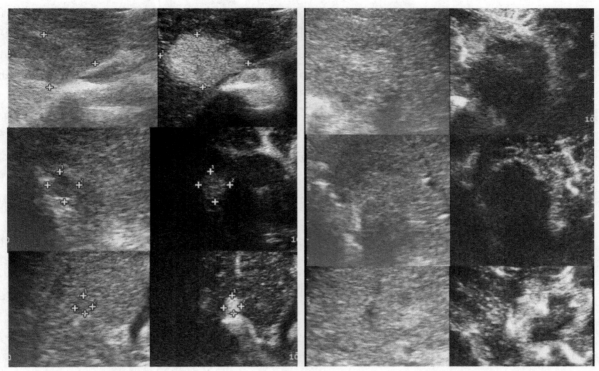

图 4-1-108   图 4-1-109

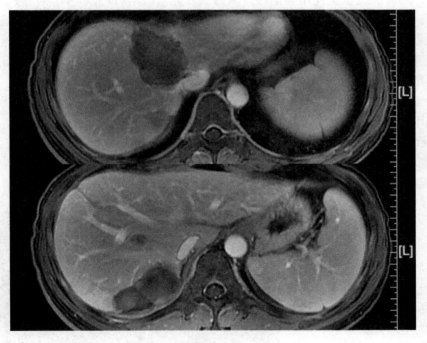

图 4-1-110

【参考文献】

［1］中华人民共和国卫生和计划生育委员会医政医管局. 原发性肝癌诊疗规范（2017年版）［J］. 中华消化外科杂志, 2017, 16（7）: 705-720.

［2］Llovet J M, Bruix J. Systematic review of randomized trials for unresectable hepatocellular carcinoma: chemoembolization improves survival［J］. Hepatology, 2003, 37（2）: 429-442.

［3］Bruix J, Sala M, Llovet J M. Chemoembolization for hepatocellular carcinoma［J］. Gastroenterology, 2004, 127（5）: 179-188.

［4］ Takayasu K，Arii S，Ikai I，et al. Prospective cohort study of transarterial chemoembolization for unresectable hepatocellular carcinoma in 8510 patients［J］. Gastroenterology，2006，131（2）：461-469.

［5］ Tezuka M，Hayashi K，Kubota K. Growth rate of locally recurrent hepatocellular carcinoma after transcatheter arterial chemoembolization：comparing the growth rate of locally recurrent tumor with that of primary hepatocellular carcinoma［J］. Dig Dis Sci，2007，52（3）：783-788.

［6］ 邱宝安，赵文超，夏念信，等.手术部分肝切除与射频消融治疗多发肝细胞癌预后比较［J］.解放军医学院学报，2015（3）：226-229.

［7］ 叶振伟，王在国，邝永培，等.多病灶肝癌射频消融初步经验［J］.肝胆胰外科杂志，2012，24（4）：314-315.

［8］ 范瑞芳，柴福录，贺冠宪，等.腹腔镜射频消融治疗多病灶肝癌的疗效及安全性［J］.腹腔镜外科杂志，2007，12（1）：4-6.

（李凯）

第十一节　邻近胆囊病灶消融策略

对于邻近胆囊的肝肿瘤病灶，尤其是肿瘤边界距离胆囊壁距离<5mm时，因为消融范围需要扩大至肿瘤边界外5mm，所以直接消融容易导致胆囊壁热损伤。此时可采用下述方法处理：①对于直径<2cm尤其是直径<1cm的病灶，可直接采用无水酒精注射；②无水酒精配合热消融，在邻近胆囊的位置注射无水酒精，远离胆囊位置使用热消融，因为注入无水酒精后可以协同热消融，导致消融范围比单独热消融增大，达到完全消融病灶又避免胆囊损伤的目的；③人工腹水或胆囊床位置注水，利用液体分开肿瘤与胆囊壁，起到隔热作用，必要时使用辅助工具（气腹针）拨开胆囊，然后直接进行消融治疗；④对于胆囊有炎症、结石或者息肉的患者，如果患者也有临床症状，例如疼痛等，可考虑消融后进行腹腔镜胆囊切除。

【病例1】使用术前计划辅助消融胆囊旁肝肿瘤病灶。

（1）超声提示病灶紧邻胆囊（箭头所指），胆囊内可见结石（图4-1-111）。

（2）超声造影动脉期获取病灶三维超声造影图像（图4-1-112）。

（3）勾勒肿瘤边界（图4-1-113）。

（4）术前计划辅助消融，要求完全覆盖肿瘤，同时避免损伤胆囊（图4-1-114）。

（5）如图4-1-115所示，按术前计划布针消融第一针（上排图像，箭头所指为消融针尖）及第二针（下排图像，箭头所指为消融针尖）。

（6）如图4-1-116所示，术后超声造影，与术前病灶超声造影图像融合，其中右侧为术前造影图像，标记了肿瘤及5mm消融边界的范围，左侧为术前造影和术后造影融合图，显示消融范围覆盖肿瘤范围，但部分消融边界范围因血管原因未能达到。

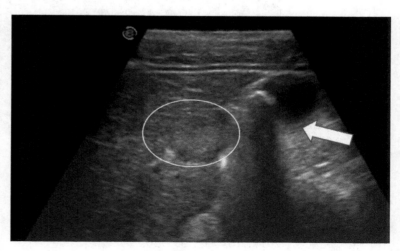

图4-1-111

（7）术前术后三维超声造影图像融合，显示消融灶覆盖肿瘤情况（图4-1-117）。

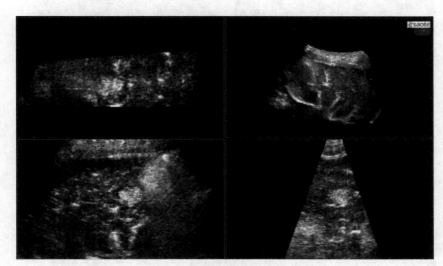

图 4-1-112

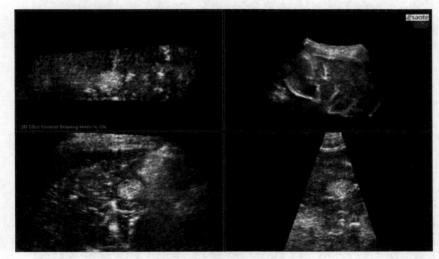

图 4-1-113

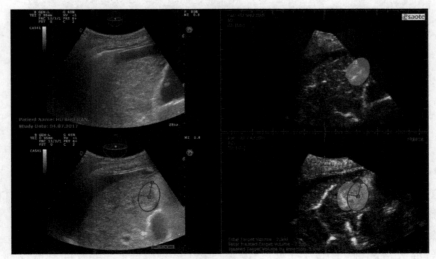

图 4-1-114

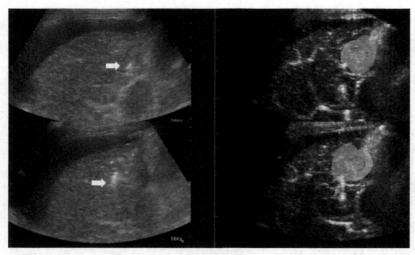

图 4-1-115

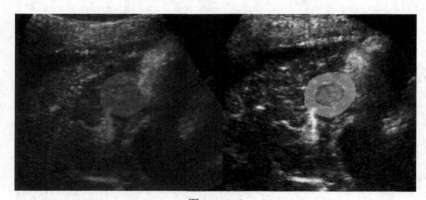

图 4-1-116

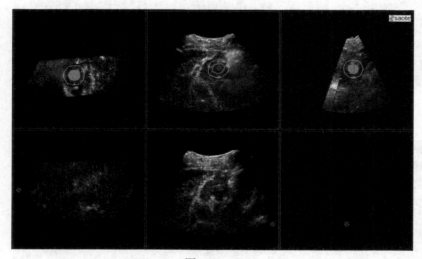

图 4-1-117

【病例2】使用人工腹水及气腹针拨开胆囊消融邻近胆囊旁肝癌病灶。

（1）MR发现肝内占位，大小29mm×28mm，紧邻胆囊。右图中星号位置为胆囊（图4-1-118）。

（2）超声造影提示病灶邻近胆囊（图4-1-119星号指示位置）。

（3）将气腹针穿刺至胆囊床位置（图4-1-120箭头所指）。

（4）经气腹针注入造影剂（图4-1-121），观察胆囊（星号位置）与病灶间有造影剂（箭头所指）分布，提示腹腔内液体可以冲刷至胆囊与肿瘤病灶之间，起到降温作用。

（5）消融同时通过气腹针向腹腔内灌注生理盐水（图4-1-122）。

（6）消融后造影，提示胆囊壁仍有血供（图4-1-123）。

（7）术后MR提示病灶消融完全，未发生胆囊损伤并发症（图4-1-124）。

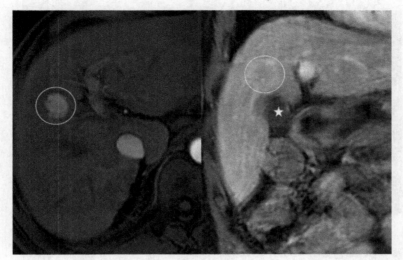

图4-1-118

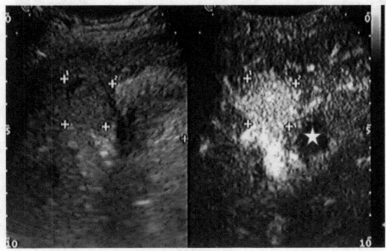

图4-1-119

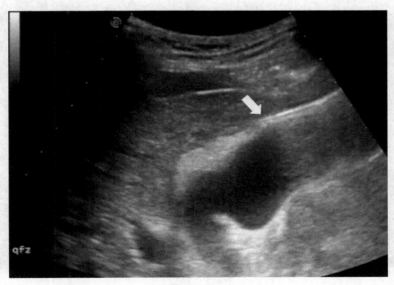

图4-1-120

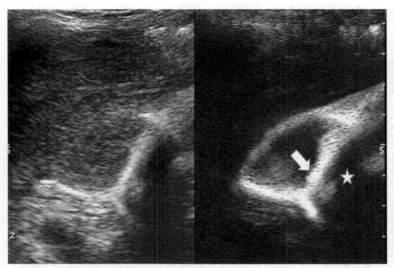

图 4-1-121

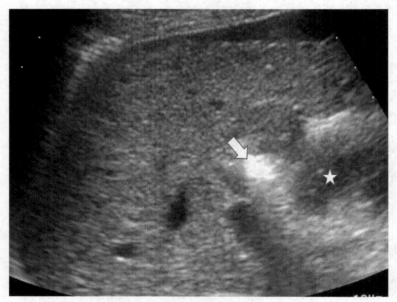

图 4-1-122

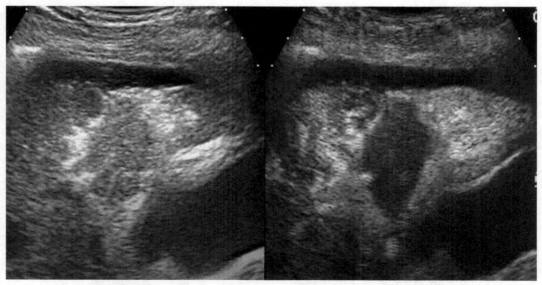

图 4-1-123

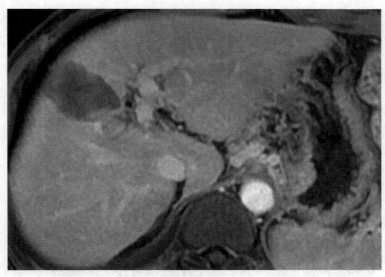

图4-1-124

【病例3】 使用热消融联合无水酒精消融胆囊旁肝肿瘤病灶。

（1）MR提示病灶（圆圈所示）邻近胆囊颈部（星号位置为胆囊）（图4-1-125）。

（2）超声提示病灶大小18mm×20mm，邻近胆囊（星号位置）（图4-1-126）。

（3）射频消融配合无水酒精消融后一个月，MR提示病灶消融完全，未发生胆囊损伤（图4-1-127）。

（4）超声提示病灶25mm×22mm，紧邻胆囊（图4-1-128）。

（5）精准计算消融范围，并按照计划布针，要求消融灶刚好覆盖病灶（图4-1-129）。

（6）消融灶造影，提示胆囊壁未见造影剂充盈缺损，所以胆囊不需要切除（图4-1-130）。

（7）术后一个月，MR提示消融完全，未发生胆囊损伤并发症（图4-1-131）。

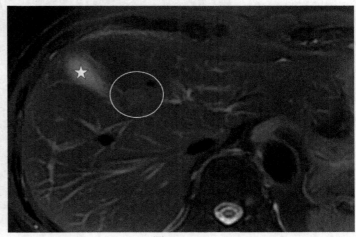

图4-1-125

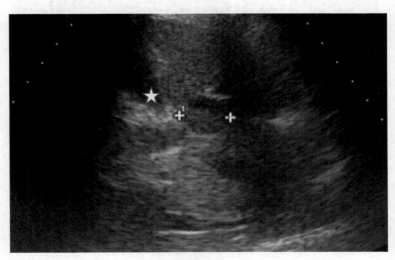

图4-1-126

315

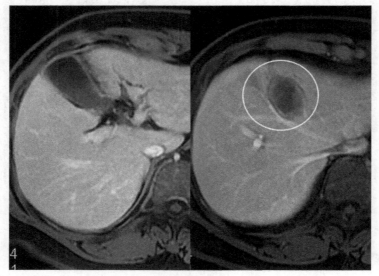

图4-1-127

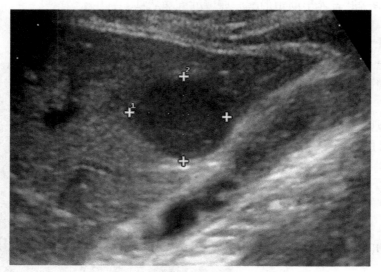

图4-1-128

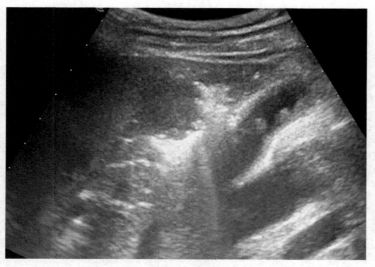

图4-1-129

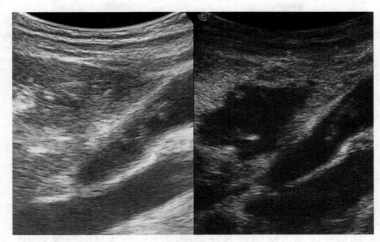

图4-1-130

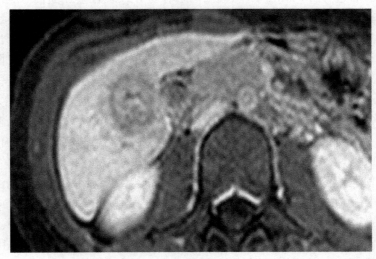

图4-1-131

【参考文献】

[1] Huang H，Liang P，Yu X L，et al. Safety assessment and therapeutic efficacy of percutaneous microwave ablation therapy combined with percutaneous ethanol injection for hepatocellular carcinoma adjacent to the gallbladder[J]. Int J Hyperthermia, 2015, 31：40.

[2] Liu S R，Liang P，Yu X L，et al. Percutaneous microwave ablation for liver tumours adjacent to the marginal angle[J]. Int J Hyperthermia, 2014, 30：306-311.

[3] Levit E，Bruners P，Günther R W，et al. Bile aspiration and hydrodissection to prevent complications in hepatic RFA close to the gallbladder[J]. Acta Radiol, 2012, 53：1045-1048.

[4] Kim S W，Rhim H，Park M，et al. Percutaneous radiofrequency ablation of hepatocellular carcinomas adjacent to the gallbladder with internally cooled electrodes：assessment of safety and therapeutic efficacy[J]. Korean J Radiol, 2009, 10：366.

[5] Chen M H，Yang W，Yan K，et al. Radiofrequency ablation of problematically located hepatocellular carcinoma：tailored approach[J]. Abdom Imaging, 2008, 33：428.

[6] Wong S N，Lin C J，Lin C C，et al. Combined percutaneous radiofrequency ablation and ethanol injection for hepatocellular carcinoma in high-risk locations[J]. Am J Roentgenol, 2008, 190：187.

[7] Teratani T，Yoshida H，Shiina S，et al. Radiofrequency ablation for hepatocellular carcinoma in so-called high-risk locations[J]. Digest of the World Core Medical Journals, 2006, 43：1101-1108.

[8] Chopra S，Chanin M P，Chintapalli K N. Radiofrequency ablation of hepatic tumors adjacent to the

gallbladder: feasibility and safety[J]. Am J Roentgenol, 2003, 180: 697-701.

[9] Shrestha R, Bilir B M, Everson G T, et al. Endoscopic stenting of gallbladder for symptomatic cholelithiasis in patients with end-stage liver disease awaiting orthotopic liver transplantation[J]. Am J Gadtroenterol, 1996, 91: 595-598.

[10] 方和平, 潘卫东, 林楠, 等. 腹腔镜下人工胸、腹水在特殊部位肝癌热消融中的应用[J]. 中华临床医师杂志(电子版), 2009(7): 1106-1112.

（曾庆劲　李凯）

第十二节　邻近大胆管病灶消融策略

对于邻近胆管，尤其是一级和二级胆管的肝肿瘤病灶，当肿瘤边界距离胆管距离<5mm时，因为消融范围需要扩大至肿瘤边界外5mm，所以直接消融容易导致胆管壁热损伤。胆道损伤后会出现下述两种问题：①胆道壁损伤后，消融灶内的坏死组织脱落至胆管内导致胆道梗阻，出现黄疸等症状；②胆汁经破损的胆道壁进入消融灶内，形成胆汁湖，正常情况下不产生症状，但当出现感染后即表现类似为肝脓肿。所以对于邻近胆道的肿瘤病灶进行消融处理时需要仔细评估手术风险。对于邻近三级及以上胆道分支的病灶，如果患者没有糖尿病或胆道手术病史，直接热消融风险不大。但如果患者有上述情况，术后容易发生消融灶感染，所以术后需要使用抗生素。此时可采用下述方法处理：①对于直径<2cm，尤其是直径<1cm的病灶，可直接采用无水酒精注射。②无水酒精配合热消融，在邻近胆道的位置注射无水酒精，远离胆道的位置使用热消融，因为注入无水酒精后可以协同热消融，导致消融范围比单独热消融增大，达到完全消融病灶又避免胆道损伤的目的。③行胆管内置管，消融术中持续注入低温生理盐水，使胆道壁降温以避免损伤。国内郭辉等做了利用胆道置管灌注盐水降温辅助消融胆管旁病灶。Elias等用上述方法在术中对13例距离主胆管只有6mm的肿瘤进行RFA治疗，平均随访19.7个月，仅有1例在6个月后出现胆管狭窄，1例出现局部复发，治疗效果满意。也有学者认为在主胆管内预先置入支架，可起到保护的作用，防止胆漏的发生。④因为一级和二级胆管部分走行于肝外，这时肝内病灶只是贴近胆道，与胆道之间其实有间隙，此时通过腹腔镜或者开腹后放置纱纱，在病灶和胆管间形成隔热层，可以进行直接消融。

【病例1】开腹术中胆道插管灌注冷生理盐水降温胆道，辅助消融胆道旁病灶。

图4-1-132所示为胆管灌注冷生理盐水同时进行胆管旁肿块RFA。

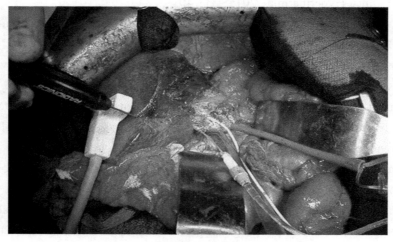

图4-1-132

【**病例2**】使用无水酒精消融邻近胆管的肝肿瘤病灶。

（1）MR提示病灶（圆圈所示）邻近右肝前叶分支胆管（图4-1-133箭头所指）。

（2）超声造影提示病灶（圆圈所示）邻近右肝前叶分支胆管（图4-1-134箭头所指）。

（3）无水酒精消融4次后，MR提示病灶消融完全（图4-1-135）。

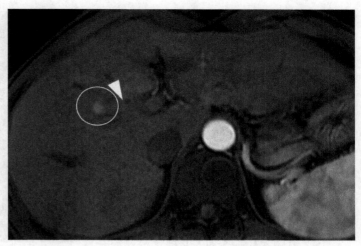

图4-1-133

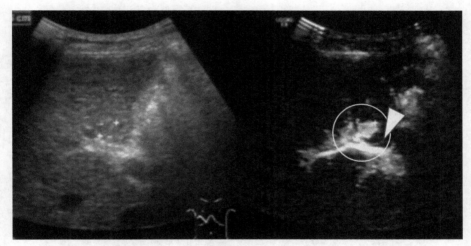

图4-1-134

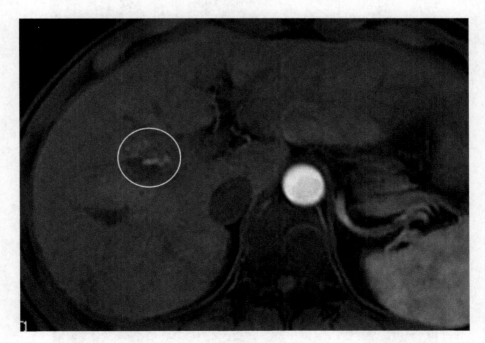

图4-1-135

【病例3】直接射频消融邻近肝段分支胆管的肝肿瘤病灶。

（1）MR提示肝癌病灶（左向箭头）紧邻S8分支胆管（右向箭头）（图4-1-136）。

（2）超声造影提示病灶动脉期高增强，紧邻S8段门静脉分支（图4-1-137）。

（3）超声引导直接穿刺肿瘤射频消融（图4-1-138）。

（4）消融后导航造影评估提示肿瘤旁门静脉分支闭锁，消融范围覆盖肿瘤及周边5mm消融边界（图4-1-139）。

（5）消融术后一个月MR提示消融完全（图4-1-140）。

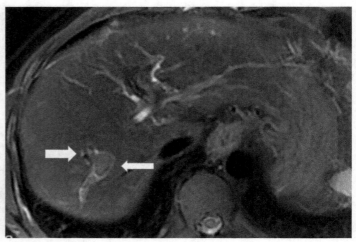

图4-1-136

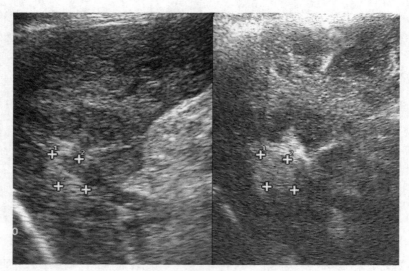

图4-1-137

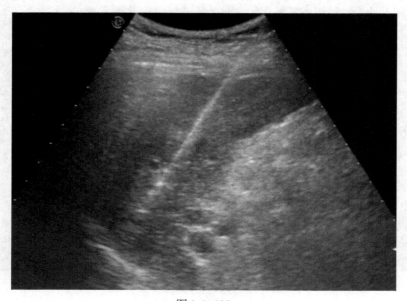

图4-1-138

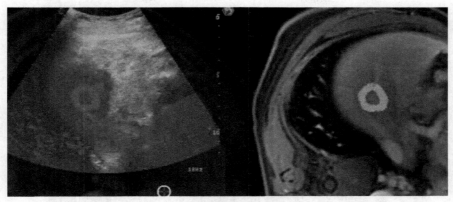

图4-1-139

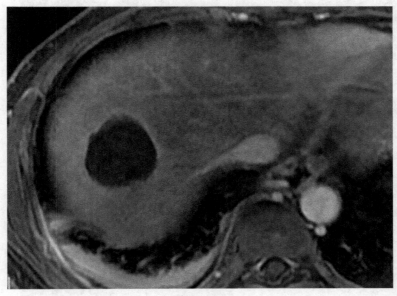

图4-1-140

【病例4】胆管内插管灌注冷生理盐水辅助消融胆管旁肝肿瘤病灶。

（1）MR提示S4病灶2个，其中一个（右向箭头）邻近左肝管分支（左向箭头）（图4-1-141）。

（2）超声造影见2个病灶，动脉期为高增强（图4-1-142）。

（3）胆管内穿刺置管，箭头所指为穿刺针（图4-1-143）。

（4）经腔道内超声造影提示引流管位于胆道内，整个胆管树显影（图4-1-144）。

（5）经腔道内超声造影及经静脉超声造影，先显示病灶真实边界及胆管，显示病灶边缘距离胆管2mm（图4-1-145）。

（6）消融过程中经胆道引流管持续注入冷生理盐水，消融术后颈静脉造影提示胆管壁内仍有造影剂灌注（箭头所示）（图4-1-146）。

（7）术后一个月拔出胆道引流管，观察一个月患者未出现胆道症状，MR提示病灶消融完全（图4-1-147）。

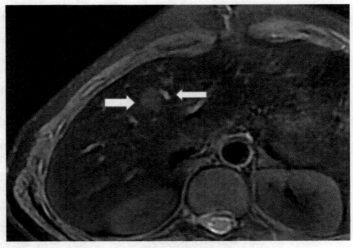

图4-1-141

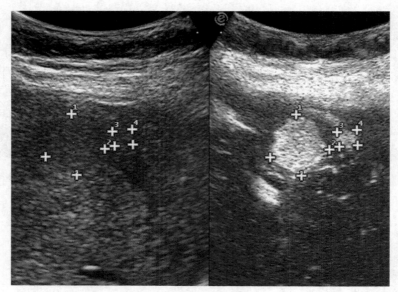

图 4-1-142

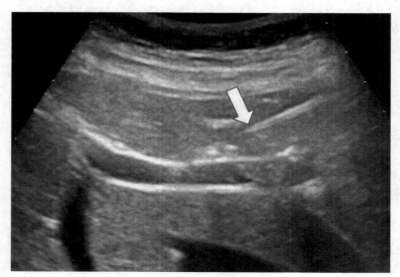

图 4-1-143

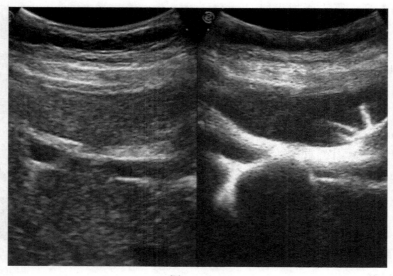

图 4-1-144

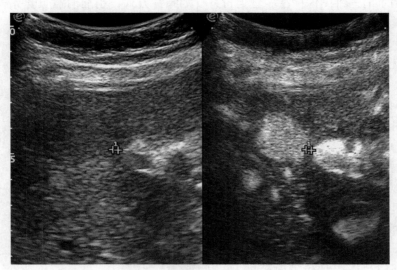

图 4-1-145

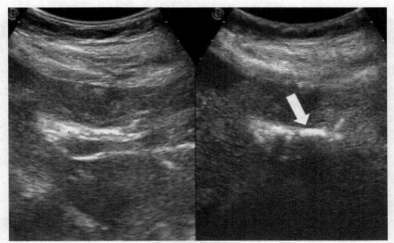

图 4-1-146

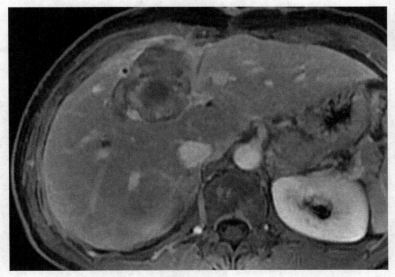

图 4-1-147

【病例5】利用术前三维图像标注胆管走行并计划布针方式，精准消融胆管旁病灶。

（1）病灶（虚线圆圈所示）位于S4，紧邻门静脉左支矢状部，与门静脉伴行胆管距离很近，但超声无法清晰显示未扩张的胆管（图4-1-148）。

（2）将超声-MR图像融合（图4-1-149）。

（3）在MR图像上标出胆管走行（如图4-1-150箭头所示）。

（4）根据肿瘤位置和边界（圆圈所示），使用计划系统模拟布针（椭圆所示），完全消融肿瘤同时避免胆管损伤（图4-1-151）。

（5）按照术前计划穿刺消融（图4-1-152）。

（6）消融后即时造影，评价消融范围及胆管壁血流灌注情况（图4-1-153）。

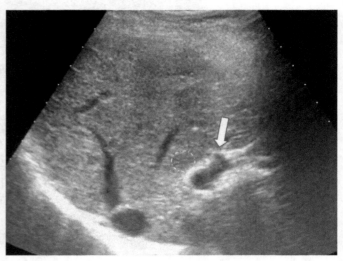

图4-1-148

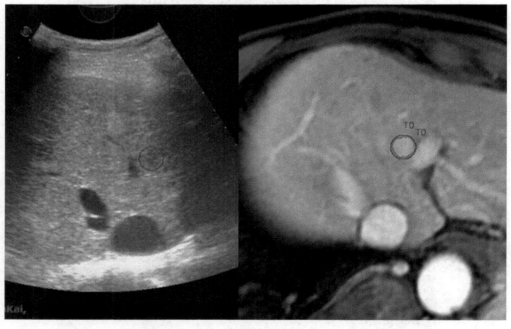

图4-1-149

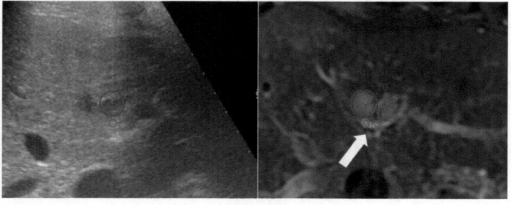

图4-1-150

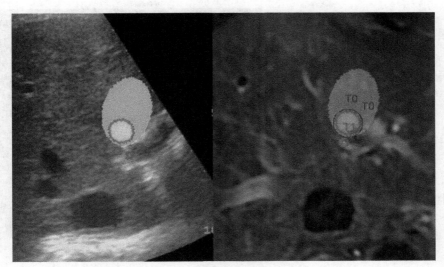

图 4-1-151

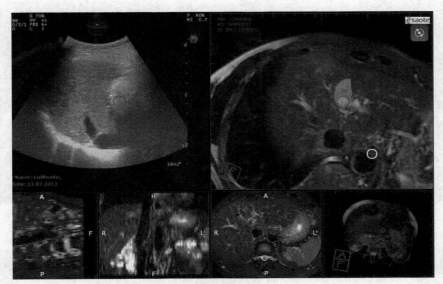

图 4-1-152

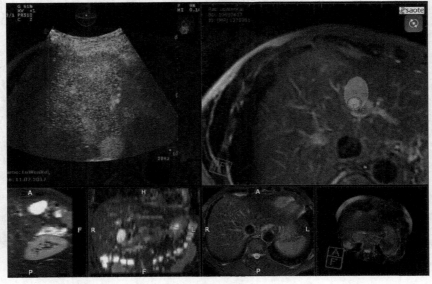

图 4-1-153

【病例6】根据术前计划精准消融胆管旁肝肿瘤病灶。

（1）肝内病灶（圆圈所示）邻近门静脉矢状部伴行胆管（图4-1-154）。

（2）图4-1-155为三维超声容积图像，其内标注肿瘤范围，并进行术前计划，椭圆形代表布针位置。

（3）消融后超声造影，并与术前计划图像叠加（左上角图像），提示消融范围和术前计划完全一致（图4-1-156）。

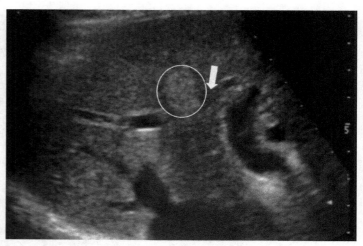

图4-1-154

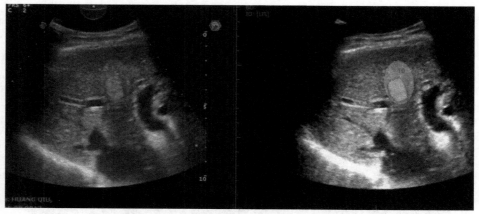

图4-1-155

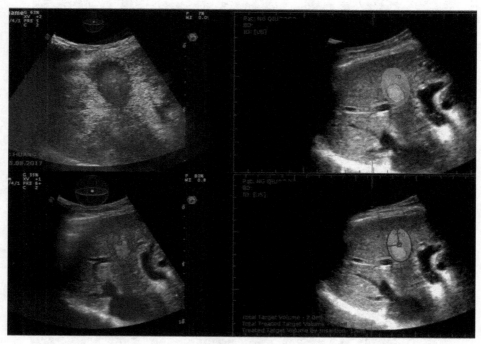

图4-1-156

【参考文献】

[1] 郭辉，林宇静，蔡潮农，等.胆管灌注对兔肝射频消融术中胆道热损伤的保护作用[J].中山大学学报(医学科学版)，2014，35：459-464.

[2] 郭辉，刘学功，苏永辉，等.胆道内冷却预防兔肝射频消融术后胆道并发症的研究[J].中国超声医学杂志，2014，30：561-564.

[3] 付颖，杨薇，陈敏华.肝癌射频消融致肝内胆管损伤[J].中华消化外科杂志，2011，10：319-320.

[4] Ogawa T, Kawamoto H, Kobayashi Y, et al. Prevention of biliary complication in radiofrequency ablation for hepatocellular carcinoma：Cooling effect by endoscopic nasobiliary drainage tube[J]. Eur J Radiol, 2010, 73：385-390.

[5] Ren H, Liang P, Yu X, et al. Treatment of liver tumours adjacent to hepatic hilum with percutaneous microwave ablation combined with ethanol injection：a pilot study[J]. Int J Hyperthermia, 2011, 27：249-254.

[6] Ohnishi T, Yasuda I, Nishigaki Y, et al. Intraductal chilled saline perfusion to prevent bile duct injury during percutaneous radiofrequency ablation for hepatocellular carcinoma[J]. J Gastroenterol Hepatol, 2008, 23：e410-415.

[7] Lam V W, Ng K K, Chok K S, et al. Safety and efficacy of radiofrequency ablation for periductal hepatocellular carcinoma with intraductal cooling of the central bile duct[J]. J Am Coll Surgeons, 2008, 207：e1.

[8] Jersenius U, Arvidsson D, Lindholm J, et al. Radiofrequency ablation in the liver close to the bile ducts：can intraductal cooling offer protection[J]. Surgical Endoscopy, 2005, 19：546-550.

[9] Elias D, Sideris L, Pocard M, et al. Intraductal cooling of the main bile ducts during radiofrequency ablation prevents biliary stenosis[J]. J Am Coll Surgeons, 2004, 198：717-721.

[10] Mulier S, Mulier P, Ni Y, et al. Complications of radiofrequency coagulation of liver tumours[J]. Brit J Surg, 2002, 89：1206.

[11] Elias Dominique M D, Otmany A E, Alain Goharin M D, et al, Baere T D. Intraductal cooling of the main bile ducts during intraoperative radiofrequency ablation[J]. J Surg Oncol, 2001, 76：297-300.

[12] Jiang K, Zhang W Z, Liu Y, et al. "One-off" complete radiofrequency ablation for hepatocellular carcinoma in a "high-risk location" adjacent to the major bile duct and hepatic blood vessel[J]. Cell Biochemistry & Biophysics, 2014, 69：605-617.

(李凯)

第十三节　邻近胃肠道病灶消融策略

对于邻近胃肠道的病灶，当肿瘤边界距离胆管距离<5mm时，因为消融范围需要扩大至肿瘤边界外5mm，所以直接消融容易导致胃肠道热损伤。此时可采用下述方法处理：①使用人工腹水，可以在肝脏和胃肠道之间形成隔热带，然后直接消融；②当病灶直径<2cm尤其是小于<1cm时，直接使用无水酒精消融；③无水酒精配合热消融，在邻近胃肠道的位置注射无水酒精，远离胃肠道的位置使用热消融，因为注入无水酒精后可以协同热消融，导致消融范围比单独热消融增大，达到完全消融病灶又避免胃肠道损伤的目的；④部分病人既往有腹腔手术史，术后腹腔粘连，此时使用常规的人工腹水难以在预期位置聚集，无法达到分隔病灶与胃肠道的目的，此时可以使用局部穿刺直接注水，在病灶与胃肠道之间形成局限性积液，起到分隔作用；⑤如果在病灶和胃肠道之间注水无法形成局限性积液，可以持续注水，通过水流冲刷病灶与胃肠道邻近处局部带走热量，达到避免胃肠道热损伤的目的，此时可以通过腔道内造影评价液体能否冲刷到肿瘤与胃肠道邻近位置；⑥通过腹腔镜或者开腹后放置纱纱，在病灶和胃肠道间形成隔热层，可以进行直接消融。

【病例1】使用人工腹水分离肝和胃肠道，辅助消融邻近胃肠道的肝肿瘤病灶。

（1）MR提示病灶位于肝边缘，邻近胃肠道（图4-1-157虚线圆圈所示）。

（2）超声提示病灶紧邻胃肠道（图4-1-158）。

（3）消融术前超声造影，动脉期显示病灶的真实范围（图4-1-159）。

（4）腹腔穿刺，灌注生理盐水，图像显示肝下出现液体低回声带（图4-1-160）。

（5）消融后造影，提示病灶消融完全，病灶与肠道之间可见无回声区，为液体聚集形成的隔热带（图4-1-161）。

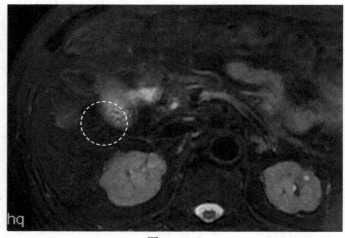

图4-1-157

（6）术后一个月MR提示病灶消融完全，患者未出现肠道损伤并发症（图4-1-162）。

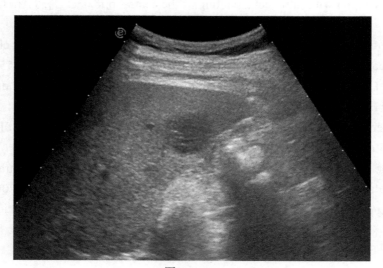

图4-1-158

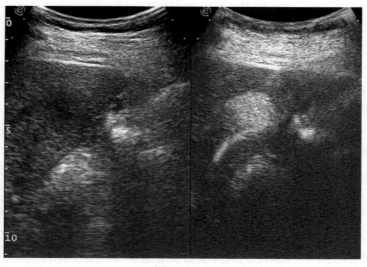

图4-1-159

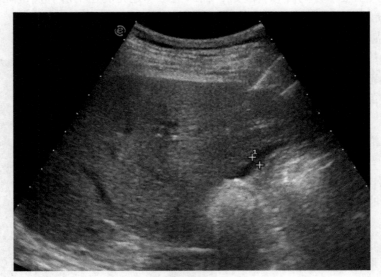

图 4-1-160

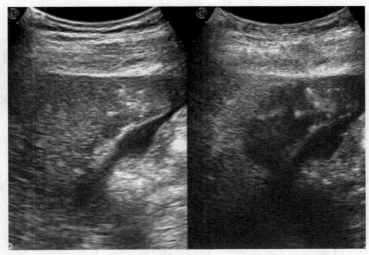

图 4-1-161

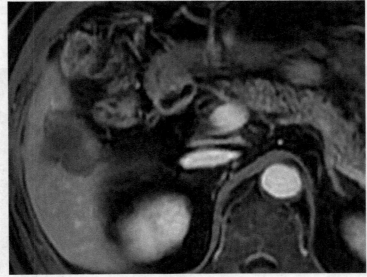

图 4-1-162

【**病例2**】使用人工腹水分离肝和胃肠道，辅助消融邻近胃肠道的肝肿瘤病灶。

（1）超声造影提示S2病灶紧邻后方的胃肠道（图4-1-163）。

（2）腹腔穿刺灌注生理盐水，肝下见无回声区（图4-1-164）。

（3）经腹腔引流管注入造影剂，显示肝下方可见造影剂分布，提示腹水可以在肝和胃肠道之间形成分隔（图4-1-165）。

（4）穿刺病灶消融，消融过程中肝下均可见无回声区，说明腹水可以起到分隔肝和胃肠道的作用（图4-1-166）。

（5）消融后即时超声造影提示消融完全（图4-1-167）。

（6）消融后一个月MR提示病灶消融完全，未发生胃肠道损伤并发症（图4-1-168）。

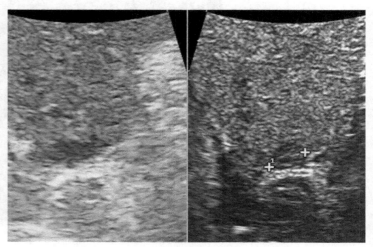

图4-1-163

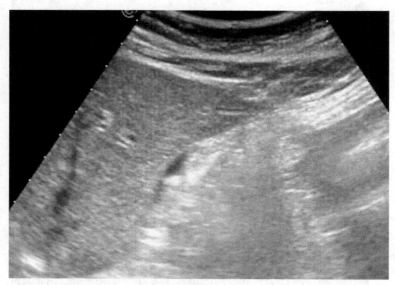

图4-1-164

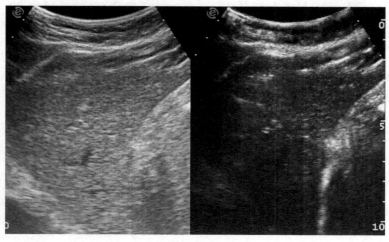

图4-1-165

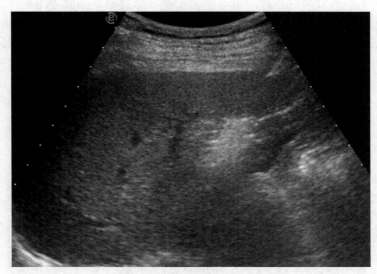

图 4-1-166

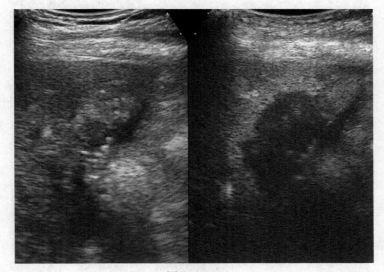

图 4-1-167

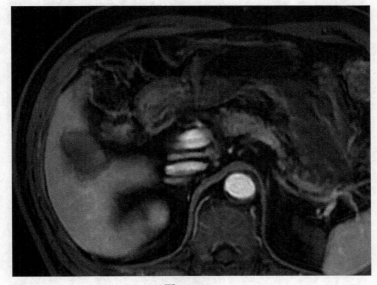

图 4-1-168

【**病例3**】使用人工腹水分离肝和胃肠道，辅助消融邻近胃肠道的肝肿瘤病灶。

（1）左肝外叶病灶剑突下纵切图像显示病灶邻近胃肠道（图4-1-169）。

（2）腹水中加入造影剂后肝周可见造影剂分布（图4-1-170左图，右图为造影图像）。

（3）消融后一个月MR提示病灶消融完全，未发生胃肠道损伤并发症（图4-1-171）。

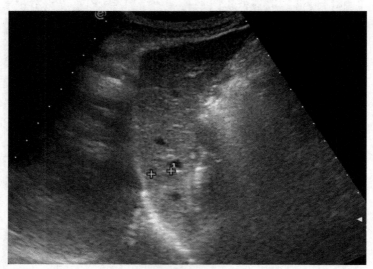

图4-1-169

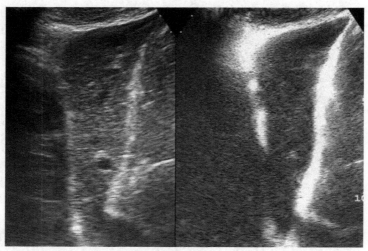

图4-1-170

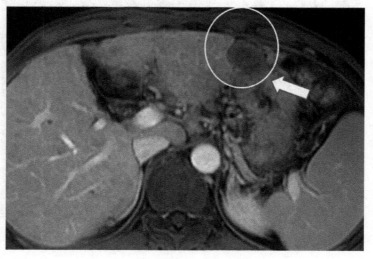

图4-1-171

附录

人工腹水辅助有胃肠道手术病史患者邻近胃肠道病灶消融

近年来有部分文献认为，对于有腹腔手术史的肝肿瘤患者，不适宜进行人工腹水辅助热消融治疗。原因是腹腔手术造成的腹腔内粘连会影响腹水分布，尤其位于肝肠之间，导致肝与周围脏器无法成功分离。另外，随着腹水量增加，肝移动性增加，漂浮的网膜组织和肠管也会移动至肝前，这也增加了经皮穿刺的难度。有研究通过穿刺将球囊置于病灶和胃肠道之间，可达到避免热损伤的目的。但此方法需要特制的球囊器械，难以推广。腹部进行小切口将病灶附近胃肠道分离后再进行热消融也是一种方法，但在有腹腔粘连的情况下进行开腹手术费时，且损伤也较大。当然，也可对靠近胃肠道的病灶部分进行无水酒精消融，对远离胃肠道部分进行热消融。但热消融的疗效明显优于无水酒精消融，所以临床处理过程中操作者均倾向于首选热消融。

据李凯等的研究显示，针对有腹腔手术史的患者，应利用下列方法进行人工腹水辅助：全身麻醉下，①使用单腔颈静脉管穿刺针穿刺至病灶与胃肠道之间的空隙位置，然后置入导丝，再沿导丝置入单腔颈静脉管，经单腔颈静脉管灌注温生理盐水，观察液体能否在病灶和胃肠道之间形成隔热带。如果病灶与胃肠道之间可形成液性隔热带，则进行消融。②当病灶与胃肠道附近位置存在粘连带时，虽然穿刺针可穿刺至局部，导丝却无法顺利置入，此时适当加压经穿刺针向局部推注温生理盐水，利用压力将病灶与胃肠道间的粘连分离，形成局限性液性隔离带，然后进行消融。③如果使用②所述方法在病灶与胃肠道之间无法形成局限性液性隔离带，则在加压推注液体时，利用超声观察病灶与胃肠道之间是否有分离。如果有分离，则采用持续注入生理盐水的方法，利用流动的液体带走传导至胃肠道的热量；如果无明显分离，则对病灶的远离胃肠道部分使用热消融，邻近胃肠道部分注入无水酒精。

研究结果显示，32个有腹腔手术史的患者共33个病灶，且有4例患者既往手术的部位与目前病灶的位置邻近，但常规的人工腹水在超过80%的患者中仍可起到分离病灶和胃肠道的作用。提示在大部分患者中，腹腔手术并不会形成明显影响液体分布的腹腔内粘连，或者说腹腔手术后形成的腹腔粘连并不会明显影响液体分布。理论上，手术部位出血及炎性渗出容易导致局部出现粘连带，所以靠近手术部位的病灶周围更容易出现腹腔粘连。虽然4例的病灶靠近既往手术位置，但均可直接使用常规的人工腹水方法。

另有6个病灶使用常规人工腹水无法达到分隔效果，其中4个病灶局部注射液体后形成局限性积液，达到了分隔效果，与既往的报道类似，其原因可解释为在此4个病灶中，肝与胃肠道之间形成了较大范围粘连，注入液体后形成了一个封闭的空间，达到了分隔病灶和胃肠道的效果。然而，这样的做法存在一定的风险。因粘连带分离过程中有可能出现出血，所以注射液体时不可使用过大的压力，同时需回抽液体观察是否变为血性。如果出现血性回抽液则应及时暂停注射，待观察出血停止后再进一步操作。

另有2个病灶与胃肠道之间无法形成明显的局限性积液。此情况下如果在加压注射液体瞬间可看到病灶与胃肠道间出现间隙，提示液体可以到病灶与胃肠道之间。本研究组曾报道使用低温液体在前列腺热消融过程中保护尿道。同理，此2个病例中通过持续注入液体带走消融产生的热量，也能达到保护胃肠道的作用。当然，本研究中此部分的病例数较少，仍需要更多的病例观察才能对此类方法的保护作用进行细致探讨，例如液体注射速度与保护作用的关系等。

图4-1-172为肝尾状叶部分切除术后，影像学检查提示S5肝癌复发灶。其中，图4-1-172a和b为病灶术前二维超声及超声造影声像图，实心箭头提示肝癌病灶，空心箭头提示胃肠道；图4-1-172c为腹腔内置管注入温生理盐水后，肝与胃肠道间形成无回声区，空心箭头提示胃肠道。

图4-1-173a和b为病灶术前二维超声及超声造影图像，实心箭头提示肝癌病灶，双空心箭头提示胃肠道。腹腔置管注入温生理盐水后，液体未在肝与胃肠道之间聚集。使用穿刺针穿刺至肝与胃肠道之间，注入温生理盐水。图4-1-173c中双空心箭头提示病灶与胃肠道之间形成局限性积液。

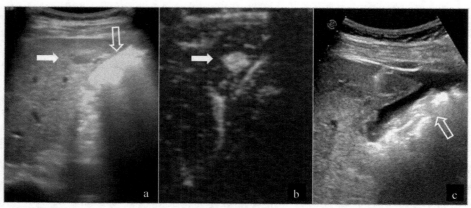

图 4-1-172

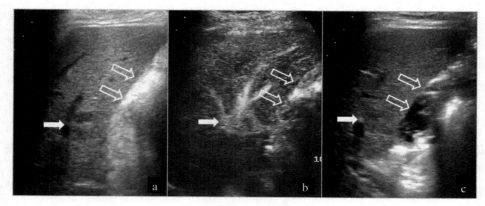

图 4-1-173

【参考文献】

[1] Kim Y, Lim H K, Rhim H, et al. Ablation of hepatocellular carcinoma[J]. Best Pract Res Clin Gastroenterol, 2014, 28(5): 897-908.

[2] Koda M, Murawaki Y, Hirooka Y, et al. Complications of radiofrequency ablation for hepatocellular carcinoma in a multicenter study: An analysis of 16346 treated nodules in 13283 patients[J]. Hepatol Res, 2012, 42(11): 1058-1064.

[3] Fonseca A Z. Complications of radiofrequency ablation of hepatic tumors: frequency and risk factors[J]. World J Hepatol, 2014, 6(3): 107.

[4] Howenstein M, Sato K. Complications of radiofrequency ablation of hepatic, pulmonary, and renal neoplasms[J]. Semin intervent Radiol, 2010, 27(3): 285-295.

[5] Nishimura M, Nouso K, Kariyama K, et al. Safety and efficacy of radiofrequency ablation with artificial ascites for hepatocellular carcinoma[J]. Acta Med Okayama, 2012, 66(3): 279-284.

[6] Park S Y, Tak W Y, Jeon S W, et al. The efficacy of intraperitoneal saline infusion for percutaneous radiofrequency ablation for hepatocellular carcinoma[J]. Eur J Radiol, 2010, 74: 536-540.

[7] Zhang M, Liang P, Cheng Z G, et al. Efficacy and safety of artificial ascites in assisting percutaneous microwave ablation of hepatic tumours adjacent to the gastrointestinal tract[J]. Int J Hyperthermia, 2014, 30(2): 134-141.

[8] Song I, Rhim H, Lim H K, et al. Percutaneous radiofrequency ablation of hepatocellular carcinoma abutting the diaphragm and gastrointestinal tracts with the use of artificial ascites: safety and technical efficacy in 143 patients[J]. Eur Radiol, 2009, (11): 2630.

[9] Rhim H, Lim H K, Lau W Y, et al. Radiofrequency ablation for hepatocellular carcinoma abutting the diaphragm: the value of artificial ascites[J]. Abdom Imaging, 2009, 249(3): 320-371.

［10］Kang T W, Lee M W, Hye M J, et al. radiofrequency ablation of hepatic tumours: factors affecting technical failure of artificial ascites formation using an angiosheath［J］. Clin Radiol, 2014, 69（12）: 1249-1258.

［11］Pompili M, Saviano A, de Matthaeis N, et al. Long-term effectiveness of resection and radiofrequency ablation for single hepatocellular carcinoma ≤ 3 cm. Results of a multicenter Italian survey［J］. J Hepatol, 2013, 59（1）: 89-97.

［12］Lau W Y, Lai E C H. The current role of Radiofrequency ablation in the management of hepatocellular carcinoma: a systematic review［J］. Ann Surg, 2009, 249（1）: 20-25.

［13］李凯, 王平, 郑荣琴, 等. 超声引导下人工腹水辅助肝癌微波消融治疗研究［J］. 中华医学超声杂志（电子版）, 2010, 7（10）: 1685-1690.

［14］Kondo Y, Yoshida H, Shiina S, et al. Artificial ascites technique for percutaneous radiofrequency ablation of liver cancer adjacent to the gastrointestinal tract［J］. Br J Surg, 2006, 93（10）: 1277-1282.

［15］Kim Y J, Lee M W, Park H S. Small hepatocellular carcinomas: ultrasonography guided percutaneous radiofrequency ablation［J］. Abdom Imaging, 2013, （1）: 98.

［16］张明军, 李季, 陈振东, 等. 人工注射局部水囊技术辅助超声引导射频消融治疗高危部位肝肿瘤的临床研究［J］. 肝胆外科杂志, 2013, 21（6）: 418-420.

［17］Wong S N, Lin C J, Lin C C, et al. Combined percutaneous radiofrequency ablation and ethanol injection for hepatocellular carcinoma in high-risk locations［J］. Am J Roentgenol, 2008, 190（3）: W187-W195.

［18］Macias-Garcia F, Vallejo-Senra N, Baleato-Gonzalez S, et al. Cholangitis and multiple liver abscesses after percutaneous ethanol injection（PEI）for recurrent hepatocellular carcinoma（HCC）［J］. Rev Esp Enferm Dig, 2013, 105（2）: 110-112.

［19］Zhang D, Xie D, Wei X, et al. Microwave ablation of the liver abutting the stomach: insulating effect of a chitosan-based thermosensitive hydrogel［J］. Int J Hperthermia, 2014, 30: 126-133.

（李凯）

第十四节　肝包膜下病灶消融策略

相对于手术切除（开腹切除或者腹腔镜手术切除），热消融方法在深入肝脏内部的病灶处理过程中具有优势。其原因是当病灶在肝脏内部时，手术切除难免要损伤更多的正常肝组织。但是当病灶邻近肝包膜、有些甚至突出肝包膜外的情况下，手术切除对正常肝组织损伤不大。但是部分肿瘤复发的患者，患者对再次切除存在疑虑，也可使用消融方法处理肝包膜下病灶。肝被膜下肿瘤RFA治疗后容易发生出血、针道种植和局部复发等并发症，使RFA应用受到限制。

有学者认为，对肝被膜下肿瘤，电极针不要从肿瘤表面直接刺入，可从肿瘤周围正常肝组织进针，治疗后要对针道进行充分热凝固。如果遵从以上原则，RFA对肝被膜下肿瘤的治疗与非肝被膜下肿瘤的治疗效果相类似。另外，对此类肿瘤可经腹腔镜引导或开腹手术进行RFA治疗，故肝被膜下肿瘤不应被视为RFA的禁忌证。

热消融肝包膜下病灶尤其是突出肝包膜病灶时有下述问题需要注意：①在肝组织深部的肿瘤穿刺时穿刺针会经过一定厚度的正常肝组织，这段正常肝组织可以起到一个封闭针道的作用，一方面可以减少出血概率，因为肝肿瘤相对肝实质具有更加丰富的动脉血流，穿刺肿瘤消融时容易出现沿针道位置的出血；另一方面可以降低肿瘤细胞经过针道转移的风险，因为肿瘤内部压力比较大，穿刺时肿瘤细胞有可能沿着针道转移到别处导致种植。②使用射频消融时注意功率上升的速度，因为射频消融时肿瘤内部的水分随着温度升高至沸点会出现气化现象，如果温度上升过快，导致较大范围的液体气化，因为气化过程中会有体积的快速增大，会导致肿瘤炸裂。如果肿瘤在肝实质深部，这一现象不会导致严重后果，但如果肿瘤位于肝包膜下，则会导致肿瘤破裂至腹腔，造成出血或者肿瘤播散。

所以在消融肝包膜下肿瘤时采取下述措施：①如果可以选择微波消融则尽量选择，因为微波消融时导致肿瘤快速脱水，体积变小，极少出现肿瘤炸裂的现象。②如果使用射频消融，可从低功率开始，逐渐增加功率至最大，使得针尖周围组织内液体逐步气化，避免短时间内大量液体气化。③穿刺可以从肿瘤周边开始穿刺，避免直接穿刺肿瘤，其后得穿刺入路经过前一针消融灶，避免直接穿刺仍有血供的肿瘤。图4-1-174所示为肝包膜下病灶消融布针顺序示意图。④可以使用人工腹水辅助消融，此时的人工腹水有两方面的作用，其一是改善声窗，因为靠近肝包膜的肿瘤位置位于超声显示近场且可能受到肋骨遮挡，超声显示容易受到影响，使用人工腹水可以改善声窗；其二是邻近肝包膜消融时热量容易波及腹壁，导致术后患者疼痛，使用人工腹水可以减少腹壁烧伤的概率。

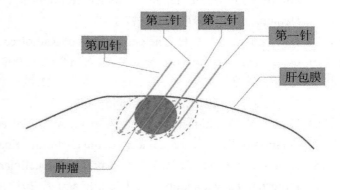

图4-1-174　肝包膜下病灶消融布针顺序示意图

【病例1】肝包膜下肝肿瘤消融，穿刺从肿瘤周边开始，避免直接穿刺肿瘤。

（1）MR提示S4包膜下病灶（图4-1-175）。

（2）超声造影见S4包膜下高回声结节，超声造影提示动脉期高增强（图4-1-176）。

（3）术中穿刺，消融针尖位于箭头位置，虚线代表消融针杆，消融针未直接穿刺肿瘤，而是穿刺至肿瘤瘤体（图4-1-177）。

（4）消融后图像融合超声造影（左上图）提示消融范围覆盖肿瘤（蓝色圆圈区域）及5mm消融边界范围（红色圆圈区域）（图4-1-178）。

（5）消融术后一个月复查MR提示消融完全（图4-1-179）。

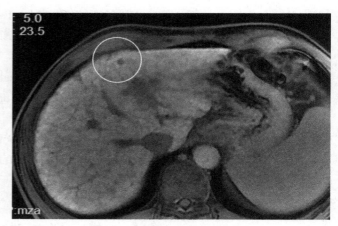

图4-1-175

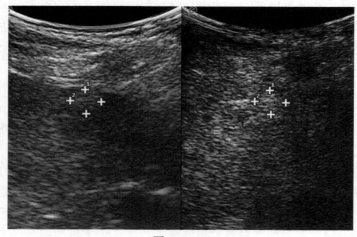

图4-1-176

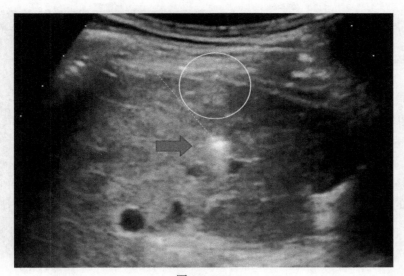

图 4-1-177

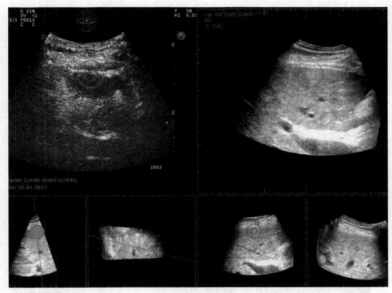

图 4-1-178

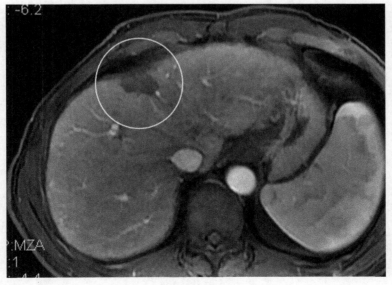

图 4-1-179

【**病例2**】人工腹水辅助消融肝包膜下肝肿瘤。

（1）磁共振提示病灶位于肝包膜下（图4-1-180）。

（2）超声显示病灶位于S2，造影提示病灶为典型肝癌（图4-1-181）。

（3）腹腔内注入人工腹水，腹水中混入少许超声造影剂，可以显示腹水是否分布在肝与膈肌之间。图中星号部位为肿瘤，箭头所指为含造影剂的腹水分布于肝周（图4-1-182）。

（4）消融术中超声造影提示肿瘤消融完全（图4-1-183）。

（5）术后一个月CT提示病灶消融完全（图4-1-184）。

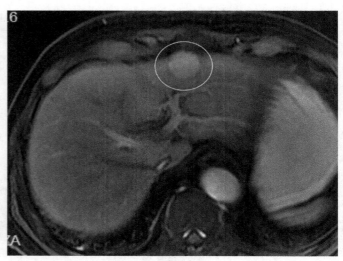

图4-1-180

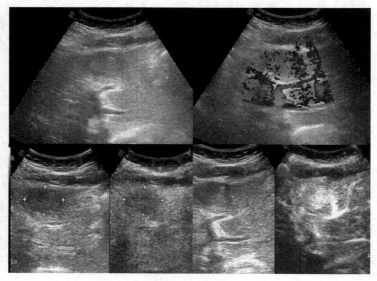

图4-1-181

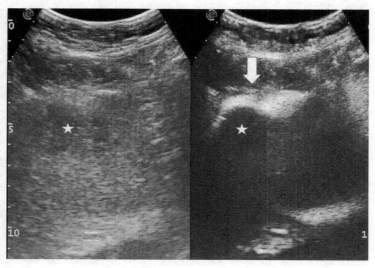

图4-1-182

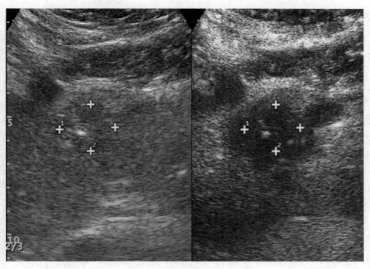

图4-1-183

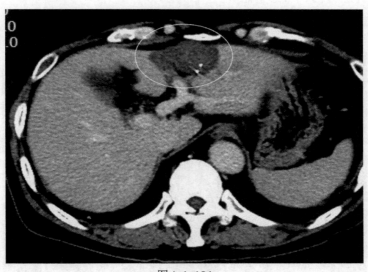

图4-1-184

【**病例3**】使用人工腹水改善声窗,辅助消融肝包膜下肝肿瘤。

图4-1-185中,左图为消融术前病灶声像图,白色+号为肿瘤范围;右图为人工腹水辅助消融术后消融灶声像图,无回声区为肝前腹水,高回声区为消融灶。

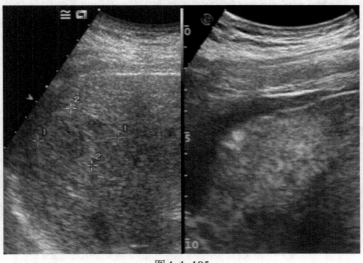

图4-1-185

【病例4】直接消融肝包膜下肝肿瘤。

（1）术前MRI T2序列，病灶呈高信号（图4-1-186中白色箭头处），大小9mm×9mm。

（2）术前二维超声，病灶呈高回声（图4-1-187中白色箭头处）。

（3）术前超声造影动脉期，病灶紧邻肝包膜（图4-1-188中黑色箭头处），呈稍高增强（白色+号）。

（4）直接穿刺消融后即时超声造影，消融范围（图4-1-189中白色箭头处）完全覆盖原病灶区域。

（5）术后1个月MRI指示消融灶完全覆盖原病灶区域，未见肿瘤存活，考虑消融完全（图4-1-190）。

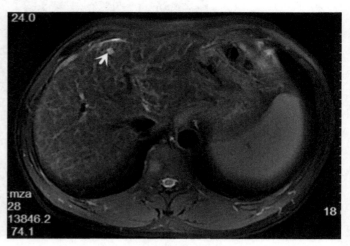

图4-1-186

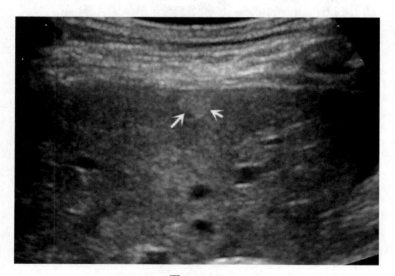

图4-1-187

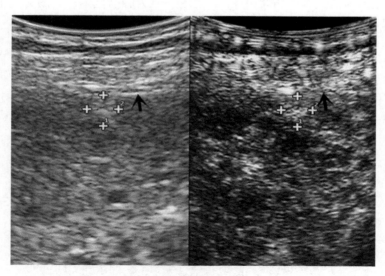

图4-1-188

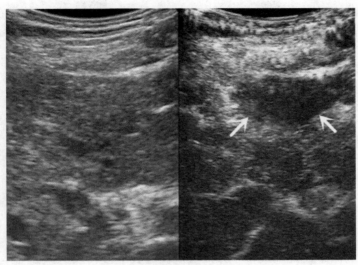

图 4-1-189

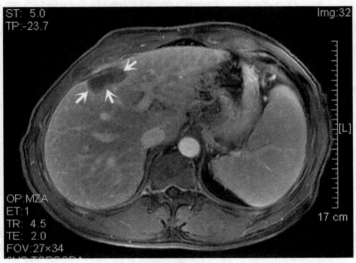

图 4-1-190

【参考文献】

[1] 赵中伟，纪建松，邵国良，等. 肝动脉化疗栓塞联合射频消融治疗包膜下肝癌的疗效和安全性 [J]. 中华放射学杂志，2016，50：380-383.

[2] Kang T W, Lim H K, Lee M W, et al. 射频消融对被膜下和非被膜下肝癌长期疗效比较：倾向性评分匹配研究 [J]. 国际医学放射学杂志，2016.

[3] Khong K, Nguyen H, Li C S, et al. Percutaneous radiofrequency ablation of hepatocellular carcinoma against the diaphragm: is artificial ascites necessary [J]. Open Journal of Radiology, 2014, 4: 32-43.

[4] 陈芬，蒋天安，赵齐羽. 选用单极或多极射频针对肝包膜下肿瘤消融疗效的对比研究 [J]. 首都医科大学超声科学系超声医学学术大会，2013.

[5] 孙文郁，姜洪磊，于浩，等. 超声引导联合腹腔镜微波消融治疗特殊部位肝癌的临床体会 [J]. 中国普外基础与临床杂志，2012，19：188-191.

[6] 刘丽莉，潘宏铭. 高危部位肝癌射频消融治疗的进展 [J]. 临床肿瘤学杂志，2012，17：475-478.

[7] Kim Y S, Rhim H, Choi D, et al. Does artificial ascites induce the heat-sink phenomenon during percutaneous radiofrequency ablation of the hepatic subcapsular area: an in vivo experimental study using a rabbit model [J]. Korean J Radiol, 2009, 10: 43.

［8］ Kim Y J, Raman S S, Yu N C, et al. Radiofrequency ablation of hepatocellular carcinoma：can subcapsular tumors be safely ablated［J］? Am J Roentgenol，2008，190：1029-1034.

（李凯）

第十五节　邻近膈顶病灶消融策略

邻近膈顶病灶根据所在位置不同，临床处理也会出现不同的情况。有些病灶虽然邻近膈顶，但超声显示声窗较好，可以清晰完整地观察到肿瘤，此类病灶穿刺时需要注意避免消融针穿透远处肝包膜导致出血即可。另一类病灶因为邻近膈顶，超声声窗受到肺脏气体影响，导致经皮超声难以完整显示病灶，对引导穿刺造成影响。

对于此类超声声窗受到影响的病灶可以使用下述方法协助治疗：使用人工腹水，人工腹水可以在肝和膈肌间形成一个隔离带，此隔离带一方面可以使肝脏下移，减少肺脏气体对声窗的影响，使病灶可以完整显示；另一方面可以避免膈肌和肺脏受到热损伤。

在解决声窗问题时，人工腹水操作相对简便，能在肝和膈肌之间形成隔热带，同时保护肺和膈肌。但当患者既往有腹腔手术史时，腹腔内会形成粘连带，影响液体在肝与膈肌之间聚集，限制了人工腹水的应用，此时可以使用人工胸水。通过向胸腔内灌注液体，使肺脏受液体影响向肺门处回缩，可以明显改善超声声窗。

Koda等在胸腔内注入5%葡萄糖液，造成"人工胸水"，使25例位于横膈下方的病灶中有23例能清晰显示，并且成功地进行了RFA治疗，其中22例病灶完全坏死。此组病例中仅有3例出现轻微咳嗽，2例患者治疗期间出现轻微的短暂性呼吸困难伴血氧饱和度轻度下降。"人工胸水"不仅将肺与消融灶隔离开减少了肺脏热损伤的发生，还可通过对膈肌降温起到了保护膈肌的作用。需注意的是，"人工胸水"最好使用不含离子的葡萄糖液。因生理盐水等含离子液可以增加局部的离子浓度，使保护作用有所减弱。使用人工胸水时，当向胸腔内灌注生理盐水后，液体受重力影响先聚集在胸腔背侧，而比重轻的含气肺组织往往会漂浮于人工胸水上方，所以少量人工胸水无法明显改善超声声窗。但如果使用大量人工胸水，不仅增加手术时间，而且胸腔内大量液体会增加胸腔压力，导致患者血氧含量异常。

单侧肺通气在部分胸科手术中应用较广泛。与常规气管内插管不同，双腔支气管内插管可以控制患者只使用一侧的肺完成通气，使另一侧肺萎陷，从而完成萎陷侧肺的手术操作。单肺侧肺通气时，需要气管内插管的两个开口刚好位于左右支气管的开口处，所以插管要求较高，位置不当可导致多种并发症甚至危及患者生命。但目前临床操作时使用纤维支气管镜辅助定位，可明显提高插管的操作成功率。本组病例的双腔气管内插管均能成功完成，也证明这一方法具备临床使用的可行性。

有研究结果表明，使用同等量的胸水时，联合单肺通气的病灶超声显示明显优于不使用单肺通气。考虑原因为单肺通气时肺脏向肺门处回缩，导致肺下界上移，减少了对超声声窗的影响，改善了超声显示。这一作用也使得在联合单肺通气后，人工胸水的使用量可以明显减少。文献报道的人工胸水量为（2444±464）mL，而使用了单肺通气后，胸水使用量仅为（738±260）mL。相对较少的人工胸水量，不仅减少了灌注胸水所使用的时间，同时减少了对纵隔的压迫影响，有利于患者维持正常的血氧分压。

【病例1】人工腹水辅助邻近膈顶肝肿瘤消融。

（1）术中腹腔灌注温生理盐水，于肝、膈肌之间形成无回声区（图4-1-191）。

（2）腹腔内灌注人工腹水后病灶完全显示，可以进行消融治疗。图中高回声线所示为消融针道（图4-1-192）。

（3）腹腔内灌注人工腹水后进行消融治疗。图中混合高回声团所示为消融灶（图4-1-193）。

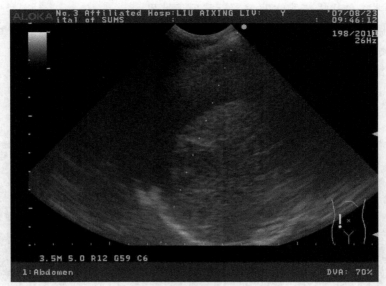

图 4-1-191

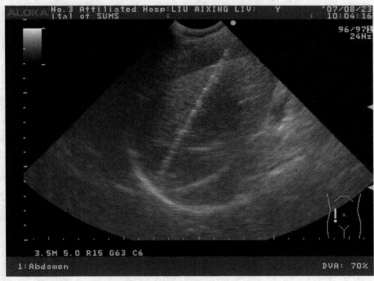

图 4-1-192

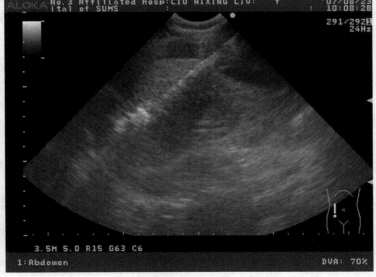

图 4-1-193

【**病例2**】消融术中使用人工腹水改善邻近膈顶病灶显示。

（1）术前磁共振T2序列提示S8病灶（箭头所指）近膈肌，大小18mm×19mm（图4-1-194）。

（2）术前二维超声提示病灶因受肺脏气体影响而不能完全显示（图4-1-195）。

（3）术中腹腔灌注温生理盐水，于肝、膈肌（黑色箭头）之间形成无回声区后（白色＋号），病灶（白色箭头所指）可以完全显示（图4-1-196）。

（4）术前超声造影动脉期，病灶呈高增强（图4-1-197）。

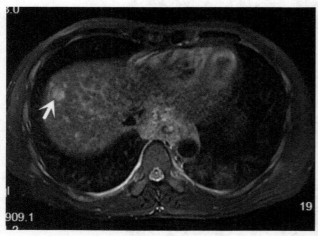

图4-1-194

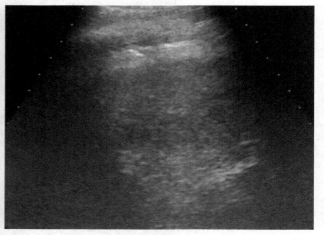

图4-1-195

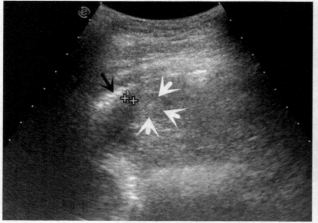

图4-1-196

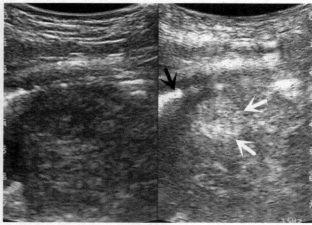

图4-1-197

【**病例3**】消融术中使用人工胸水改善邻近膈顶病灶显示。

（1）术前MR提示S7病灶（白色箭头所指）近膈肌，大小26mm×20mm（图4-1-198）。

（2）术前US提示病灶因受肺脏气体影响而不能完全显示（图4-1-199）。

（3）术中右侧胸腔灌注温生理盐水，于肺（白色箭头所指）、膈肌（白色箭头所指）之间形成无回声区后，病灶可以完全显示（图4-1-200）。

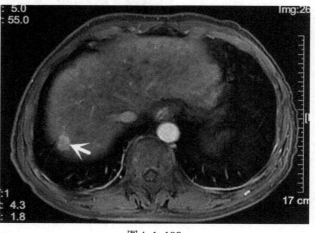

图4-1-198

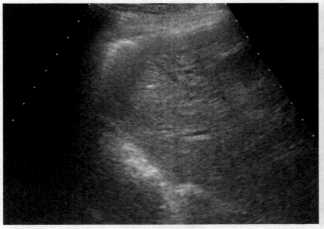

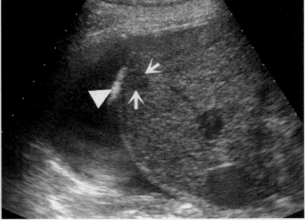

图 4-1-199

图 4-1-200

【病例4】消融术中使用人工胸水改善邻近膈顶病灶显示。

（1）MR提示病灶位于S7近膈顶（图4-1-201）。

（2）二维超声未能显示病灶（图4-1-202）。

（3）使用人工胸水后，病灶完整显示（图4-1-203）。

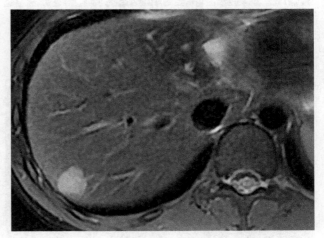

图 4-1-201

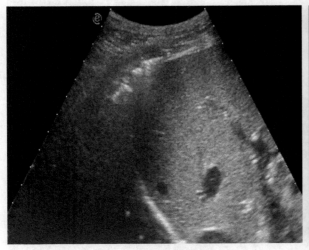

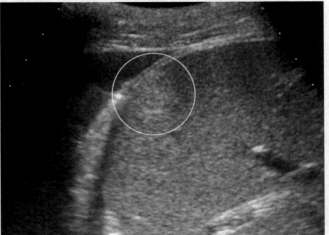

图 4-1-202

图 4-1-203

【病例5】消融术中使用单肺通气联合人工胸水改善邻近膈顶病灶显示。

（1）术前磁共振T2序列提示S8病灶（白色箭头所指）近膈肌，大小18mm×18mm（图4-1-204）。

（2）术前二维超声提示病灶因受肺脏气体影响而不能完全显示（图4-1-205）。

（3）术中使用单肺通气使右侧肺脏萎陷后，病灶（白色箭头所指）显示明显改善（图4-1-206）。

（4）术中单肺通气联合右侧人工胸水，病灶（白色箭头所指）完全显示（图4-1-207）。

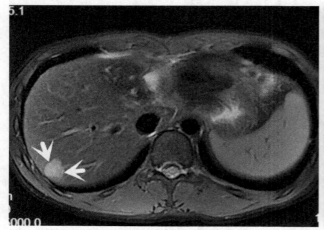

图4-1-204

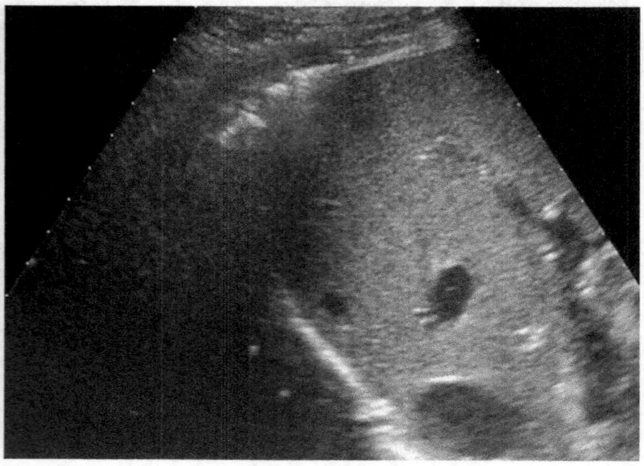

图4-1-205

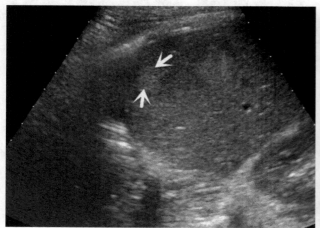

图4-1-206

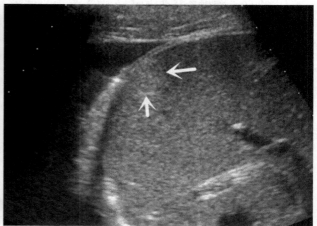

图4-1-207

【病例6】使用单肺通气改善近膈顶病灶显示。

（1）MR提示S7近膈顶病灶（图4-1-208）。

（2）二维超声未能显示病灶（图4-1-209）。

（3）单肺通气后，二维超声可以显示病灶（图4-1-210）。

（4）超声造影明确病灶（图4-1-211）。

（5）消融后一个月MR提示消融完全（图4-1-212）。

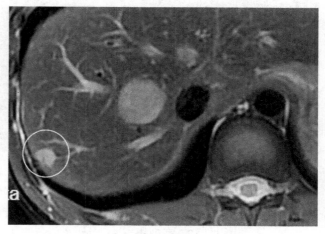

图4-1-208

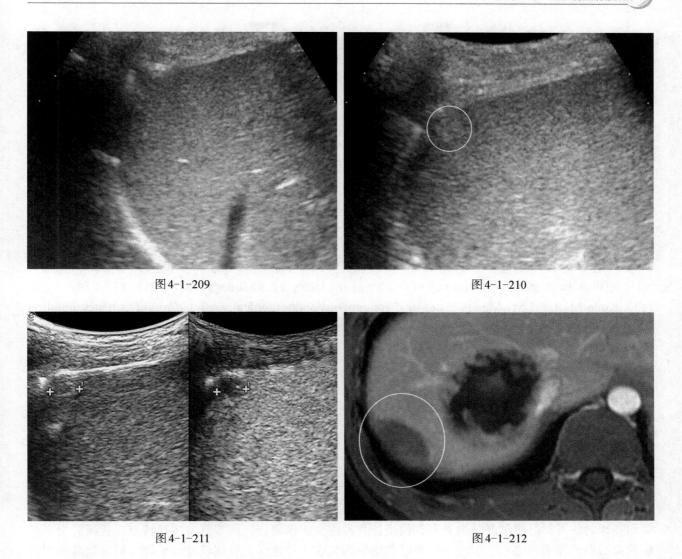

图 4-1-209

图 4-1-210

图 4-1-211

图 4-1-212

【参考文献】

[1] Bussières J S, Lacasse Y, Côté D, et al. Modified right-sided Broncho-Cath^{TM} double lumen tube improves endobronchial positioning: a randomized study[J]. Can J Anaesth, 2007, 54(4): 276-282.

[2] Kume A, Nimura Y, Kamiya J, et al. Percutaneous ethanol injection via an artificially induced right hydrothorax for hepatocellular carcinoma in the hepatic dome[J]. Cardiovasc Intervent Radiol, 2003, 26(6): 543-549.

[3] Shimada S, Hirota M, Beppu T, et al. A new procedure of percutaneous microwave coagulation therapy under artificial hydrothorax for patients with liver tumors in the hepatic dome[J]. Surg Today, 2001, 31(1): 40-44.

[4] Zhang D, Liang P, Yu X, et al. The value of artificial pleural effusion for percutaneous microwave ablation of liver tumour in the hepatic dome: a retrospective case-control study[J]. Int J Hyperthermia, 2013, 29: 663-670.

[5] Li M, Yu X, Liang P, et al. Percutaneous microwave ablation for liver cancer adjacent to the diaphragm[J]. Int J Hyperthermia, 2012, 28: 218.

[6] Kang T W, Rhim H, Lee M W, et al. Radiofrequency ablation for hepatocellular carcinoma abutting the diaphragm: comparison of effects of thermal protection and therapeutic efficacy[J]. Am J Roentgenol, 2011, 196: 907.

[7] Nam S Y, Rhim H, Kang T W, et al. Percutaneous radiofrequency ablation for hepatic tumors abutting the diaphragm: clinical assessment of the heat-sink effect of artificial ascites[J]. Am J Roentgenol,

2010，194：227-231.

[8] Rhim H, Lim H K. Radiofrequency ablation for hepatocellular carcinoma abutting the diaphragm：the value of artificial ascites[J]. Abdom Imaging, 2009, 34：371-380.

[9] Song I, Rhim H, Lim H K, et al. Percutaneous radiofrequency ablation of hepatocellular carcinoma abutting the diaphragm and gastrointestinal tracts with the use of artificial ascites：safety and technical efficacy in 143 patients[J]. Eur Radiol, 2009, 19：2630.

[10] Lee E J, Rhim H, Lim H K, et al. Effect of artificial ascites on thermal injury to the diaphragm and stomach in radiofrequency ablation of the liver：experimental study with a porcine model[J]. Am J Roentgenol, 2008, 190：1659-1664.

[11] Kondo Y, Yoshida H, Tateishi R, et al. Percutaneous radiofrequency ablation of liver cancer in the hepatic dome using the intrapleural fluid infusion technique[J]. Brit J Surg, 2008, 95：996.

[12] Head H W, Dalrymple N C, Prasad S R, et al. Percutaneous radiofrequency ablation of hepatic tumors against the diaphragm：frequency of diaphragmatic injury[J]. Radiology, 2007, 243：877-884.

[13] Koda M, Ueki M, Maeda Y, et al. Percutaneous sonographically guided radiofrequency ablation with artificial pleural effusion for hepatocellular carcinoma located under the diaphragm[J]. Am J Roentgenol, 2004, 183：583.

（李凯）

第十六节　尾状叶病灶消融策略

手术切除是肝恶性肿瘤最主要的治疗方式，但因尾状叶位置特殊，部位深，周边大血管多，手术难度大，风险高，术后并发症发生率高，手术切除的预后相对于肝其他叶段的恶性肿瘤要差。随着微创技术的发展进步，超声引导下经皮射频消融术已成为肝脏肿瘤重要的根治性治疗手段之一，越来越得到临床的认可。肝癌消融技术具有创伤小，并发症少，恢复快，可重复应用等特点，逐渐成为小肝癌重要的根治性手段之一。但由于尾状叶周围结构复杂，位置深，肝尾状叶也是经皮射频消融的相对困难部位，主要存在以下问题：①周边大血管多，穿刺损伤风险高，穿刺路径选择困难；②穿刺及消融过程中易损伤周边及穿刺路径上的重要结构，如血管、胆管、胃肠道等；③因周边大血管"热沉效应"影响，单次消融范围难以达到预设值，易造成术后肿瘤残留或局部肿瘤进展。

尾状叶位于第一肝门与第二肝门之间，前方有门静脉、大胆管、肝动静脉，后方偏右有下腔静脉，位置特殊，因此经皮穿刺时进针方向可选择性较少，通常穿刺可以使用左侧入路和右侧入路。左侧入路适用于：①肿瘤位置偏左，左侧声窗良好，且无明显重要组织遮挡（胆管、大血管等）；②肝右叶切除术后，右侧无良好透声窗；③右侧入路因大血管或胆管遮挡无法安全穿刺。右侧入路适用于：①病灶位置偏右，靠近下腔静脉及肝静脉；②左侧难以清晰显示病灶，包括左肝偏小或左肝切除术后患者。有时为了更好地覆盖病灶范围，也可选择左右联合入路。在穿刺前应详细评估及制定安全的穿刺路径，避开大血管、大胆管及胃肠道，根据病灶位置与大小不同选取合适的穿刺路径。

为避免穿刺及消融过程中损伤周边及穿刺路径上的重要结构，消融可采用单束冷循环射频电极针。相对于集束电极针、伞形电极针或微波消融针，冷循环射频电极针具有尖端锋利，操作可控性强，穿刺针尖更易监视等优点，因此能更精准可控地避开穿刺路径上的脉管系统，准确到达目标病灶内，而且消融范围相对适中、规则，在保证消融完全的基础上对周围重要结构的热损伤风险较小。为减少"热沉效应"影响，在病灶紧邻大血管时，电极针尽可能穿刺到紧邻大血管的位置进行消融，从而降低局部肿瘤消融不全的概率。

【病例1】超声引导下尾状叶病灶消融。

患者男，53岁，因"发现乙肝20余年，超声发现肝尾状叶占位2周"入院，临床确诊肝尾状叶原发性肝癌，大小16mm×18mm，排除相关禁忌证后进行全麻下肝癌经皮射频消融术，术后随访40个月提示消融完全，未见局部肿瘤进展或复发。

（1）术前磁共振T2序列，病灶呈高信号（图4-1-213白箭头所指）。

（2）术前超声造影延迟期，病灶消退呈低增强（图4-1-214白箭头所指）。

（3）消融后即时超声造影，消融灶（图4-1-215黑箭头所指）完全覆盖原病灶区域。

（4）术后1个月增强CT延迟期，黑箭头所示为消融灶及消融针道，消融灶完全覆盖原病灶（图4-1-216），考虑消融完全。

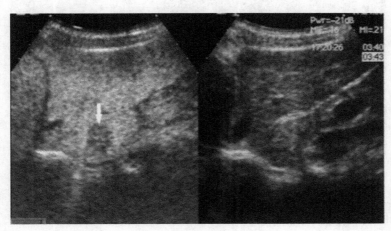

图4-1-213

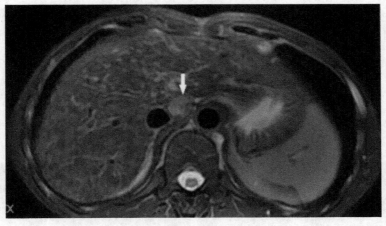

图4-1-214

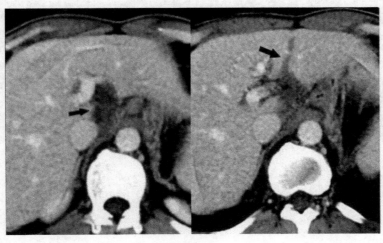

图4-1-215

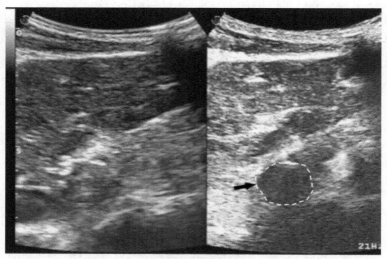

图 4-1-216

【病例2】 超声引导下尾状叶病灶消融。

患者女，59岁，因"发现结肠癌并肝内转移2周"入院，术前增强CT及超声造影提示肝S1、S4、S6可见三个转移瘤灶，大小分别为19mm×13mm（S1），21mm×18mm（S4），17mm×15mm（S6）。

（1）术前CT延迟期，肝尾状叶病灶强化消退呈低密度（图4-1-217黑箭头所示）。

（2）术中超声引导下经右侧入路穿刺消融肝尾状叶病灶（图4-1-218白箭头所示为射频电极针及病灶所在区域）。

（3）消融后即时超声造影，肝尾状叶消融灶（图4-1-219白箭头所示虚线区域）完全覆盖原病灶。

（4）术后1个月增强CT延迟期，消融灶完全覆盖原病灶区域（图4-1-220黑箭头所示为肝尾状叶消融灶及消融针道），考虑消融完全。

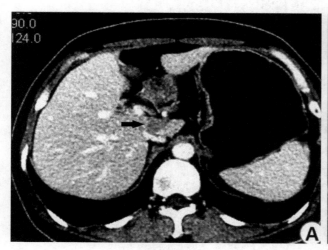

图 4-1-217

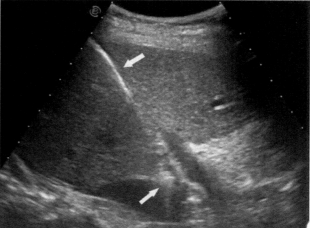

图 4-1-218

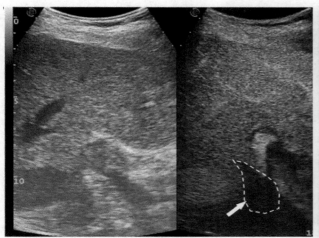
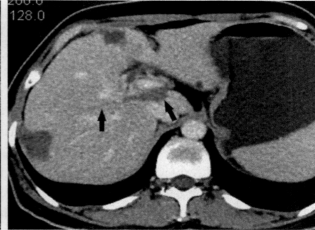

图 4-1-219　　　　　　　　　　　　　　　　　　图 4-1-220

【参考文献】

[1] Sakamoto Y, Nara S, Hata S, et al. Prognosis of patients undergoing hepatectomy for solitary hepatocellular carcinoma originating in the caudate lobe[J]. Surgery, 2011, 150(5): 959-967.

[2] 刘鹏, 牛文洋, 隋承军, 等. 手术切除治疗尾状叶肝细胞癌的病例对照研究[J]. 中华肝胆外科杂志, 2013, 19(1): 11-14.

[3] Yang J H, Gu J, Dong P, et al. Isolated complete caudate lobectomy for hepatic tumor of the anterior transhepatic approach: surgical approaches and perioperative outcomes[J]. World J Surg Oncol, 2013, 11: 197.

[4] 陈敏山, 李锦清, 梁惠宏, 等. 经皮射频消融与手术切除治疗小肝癌的疗效比较[J]. 中华医学杂志, 2005(2): 12-15.

[5] 董怡, 王文平. 多种影像学新技术评估肝癌射频消融术后疗效[J]. 中华超声影像学杂志, 2013, 22(10): 910-912.

[6] 李凯, 许尔蛟, 郑荣琴, 等. 融合成像超声造影术中即时评估肝癌射频消融疗效[J]. 中华超声影像学杂志, 2013, 22(7): 587-590.

[7] Guo W X, Sun J X, Cheng Y Q, et al. Percutaneous radiofrequency ablation versus partial hepatectomy for small centrally located hepatocellular carcinoma[J]. World J Surg, 2013, 37(3): 602-607.

[8] 中华医学会放射学分会介入学组. 经皮肝脏肿瘤射频消融治疗操作规范专家共识[J]. 中华放射学杂志, 2012, 46(7): 581-585.

[9] Kuo Y, Chung K, Hung C, et al. The impact of general anesthesia on radiofrequency ablation of hepatocellular carcinoma[J]. The Kaohsiung Journal of Medical Sciences, 2014, 30(11): 559-565.

[10] 严昆, 陈敏华, 张秀梅, 等. 超声造影指导射频消融治疗小肝癌的应用价值[J]. 中华超声影像学杂志, 2011, 20(1): 18-21.

[11] Philips P, Farmer R W, Scoggins C R, et al. Caudate lobe resections: a single-center experience and evaluation of factors predictive of outcomes[J]. World Journal of Surgical Oncology, 2013, 11(1): 220.

[12] Martínez-Mier G, Esquivel-Torres S, Calzada-Grijalva J F, et al. Hepatocarcinoma originado en el lóbulo caudado. Estrategia quirúrgica para su resección. A propósito de un caso[J]. Cirugía y Cirujanos, 2015, 83(1): 51-55.

[13] 庄博文, 谢晓燕, 林满霞, 等. 人工腹水辅助超声引导下经皮射频消融治疗肝癌的疗效及预后分析[J]. 中华超声影像学杂志, 2016, 25(9): 771-775.

[14] Mauri G, Porazzi E, Cova L, et al. Intraprocedural contrast-enhanced ultrasound(CEUS)in liver percutaneous radiofrequency ablation: clinical impact and health technology assessment[J]. Insights into Imaging, 2014, 5(2): 209-216.

（许尔蛟　贺需旗）

第十七节　大血管旁病灶消融策略

热消融时，消融针局部热量聚集使温度达到组织坏死温度从而起到原位灭活肿瘤的目的。肝内有大量的脉管系统，例如门静脉、肝静脉等，血管类的脉管系统里面有血液流动，流动的血液可以带走热消融产生的热量，因为实际消融范围小于预计范围，所以靠近大血管旁的肿瘤在消融时候容易出现残留，或者在随访过程中出现局部肿瘤进展。当然，这里所提及的大血管是指在消融过程中，无法被烧闭掉的血管。管径小的血管受热量或者消融产生的气泡影响，在消融过程中会出现闭塞。大的血管因为可以带走较多的热量，当消融针不位于血管腔内时，较难出现闭塞。当然，对于较小的血管，例如4级以上门静脉分支时，为了获得更大的消融范围，可以考虑人为闭塞血管。

对于靠近大血管的病灶，消融时需要注意以下事项：①在一级和二级以上分支门静脉旁的肿瘤，需要仔细判断病灶和大胆管的关系，如果肿瘤邻近大胆管，则消融时需要小心损伤大胆管；②排除了胆管因素外，为了减少术后残留及局部肿瘤进展，消融大血管旁病灶时可以采用将血管旁的肿瘤包括肝实质完全消融的方法，只留下血管。

【病例1】超声引导下大血管旁病灶消融后出现局部肿瘤进展（LTP）。

患者男，30岁，术前MRI及超声造影提示肝S5/8病灶，大小23 mm×19 mm，肝肿瘤经皮射频消融术后1个月复查MRI提示消融完全，随访11个月，MRI及超声造影提示提示S5/8消融灶近血管侧出现LTP。

（1）术前MRI增强扫描动脉期，S5/8病灶明显不均匀强化（图4-1-221中黑色箭头所指），靠近门静脉右前支分叉处（图4-1-221中白色箭头所指）。

（2）术后1个月MRI，消融灶（图4-1-222中黑色箭头所指）完全覆盖原病灶，考虑消融完全。

（3）随访11个月，超声造影提示S5/8消融灶（图4-1-223中白色三角处）近血管（白色箭头所指）侧出现LTP（白色+号处）。

（4）MRI亦提示S5/8消融灶（图4-1-224中黑色箭头所指）近血管（白色箭头所指）侧出现LTP（白色三角处）。

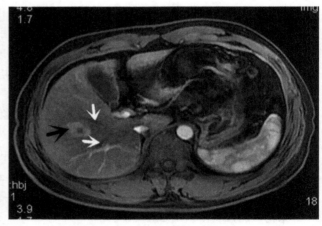

图4-1-221

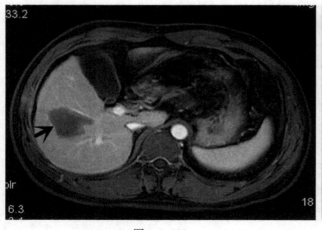

图4-1-222

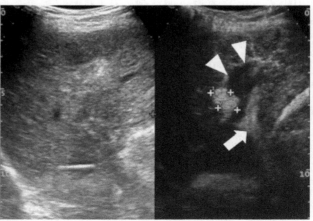

图4-1-223

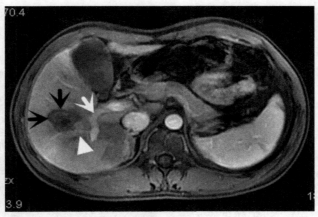

图 4-1-224

【病例2】超声引导下大血管旁病灶消融后未出现LTP。

患者女，47岁，术前MRI及超声造影提示肝S7原发性肝癌，大小22 mm×18 mm，肝肿瘤经皮射频消融术后随访48个月提示消融完全，未见局部肿瘤进展或复发。

（1）术前MRI及超声造影提示S7病灶（图4-1-225中白色三角处）近肝右静脉（图4-1-225中黑色箭头所指）及下腔静脉（图4-1-225中白色箭头所指）。

（2）术前超声造影亦提示S7病灶（图4-1-226中白色三角处）近肝右静脉（图4-1-226中黑色箭头所指）及下腔静脉（图4-1-226中白色箭头所指）。

（3）消融后即时超声造影，图4-1-227中白色三角所指为消融灶完全覆盖原病灶区域，黑色箭头所指为肝右静脉，白色箭头所指为下腔静脉。

（4）术后1个月增强MRI门脉期提示消融灶（图4-1-228中白色三角处）完全覆盖原病灶，考虑消融完全。图4-1-228中黑色箭头所指为肝右静脉，白色箭头所指为下腔静脉。

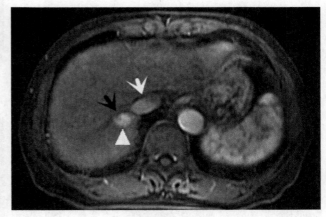

图 4-1-225

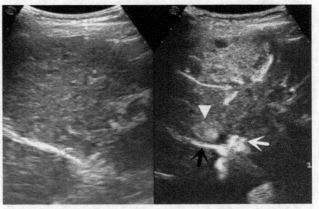

图 4-1-226

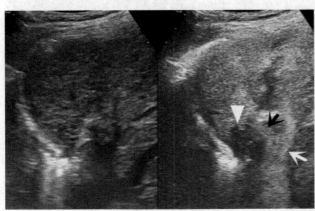

图 4-1-227

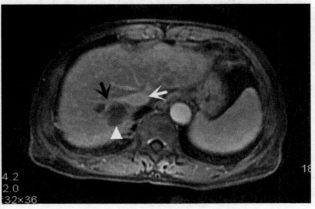

图 4-1-228

【病例3】超声引导下大血管旁病灶消融后出现局部复发。

患者男，MR提示S7段肿瘤复发，紧邻肝右静脉根部。

（1）MR提示S7近第二肝门位置病灶（图4-1-229）。

（2）超声提示肿瘤（星号处）紧邻肝右静脉（图4-1-230中箭头所示）。

（3）超声引导下将消融针穿刺到病灶邻近肝右静脉旁，并紧邻肝右静脉（图4-1-231中箭头所指为针尖位置）。

（4）启动消融针进行消融。对于邻近大血管的病灶，布针时需要紧邻大血管，将血管旁组织全部灭活（图4-1-232）。

（5）消融后一个月MR提示病灶消融完全（图4-1-233）。

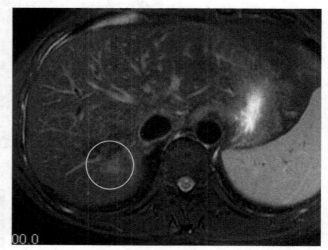

图4-1-229

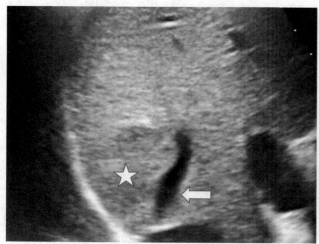

图4-1-230

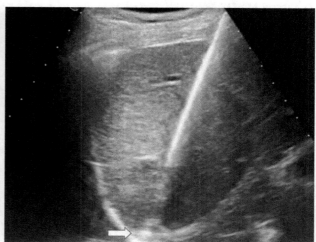

图4-1-231

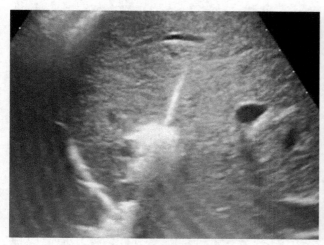

图4-1-232

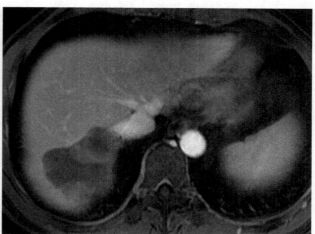

图4-1-233

【参考文献】

[1] 刘若冰. 超声引导下经皮微波消融治疗大血管旁小肝癌的疗效和安全性研究 [D]. 武汉：华中科技大学, 2016.

[2] 赵健, 畅智慧, 马羽佳, 等. 射频消融治疗肝内血管旁转移瘤24例 [J]. 世界华人消化杂志, 2012：615-618.

[3] 杜俊东, 刘荣, 焦华波, 等. 射频消融联合瘤体边缘无水乙醇注射治疗大血管旁肝癌的疗效分析 [J]. 中华肝脏病杂志, 2011, 19：352-355.

[4] Buscarini L, Lencioni R, Buscarini E, et al. Radiofrequency Thermal Ablation of Hepatocellular Carcinoma[J]. Lancet, 2011, 19：301-310.

[5] Wang W, Shi J, Xie W F. Transarterial chemoembolization in combination with percutaneous ablation therapy in unresectable hepatocellular carcinoma：a meta-analysis[J]. Liver Int, 2010, 30：741.

[6] Kwon J H. Is percutaneous ethanol injection therapy still effective for hepatocellular carcinoma in the era of radiofrequency ablation[J]. Gut & Liver, 2010, 1：105-112.

[7] Mahnken A H, Bruners P, Günther R W. Local ablative therapies in HCC：percutaneous ethanol injection and radiofrequency ablation[J]. Digest Dis, 2009, 27：148-156.

[8] Cheng B Q, Jia C Q, Liu C T, et al. Chemoembolization combined with radiofrequency ablation for patients with hepatocellular carcinoma larger than 3 cm：a randomized controlled trial[J]. Jama, 2008, 299：1669-1677.

[9] Thanos L, Mylona S, Galani P, et al. Overcoming the heat-sink phenomenon：successful radiofrequency thermal ablation of liver tumors in contact with blood vessels[J]. Diagnostic & Interventional Radiology, 2008, 14：51.

[10] Nakazawa T, Kokubu S, Shibuya A, et al. Radiofrequency ablation of hepatocellular carcinoma：correlation between local tumor progression after ablation and ablative margin[J]. Am J Roentgenol, 2007, 188：480.

[11] 赵明, 吴沛宏, 谢强, 等. 活体猪肝第一, 二肝门区的单极灌注式射频消融的安全性观察 [J]. 癌症, 2007, 26：1194-1198.

[12] 徐斌. 肝门部大血管旁肝组织射频灭活的实验研究 [D]. 杭州：浙江大学, 2005.

[13] 黄建生. 肝内大血管旁射频消融治疗的安全性和可靠性研究 [D]. 重庆：第三军医大学, 2004.

[14] Bachar G N, Greif F, Mor E, et al. Radiofrequency ablation for the management of liver tumors[J]. Israel Medical Association Journal Imaj, 2003, 5：496.

[15] Lu D S, Raman S S, Limanond P, et al. Influence of large peritumoral vessels on outcome of radiofrequency ablation of liver tumors[J]. J Vasc Interv Radiol, 2003, 14：1267-1274.

[16] Wiersinga W J, Jansen M C, Straatsburg I H, et al. Lesion progression with time and the effect of vascular occlusion following radiofrequency ablation of the liver[J]. Brit J Surg, 2003, 90：306-312.

[17] Shen P, Fleming S, Westcott C, et al. Laparoscopic radiofrequency ablation of the liver in proximity to major vasculature：effect of the Pringle maneuver[J]. J Surg Onocl, 2003, 83：36.

[18] Kurokohchi K, Watanabe S, Masaki T, et al. Combined use of percutaneous ethanol injection and radiofrequency ablation for the effective treatment of hepatocelluar carcinoma[J]. Int J Oncol, 2002, 21：841.

[19] 吴伯文, 潘泽亚, 吴孟超. 紧贴肝门大血管的肝癌手术并发症的防治 [J]. 中华肝胆外科杂志, 2001, 7：4-6.

[20] Livraghi T, Goldberg S N, Lazzaroni S, et al. Hepatocellular carcinoma：radio-frequency ablation of medium and large lesions[J]. Radiology, 2000, 214：761.

[21] Rossi S, Garbagnati F, De F I, et al. Relationship between the shape and size of radiofrequency induced thermal lesions and hepatic vascularization[J]. Tumori, 1999, 85：128-132.

[22] Murakami T, Shibata T, Ishida T, et al. Percutaneous microwave hepatic tumor coagulation with segmental hepatic blood flow occlusion in seven patients[J]. Am J Roentgenol, 1999, 172: 637-640.

[23] Patterson E J, Scudamore C H, Owen D A, et al. Radiofrequency ablation of porcine liver in vivo: effects of blood flow and treatment time on lesion size[J]. Ann Surg, 1998, 227: 559.

[24] Heisterkamp D J, Hillegersberg R V, Mulder PGH, et al. Importance of eliminating portal flow to produce large intrahepatic lesions with interstitial laser coagulation[J]. Brit J Surg, 1997, 84: 1245-1248.

[25] Yokoyama I, Tabuchi Y, Negita M, et al. Measurement of portal venous flow velocity with an implantable miniature Doppler probe in pig liver transplantation[J]. Transpl Int, 1997, 10: 116-120.

[26] Heaney J P, Stanton W K, Halbert D S, et al. An improved technic for vascular isolation of the liver: experimental study and case reports[J]. Ann Surg, 1966, 163: 237.

（李凯）

第十八节　热消融联合无水酒精消融

　　RFA联合PEIT治疗肝癌，超声引导下PEIT治疗小肝癌技术已较成熟。但酒精的渗透和弥散有限，对较大的肝癌，酒精在瘤内渗透和弥散不完全，致使部分肿瘤细胞逃脱无水酒精的杀灭作用。RFA联合PEIT治疗肝癌可明显提高RFA的治疗效果。有学者报道，RFA联合PEIT在离体实验和临床应用中都可以扩大消融范围。

　　RFA联合PEIT治疗肝癌明显提高治疗效果主要原因如下：

　　①RFA可以加热注入的无水乙醇，提高无水乙醇的治疗作用；

　　②PEIT使小血管栓塞，减少了血流引起的"热沉效应"；

　　③无水乙醇可以弥散到RFA的漏空部位及消融范围的外周，达到有效的凝固范围及足够的"安全边界"。对于直径＜5cm的肝癌，RFA热凝固可使85%～90%的癌细胞达到完全坏死，再联合无水酒精注射，容易达到完全消融。

　　此外，RFA联合PEIT还特别适合治疗位于肝门大血管旁、胆囊旁及邻近胃肠道的肿瘤。方法是对靠近重要部位的肿瘤区域注射无水酒精，而其余区域采用RFA，其优点是操作方便、创伤性小、准确性高、安全性好。

　　【病例】使用射频消融联合无水酒精消融紧邻胆囊病灶。

　　（1）肝内肝癌病灶邻近胆囊（图4-1-234中箭头所指）。

　　（2）射频消融配合无水酒精消融后，术后一个月MR提示病灶完全坏死，未损伤胆囊（图4-1-235）。

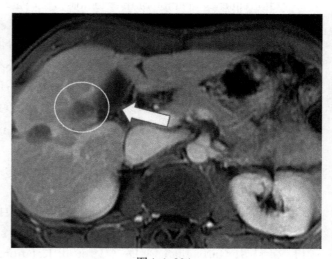

图4-1-234

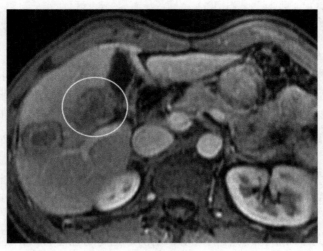

图4-1-235

【参考文献】

[1] Zheng J S, Long J, Sun B, et al. Transcatheter arterial chemoembolization combined with radiofrequency ablation can improve survival of patients with hepatocellular carcinoma with portal vein tumour thrombosis: extending the indication for ablation[J]. Clin Radiol, 2014, 69: e253.

[2] Lin J W, Lin C C, Chen W T, et al. Combining radiofrequency ablation and ethanol injection may achieve comparable long-term outcomes in larger hepatocellular carcinoma(3.1-4cm)and in high-risk locations[J]. Kaohsiung J Med Sci, 2014, 30: 396-401.

[3] Dong I C, Min W L, Rhim H, et al. Therapeutic efficacy and safety of percutaneous ethanol injection with or without combined radiofrequency ablation for hepatocellular carcinomas in high risk locations[J]. Korean J Radiol, 2013, 14: 240.

[4] Meng Q W, Yong L I, Bao-Shan H U, et al. Transcatheter arterial chemoembolization combined with radiofrequency ablation and percutaneous ethanol injection for large hepatocellular carcinoma: therapeutic evaluation and prognosis analysis[J]. Journal of Interventional Radiology, 2013.

[5] Ansari D, Andersson R. Radiofrequency ablation or percutaneous ethanol injection for the treatment of liver tumors[J]. World J Gastroentero, 2012, 18(10): 1003-1008.

[6] Zhou P, Liu X, Li R, et al. Percutaneous coagulation therapy of hepatocellular carcinoma by combining microwave coagulation therapy and ethanol injection[J]. Eur J Radiol, 2009, 71: 338-342.

[7] Wong S N, Lin C J, Lin C C, et al. Combined percutaneous radiofrequency ablation and ethanol injection for hepatocellular carcinoma in high-risk locations[J]. Am J Roentgenol, 2008, 190: W187.

（郭光辉　李凯）

第十九节　热消融联合TACE治疗肝肿瘤

RFA联合TACE治疗原发性肝癌具有以下优势：

①先期进行TACE治疗，阻断瘤内和瘤周动脉血供，减少血流，减少局部热量的散失，有助于肿瘤的热凝消融。

②采用碘化油进行肝动脉栓塞时，碘油的沉积增加了肿瘤的阻抗。同时，碘油是热的良好导体，RFA的热能效应也将最大程度杀灭碘油沉积区或其周边残存的肿瘤细胞。两者相互弥补，可大大缩短RFA的治疗时间，提高肝癌的完全坏死率，从而进一步提高肝癌的总体治疗效果，故TACE和RFA联

合治疗肝癌具有安全和增效的作用。

③先行TACE对于发现微小子灶具有重要价值，它可以发现B超、CT和MRI尚未发现的微小子灶，对治疗方法的选择提供有价值的依据。

④TACE在治疗主要肿瘤的同时，对子灶或肝内扩散的小病灶亦有较好的治疗作用。

采用RFA治疗主瘤后，TACE对残余的微小病灶具有补充治疗作用，因此目前学者主张在RFA后再次进行TACE治疗，具有增效作用。RFA与TACE治疗的间隔时间为1～2周，TACE造成肿瘤局部相对缺血，这样不仅可以防止肝癌细胞的扩散，而且能缩短RFA治疗时间，扩大组织凝固坏死范围。

【病例1】热消融联合TACE治疗肝肿瘤。肝癌病灶TACE术后部分存活，需要补充消融。

（1）TACE术前，肝内S7肿瘤病灶（图4-1-236）。

（2）病灶TACE术后，MR提示病灶部分坏死（图4-1-237）。

（3）TACE后超声造影提示病灶部分存活，动脉期仍可见高增强（图4-1-238）。

（4）双针射频消融（图4-1-239）。

（5）消融术中即时超声造影提示病灶消融完全（图4-1-240）。

（6）消融术后一个月CT提示病灶消融完全（图4-1-241）。

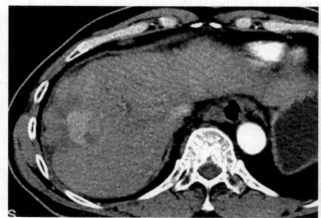

图4-1-236

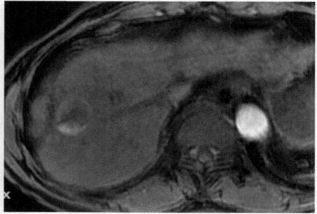

图4-1-237

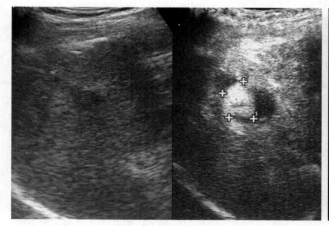

图4-1-238

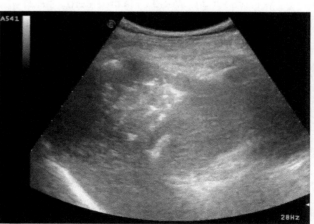

图4-1-239

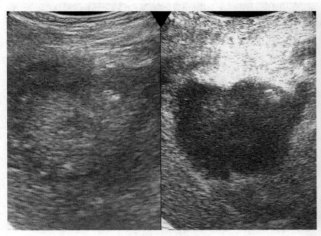

图 4-1-240

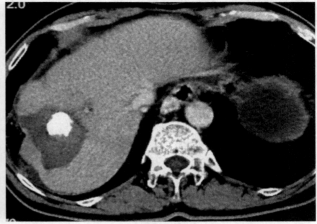

图 4-1-241

【病例2】热消融联合TACE治疗肝肿瘤。肝癌TACE术后病灶无明显坏死，使用消融治疗病灶。

（1）肝内S7肝癌病灶，TACE术前（图4-1-242）。

（2）病灶TACE术前，超声造影提示动脉期高增强（图4-1-243）。

（3）TACE术后，MR提示病灶缩小，但内部未见明显坏死（图4-1-244）。

（4）病灶TACE术后，超声造影提示动脉期高增强，内部未见明显无增强区（图4-1-245）。

（5）超声引导下消融（图4-1-246）。

（6）消融后超声造影提示病灶消融完全（图4-1-247）。

（7）术后一个月MR提示病灶消融完全（图4-1-248）。

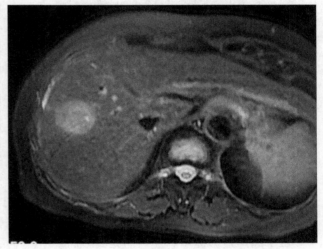

图 4-1-242

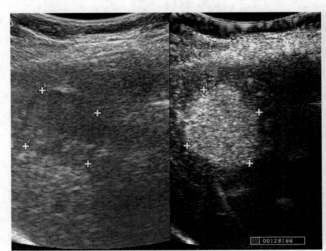

图 4-1-243

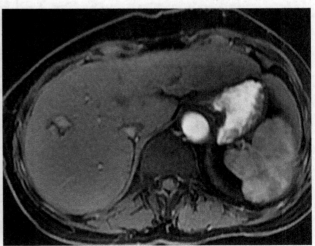

图 4-1-244

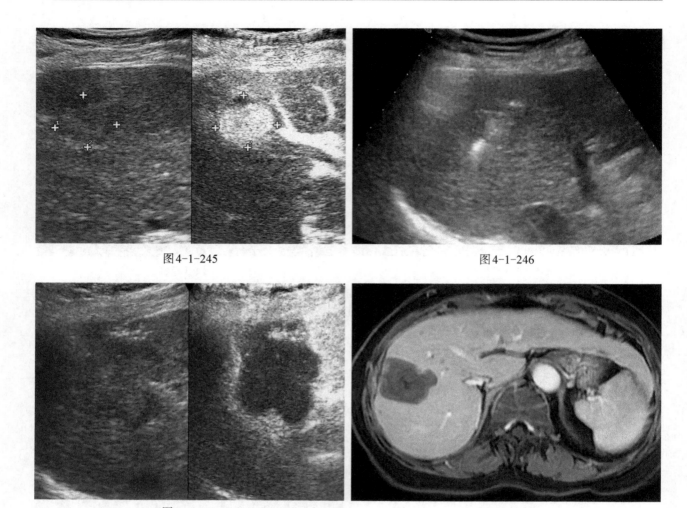

图 4-1-245

图 4-1-246

图 4-1-247

图 4-1-248

【病例3】热消融联合TACE治疗肝肿瘤。肝癌TACE术后MR提示完全坏死。

（1）MR提示病灶内未见增强，考虑完全坏死（图4-1-249）。

（2）超声造影提示病灶三期无造影剂灌注，考虑病灶完全坏死（图4-1-250）。

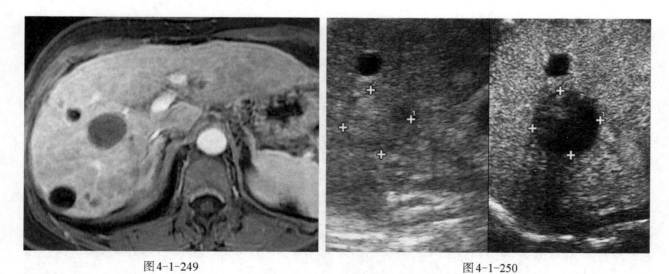

图 4-1-249

图 4-1-250

【病例4】热消融联合TACE治疗肝肿瘤。TACE术后，CT提示病灶完全坏死。

（1）CT各个序列提示病灶内碘油沉积致密（图4-1-251）。

（2）超声造影提示病灶内无造影剂灌注，病灶完全坏死（图4-1-252）。

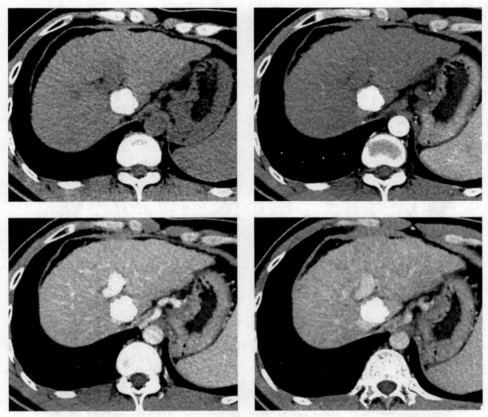

图 4-1-251

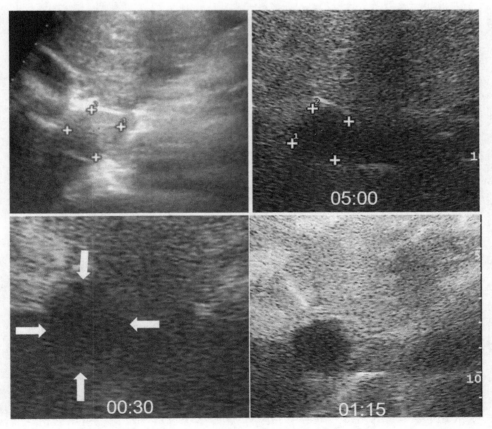

图 4-1-252

【**病例5**】热消融联合TACE治疗肝肿瘤。病灶TACE术后，CT提示病灶完全坏死，超声造影提示病灶部分存活。

（1）CT提示病灶内部碘油沉积致密（图4-1-253）。

（2）超声造影提示病灶内可见小片状灌注区，考虑病灶小部分存活（图4-1-254）。

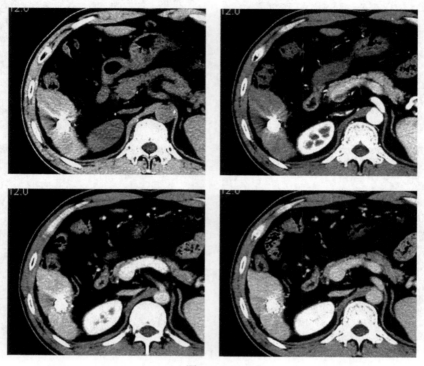

图4-1-253

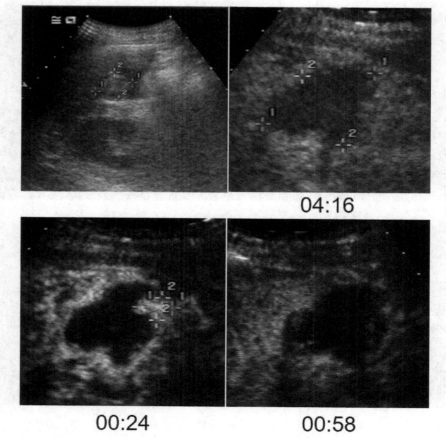

图4-1-254

【**病例6**】热消融联合TACE治疗肝肿瘤。病灶碘油沉积不完全，但CT及超声造影提示病灶完全坏死。

（1）肝内巨块型肝癌，多次TACE后，CT提示病灶内碘油沉积不全（图4-1-255）。

（2）超声造影提示病灶内三期无造影剂灌注，考虑完全坏死（图4-1-256）。

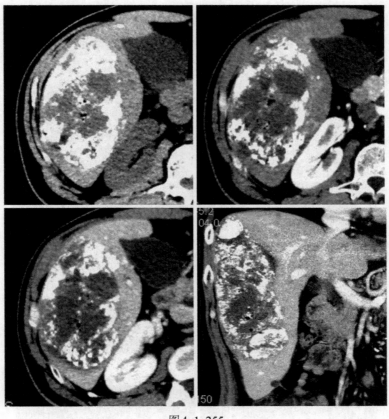

图4-1-255

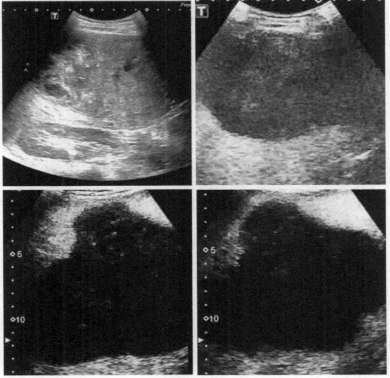

图4-1-256

【**病例7**】热消融联合TACE治疗肝肿瘤。病灶碘油沉积不完全，CT及超声造影提示病灶未完全坏死。

（1）肝内巨块型肝癌，多次TACE后，CT提示病灶内碘油沉积不全（图4-1-257）。

（2）超声造影提示病灶内有造影剂灌注，考虑未完全坏死（图4-1-258）。

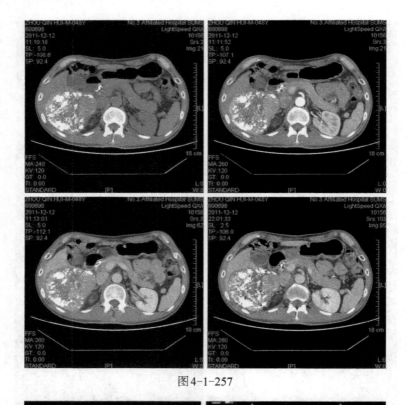

图4-1-257

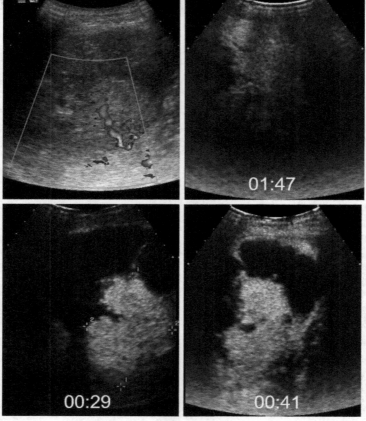

图4-1-258

【参考文献】

[1] Cao H，Xu Z，Long H，et al. Transcatheter arterial chemoembolization in combination with high-intensity focused ultrasound for unresectable hepatocellular carcinoma：a systematic review and meta-analysis of the chinese literature[J]. Ultrasound Med Biol，2011，37：1009.

[2] Kudo M. Radiofrequency ablation for hepatocellular carcinoma：updated review in 2010[J]. Onclogy-Basel，2010，78 Suppl 1：113.

[3] Minami Y，Kudo M. Radiofrequency ablation of hepatocellular carcinoma：current status[J]. World J Radiol，2010，2：417.

[4] Peng Z W，Chen M S，Liang H H，et al. A case-control study comparing percutaneous radiofrequency ablation alone or combined with transcatheter arterial chemoembolization for hepatocellular carcinoma[J]. Eur J Surg Oncol，2010，36：257-263.

[5] Kirikoshi H，Saito S，Yoneda M，et al. Outcome of transarterial chemoembolization monotherapy，and in combination with percutaneous ethanol injection，or radiofrequency ablation therapy for hepatocellular carcinoma[J]. Hepatol Res，2009，39：553-562.

[6] Lee M W，Kim Y J，Park S W，et al. Percutaneous radiofrequency ablation of small hepatocellular carcinoma invisible on both ultrasonography and unenhanced CT：a preliminary study of combined treatment with transarterial chemoembolisation[J]. Brit J Radiol，2009，82：908-915.

[7] Meng M B，Cui Y L，You L，et al. Transcatheter arterial chemoembolization in combination with radiotherapy for unresectable hepatocellular carcinoma：a systematic review and meta-analysis[J]. Radiother Oncol，2009，92：184.

[8] Choi J W，Park J Y，Ahn S H，et al. Efficacy and safety of transarterial chemoembolization in recurrent hepatocellular carcinoma after curative surgical resection[J]. Am J Clin Oncol，2009，32（6）：564.

[9] Liao G，Yu C M，Chan D，et al. Radiofrequency ablation after transarterial embolization as therapy for patients with unresectable hepatocellular carcinoma[J]. Eur J Surg Oncol，2008，34：61.

[10] Veltri A，Moretto P，Doriguzzi A，et al. Radiofrequency thermal ablation（RFA）after transarterial chemoembolization（TACE）as a combined therapy for unresectable non-early hepatocellular carcinoma（HCC）[J]. Eur Radiol，2006，16：661.

[11] Yamakado K，Nakatsuka A，Akeboshi M，et al. Combination therapy with radiofrequency ablation and transcatheter chemoembolization for the treatment of hepatocellular carcinoma：short-term recurrences and survival[J]. Oncol Rep，2004，11：105-109.

[12] Kitamoto M，Imagawa M，Yamada H，et al. Radiofrequency ablation in the treatment of small hepatocellular carcinomas：comparison of the radiofrequency effect with and without chemoembolization[J]. Am J Roentgenol，2003，181：997-1003.

[13] Yuen M F，Chan O O，Wong CY，et al. Transarterial chemoembolization for inoperable，early stage hepatocellular carcinoma in patients with Child-Pugh grade A and B：results of a comparative study in 96 Chinese patients[J]. Am J Gastroenterol，2003，98：1181-1185.

[14] Gasparini D，Sponza M，Marzio A，et al. Combined treatment，TACE and RF ablation，in HCC：preliminary results[J]. Radiol Med，2002，104：412-420.

[15] Bloomston M，Binitie O，Fraiji E，et al. Transcatheter arterial chemoembolization with or without radiofrequency ablation in the management of patients with advanced hepatic malignancy[J]. Am Surgeon，2002，68：827.

[16] Higashihara H，Okazaki M. Transcatheter arterial chemoembolization of hepatocellular carcinoma：a Japanese experience[J]. Hepato-Gastroenterol，2002，49：72.

［17］Liao C S，Yang K C，Yen M F，et al. Prognosis of small hepatocellular carcinoma treated by percutaneous ethanol injection and transcatheter arterial chemoembolization［J］. J Clin Epidemiol，2002，55：1095-1104.

附录1

原发性肝癌的放射介入治疗

原发性肝癌（primary liver cancer，PLC）是我国常见恶性肿瘤之一，90%以上为肝细胞癌（hepatocellular carcinoma，HCC），其肿瘤发病率男性为第三位，女性为第四位。外科手术切除仍然是其最重要的治疗方法，但其起病隐匿，确诊时大多已属晚期，加之多合并肝硬化致肝功能较差而失去手术机会，手术切除率较低，且术后复发率较高。因此，绝大多数患者需非手术治疗。已经证明，全身化疗对肝癌的疗效是不能令人满意的，在目前有肯定疗效的非手术疗法中，首选介入治疗。目前常用的介入技术包括经导管肝动脉化疗药物灌注（transcatheter arterial infusion，TAI）、药盒留置导管系统（port-catheter system，PCS）、经导管肝动脉化疗栓塞（transcatheter arterial chemoembolization，TACE）、经皮无水乙醇注射（percutaneous ethanol injection，PEI）、射频消融技术（RF）等。

第一节　经肝动脉化疗及栓塞治疗肝癌

经导管肝动脉化疗及栓塞治疗通常用于不能手术切除的肝癌，是目前最常用的一种非外科手术方法。

一、治疗方法

（一）经导管肝动脉灌注化疗

经导管肝动脉灌注化疗，常简称为TAI（transcatheter arterial infusion）或HAI（hepatic arterial infusion）。此法与全身化疗相比，具有如下优点：

（1）局部肿瘤组织浓度明显提高，全身体循环浓度明显降低。以下是一些药物增加肝脏局部药物浓度的估计值：5-氟尿嘧啶（5-FU）增加5～10倍，氟尿嘧啶脱氧核苷（FUDR）增加100～400倍，丝裂霉素（MMC）增加6～10倍，顺铂（CDDP）增加4～7倍，阿霉素（ADM）增加2倍。

（2）全身不良反应明显降低，但局部脏器不良反应相对较重。

（3）化疗药物剂量可以大大提高。

（4）疗效明显提高，如ADM、5-FU局部灌注的疗效分别为全身用药的2.10倍和22.67倍。

（二）经导管肝动脉栓塞术

经导管肝动脉栓塞术，常简称为TAE（transcatheter arterial embolization）或HAE（hepatic arterial embolization）。此法原理是阻断或减少肿瘤供血，使肿瘤凝固、坏死、缩小以至消灭，而正常肝组织得到保护。此外，有的栓塞剂还同时具有化学治疗、放射治疗等作用，因而除了阻断血供外还能直接杀伤肿瘤。目前，实际上常联合应用TAI和TAE，称为经导管肝动脉化疗栓塞术（transcatheter arterial chemoembolization），简称TACE。TACE较TAI疗效好，但因阻断了肝动脉血液供应，故对肝功能有一定影响，所以应严格掌握适应证和禁忌证。

（三）经导管药盒系统灌注化疗

经导管药盒系统灌注化疗，常简称为PCS（port catheter system）或DDS（drug delivery system）。实际上该种方法是TAI的改进，TAI是一次大剂量冲击化疗后，即行拔管，隔一定时间（1～2个月）再行插管，给予多次重复治疗。而PCS是一次插管并埋置药盒导管系统，建立起动脉化疗的给药通道，为以后化疗提供方便。该法的另一优点是，可借助PCS的便利通道，采取不同的给药方式（间断化疗或持续化疗），满足肿瘤化疗对抗癌药物浓度和接触时间的依赖性。该法对转移性肝肿瘤有较好的治疗效果，对不能作栓塞治疗的患者可采取经PCS灌注化疗，根据患者情况设计不同的化疗方案。

二、适应证和禁忌证

（一）肝动脉化疗栓塞的适应证

（1）原发性肝癌或转移性肝肿瘤不能手术切除者。

（2）作为手术切除前的前期疗法，可使肿瘤体积缩小，便于肿瘤切除。

（3）肝肿瘤切除不彻底或术后复发者。

（4）控制出血、减少疼痛。

（二）肝动脉化疗栓塞的禁忌证

（1）严重的肝肾功能不全或严重黄疸、重度腹水。

（2）肿瘤病变已超过整个肝脏的4/5。

（3）门静脉主干完全阻塞，且侧支循环没有建立。

（4）较粗的肝动脉-肝静脉分流，栓塞剂可进入体循环，引起肝脏以外的器官栓塞和坏死。

（5）全身广泛转移。

（6）终末期患者。

但门静脉主干完全阻塞者现也不认为是绝对禁忌证，具有门静脉侧支形成者仍可进行TACE。对于较粗的肝动脉-肝静脉分流或肝动脉-静脉分流者，可考虑先用弹簧圈、明胶海绵颗粒、无水酒精等栓塞剂进行分流道瘘口栓塞，再进行肿瘤供血动脉TACE。

（三）肝动脉灌注化疗的适应证与禁忌证

肝动脉灌注化疗的适应证与肝动脉化疗栓塞相同，但无绝对禁忌证。

三、术前准备

1.器材准备

（1）所用材料：穿刺针，血管鞘，导管（如RH管、Yashiro管等），超滑导丝（如黑泥鳅、白泥鳅等），微导管（如SP、MF等）；置入药盒系统者需要准备药盒套装。

（2）药品：利多卡因，化疗药，碘化油，造影剂等。

2.病人准备

（1）术前各项常规检查、肝肾功能、凝血功能检查。

（2）腹部CT检查：了解病灶大小、位置、周围侵犯及血供情况，有无瘤栓或周围其他脏器累及。

（3）碘剂过敏试验。

四、具体操作步骤

（一）肝动脉化疗栓塞

1.肝动脉化疗栓塞的主要操作方法

（1）穿刺入路：目前较常采用Seldinger技术穿刺股动脉入路。对股动脉穿刺困难者，采取肱动脉或桡动脉穿刺入路。

（2）穿刺成功后，经引导导丝置入导管鞘。经导管鞘引入导管，进行肝动脉造影，一般应首先进行腹腔动脉造影，了解肝动脉解剖变异、供血状况及有无肝动脉-静脉分流。对变异供血者，应进行肠系膜上动脉造影、胃左动脉造影等。

（3）明确肿瘤供血后，尽可能超选择性插管，对每支供血血管进行栓塞治疗。对肿瘤较小者，应进行节段性栓塞治疗。对肝动脉-静脉分流者，应超选择性插管进行漏口闭塞治疗。

（4）导管到位后，先灌注化疗药，再进行化疗药-碘化油乳剂栓塞治疗。碘油用量及栓塞范围应根据肿瘤大小及病人肝功能情况确定，如肿瘤过大可分次分段栓塞。

（5）化疗药-碘化油乳剂栓塞治疗后，应追加明胶海绵颗粒近端栓塞治疗，栓塞后肝动脉造影明确栓塞程度。

（6）操作完毕撤出导管及血管鞘，穿刺点近端压迫股动脉5～10 min止血，无菌辅料覆盖伤口，加压包扎。

2.肝动脉化疗栓塞的病例介绍

【病例1】结节型肝癌，富血供型。

（1）腹腔动脉造影，可见肝右动脉分支对肿瘤供血，肿瘤染色完整（图4-1-259）。

（2）超选择性插管，并使用微导管，至肿瘤供血动脉处进行栓塞，图4-1-260中箭头所指为微导管头端，可见碘油化疗药混合乳剂进入肿瘤。

（3）栓塞完毕后造影复查，可见碘油沉积良好，未见残留肿瘤染色（图4-1-261）。

（4）栓塞完毕后平片可见碘油沉积良好，肿瘤形态完整（图4-1-262）。

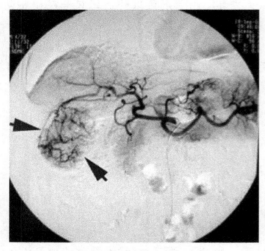
图4-1-259

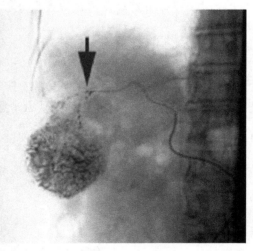
图4-1-260

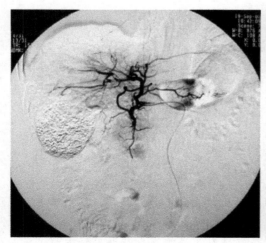
图4-1-261

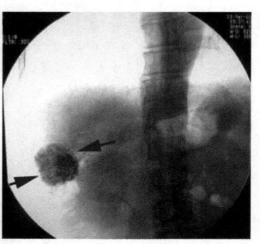
图4-1-262

【病例2】左内叶肝癌，富血供型。

（1）术前CT增强扫描肝动脉期显示肿瘤供血丰富（如图4-1-263箭头所指））。

（2）CT门静脉期显示肿瘤呈低密度（如图4-1-264箭头所示）。

（3）肝动脉造影显示肿瘤位于左内叶，由肝动脉左支供血（如图4-1-265箭头所指）。

（4）用微导管进一步超选择性插管到肝左动脉肿瘤供血动脉内，造影见肿瘤供血丰富（图4-1-266）。

（5）进行肝肿瘤节段性栓塞治疗，栓塞后造影见肿瘤内碘油填塞完整（如图4-1-267箭头所指），供血动脉阻断。

（6）术后1个月CT复查见肿瘤内碘油沉积满意（图4-1-268）。

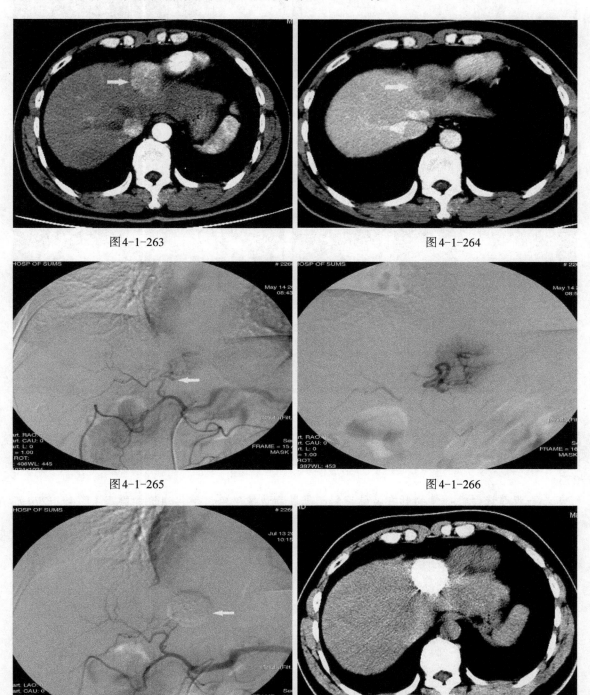

图4-1-263

图4-1-264

图4-1-265

图4-1-266

图4-1-267

图4-1-268

【病例3】弥漫型肝癌，肿瘤在右叶内弥漫生长，无假包膜及明显边界。

（1）肝动脉造影见肝肿瘤弥漫分布于肝右叶（图4-1-269）。

（2）栓塞后可见肿瘤内碘油沉积（图4-1-270）。

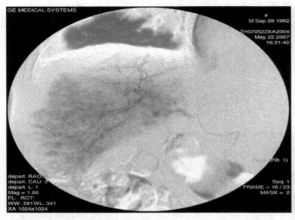 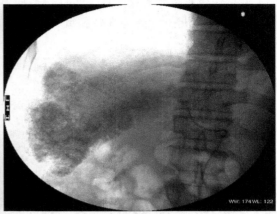

图4-1-269 图4-1-270

【病例4】肝左外叶巨块型肝癌。

（1）TACE治疗，见碘油沉积密实，肿瘤显影完整，边界清楚（图4-1-271）。

（2）CT复查，可见碘油沉积密实，无残存肿瘤灶（图4-1-272）。

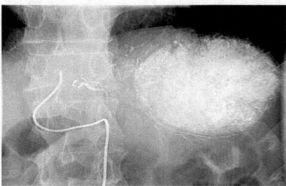 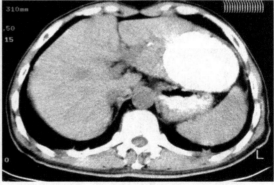

图4-1-271 图4-1-272

【病例5】肝右叶巨块型肝癌，多支动脉供血，已进行第1次TACE治疗，拟进行第2次TACE治疗。

（1）腹腔动脉造影，可见原肿瘤内碘油沉积良好，肿瘤边界清楚，肝动脉对肿瘤边缘有供血（图4-1-273）。

（2）进一步超选择性插管到肝右动脉造影，见肿瘤边缘染色，碘化油追加栓塞（图4-1-274）。

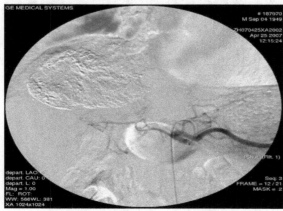 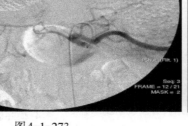 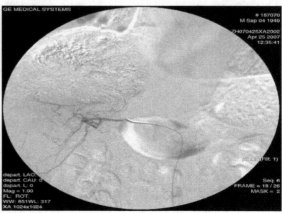

图4-1-273 图4-1-274

（3）内乳动脉对肿瘤供血，并进行超选择性插管栓塞治疗（图4-1-275）。

（4）右膈下动脉对肿瘤供血，进行栓塞治疗（图4-1-276）。

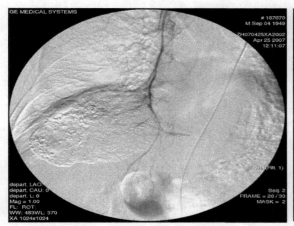

图4-1-275　　　　　　　　　　　　　　　　图4-1-276

（二）经导管药盒系统（PCS）的植入方法

1. PCS的主要操作方法

（1）常规采取经左锁骨下动脉穿刺入路，药盒埋置于左锁骨下方。也可采取股动脉穿刺入路，药盒置于腹股沟下方。穿刺成功后，经穿刺针引入导丝，经导丝引入5.0 F导管，进行肝动脉造影。

（2）明确肝动脉变异、肿瘤血供、有无动静脉瘘等情况。确定药盒导管端在肝动脉的位置。

（3）经造影管放置超长导丝在肝动脉内，退出造影导管，置换药盒导管，并固定药盒导管于穿刺点皮肤。对需要栓塞者，在埋置药盒导管前，进行肝动脉栓塞治疗。

（4）在穿刺点下方2～3 cm处局部浸润麻醉后，进行3～4 cm切口，钝性分离皮下组织，制造药盒埋置皮囊。

（5）用隧道针将药盒导管从皮下穿出至皮囊切口，透视确定导管在肝动脉内位置，剪掉多余部分，将药盒与导管连接、固定，埋置药盒于皮囊内。

（6）再次检查药盒系统通畅性及有无渗漏，一切正常后缝合切口，无菌敷料覆盖包扎，结束手术。

2. PCS植入方法的病例介绍

【病例6】PCS植入术。

（1）药盒导管埋于胃十二指肠动脉内（易于导管固定，以防移位），距导管头端约5 cm处剪一侧孔，造影可见造影剂从该侧孔进入肝固有动脉（图4-1-277箭头所指），以利于经导管肝固有动脉化疗。

（2）药盒埋于左侧锁骨下皮下，所连导管经左侧锁骨下动脉进入到肝动脉（图4-1-278）。

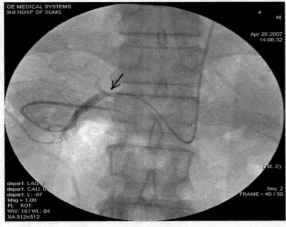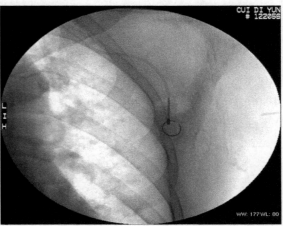

图4-1-277　　　　　　　　　　　　　　　　图4-1-278

五、并发症及处理

1. TACE并发症及处理

（1）术中并发症：疼痛、血压波动等，应及时予以对症处理；血管痉挛，可给予异搏定，稀释后经导管缓慢注入。

（2）术后并发症：

①栓塞后综合征。主要表现为恶心、呕吐、发热、肝区疼痛、呃逆、转氨酶升高，黄疸加升等，一般1周内恢复正常。

②胃十二指肠病变。主要原因为化疗药进入或反流至胃十二指肠动脉，应激性反应也可能是其原因。

③胆囊炎。发病率极高，胆囊梗死坏死者需要急诊作外科胆囊切除术。主要原因为化疗药物或栓塞剂进入胆囊动脉。

④食道胃底静脉曲张破裂出血。主要原因为术后恶心、呕吐可能进一步加重门静脉高压或化疗药对胃肠道的刺激。

⑤急性胰腺炎。较少见，一般1周多可恢复正常。

⑥其他少见的并发症有肝脓肿、腹水、胸腔积液等。个别引起肝功能衰竭而死亡。脾、胰腺、肾、肺等器官移位栓塞是严重并发症，发生率极低。

2. PCS并发症及处理

（1）术中并发症：气胸。多由左锁骨下动脉穿刺时损伤左侧胸膜所引起。少量气胸可自行吸收，大量气胸时需进行抽气或闭式引流。

（2）术后并发症：

①皮囊下感染或积脓。要避免此并发症，除操作时加强无菌观念之外，皮囊的彻底止血也十分关键。一旦发生，除行抗菌治疗外，需打开切口及时引流，待感染控制后再进行二期缝合。

②皮囊内渗血。一般来讲术后较大量地渗血是由于术中皮囊止血不彻底或药盒与导管连接不紧密造成连接处出血。避免此类并发症，手术时需特别注意以上两步。一旦发生，需打开皮囊，检查是何种原因引起的出血，并及时处理。

③药盒堵塞。多由导管内血栓形成引起。手术结束时以及每次药盒注药后均需用肝素盐水冲洗药盒及导管。

④肝动脉闭塞。药盒导管保留在肝右或肝左动脉内，经长时间使用，由于导管刺激及化疗药物影响，造成动脉闭塞。有日本学者将药盒导管距头端4～5cm处剪一侧孔，将导管头端植入胃十二指肠动脉内，使侧孔位于肝固有动脉开口处，由于头端至侧孔处可流入血液而形成血栓，使药物基本从侧孔经入肝固有动脉，一定程度上减少了此并发症的发生。

六、操作注意事项及治疗方案

1. 肝动脉灌注化疗

首先作肝动脉造影明确肿瘤的位置、数目、血供及血管解剖情况。将导管超选择性插管到肿瘤供血动脉内，尽量超过胃十二指肠动脉和胆囊动脉，以减少胃肠道反应和对胆囊的损伤。常用的化疗药：5-FU 1000～1500mg，CDDP 60～100mg，卡铂400～500mg，ADM 40～60mg，表阿霉素（EADM）60～80mg，MMC 12～20mg等。常用的化疗方案多用三联用药，如5-FU加CDDP/卡铂加ADM/EADM，或用MMC代替ADM/EADM。如患者情况较差，则应减少剂量。

灌注化疗可采取一次插管大剂量冲击化疗（TAI）或PCS灌注术。前者不必留管，但药物剂量大，胃肠道反应较重，下次治疗还需再次插管。PCS灌注术是经皮经左锁骨下动脉或股动脉植入药盒导管系统，将药盒埋置于皮下，导管端置于靶血管内（肝固有动脉或肝总动脉）。术后可根据患者肝功能情况及药物特性，采取不同的给药方式。一般对于肝功能较差者，可考虑间断性小剂量化疗；对于肝功能较好者或转移性肝肿瘤者可采取持续性灌注化疗。现有一种持续性释放药物的药囊，可直接与药盒连接，便于患者携带，保证给药的连续性和方便患者。PCS最大的不足是只能进行一支供血动脉化疗，对多支供血或侧支供血者需要作其他支栓塞后再植入PCS。PCS术后可能发生导管移位，发现移位者需要取出药盒重新调整导管端位置。术后靶血管狭窄或闭塞多由长期化疗或导管植入过深引起，此种情况需要停止化疗，取出药盒。

2. 肝动脉化疗栓塞

栓塞治疗建议作超选择性插管，尽量使导管端达到肿瘤供血动脉内，避免栓塞剂进入非肿瘤供血动脉。通常先灌注化疗药，再注入栓塞剂，栓塞剂常用碘化油与化疗药混合，乳化成乳剂后再作栓塞，栓塞完毕后，再加用明胶海绵作近端栓塞。肝动脉栓塞方法较多，栓塞剂也较多，如栓塞剂有使用含化疗药的微球、碘化油与无水乙醇的混合物等。对于较局限的肿瘤力求做到肝动脉节段栓塞治疗，可明显提高肿瘤的治疗效果。一般间断1~2个月或几个月重复治疗是必要的，可填充残存的肿瘤或碘化油排空的区域，以减少肿瘤复发的可能性。

七、肝癌伴随疾病和合并症的介入治疗

肝癌由于本身肝脏疾病或肿瘤影响，常有一些伴随疾病和合并证需要介入处理，主要有以下几种。

（一）门静脉高压症

1. 肝癌常合并门静脉高压症

门静脉高压形成原因可能为肝硬化本身引起，另一原因为肝癌合并近端肝动脉-门静脉分流，多由肝癌侵犯门静脉引起。对于后者可直接栓塞分流道瘘口，可达到明显降低门静脉压力的效果，栓塞分流道后再进行肿瘤栓塞。对于前者，如肿瘤不在穿刺道上可考虑进行TIPS，或经皮肝穿（脾穿）食道胃底静脉曲张栓塞术，对于单纯食道静脉曲张患者可考虑进行食道曲张静脉套扎术；部分性脾栓塞术也可降轻门脉高压。

2. 肝癌合并门静脉高压症介入治疗病例介绍

【病例7】肝癌患者，因食道、胃底静脉曲张上消化道大出血。

（1）经皮脾穿刺入路，门静脉造影显示门静脉通畅，胃左静脉和胃后静脉显影（图4-1-279）。

（2）超选择胃左静脉插管，造影见食道下段、胃底静脉曲张明显，并用组织胶与碘油混合后进行栓塞（图4-1-280）。

（3）超选择胃后静脉插管，造影见静脉曲张明显，用组织胶与碘油混合后进行栓塞（图4-1-281）。

（4）上述2支静脉曲张供血血管栓塞后门静脉造影，见供血静脉阻断，曲张静脉团内碘油填塞（图4-1-282）。

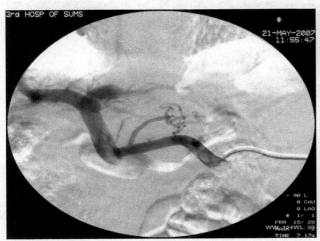

图4-1-279

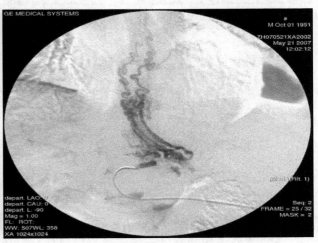

图4-1-280

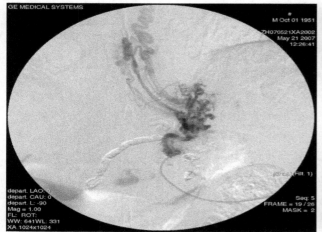

图4-1-281　　　　　　　　　　　　　　　　　　　　图4-1-282

【病例8】肝癌患者，合并肝动脉-门静脉分流引起上消化道出血，需要栓塞瘘口以减低门静脉压力。

（1）如图4-1-283所示，肝动脉造影见门静脉在肝动脉期很快显影（白箭头处），提示肝动脉-门静脉分流，可见分流瘘口（黑箭头处）。

（2）应用无水酒精栓塞瘘口，再次肝动脉造影见肝动脉-门静脉分流消失，门静脉未显影，瘘口栓塞后再进行肿瘤供血动脉的栓塞治疗（图4-1-284）。

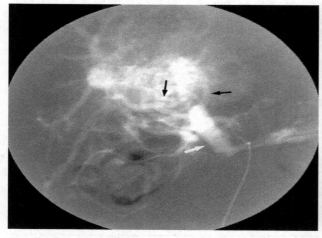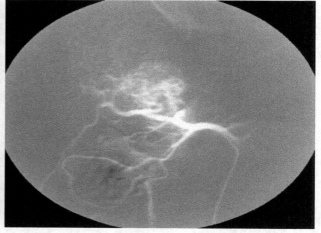

图4-1-283　　　　　　　　　　　　　　　　　　　　图4-1-284

（二）脾功能亢进

脾功能亢进是肝癌常见的伴随病变，对这类患者应在TACE治疗的同时进行部分性脾栓塞术，以减轻门静脉高压、缓解脾功能亢进症状。

（三）肝癌伴门静脉癌栓

1.肝癌门静脉主干癌栓过去一直是TAE/TACE的禁忌证，但多年来临床实践证明此类患者也能耐受适度的栓塞治疗并有一定的疗效。其原因为：

①门静脉癌栓形成时已合并有大量门静脉侧支形成；

②大多数主干癌栓并未完全阻塞门静脉。因此，绝大多数门静脉主干癌栓者，其肝脏的门静脉血供仍然存在，只是不同程度地减少，这类患者仍可耐受适度的栓塞治疗。此外，癌栓本身也是由肝动

脉供血，TAE/TACE除可控制肿瘤外，对癌栓也有治疗作用。对于因癌栓引起的近端肝动脉-门静脉分流者，可直接栓塞分流道瘘口，再进行肿瘤栓塞。

2. 肝癌伴门静脉癌栓介入治疗病例介绍

【病例9】门静脉癌栓经肝动脉治疗后癌栓内碘油沉积。

（1）TACE术前MR示门脉内癌栓（图4-1-285箭头指向处）。

（2）经一次TACE术后，CT平扫可见门脉癌栓内碘油沉积（图4-1-286箭头指向处）。

（3）CT增强门脉期显示碘化油位于门静脉癌栓内（图4-1-287箭头指向处）。

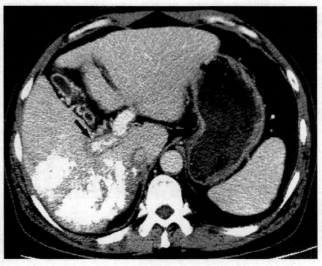

图4-1-285

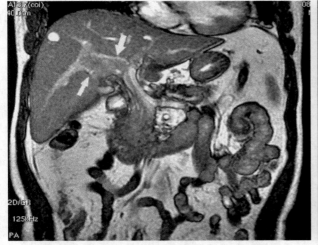
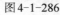

图4-1-286

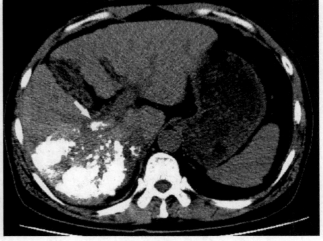

图4-1-287

（四）肝癌压迫胆管引起梗阻性黄疸

1. 肝癌位于肝门区时常可引起梗阻性黄疸。

此类患者胆管梗阻部位较高，经皮穿刺肝胆管引流术（PTCD）常难以有效缓解黄疸，故应在PTCD有效引流胆汁后，对引起胆管梗阻的肿瘤进行治疗。通常肝细胞癌作TACE后能达到抑制肿瘤生长、缩小肿瘤、复通胆管的目的，但胆管细胞癌TACE多无明显效果。因此，一般主张对于梗阻性黄疸先进行PTCD，使胆汁有效引流，黄疸消退，肝功能好转后才进行TACE治疗，一般约需2周时间。对于TACE后梗阻性黄疸仍需PTCD者，可考虑放置内涵管或胆道支架。

2. 肝癌压迫胆管介入治疗病例介绍

【病例10】肝门部肿瘤并梗阻性黄疸患者，肿瘤压迫左右肝管主干及汇合处。

（1）CT增强可见肝内胆管扩张明显（图4-1-288）。

（2）经剑突下穿刺左肝管入路，经左肝管放置引流管到右肝管进行外引流（图4-1-289）。

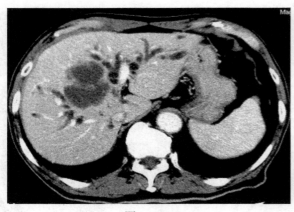

图4-1-288 图4-1-289

（五）肝癌肺转移

肺转移是中、晚期肝癌常见的合并症。应在治疗原发灶的基础上，对肺转移灶进行治疗。目前主要采用支气管动脉大剂量化疗，也有用肺动脉灌注化疗。

八、疗效评价和预后影响因素

（一）疗效评价

原发性肝癌中、晚期未治疗者，其中位生存期为2～6个月，尽管手术切除是较好的方法，但真正能够切除的很少。此外，手术切除后复发率相当高，超过2/3的随访病人6个月至1年复发。因此，介入治疗是肝癌的主要治疗方法。介入术后疗效观察包括甲胎蛋白变化、影像学检查以及其他各项临床和实验室检查。碘化油的优点之一是易于平片或CT作随访观察。肿瘤/碘油不断缩小、密实表示肿瘤缩小和坏死，如某处碘油消散、缺失提示肿瘤复发。对碘油缺失、排空者需要再次治疗。国内报告中、晚期肝癌介入术后1年生存率62%～81%，2年生存率24.4%～47.0%，3年生存率12.4%～34.6%，有报告显示5年和7年生存率分别达到16.2%、9.4%。如果以早、中期病人为治疗对象，其疗效将会大大提高。

（二）中、晚期肝癌介入治疗病例

【病例11】巨块型肝癌，一至三次介入术后。

（1）第一次TACE术后，见肿瘤内碘油沉积不满意，边界清楚，中间有坏死（图4-1-290）。

（2）第二次TACE术后，见肿瘤内碘油明显增多，肿瘤缩小明显（图4-1-291）。

（3）第三次TACE术后，肿瘤进一步缩小，边缘碘油沉积差，进行经皮肝穿无水乙醇注射治疗（图4-1-292）。

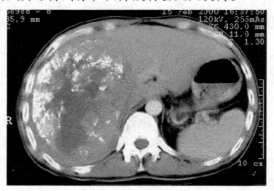

图4-1-290

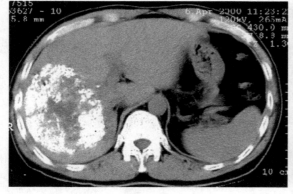

图4-1-291

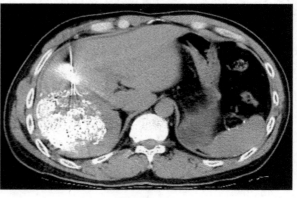

图4-1-292

（三）影响预后的因素

影响肝癌介入治疗预后的因素很多，主要有肿瘤类型、临床分期、治疗方法、患者一般状况及门静脉癌栓等。

（1）肿瘤类型。

①肿瘤细胞类型与血供，即富血管及多血管肿瘤比少血管肿瘤预后好，肝细胞癌多属前者，胆管细胞癌则多为后者，故前者预后相对较好；

②肿瘤边界及包膜，即界限清有包膜者疗效好；

③肿瘤＜5cm者疗效较好；

④肿瘤范围，即局限者较好；

⑤有明显肝动脉-门静脉分流者较差。

（2）临床分期：有淋巴结转移及远处转移者预后较差，对转移病灶采取积极治疗（包括介入治疗、放射治疗、外科手术）者预后比放弃治疗者好。

（3）治疗方法。

①介入治疗：TACE比TAI好，多种方法联合应用较好；

②肿瘤内碘化油充填越好者预后越好；

③治疗间隔适当延长者好；

④采用适当综合治疗者预后较好。

（4）患者一般状况。

①肝脏基础：Child A级较B级好，更好于C级；

②伴随病变：有严重伴随病变者预后较差；

③年龄：年长者较年轻者预后好，60岁以上患者常有较好效果；

④心理因素：性格开朗、意志坚强者预后好；

⑤全身状况较好者：预后较好。

（5）门静脉癌栓：门静脉主干癌栓疗效较差，分支疗效好于主干者，治疗者疗效好于不治疗者。

第二节　经皮无水酒精注射治疗与介入栓塞的联合应用

1983年Sugiura等首先将无水乙醇经皮注入（PEI）肝癌内来治疗小病灶肝癌，1991年日本横滨大学医学院首先把PEI技术应用于经TACE后的大肝癌残余癌灶的治疗上，取得良好疗效。Kanaka等通过病理检查，发现>3cm的肝癌内常有纤维组织隔，将肿瘤分为多房，妨碍了无水乙醇在肿瘤内的弥散。他还发现，TACE后癌灶实质性组织大量坏死，间隔亦被破坏，这种变化有利PEI时注入的无水乙醇在肿瘤内弥散。伴随肿瘤坏死，供血动脉大部闭塞，既避免了无水乙醇大量进入循环系统，又令其不易吸收而延长作用时间。此外，TACE后形成的包膜局限了无水乙醇的流动，避免了对非癌肝组织的损伤。由此可见，TACE对大肝癌是有效的治疗方法，在肿瘤供血动脉闭塞后，利用PEI针对残存癌灶治疗则是有效的补充治疗方法。

一、适应证与禁忌证

1.适应证

对于乏血供的肿瘤，尤其是对较小的单个或数目有限的病灶。

2.禁忌证

无绝对禁忌证，酒精过敏者不宜采用或换用其他药物如冰醋酸等。

二、术前准备

1. 设备要求及使用材料

（1）设备要求：一般在B超或CT引导下进行。

（2）所用器材：21 G～22 G PTC针，医用无水乙醇。

2. 病人准备

（1）术前各项常规检查、肝肾功能、凝血功能检查。

（2）腹部CT检查：了解病灶大小、位置、周围侵犯及有无侵犯周围大血管等，有无瘤栓或周围其他脏器累及。

三、操作步骤

B超或CT引导下穿刺肿瘤，排除针尖位于血管或胆道内，经穿刺针注入适量无水乙醇。先前已进行TACE的患者，有时甚至可以在透视下根据碘油沉积位置定位直接穿刺。对于较大病灶，一点穿刺无水乙醇无法弥散整个病灶，可以多点穿刺注射。一般一周可以进行2～3次治疗。

四、PEI与TACE的联合应用

实际工作中，我们也常将TACE与PEI联合应用，以期获得更好的疗效。有研究表明，小肝癌（<3 cm）PEI联合TACE与PEI治疗相比较，在累计复发率方面没有显著性差异，但是PEI后复发多病灶应首先考虑TACE治疗。

对3 cm以上的病灶，PEI联合TACE比单用TACE要好，单用TACE的部分缓解率为10%，联合应用PEI后的缓解率为45%，完全坏死率两种情况分别为20%和85%，其1～3年生存率分别为68%、37%、0%对100%、85%、85%，且TACE加PEI组的复发率也较低。椎名秀一郎报道二者联合治疗的327例原发性肝癌患者1年、3年、5年的生存率分别是93%、66%、45%。吴建卫、杨广顺采用肝动脉插管化疗和无水酒精注射联合治疗113例，疗效显著，特别是肿瘤直径小于5 cm的患者，2年生存率100%。

一般认为，如果合并使用PEI与TACE，应先进行TACE再做PEI。先进行栓塞后，肿瘤组织部分坏死，血管被栓塞，这样会提高无水乙醇的分布，减少血流的冲洗作用。

【病例12】右上叶结节样肝癌，TACE后，碘油沉积不全。

（1）透视下经皮肝穿，箭头所指为穿刺针（图4-1-293）。

（2）注入无水乙醇与碘化油混合乳剂，可见碘油沉积于肿瘤内，肿瘤显示完整（图4-1-294）。

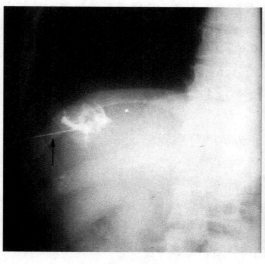 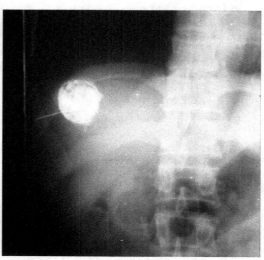

图4-1-293   图4-1-294

五、术后处理

（1）回病房后监测血压、心率等。

（2）观察穿刺点有无渗血。

（3）对疼痛等症状予以对症处理。

六、并发症预防和处理

（1）术中并发症为疼痛，大多由无水乙醇刺激肝包膜引起，因病灶靠近包膜或无水乙醇沿穿刺道漏出所致。为避免此类并发症，在消融完毕撤针时可先用少量盐水或利多卡因冲洗针内残留乙醇，套入针芯后保留5min再拔针。一旦发生剧烈疼痛需强力镇痛。

（2）术后并发症如穿刺道出血、感染等，需及时对症处理。

七、疗效评价

对于PEI后生存率和复发的问题，也有学者作了大量的研究。文献报告的PEI后1年、2年、3年、4年、5年生存率分别是79%～93%、64%～87%、46%～73%、38%～61%、38%～48%。Shiina等报告146例病例中23例（16%）生存3年以上，其中10例没有复发。一般认为肿瘤越小生存期越长，分化差的肿瘤生长快，对PEI反应差，预后也差，而小病灶的分化常较大病灶要好。Majima报告的分化较好的肝细胞癌在PEI后81%获得5年生存期。单病灶或者少病灶比多病灶的预后要好，前者的3年生存率为63%，后者只有31%。Child A、B级的预后也比C级要好，按累计生存率，单病灶Child A级小于5cm的肝细胞癌1年、2年、3年生存率分别为97%、92%、76%，Child B级分别为88%、68%、42%，Child C级最差，1年为40%，2年和3年均为0。Okuda报告Child A、B、C三级病人的3年生存率分别是45%（n=68）、34%（n=36）、8%（n=21）。Castells等研究4cm以下肝癌PEI和手术切除后3年的复发率分别为66%和45%，但长期生存率方面没有显著性差异。Livraghi等研究结果表明，小于5cm的肝细胞癌的预后，不做任何治疗者3年生存率为12%（7%～25%），手术切除者为58%（41%～76%），而进行PEI者为64%（62%～68%）。

第三节　经皮射频消融术与介入栓塞的联合应用

一、概述

经皮热消融技术包括射频（RF）、微波、激光三大消融技术，热消融技术在一定程度上克服了TACE、PEI的缺点，目前正得到广泛使用。RF可以在超声、CT或MRI的引导下进行，目的是精确定位肿瘤。为获得更均一的凝固坏死区，设计了多头的、多针的RF电极。相对PEI，RF次数少且坏死率高。微波消融体外实验有更高组织穿透力及更大消融面积，可能是相对射频（RF）和激光的优势。激光消融必须通过经皮穿刺针将激光束导至肿瘤部位，同其他热消融技术一样，肿瘤大小是影响预后的主要因素。本节主要讲述经皮射频消融术。

目前认为射频消融术的可能机制为：①高温使靶区的肿瘤组织发生凝固性坏死直接杀灭肿瘤细胞；②高温影响肿瘤细胞质膜的相变及流动性，从而影响细胞膜的各种功能；③高温增加肿瘤细胞内溶酶体酶的活性，影响多种细胞器尤其是线粒体的正常功能；④高温使肿瘤周围的血管组织凝固，形成反应带，从而减少或阻断肿瘤血供，防止肿瘤扩散；⑤在肿瘤细胞发生凝固性坏死过程中，细胞膜等部位抗原暴露或肿瘤细胞免疫表型变化，可刺激机体产生特异性抗体，杀灭或抑制肿瘤生长或扩散，即所谓的"内源性瘤苗"作用；⑥导致肿瘤细胞凋亡。

RF治疗组织凝固大小和形态与射频仪所采用的发射能量、暴露电极的长度、电极针的空间分布、预设定组织阻抗和治疗持续时间有关。多极较单极增加射频波与目标组织的接触，导致更大的坏死切除范围，采用内芯降温电极可降低射频电极近处组织温度，以减少组织的烧焦碳化，使电极远处组织能够获得更多的热量。有研究人员在RF治疗过程中持续性向肿瘤及其周围注射生理盐水，以降低电极周围组织电阻抗，防止和限制组织的碳化来增加射频电极的有效面积，从而扩大了消融范围。

二、适应证与禁忌证

1. 适应证

适合于乏血供的肿瘤，尤其是对较小的单个或数目有限的病灶。

2. 禁忌证

无绝对禁忌证，对凝血功能较差者谨慎行之。

三、术前准备

1. 器械准备

（1）设备要求：一般在B超或CT引导下进行。

（2）所用器材：射频消融肿瘤治疗系统，包括发生器及射频穿刺针。

2. 病人准备

（1）术前各项常规检查、肝肾功能、凝血功能检查。

（2）腹部CT检查：了解病灶大小、位置、周围侵犯及有无侵犯周围大血管等，有无瘤栓或周围其他脏器累及。

四、手术步骤

（1）CT或B超引导下进行，常规消毒、铺巾，穿刺处局部浸润麻醉。

（2）常规进行CT平扫或B超观察病灶位置，确定进针方向和深度。

（3）使用射频消融针穿刺肿瘤病灶，再次平扫显示针尖位置，如不理想可重新调整。

（4）确定针尖位置理想后展开射频消融针，使射频电极覆盖肿瘤病灶。

（5）根据肿瘤大小选择消融范围，以及选定消融参数（具体参照射频消融治疗系统说明书）。

（6）肿瘤病灶消融完毕后消融穿刺道，拔出射频消融针，穿刺点局部包扎，结束治疗。

五、RF与TACE的联合使用

物理消融凝固区的大小与导入的能量有关，而局部血液循环可带走物理消融治疗导入的热量，降低消融治疗的效果。Bloomston等将TACE + RF联合治疗组和TACE治疗组做了比较，一年生存率TACE + RF治疗组高于TACE单独治疗组，平均生存率TACE + RFA治疗组高于TACE单独治疗组。Kitamoto等对TACE + RF联合治疗组和RF治疗组进行比较后认为，TACE + RF联合应用较射频治疗单独应用能明显增加射频凝固范围。由上可知，对于肿瘤病灶特别是血供丰富的，消融前阻断或减少瘤区血供即可达到治疗效果，还有利于增大毁损范围、缩短治疗时间和改善凝固区形态，从而增强物理消融效果。

CT引导下经皮RF病例介绍

【病例13】乏血供型肿瘤。

（1）CT增强，动脉期见肿瘤供血不丰富（图4-1-295）。

（2）CT引导下穿刺，剑突旁可见金属穿刺针影（图4-1-296）。

（3）穿刺到位后展开射频消融针，使射频电极覆盖肿瘤病灶（图4-1-297）。

（4）对另一个肿瘤进行消融治疗（图4-1-298）。

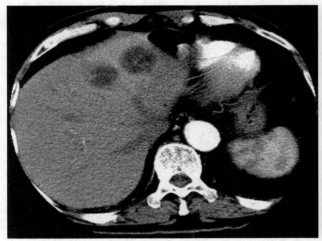
图4-1-295

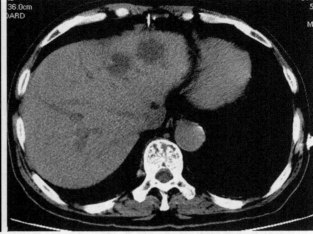
图4-1-296

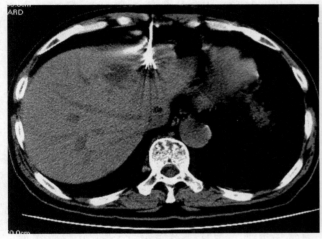

图4-1-297

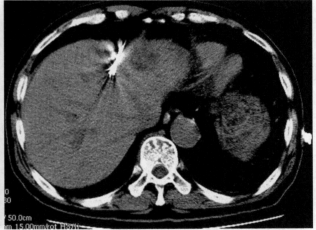
图4-1-298

六、术中注意事项及异常情况处理

消融过程中注意观察针尖温度提示，如出现个别针尖温度不高的现象，需考虑到周围有大血管存在，可能由血流带走热量所致，需及时调整。

七、术后其处理

（1）回病房后监测血压、心率等。

（2）观察穿刺点有无渗血。

（3）对疼痛等症状予以对症处理。

八、临床疗效评价

RF应用于深部肝组织由Rossi于1990年首先报道。对于<3cm的瘤体，各报道其完全毁损率为90%～100%，Livraghi等采用内冷却射频电极3～5cm和5.1～9cm的肿块完全坏死率分别为71%和45%，其中HCC<5cm者3年生存率为85%。Giorgio等报道肿块直径3.1～5.0cm，71%（32/45）完全毁损；肿块直径>5cm，12.5%（1/8）完全毁损。术后肿瘤复发因素：①肿瘤大小；②血管是否受到侵犯；③消融的范围。复发与肿瘤数目无关。

小结

我国治疗肝癌数十年取得的成就充分证明，介入治疗是目前肝癌非手术治疗中效果最好的，同时也是首选的治疗方法。为了提高介入疗效，一方面要不断完善介入治疗方法，另一方面要改变过去介入治疗对象主要是中、晚期肝癌的状况，应包括早期肝癌和小肝癌，才能全面进一步提高肝癌的治疗效果。鉴于肝癌的高复发率、多中心及肝硬化等特殊性，需改变过去单纯手术切除的概念，改用多种方法的综合治疗模式，重要的是提高患者的生存期及生存质量，"带瘤生存"也是肝癌患者的一种生存模式。

多种方法综合或序贯治疗肝癌已成为人们关注的热点，为肝癌总体预后的改善带来了希望。但多种方法的联合应用对正常肝组织的损伤及不同治疗方法之间的相互影响还知之甚少，如何有机结合不同的治疗方法，发挥不同方法的协同作用，在机体耐受范围内最大限度地杀灭癌细胞，以进一步提高肝癌的治疗效果，将是今后努力的方向。

【参考文献】

[1] 林贵，王建华，顾正明，等.肝动脉化疗栓塞治疗中晚期肝癌的疗效和影响因素[J].中华放射学杂志，1992，26：311.

[2] 贾雨辰，刘崎，贺佳，等.COX模型对肝癌预后因素的分析[J].中华放射学杂志，1996，30：833.

[3] 汪阳，胡国栋.肝节段动脉栓塞治疗原发性肝癌[J].中华放射学杂志，1996，30：85.

[4] 李彦豪，罗鹏飞，黄信华，等.经皮锁骨下动脉导管药盒系统植入术[J].中华放射学杂志，1995，29：551.

[5] 朱康顺，胡国栋，单鸿，等.经皮不同经路肝动脉内植入药盒导管系统的对照研究[J].临床放射学杂志，1999，18：302.

[6] 朱康顺，胡国栋，梁文威，等.经皮经股动脉植入药盒治疗晚期原发性肝癌的临床疗效[J].中华肿瘤杂志，1998，20：457.

[7] 单鸿，李彦豪，罗鹏飞，等.临床介入诊疗学[M].广州：广东科技出版社，1997，11：120.

[8] 周斌，徐光，戴社教，等.原发性肝癌介入治疗后疗效影响因素的分析[J].实用放射学杂志，2007，23：220.

[9] 吴建卫，杨广顺.肝动脉插管化疗栓塞和无水酒精注射联合治疗原发性肝癌[J].肝胆胰杂志，1995，7（1）：13.

[10] Uchida H, Ohsi H, Mattsuo N, et al. Transcatheter hepatic segmental arterial embolization using lipiodol mixed with an anticancer drug and gelfoam particles for hepatocellular carcinoma[J]. Cardiovas Intervent Radiol, 1990, 13：140.

[11] Kamada K, Kitamoto M, Aikata H, et al. Combination of transcatheter arterial chemoembolization using cisplatin-lipiodol suspension and percutaneous ethanol injection for treatment of advanced small hepatocellular carcinoma[J]. Am J Surg, 2002, 184：284.

[12] Bloomston M, Binitie O, Fraiji E, et al. Transcatheter arterial chemoembolization with or without radiofrequency ablation in the management of patients with advanced hepatic malignancy[J]. Am Surg, 2002, 68：827.

[13] Saccheri S, Lovaria A, Sangiovanni A, et al. Segmental transcatheter arterial chemoembolization treatment in patients with cirrhosis and inoperable hepatocellular carcinomas[J]. J Vasc Interv Radiol, 2002, 13：995.

[14] Jang J W, Park Y M, Bae S H, et al. Therapeutic efficacy of multimodal combination therapy using transcatheter arterial infusion of epirubicin and cisplatin, systemic infusion of 5-fluorouracil, and additional percutaneous ethanol injection for unresectable hepatocellular carcinoma[J]. Cancer Chemother Pharmacol, 2004, 54：415.

[15] Brown D B, Fundakowski C E, Lisker-Melman M, et al. Comparison of MELD and Child-Pugh scores to predict survival after chemoembolization for hepatocellular carcinoma[J]. J Vasc Interv Radiol, 2004, 15：1209.

［16］ Sugiura N, Takara K, Ohto M, et al. Percutaneous intratumoral injection of ethanol under ultrasound imaging for treatment of small hepatocellular carcinoma［J］. Acta Hepatol Jpn, 1983, 24: 920.

［17］ Shiina S, Tagawa K, Niwa Y, et al. Percutaneous ethanol injection therapy for hepatocellular carcinoma: results in 146 patients［J］. Am J Roentgenol, 1993, 160: 1023.

［18］ Livraghi T, Lazzaroni S, Meloni F. Radiofrequency thermal abltion of hepatocellular carcinoma［J］. Eur J Ultrasound, 2001, 13（2）: 159.

［19］ Rossi S, Buscarini E, Garbagnati F, et al. Percutaneous treatment of small hepatic tumors by an expandable RF needle electrode［J］. Am J Roentgenol, 1998, 170（4）: 1015.

［20］ Bloonston M, Binitie O, Fraiji E, et al. Transcatheterarterial chemoembolization with or without radiofrequency ablation in the management of patients with advanced hepatic malignancy［J］. Am Surg, 2002, 68（9）: 827.

［21］ Giorgio A, Tarantino L, deStefano G, etal. Percutaneous sonographically guided saline-enhanced radiofrequency ablation of hepatocellularcarcinoma［J］. Am J Roentgenol, 2003, 181（2）: 479-484.

［22］ Kitamoto M, Imagawa M, Yamada H, etal. Radiofrequency ablation in the treatment of small hepatocellular carcinomas: comparison of the radiofrequency effect with and without chemoembolization［J］. Am J Roentgenol, 2003, 181（4）: 997.

附录

肝转移瘤放射介入治疗

第一节　概述

　　肝脏特殊的解剖及生理位置使其成为恶性肿瘤的常见转移部位，所有癌症中约有1/3累及肝脏。近年来，影像学的发展使肝转移灶能够得到早期诊断，同时在肝切除技术、肿瘤化疗及肝癌微创治疗技术的进展进一步扩大了肝转移的局部治疗范围。目前，对肝转移的认识已发生了巨大变化，肝转移不但能早期诊断而且能得到有效治疗，甚至可治愈的病例也愈来愈多。

　　由于胃肠道血流主要汇入门静脉，肿瘤细胞可循门静脉入肝脏，故胃肠肿瘤更易于转移到肝。腹腔外器官的肿瘤如支气管肺癌、乳腺癌、恶性黑色素瘤等常通过体循环转移到肝脏。

　　对于胃肠道肿瘤，肝转移的自然病程有很大差异，在某些情况下，肝转移就是肿瘤已发生全身扩散的征象。当胃癌、胰腺癌出现肝转移时平均生存期缩短，常常存在着全身的广泛转移，因此像根除性的治疗手段如肝切除、肝动脉灌注化疗是不适宜的。相反，结肠直肠癌可能只发生肝转移，相当一部分患者可能是孤立性的转移瘤，这些病人在肝切除术、肿瘤消融治疗、区域性化疗等治疗领域已有明显进展。

　　非胃肠道肿瘤复发后肝脏不是常见的首发转移部位。尽管乳腺癌、肺癌、黑色素瘤是除胃肠外肿瘤肝转移的主要肿瘤，但首发肝转移仅分别为4%、15%和24%。非胃肠道肿瘤肝转移的治疗依肿瘤对化疗敏感性不同而异。对于化疗药物敏感的肿瘤全身化疗或积极的区域灌注化疗是有效的（如乳腺癌），而对化疗药物不敏感的肿瘤（如黑色素瘤）临床治疗以区域治疗为主。由于乳腺癌和黑色素瘤很少转移仅局限于肝，因此，在选择非结肠直肠癌病人区域治疗时一定要慎重。下面主要论述转移性肿瘤的各种治疗技术。

第二节　肝动脉灌注化疗

一、肝动脉灌注化疗的理论基础

肝动脉灌注化疗（HAI）的理论基础包括解剖学及药理学两方面：

①肝转移瘤的血供主要来自肝动脉，而正常肝细胞血供主要来自门静脉，仅少量来自肝动脉。

②某些药物由动脉循环第一次通过肝脏时，大部分被肝脏摄取，结果肝脏局部药物浓度很高，而体循环毒性很低。已有研究证实FUDR第一次经过肝脏时，94%～99%被肝摄取，5-FU 19%～55%被肝摄取。因此FUDR、5-FU是肝动脉灌注化疗的理想药物。表4-1-3总结了肝动脉灌注的各种化疗药的药代动力学特点。

③因为局部给予大剂量药物，所以剂量-效应曲线高陡的药物适于肝动脉途径给药。

④体内总消除率高的药物更适于HAI。如果药物不被迅速消除，而是通过体循环进行再循环，这样将降低HAI的优势。

⑤肝脏常常是第一或唯一的转移部位。转移逐步进展的理论认为血行转移常首先通过门静脉到肝脏，然后从肝转移到肺再转移到其他器官。

因此对局限于肝脏的转移瘤进行积极治疗，如肝再切除和（或）HAI，对一些病人可延长生存期。

表4-1-3　肝动脉灌注化疗药物的药代动力学特点

药物	半衰期（min）	增加药物量的估计值
5-FU	10	5～10倍
FUDR	<10	100～400倍
BCNU	<5	6～7倍
MMC	<10	6～8倍
CDDP	20～30	4～7倍
ADR	60	2倍
DCMTX	—	6～8倍

二、肝动脉灌注化疗通道的建立

区域性HAI治疗可经肝动脉植入药盒导管系统。其植入方式有介入放射学方式和手术开腹肝动脉置管两种方式。介入放射学方式包括经皮穿刺左锁骨下动脉和股动脉皮下植入药盒。该方法操作简便，创伤性小，在血管造影的指引下，导管到位准确。不利的方面是术后导管容易移位及不完全的肝脏灌注。手术开腹肝动脉置管的主要问题是肝外分流或不完全的肝脏灌注。不完全肝脏灌注主要来自术前未发现变异的肝动脉和肝外动脉，例如发自胃左动脉的左肝副动脉和发自肠系膜上动脉的右肝副动脉，常常是不完全肝脏灌注的主要原因。在这种情况下可栓塞副肝动脉以促成肝动脉形成侧支循环。药盒导管系统的建立为不同方式的区域性治疗提供了便利的给药通道，可依据肿瘤化疗的规律、药代动力学原则，设计合理的给药方案。介入放射学方式植入药盒技术参数参见原发性肝癌放射介入治疗的相关章节。

三、肝动脉灌注化疗给药方案的设计及疗效分析

肝动脉灌注化疗给药方案可依据原发肿瘤对化疗药物的敏感程度及化疗药在肝脏的药代动力学特点进行设计，目的是满足肿瘤化疗对抗癌药物浓度和接触时间的依赖性。常用的化疗药物，如氟尿嘧啶（5-FU）500～1000mg、顺铂（PDD或CDDP）60～100mg、卡铂400～500mg、多柔比星（阿霉素，ADM）60～80mg、表柔比星（表阿霉素，EADM）60～80mg、丝裂霉素（MMC）16～20mg、甲氨蝶呤（MTX）80～100mg等。此外，其他常用的有环磷酰胺（CTX）600～1000mg用来治疗鳞癌、长春新碱2mg治疗肉瘤类。常常是三药联用，如5-FU加CDDP/卡铂加ADM/EADM，或用MMC代替ADM/EADM。如病人情况相当好，也可以四药联用；反之，如病人一般情况较差，则可以减量，甚至仅用半量。

肝转移性肿瘤肝动脉灌注化疗的经验主要来自结肠直肠癌肝转移。FUDR、5-FU是肝动脉灌注化疗的理想药物，在诸多化疗方案中，以FUDR、5-FU为基础的化疗方案应用最为广泛。肝动脉灌注FUDR常用的方案为$0.2\sim0.3\,mg/kg/d$及$LV15\sim30\,mg/m^2/d$连续灌注2周，每4周重复，其有效率可高达30%～88%，中位生存时间可达$12.7\sim24.8$个月，1～5年生存率甚至可分别达到86%、62%、31%、15%及7%。但该方案可导致较高的肝内胆管毒性及肝外转移发生，此种情况与FUDR在肝内药物浓度高、肝外药物浓度较低有关。以5-FU、LV为基础的化疗方案，较常用的设计为5-FU $1000\,mg/m^2/d$连续灌注5天及每天$15\,min$内灌注LV$200\,mg/m^2$连续5天，每4周重复。应用5-FU、LV连续灌注的主要优势是不仅可获得较高的肝内药物浓度，同时发生肝外转移的机会较少，相对FUDR肝内胆管毒性较低。连续给药的另一优势是可延长药物与肿瘤的接触时间。5-FU主要作用于S期的周期特异性药物，在血清中半衰期短，其细胞毒作用不仅依赖于癌灶局部药物浓度，更依赖于5-FU/CF的灌注时间，具有时间依存性特点。5-FU持续性灌注化疗抗癌作用机理主要是通过抑制胸苷酸合成酶而发挥抗癌作用，而间歇大剂量化疗则主要是通过抑制RNA合成。

四、肝动脉灌注化疗毒性评价及预防

HAI最常见的毒性反应是肝毒性及溃疡病。肝胆管毒性是HAI化疗时最常见的问题，大多数研究指出胆管的缺血及炎症的联合效应是引起此并发症的原因。胆管的血供几乎全来自肝动脉，因此它可受到高剂量化疗药的灌注。临床上胆管毒性表现为SGOT，碱性磷酸酶（AP）及血清胆红素升高。AST升高是中毒的早期表现，AP及胆红素升高提示损害加重。中毒的早期停用化疗药物及病人适当休息后肝酶指标可恢复正常，而严重的病人则难以恢复。密切监测肝功能变化可避免胆管并发症的发生，如果血清胆红素≥$3\,mg/dL$就应停止化疗，直至胆红素恢复正常以后并有较长一段时间休息以后才能再化疗，这样可以避免硬化性胆管炎的发生，经这样严密监测病人，此并发症可降低到10%以下。伴有黄疸的病人，应首先进行肝CT以排除转移瘤引起的胆管梗阻。经肝动脉给予地塞米松（DXM）可减低胆管毒性，改善肝功能异常。

严重溃疡的发生是由于药物经肝动脉的小侧支，分流灌注到胃十二指肠动脉引起。为了避免此并发症，在植入药盒导管术中，应仔细小心切除这些小侧支或栓塞胃十二指肠动脉。尽管有时血管造影检查并没有胃十二指肠的分流，但是轻度的胃炎及十二指肠炎也可发生。

第三节 肝动脉化疗栓塞

一、适应证与禁忌证

（一）适应证

转移性肝肿瘤与原发性肝癌不同，肝功能一般正常，合并肝硬化者少。为此，外科手术切除是目前治疗转移性肝癌的主要方法。但由于原发灶、转移部位、转移灶数的不同，实际能切除者并不多。

目前转移性肝肿瘤TACE的适应证：

（1）无法手术切除的转移性肝肿瘤，病灶单发或多发。

（2）不能耐受手术切除或不愿接受手术治疗者。

（3）原发灶尚未查清暂且先控制肝转移灶者，或误诊为肝癌患者。

（二）禁忌证

转移性肝肿瘤无绝对介入治疗禁忌证，但有下列情况的患者，因疗效差、并发症发生率高或预后极差等多种因素，不宜采用介入治疗：

（1）严重肝、肾功能受损，肝细胞性黄疸；

（2）大量腹水，尤其是伴少尿的患者；

（3）肿瘤病变已超过整个肝脏的4/5以上；

（4）全身广泛转移；

（5）终末期患者。

二、介入术前准备及肝动脉造影

（1）常规准备：同肝癌介入治疗。此外，应尽可能查清原发病，以能合理用药。

（2）化学治疗药物：同上述肝动脉灌注化疗。

（3）栓塞剂：转移性肝肿瘤的介入治疗方法与原发性肝癌的介入治疗方法基本类似，为此肝癌介入治疗常用的栓塞剂也多在转移性肝肿瘤的介入中广泛应用。常用的栓塞剂由明胶海绵、碘化油乳剂、带药微球、放射性核素微球、无水酒精等。

（4）肝动脉造影方法：与原发性肝癌相同，参见原发性肝癌的放射介入治疗相关章节。

三、转移性肝肿瘤肝动脉造影表现

肝转移性肝肿瘤因原发病灶的不同，其血管造影表现也不同。根据其血供情况，将其分成下列三类：

（1）富血管类（hypervascular）转移瘤：肝动脉明显增粗，肿瘤血管丰富，可见血管湖及肝动脉-静脉瘘，肿瘤染色明显，类似肝细胞癌的造影表现。其原发灶多为肾癌、绒毛膜上皮细胞癌、胰岛细胞癌、甲状腺癌、肠道类癌及少数胃、结肠癌等。

（2）多血管（vascular）转移瘤：肝动脉增粗，肿瘤血管细小迂曲，常呈网状分布，肿瘤染色较淡，多呈环状。其原发灶多为结肠癌、直肠癌、乳腺癌、肾上腺癌、精原细胞癌、黑色素癌及部分胃癌、食管癌及胰腺癌等。

（3）少血管类（hypovascular）转移瘤：肿瘤血管稀少，多无明显的肿瘤染色，肝实质期可见数目不一及大小不等的充盈缺损影。可见于部分胃癌、胰腺癌、食管癌及肺癌的转移性肿瘤。

四、典型病例介绍

【病例1】结肠癌肝转移患者。

（1）肝动脉造影见肿瘤周边血供丰富，进行碘化油与化疗药混合乳剂栓塞后，埋置药盒导管端于肝固有动脉化疗（图4-1-299）。

（2）肝动脉造影见肿瘤周边血供丰富，进行碘化油与化疗药混合乳剂栓塞后，埋置药盒导管端于肝固有动脉化疗（图4-1-300）。

（3）1月复查见肿瘤内碘油沉积较少，因此，对此类肿瘤应以肝动脉化疗为主（图4-1-301）。

（4）1月复查见肿瘤内碘油沉积较少，因此，对此类肿瘤应以肝动脉化疗为主（图4-1-302）。

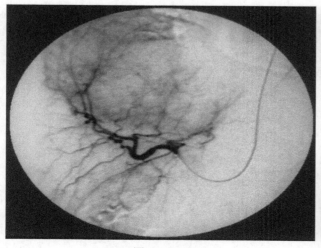

图4-1-299

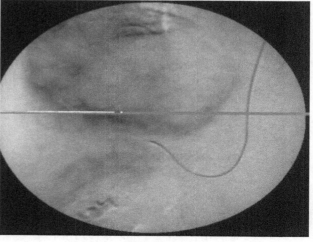

图4-1-300

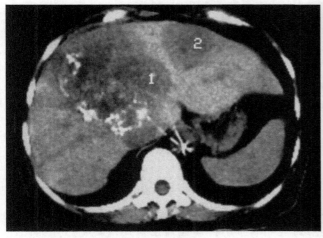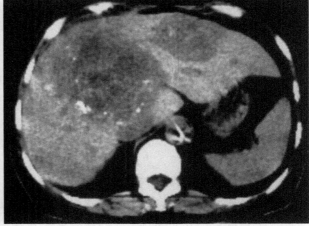

图4-1-301　　　　　　　　　　　　　　　　　图4-1-302

【病例2】直肠癌根除术后发现肝转移。

（1）介入治疗前CT显示肝右叶巨大转移病灶（图4-1-303）。

（2）介入治疗前CT显示肝右叶巨大转移病灶（图4-1-304）。

（3）肝动脉埋置药盒灌注持续性化疗（连续5天灌注5-FU和CF，第1天灌注ADM）4个疗程后复查CT显示肿瘤完全消失（图4-1-305）。

（4）对于转移性肝肿瘤肝动脉灌注化疗有时也能取得较好疗效，不要轻易放弃治疗（图4-1-306）。

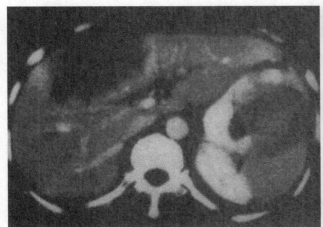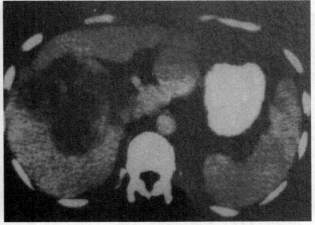

图4-1-303　　　　　　　　　　　　　　　　　图4-1-304

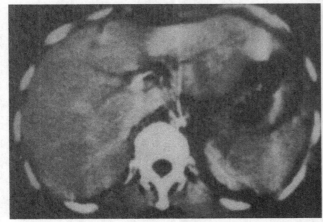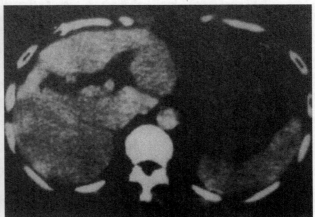

图4-1-305　　　　　　　　　　　　　　　　　图4-1-306

五、TACE方法与注意事项

（一）TACE方法

肝动脉造影后根据造影所见并结合临床资料决定治疗方案。通常先灌注化疗，后进行栓塞治疗。碘化油栓塞，通常需要1～2种化学药与之混成乳剂，如卡铂、MMC或ADM/EADM。碘化油乳剂栓塞后，再加用明胶海绵颗粒作肝动脉近端栓塞。

转移性肝肿瘤TACE治疗原则：①应尽可能使用碘化油和抗癌药混合成碘化油乳剂进行末梢栓塞治疗；②末梢类栓塞后，再进行肝动脉近端栓塞；③原则上应作转移性肿瘤的碘化油乳剂的完全性栓塞，但一般用量控制在5～10mL左右，可达20mL；④碘化油乳剂较肝细胞肝癌难以选择性沉积在肿瘤血管内，沉积时间也比肝细胞肝癌短，因此，重复治疗时间相对较原发性肝癌短；⑤尽量避免栓塞剂进入非靶器官；⑥对少血管性的转移瘤，建议使用药盒导管系统持续性灌注治疗，其化疗方案设计见本章的第二节。

（二）注意事项

（1）肿瘤血供。转移性肝癌大多为多血管类，此类肿瘤栓塞剂的用量少于肝癌，尤其是末梢类栓塞剂，如碘化油常用剂量为5～10mL，明胶海绵量也少，碘化油常呈环状沉积在肿瘤周边，以致密度较淡。富血管类肿瘤其造影改变与肝细胞癌非常相似，碘化油使用及沉积方法也与肝细胞癌类似。碘化油沉积时间较原发性肝癌时间短。碘化油通常较少沉积在少血管类肿瘤病灶内，多停滞在动脉小分支内，栓塞的效果多较差。

（2）导管的位置。作TAI时，应根据病变范围并顾及原发病灶部位来决定导管的位置。如原发灶是胃癌或同时还伴有腹腔淋巴结转移，这时应在腹腔动脉内来作TAI。如原发灶为结肠癌、直肠癌，则可考虑在肠系膜动脉作TAI。此后，再将导管超选择至肝动脉行栓塞治疗。

（3）原发灶切除术前常规检查。发现有肝转移者仍应尽可能将原发病灶切除，待机体恢复后再进行介入治疗肝转移灶，通常为手术后3～4周。

（4）肝动脉药盒导管系统植入术。经药盒系统序惯性化疗对少血管类转移性肝肿瘤较合适。但对多血管类和富血管类转移性肿瘤者，仍应以TACE治疗为主。

六、TACE术后反应、并发症与处理

基本与原发性肝癌介入术后相同。由于转移性肝肿瘤术前肝功能多较正常，术后对肝功能影响多较少，反应也较轻。

七、TACE疗效与影响因素

（一）生存状况

未治的转移性肝肿瘤患者生存期为2～6月，中位生存期为2.5～4.5个月，全身静脉化疗患者的中位生存期为8～8.5个月。Lany报道，已切除原发灶的46例大肠癌肝转移的病人采用阿霉素、碘化油作肝亚段肝动脉化疗栓塞，每4～6周重复一次，一般治疗4～6次。有8例肿瘤完全缓解，14例病情稳定12～24个月，24例治疗无效；1年、2年、3年及5年生存率分别是72%、40%、17%、14%，平均生存期为23个月。Konno等报道，110例肝转移癌采用丝裂霉素、阿霉素、碘化油行肝动脉化疗栓塞，结果60.4%的患者治疗有效，14.3%病情稳定，25.3%的患者治疗无效，1年、2年及5年生存率分别是因为61%、32%和22%。因此，对多血型肝转移瘤仍不应放弃TACE机会。

（二）影响因素

影响转移性肝肿瘤癌介入疗效的因素有治疗方法、肿瘤本身情况、原发灶情况及全身情况。

1. 治疗方法

同原发性肝癌介入治疗一样，TAI疗效不如TAI加TAE。Patt报道55例转移性肝癌TAI治疗的中位生存期为8个月，而TAI加TAE治疗的中位生存期为15个月。为此，转移性肝癌的治疗也应尽量作加栓塞治疗。

2. 肿瘤本身情况

转移灶数目越多、体积越大、范围越广，其疗效越差。有报道单发转移灶患者1年生存率为91.7%，而多发转移灶者则为57.7%。肿瘤血管多者较少者栓塞易取得疗效，富血管类更明显。

3. 原发灶情况

原发灶已切除者较未切除者疗效好，结肠、直肠来源的转移性肝癌疗效较胰腺癌、胃癌、食管癌肝转移者好。因前者几乎都是多或富血管的，而后者则多为少血管的。

4. 全身情况

患者全身状况好、伴随病变轻少、心理稳定者预后较好，年长者较年轻者相对预后好。

第三节　经皮消融术

常用的经皮消融术包括如射频、微波、激光及超声等的热消融技术、冷冻治疗以及无水酒精、乙酸等化学物质的局部注射等。

一、经皮无水酒精（PEI）

经皮无水酒精（PEI）注射是应用时间较久的消融技术，主要治疗伴肝硬化的肝癌。PEI主要通过乙醇对肿瘤细胞的脱水，蛋白变性，坏死及肿瘤血管内皮的坏死引起继发血栓形成等机制起作用。因为肝硬化组织乙醇不容易弥散，故PEI治疗原发性肝癌较转移性肝癌更有效。虽然也有单次大剂量酒精注射法，但PEI一般需多次、多点注射。PEI适合于部分病灶小、单个转移的病人。PEI的缺陷在于治疗次数多，较大肿瘤酒精弥散不均影响疗效，所以对大的转移灶除非不适合其他微创技术时才考虑PEI。

二、经皮热消融技术

经皮热消融技术。射频（RF）、微波、激光三大热消融技术在一定程度上克服了TACE、PEI的缺点，目前正得到广泛使用。

（1）RF可以在超声、CT或MRI的引导下进行，目的是精确定位肿瘤。为获得更均一的凝固坏死区，设计了多头的、多针的RF电极。相对PEI，RF次数少且坏死率高。

（2）微波消融体外实验有更高组织穿透力及更大消融面积，可能是相对射频（RF）和激光的优势。

（3）激光消融必须通过经皮穿刺针将激光束导至肿瘤部位，同其他热消融技术一样，肿瘤大小是影响预后的主要因素，Eichler等用单束激光治疗直径2 cm以下肝癌，更大的肿瘤用多束激光消融，可达97.5%的完全坏死率。

由于热消融技术应用时间不长，究竟哪种技术效果更好，目前还很难回答。事实上，这些方法的缺陷都在于不能确切地获得大面积的消融区，所以在小肝癌中应用较多。

多种治疗方法的联合应用是转移肝肿瘤治疗的方向。各种微创治疗的主要目的是最大限度地消减肿瘤，各种不同的微创技术适用于不同的适应证。经皮消融技术对单发的肿瘤疗效较好，动脉化疗或栓塞化疗更适用于多灶肿瘤，几种疗法的结合有望取长补短，提高疗效。

【参考文献】

[1] 王平，崔彦. 结直肠癌肝转移的外科治疗现状 [J]. 中华肝胆外科杂志，2003，9：59-60.

[2] 杨镇，裘法祖. 结肠直肠癌肝转移灶的经动脉插管化疗 [J]. 国外医学外科学分册，1997，24：22-23.

[3] 吴亚群，吴在德. 长期区域化疗在转移性肝癌治疗中的地位 [J]. 德国医学，2002，17：67-68.

[4] 李彦豪, 何晓峰, 黄信华, 等. 肝转移瘤动脉造影表现及介入性化疗效果评价 [J]. 实用放射学杂志, 1992, 8: 74-78.

[5] 朱康顺, 单鸿, 黄明声, 等. 肝动脉内持续灌注治疗结直肠癌术后肝转移瘤 [J]. 中华放射学杂志, 2002, 36: 48-51.

[6] 曾晓华, 王颂章, 魏崇健, 等. 经肝动脉灌注化疗并栓塞治疗转移性肝癌的临床疗效 [J]. 中华肿瘤杂志, 1996, 18: 365-367.

[7] 朱康顺, 胡国栋, 单鸿, 等. 经皮不同经路肝动脉内植入药盒导管系统的对照研究 [J]. 临床放射学杂志, 1999, 18: 302-304.

[8] 谢晓燕, 吕明德, 殷晓煜, 等. 超声引导经皮射频消融治疗肝癌的研究 [J]. 中华外科杂志, 2003, 41: 23-26.

[9] 樊嘉, 史颖弘. 肝癌的微创治疗 [J]. 腹部外科, 2003, 16: 187-188.

[10] 易成, 于尔辛. 转移性肝癌的动脉插管介入治疗 [J]. 国外医学消化系疾病分册, 1996, 16: 142-144.

[11] Kerr D J, Mcardle C S, Ledermann J L, et al. Intrahepatic arterial versus intravenous fluorouracil and folinic acid for colorectal cancer liver metastases: a multicentre randomized trial[J]. Lancet, 2003, 361: 368-373.

[12] Lorenz M, Muller H H. Randomized, multicenter trial of fluorouracil plus leucovorin administered either via hepatic arterial of intravenous infusion versus fluorodeoxyurdine administered via hepatic arterial infusion in patients with nonresectable liver metastases from colorectal carcinoma[J]. J Clin Oncol, 2000, 18: 243-254.

[13] Sobrero A, Kerr D, Glimelius B, et al. New directions in the treatment of colorectal cancer: a look to the future[J]. Eur J cancer, 2000, 36: 559-566.

[14] Van-Tuyl A, Ghosh BC. Radiorequency ablation for metastatic liver tumor[J]. J Surg Oncol, 2000, 73: 234-235.

[15] Solbiati L, Ierace T, Goldberg S N, et al. Percutaneous US-guided radiofrequency tissue ablation of liver metastases: treatment and follow-up in 16 patients[J]. Radiology, 1997, 202: 195-203.

[16] Kemeny N, Seiter K, Conti J A, et al. Hepatic arteral floxuridine and leucovorin for unresectable liver metastases from colorectal carcinoma[J]. Cancer, 1994, 73: 1134-1142.

[17] O'Connell M J, Nagorney D M, Bernath A M, et al. Sequential intrahepatic fluorodeoxyuridine and systemic fluorouracil plus leucovorin for the treatment of metastatic colorectal cancer confined to the liver[J]. J Clin Oncol, 1998, 16: 2528-2533.

[18] Kemeny N, Conti T A, Cohen A, et al. Phase I study of hepatic arterial floxuridine leuovorin, and dexamethosone for unresectable liver metastases from colorectal carcinoma[J]. J Clin Oncol, 1994, 12: 2288-2295.

[19] The Meta-analysis Group in Cancer. Efficacy of intravenous continuous infusion of fluorouracil compared with bolus administration in advance colorectal carcinoma[J]. J Clin Oncol, 1998, 16: 301-308.

[20] Aschele C, Sobrero A, Faderan M A, et al. Novel mechanism of resistance 5-fluorouracil in human colon cancer sublines following exposure to two different clinically relevant clinically dose schedules[J]. Cancer Res, 1992, 52: 1855-1864.

[21] Shida H, Ban K, Matsumoto M, et al. Continuous intra-arterial infusion of 5-fluorouracil plus leucovorin for liver metastases from colorecta cancer[J]. Gan To Kagaku Ryoho, 1995, 22: 221-225.

[22] Kemeny N, Seiter K, Niedzwiecki D, et al. A randomized trial of intrahepatic infusion of FUDR with dexamethasone versus FUDR alone in the treatment of metastatic colorectal cancer[J]. Cancer, 1992, 69: 327-334.

［23］ Safi F，Bittner R，Roscher R，et al. Regional chemotherapy for hepatic metastases of colorectal carcinoma（continuous intra-arterial versus continuous intra-arterial/intravenous therapy）［J］. Cancer，1989，64：379-387.

［24］ Hohn D，Stagg R，Friedman M，et al. A randomized trial of continuous intravenous versus hepatic intra-arterial floxuridine in patients with colorectal cancer metastases to the liver：the Northern California Oncology Group Trial［J］. J Clin Oncol，1989，7：1646-1654.

［25］ Lang E K，Brown C R. Colorectal metastases to the liver：selective chemoembolization［J］. Radiology 1993，189：417-422.

［26］ Watanabe S，Kurokohchi K，Masaki T，et al. Enlargement of thermal ablation zone by the combination of ethanol injection and radiofrequency ablation in excised bovine liver［J］. Int J Oncol，2004，24：279.

［27］ Shankar S，Vansonnenberg E，Morrison P R，et al. Combined radiofrequency and alcohol injection for percutaneous hepatic tumor ablation［J］. Am J Roentgenol，2004，183：1425-1429.

［28］ Chen M H，Yang W，Yan K，et al.［Mathematical protocol for radiofrequency ablation of liver tumors and its clinical application］［J］. National Medical Journal of China，2004，84：203-208.

［29］ Lee J M，Kim Y K，Sang W K，et al. Combined radiofrequency ablation and acetic acid hypertonic saline solution instillation：an in vivo study of rabbit liver［J］. Korean J Radiol，2004，5：31-38.

［30］ Ryder S D. Guidelines for the diagnosis and treatment of hepatocellular carcinoma（HCC）in adults［J］. Guangxi Medical Journal，2004，52 Suppl 3：i1.

［31］ Lee J M，Jin G Y，Goldberg S N，et al. Percutaneous radiofrequency ablation for inoperable non-small cell lung cancer and metastases：preliminary report［J］. Radiology，2004，230：125-134.

［32］ Maddala Y K，Stadheim L，Andrews J C，et al. Drop-out rates of patients with hepatocellular cancer listed for liver transplantation：Outcome with chemoembolization［J］. Liver Transplant，2004，10：449.

［33］ Yao F Y，Bass N M，Ascher N L，et al. Liver transplantation for hepatocellular carcinoma：Lessons from the first year under the Model of End-Stage Liver Disease（MELD）organ allocation policy［J］. Liver Transplant，2004，10：621-630.

［34］ Chueller G，Kettenbach J，Sedivy R，et al. Heat shock protein expression induced by percutaneous radiofrequency ablation of hepatocellular carcinoma in vivo［J］. Int J Oncol，2004，24：609.

［35］ Lobo S M，Afzal K S，Ahmed M，et al. Radiofrequency ablation：modeling the enhanced temperature response to adjuvant NaCl pretreatment［J］. Radiology，2004，230：175-182.

［36］ Giorgio A，Tarantino L，De S G，et al. Percutaneous sonographically guided saline-enhanced radiofrequency ablation of hepatocellular carcinoma［J］. Am J Roentgenol，2003，181：479-484.

［37］ Yasuji K M D，Makoto O M D，Katsumi S M D，et al. Risk factors for local recurrence of small hepatocellular carcinoma tumors after a single session，single application of percutaneous radiofrequency ablation［J］. Cancer，2003，97（5）：1253-1262.

［38］ Lu D S，Raman S S，Limanond P，et al. Influence of large peritumoral vessels on outcome of radiofrequency ablation of liver tumors［J］. J Vasc Interv Radiol，2003，14：1267-1274.

［39］ Kim Y K，Lee J M，Kim S W，et al. Combined radiofrequency ablation and hot saline injection in rabbit liver［J］. Incest Radiol，2003，38：725-732.

［40］ Livraghi T. Radiofrequency ablation，PEIT，and TACE for hepatocellular carcinoma［J］. J Hepato Biliary Pancreati Surg，2003，10（1）：67-76.

［41］ Kurokohchi K，Watanabe S，Masaki T，et al. Combined use of percutaneous ethanol injection and radiofrequency ablation for the effective treatment of hepatocelluar carcinoma［J］. Int J Oncol，2002，21：841.

［42］ Curley S A，Izzo F. Radiofrequency ablation of hepatocellular carcinoma［J］. Journal of Laboratory & Clinical Medicine，2002，57：165-176.

［43］ Rhim H. Percutaneous radiofrequency ablation therapy for patients with hepatocellular carcinoma during occlusion of hepatic blood flow: comparison with standard percutaneous radiofrequency ablation therapy［J］. Cancer, 2002, 95: 2353-2360.

［44］ Goldberg S N, Girnan G D, Lukyanov A N, et al. Percutaneous tumor ablation: increased necrosis with combined radio-frequency ablation and intravenous liposomal doxorubicin in a rat breast tumor model［J］. Radiology, 2002, 222: 797.

［45］ Kurkohchi K, Watabane S, Macaki T, et al. Combination therapy of percutaneous ethanol injection and radiofrequency ablation against hepatocellular carcinomas difficult to treat［J］. Int J Oncol, 2002, 21: 611-615.

［46］ Cioni G, Turrini F, Pedrazzini P G, et al. Locoregional treatment of hepatocellular carcinoma: comparison between percutaneous alcohol administration and intraarterial chemoembolization［J］. Recenti Progressi in Medicina, 2002, 93: 361-366.

［47］ Goldberg S N. Radiofrequency tumor ablation: principles and techniques［M］. Springer US, 2002.

［48］ Curley S A. Radiofrequency ablation of malignant liver tumors［J］. Ugeskrift for Laeger, 2002, 164: 4642.

［49］ Monsky W L, Kruskal J B, Lukyanov A N, et al. Radio-frequency ablation increases intratumoral liposomal doxorubicin accumulation in a rat breast tumor model［J］. Radiology, 2002, 224: 823-829.

［50］ Goldberg S N, Gazelle G S. Radiofrequency tissue ablation: physical principles and techniques for increasing coagulation necrosis［J］. Hepato-Gastroenterol, 2001, 48: 359.

［51］ Lencioni R, Cioni D, Donati F, Bartolozzi C. Combination of interventional therapies in hepatocellular carcinoma［J］. Hepato-Gastroenterol, 2001, 48: 8.

［52］ Dupuy D E, Goldberg S N. Image-guided radiofrequency tumor ablation: challenges and opportunities—part Ⅱ ［J］. J Vasc Interv Radiol, 2001, 12: 1135-1148.

［53］ Buscarini L, Buscarini E, Stasi M D, et al. Percutaneous radiofrequency ablation of small hepatocellular carcinoma: long-term results［J］. Eur Radiol, 2001, 11: 914.

［54］ Zhou X D, Tang Z Y, Yang B H, et al. Experience of 1000 patients who underwent hepatectomy for small hepatocellular carcinoma［J］. Cancer, 2001, 91: 1479-1486.

［55］ Bhavaraju N C, Cao H, Yuan D Y, et al. Measurement of directional thermal properties of biomaterials［J］. IEEE transactions on bio-medical engineering, 2001, 48: 261-267.

［56］ Goldberg S N. Radiofrequency tumor ablation: principles and techniques［J］. Eur J Ultrasound, 2001, 13: 129.

［57］ Figueras J, Ibaez L, Ramos E, et al. Selection criteria for liver transplantation in early-stage hepatocellular carcinoma with cirrhosis: results of a multicenter study. Liver Transplant, 2001, 7: 877.

［58］ Goldberg S N, Kruskal J B, Oliver B S, et al. Percutaneous tumor ablation: increased coagulation by combining radio-frequency ablation and ethanol instillation in a rat breast tumor model［J］. Radiology, 2000, 217: 827-831.

［59］ Rd D G, Soulen M C, Kane RA, et al. Minimally invasive treatment of malignant hepatic tumors: at the threshold of a major breakthrough［J］. Radiographics, 2000, 20: 9.

［60］ Buscarini L, Buscarini E, Di S M, et al. Percutaneous radiofrequency thermal ablation combined with transcatheter arterial embolization in the treatment of large hepatocellular carcinoma. Ultraschall Med, 1999, 20: 47-53.

［61］ Chan M K, Kwok C H, Chan C H, et al. Percutaneous ethanol injection as a possible curative treatment for malignant portal vein thrombosis in hepatocellular carcinoma［J］. Cardiovasc Intervent Radiol, 1999, 22: 326.

［62］ Goldberg S N, Solbiati L, Hahn P F, et al. Large-volume tissue ablation with radio frequency by using a clustered, internally cooled electrode technique: laboratory and clinical experience in liver metastases[J]. Radiology, 1998, 209: 371-379.

[63] Goldberg S N, Hahn P F, Tanabe K K, et al. Percutaneous radiofrequency tissue ablation: does perfusion-mediated tissue cooling limit coagulation necrosis[J]. J Vasc Interv Radiol, 1998; 9: 101-111.

[64] Livraghi T, Benedini V, Lazzaroni S, et al. Long term results of single session percutaneous ethanol injection in patients with large hepatocellular carcinoma[J]. Cancer, 1998; 83: 48-57.

[65] Buscarini L, Rossi S. Technology for radiofrequency thermal ablation of liver tumors[J]. Seminars in Laparoscopic Surgery, 1997, 4: 96-101.

[66] Livraghi T, Lazzaroni S, Meloni F, et al. Intralesional ethanol in the treatment of unresectable liver cancer[J]. World J Surg, 1995, 19: 801-806.

[67] Mcgahan J P, Brock J M, Tesluk H, et al. Hepatic ablation with use of radio-frequency electrocautery in the animal model[J]. J Vasc Interv Radiol, 1992, 3: 291-297.

[68] Rossi S, Fornari F, Pathies C, et al. Thermal lesions induced by 480 kHz localized current field in guinea pig and pig liver[J]. Tumori, 1990, 76: 54-57.

（陈俊伟 李凯）

第二十节 局部麻醉下肝肿瘤消融患者的镇痛

肝癌的RFA治疗具有微创、疗效肯定、并发症少等优势，目前越来越多地用于肝功能储备欠佳的小肝癌患者及肝癌复发病例。多数RFA可在局部麻醉下经皮穿刺进行，此方法具有患者术后恢复快，住院时间短等优势。但因为不同个体对疼痛的耐受力差别较大，部分患者无法忍受RFA导致的疼痛；且疼痛程度会随着射频功率的增加而加剧，使得部分病例无法将消融功率升至最大，影响消融效果。如果能通过病灶的特点在术前对消融的痛觉程度进行预测，指导选择合适的麻醉方法及药物，尽量避免消融术中变更麻醉方式。国外现有的研究显示消融时的痛感与病灶位置有一定相关性，但目前有关此类问题的研究较少，且国内尚无相关报道，有必要对此问题进行探讨。

有研究使用视觉模拟评分（visual analogue scale，VAS）的方法对疼痛进行定量评估。VAS评价方法：使用一条长10cm的标尺，标有0～10的刻度，"0"分表示无痛，"10"分代表无法忍受的疼痛。术前向患者介绍治疗过程及疼痛评估方法，让患者在直尺上指出能代表自己疼痛程度的相应位置，即为VAS评分。VAS通过量化患者的痛觉，从而形象直观地表达疼痛的程度。研究结果显示：在消融最大功率无明显差异时，靠近肝包膜或门静脉分支的病灶消融时的痛觉明显比其他病灶强烈（P<0.05）。但与既往研究不同，本研究没有采用绝对的VAS评分，而是利用局部麻醉时的痛觉作为参照，使用相对的VAS评分将进行分析，以尽量减少患者痛觉阈值不同所导致的误差。病例中有患者同时具有≤5mm组和>5mm组病灶，相似消融功率时，组A病灶的疼痛评分均高于或等于组B病灶，也说明病灶位置是影响消融时痛觉的一个重要因素。

不同位置病灶消融时的痛觉差异可能同肝脏的神经分布有关。肝脏的感觉神经纤维胞体位于脊髓后角，末梢痛觉感受器多分布于肝脏表面被膜上及通过第一肝门沿门静脉分布；而肝脏实质神经发自肝神经丛，含有交感神经及副交感神经，对疼痛刺激感觉迟钝。感觉神经分布的不同导致消融时痛觉的差异。而肝移植术后，肝脏的感觉神经全部切断，对热刺激、机械刺激、牵拉等都不会产生痛觉，这就是肝移植术后患者病灶消融时的相对VAS评分可能为负值的原因。推测肝脏周围腹膜内感觉神经未受手术影响，所以另一个靠近肝包膜的复发病灶消融时仍会有明显的痛觉。

由研究结果可知，病灶位置可作为评价消融术中疼痛程度的参考指标，以利于术前选择更合适的麻醉方式。例如对于邻近肝包膜的病灶，消融前局麻可对邻近病灶包膜进行多点充分浸润麻醉，并适当增加镇痛镇静药用量，同时注意消融功率的合理控制；而对于邻近门静脉分支的病灶可选择在手术室全麻下进行，从而减少术中疼痛对病灶消融治疗的影响。

一、局部麻醉镇痛方法

（1）术前30 min 苯巴比绥0.1 g肌注＋阿托品0.5 mg皮下注射。

（2）术前10 min 芬太尼0.1 mg＋氟哌啶2.5 mg，稀释至25 mL，经静脉使用注射泵推注，每分钟5 mL，5 min内注射完毕。

（3）穿刺处1%利多卡因局部浸润麻醉。

（4）术中镇痛效果不良时可追加半个剂量（芬太尼0.05 mg＋氟哌利多1.25 mg），1 min内推完。必要时附加注射曲马多100 mg或可塞风8 mg。

二、局部麻醉进行肝肿瘤消融手术时的患者危象处理

（1）所有危象发生时的第一步措施是确保两通一足（ABC原则）：
①气道通畅；②充足供氧；③输液通畅。

（2）方法：
①患者平卧位，仰头抬颌，面罩吸氧。如气道不通，上面罩前插入口咽；
②通气管；必要时气囊加压，与患者呼吸同步，加压速度20次/分。
③同时保证输液通畅。

三、常见危象处理

（1）呼吸心跳骤停：
①以颈总动脉有无搏动确认心跳骤停。
②胸外按摩。
③肾上腺素经静脉推注。
④静脉滴注碳酸氢钠。
⑤接心电监护，如室颤即刻除颤：除颤器旋钮调到200J（小儿减半），按下Charge键，听到蜂鸣声后表示充电完毕。心尖及心底部位皮肤涂耦合剂，除颤器与皮肤贴紧，双手同时按下除颤器上的红色按键除颤，操作者不得接触旁人。除颤器电池每月充电1次。

（2）SPO2异常：
①SPO2异常需除外波形显示不规则、指套接触不良、低温致末梢循环收缩等假阳性，并结合患者口唇、甲床等有无发绀综合判断。
②SPO2<90%，有冠心病史者<95%时必须处理，给予面罩吸氧。

（3）脉率异常：
①只有在SPO2显示正确时，所显示的脉率数字才是可靠的。
②脉率小于55次/分且趋向继续下降时，静推阿托品0.3～0.5 mg，总量可用至2 mg。
③一般患者脉率超过160次/分时，有心梗病史、年长者、心电图示心肌缺血者超过120次/分时，可使用倍他乐克，少量多次，每次0.5 mg。

（4）血压异常：
①血压增高（>160 mmHg）时，①确保切实镇痛；② 硝酸甘油5 mg稀释至10 mL，每次缓慢静推0.5 mL。5 mg用完后如血压不降应立即更换药物或请专科医师。
②血压>200 mmHg时必须紧急处理。
③血压降低（<90 mmHg）时，① 加快补液速度；② 麻黄素5～10 mg静脉推注，一次用量不超过15 mg（麻黄素30 mg/支，稀释至3 mL，每次0.5～1.0 mL）。

【参考文献】

[1] 李凯，曾庆劲，郑荣琴，等.超声引导经皮肝癌射频消融术中疼痛程度与病灶位置的关系[J].中华医学超声杂志：电子版，2012，9（8）：682-686.

[2] Yao-Jun Zhang, Hui-Hong Liang, Chen M S, et al. Hepatocellular carcinoma treated with radiofrequency ablation with or without ethanol injection: a prospective randomized trial[J]. Radiology, 2007, 244: 599-607.

[3] Baker M, Anderson J K, Jaffer O, et al. Pain after percutaneous radiofrequency ablation of renal tumors[J]. J Endourol, 2007, 21: 606-609.

[4] Sanghee Lee, Hyunchul Rhim, Young-Sun Kim, et al. Percutaneous radiofrequency ablation of hepatocellular carcinomas: factors related to intraprocedural and postprocedural pain[J]. Am J Roentgenol, 2009: 192: 1064-1070.

[5] Bodian C A, Freedman G, Hossain S, et al. The visual analog scale for pain: clinical significance in postoperative patients. Anesthesiology, 2001, 95: 1356-1361.

[6] Carlsson A M. Assessment of chronic pain. I. Aspects of the reliability and validity of the visual analogue scale[J]. Pain, 1983, 16: 87-101.

[7] Katz J, Melzack R. Measurement of pain[J]. Surg Clin North Am, 1999, 79: 231-252.

[8] Zigmond M J, Landis S C, Squire L R, et al. Fundamental neuroscience[J]. Academic Press, 1999, 762-769.

[9] Cervero F. Sensory innervation of the viscera: peripheral basis of visceral pain[J]. Physiol Rev, 1994, 74: 95-138.

[10] 彭元国，李桂婷.内脏疼痛治疗学[M].北京：人民军医出版社，2003：11-12.

[11] Patrick D. Ronald M.疼痛学[M].3版.赵宝昌，崔秀云，译.沈阳：辽宁教育出版社，2000.

[12] Donovan K L, Janicki P K, Striepe V I, et al. Decreased patient analgesic requirements after liver transplantation and associated neuropeptide levels[J]. Transplantation, 1997, 63: 1423-1429.

[13] 李晓芸，何玉莲，黑子清.肝移植病人的术后疼痛[J].临床麻醉学杂志，2006，7（22）：520-521.

（李凯）

第二十一节　肝肿瘤开腹术中消融

在我国，原发性肝癌病人合并有肝硬化门静脉高压症，有脾肿大脾功能亢进，或同时合并有食道静脉曲张破裂出血。病人往往需要进行脾切除术或联合进行胃镜下食管曲张静脉套扎术（EVL），或/和联合行贲门周围血管离断术（断流术），又要进行肝癌切除术。手术的创伤巨大，有些病人难以承受。有些原发性肝癌的病人，肝内病灶有多个，病人也往往难以承受多个部位广泛的肝切除术。术中消融治疗的引入，在一定程度上减少了手术的创伤，为一部分肝癌病人带来了可以获得治愈的曙光。

一、适应证与禁忌证

（一）适应证

开腹手术下肝脏肿瘤消融治疗的一个明显缺点是需要剖腹，其对患者创伤加大。随着对微创手术要求的提高，目前此法适合于下列情况：

（1）患者有其他开腹手术的指征。如病人合并有肝硬化门静脉高压症，有脾肿大脾功能亢进，或同时合并有食道静脉曲张破裂出血，需要进行脾切除术或联合进行胃镜下食管曲张静脉套扎术（EVL），或/和联合行贲门周围血管离断术；

（2）肝内多发癌肿，病人难以承受多个部位广泛的肝切除术。可考虑开腹下多个病灶逐一消融治疗，也可将大病灶或容易切除的病灶作手术切除，其他病灶行消融治疗。

（3）经皮消融术及腹腔镜消融术难以进行的情况时才会采用。如原发性肝癌病人有上腹部手术史，广泛粘连难以实施腹腔镜下消融术等。

（二）禁忌证

由于需要开腹及可能同时需要进行肝癌切除或其他手术的情况，创伤的加大促使对病人条件的要求也提高。

（1）心、脑、肺、肾等重要脏器功能障碍，全身情况差不能耐受手术者；

（2）肝功能Child-pugh C级；

（3）严重的凝血功能障碍者；

（4）巨大癌肿已不能手术切除；

（5）弥漫型肝癌、门静脉主要分支以上癌栓、远处转移等晚期肝癌。

二、仪器和设备

开腹手术下肝脏肿瘤消融治疗的主要器材：

（1）术中彩色多普勒超声仪、带有穿刺引导功能的超声探头及穿刺引导架。有条件的医院应在手术室添置彩色多普勒超声仪；

（2）射频或微波消融仪、冷循环仪、冷循环射频或微波电极等，基本上与前述的"经皮射频或微波消融治疗肝癌"中相同；

（3）常规手术用品及器械：手术消毒用品、常规剖腹肝脏切除手术用的各种器械、无菌手术巾、手术缝线等。

（4）麻醉监护用品及器材：麻醉机、监护仪、常规剖腹肝脏切除手术用麻醉药品。

（5）术中监测：术中生命体征监测、电解质监测、动脉血气分析等。

（6）特殊手术器械：根据肝癌消融治疗以外所增加的手术种类不同需要来准备。肝癌切除术最好准备全方位拉钩、超声刀、超声外科吸引器（CUSA）、氩气刀和LigaSure等。如进行术中胃镜下食管曲张静脉套扎术（EVL），需要准备电子胃镜及套扎器。

三、开腹手术下肝脏肿瘤消融的治疗方法

（一）术前准备

一般按开腹肝切除术的常规作术前准备，重点有以下几个方面：

（1）影像学检查：肝脏的彩超、螺旋CT或MRI能全面反映肝脏病变部位、大小、数目、边界及包膜、肝内转移、门静脉癌栓情况、肿瘤与肝内大血管的关系、肝硬化程度及脾肿大程度等。

（2）重要脏器功能检查：术前应严格评估肝脏、心、肺等重要脏器功能，判断是否可耐受肝切除手术。

（3）病人入院后予以护肝治疗，使肝功能维持在正常范围。手术前应备足全血、冷沉淀等血制品。术前作肠道准备。

（二）手术操作步骤及方法

（1）麻醉及体位。使用气管内插管全身麻醉。病人取仰卧位，平行肝脏的腰背部垫高。

（2）切口选择。根据所要增加的手术而定，作肝切除术常采用右上腹肋缘下斜切口或上腹"人"字状切口开腹，作脾切除术和断流术常采用左肋缘下斜切口。术中多采用半圆形大拉钩暴露切口视野。

（3）肿瘤探察。结合术中超声及手的触摸，全面探察肝脏以及邻近脏器，包括肿瘤部位、大小、

数目、肝表面有无转移灶、肝门淋巴结是否肿大、肿瘤是否与周围脏器粘连、肝硬化以及脾肿大情况等。

（4）完成消融术之外的其他手术。根据手术前设计以及开腹后探查的结果决定手术方式。如肝癌切除术、脾切除术和贲门周围血管离断术等。具体方法按常规开腹的手术方法进行。

（5）肝癌射频或微波消融术。一般在其他手术结束后实施，可采取超声引导下经皮穿刺方式，也可在开腹直视下经肝穿刺的方式。术中采取腹腔内灌水、膈肌下填塞纱垫或用手按压肝脏等方法防止膈顶部肝癌灶消融时烧伤膈肌。对于贴近胃或横结肠等内脏的癌肿，消融时的隔离就更加方便。射频或微波消融术的具体步骤与前述的经皮消融术和腹腔镜下消融术基本相同。图4-1-307～图4-1-309所示为开腹术中使用小凸探头引导微波消融治疗肝癌。

（6）消融治疗结束后仔细检查腹腔内的手术创面有无出血等，腹腔内放置腹腔引流管，清点手术器械无误后关腹。

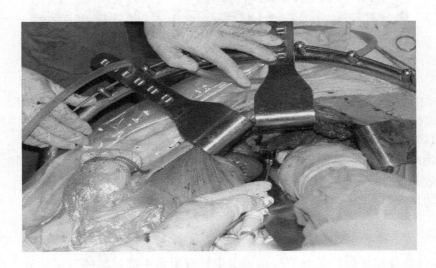

图4-1-307 小凸探头术中引导微波消融治疗肝癌

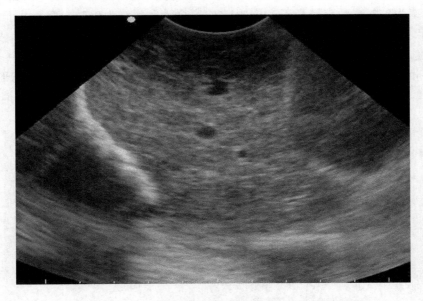

图4-1-308 小凸探头术中引导微波消融治疗肝癌超声图

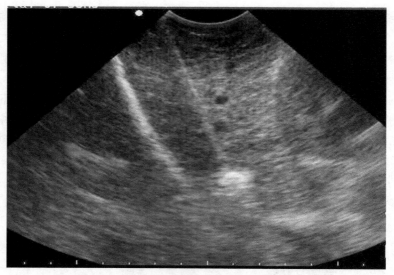

图4-1-309　小凸探头术中引导微波消融治疗肝癌超声图

（三）术后处理

术后处理、治疗、病情观察基本同常规肝脏切除术或脾切除术和经皮消融术的要求。重点应注意几个方面：

（1）外科ICU密切监护观察；

（2）护肝药物治疗；

（3）应用有效的抗生素预防感染；

（4）术后密切观察引流物的颜色和多少，如怀疑有活动性出血应及时处理。

（四）疗效评价

1996年，Sato等首先报道将微波消融用于术中处理手术不能排除的卫星结节，自此开腹手术下微波消融术开始直接用于肝癌的治疗。此后国内外陆续有关于术中射频或微波消融治疗肝癌的报道。Livraghi等研究显示经腹射频消融直径大于5 cm HCC的完全消融率小于50%。开腹术中直径大于5 cm的HCC完全消融率为83%，而直径小于3 cm的HCC完全消融率约为96%。直径大于5 cm的HCC开腹手术进行RFA 1年、3年、5年的生存率也比小肝癌组有明显降低，分别为83%、42%及0%。

有学者研究发现，使用单极、三极直线（图4-1-310）和三极球形穿刺针进行术中（微波）肝癌消融治疗，其可以达到的消融体积分别为16.7 cm³、51.7 cm³和54.3 cm³，三极直线和三极球形穿刺针对较大的肝癌是不错的选择。图4-1-311～图4-1-313所示为开腹术中使用三极穿刺针进行微波消融治疗肝癌。

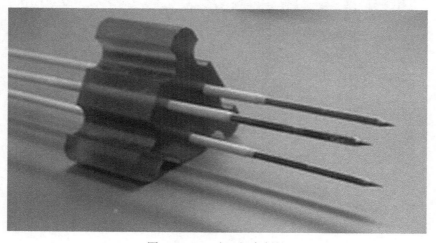

图4-1-310　为三极穿刺针

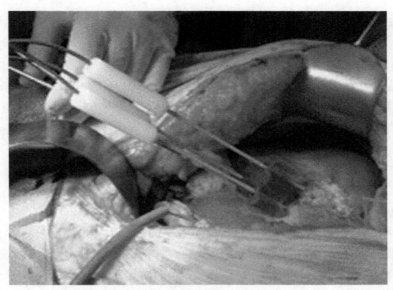

图4-1-311 开腹术中使用三极穿刺针进行微波消融治疗肝癌

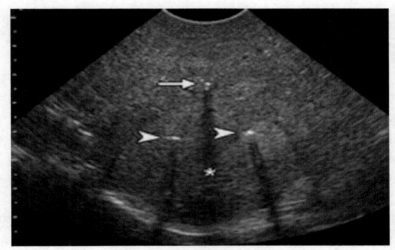

图4-1-312 术中超声监测微波消融治疗肝癌灶

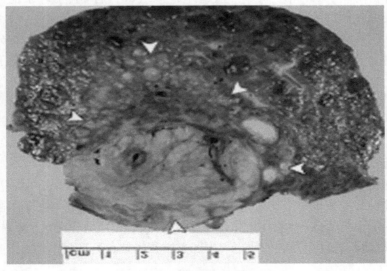

图4-1-313 消融后切除标本所见

四、手术切除联合术中射频治疗多病灶肝癌的研究

多病灶原发性肝癌一直被认为是预后极差的征兆，在过去多实施姑息性治疗甚至放弃治疗。射频消融术是近几年发展起来的比较有前景的一种治疗方法，在原发性肝癌局部消融治疗方面已经得到了比较确切的近期效果，但目前的报道绝大多数为经皮超声引导射频消融的方法。在治疗多病灶肝癌时，对适合条件的多病灶原发性肝癌患者采取大病灶进行手术切除、小病灶进行术中射频消融的方法进行治疗，现将初步研究结果报道如下。

（一）资料与方法

1. 病例入选及排除标准

进入本研究病例的入选标准：经影像学和/或术后病理诊断为原发性肝癌患者，肝内肿物2个或2个以上，拟行射频消融的肿物直径≤3 cm且不在同一肝段内，和/或肿物毗邻肝内较大管道系统。肝功能Child-pugh A或B级。排除标准：有肝癌手术史或者新辅助化疗史、远处转移、门静脉主干或左、右支有癌栓、晚期肝癌。

2. 一般资料

有5例原发性肝癌患者符合标准进入初步研究，均为男性，年龄34～63岁，均合并肝硬化门脉高压症，术前肝功能均为Child-pugh B级，符合入选标准。肝内肿瘤2～4个，其中2个肿物2例、3个肿物2例、4个肿物1例（此例有1肿物是术中超声新发现）。

3. 治疗方法

5例患者均在气管内全麻下进行手术切除联合术中射频治疗。术中B超定位并反复搜寻微小病灶，并在1例患者术中发现1个术前未知的癌肿。对肝内较大肿物进行手术切除，对直径≤3 cm和/或位于肝内较大管道系统的肿瘤行术中射频消融。手术切除癌肿6个，其中进行左外叶肝切除2例、肝S3癌肿切除+肝S6癌肿切除术1例、肝S4癌肿切除1例、肝S6癌肿切除1例。切除癌肿的大小60.6 mm×53.6 mm ～ 21.0 mm×16.0 mm。肝内其他病灶进行术中射频消融治疗，射频在术中B超引导直视下进行，暴露良好，并保护周围脏器。

本研究病例采用美国RADIONICS公司冷循环（cool-tip system）射频肿瘤治疗系统，单针电极裸露段长度2～3 cm，冷却水温度3～5℃。电极负极板接患者双侧大腿前部。将冷循环电极插入肿瘤深面，原则上要求消融范围覆盖整个肿瘤，并且超出肿瘤边缘10 mm，有时可采用多点布针的方法以求消融完全。射频模式选择自动或手动，治疗时间一般选择5～12 min，启动冷循环系统后开始射频消融。治疗结束时电极端温度由16～22℃升到75～80℃时拔除电极。

共对5例患者的8个癌灶作射频消融术，癌肿分布在肝S2、S4、S6、S7和S8分别为1个、1个、1个、3个和2个。手术中同时进行脾切除术1例，进行脾切除+内镜下食道曲张静脉套扎术1例。

4. 观察指标

初步观察患者射频消融术前后肿物大小的变化、围手术期并发症及随访观察术后复发情况。

（二）结果

1. 射频消融前后肿物的超声回声大小的变化及超声表现

为了使癌肿消融得更完全，常常使消融范围超出肿瘤边缘10 mm以上，加之消融后组织的水肿、气泡等，故使得病灶局部变成了一个比射频消融前范围更大的高回声区。射频消融术数天后，随着气泡的消失等，病灶局部逐渐变成一个不均质的回声灶。射频后超声造影显示病灶内无血流灌注，无周边或中间强化。射频术前、后8个癌肿的超声回声区大小变化见表4-1-4。

表4-1-4 **8个癌肿射频消融术前、后超声高回声区大小变化**

单位：mm

癌灶序号	术前	术后
1	16.0 × 10.0	41.0 × 23.0
2	16.0 × 15.0	25.0 × 23.0
3	17.0 × 14.0	28.0 × 22.0
4	21.0 × 18.0	26.0 × 24.0
5	22.0 × 19.0	38.0 × 26.0
6	23.0 × 19.0	29.0 × 24.0
7	22.0 × 20.0	44.0 × 32.0
8	24.0 × 19.0	33.0 × 24.0

2.围手术期并发症及术后复发情况

术中发生1例肝S8肿物射频消融后肝表面针眼活动性渗血，经使用可吸收止血纱布填塞压迫后止血。5例患者术后均未发生明显并发症。5例患者出院后均获得随访观察，定期作肝脏彩超等影像学检查。1例患者术后6个月时出现右肝内新生癌灶，进行TACE等治疗。余4例随访超过2个月，未发现肝内新发或复发癌灶。目前5例患者均存活。图4-1-314～图4-1-319所示为1例有3个肝癌病灶的原发性肝癌患者进行手术切除联合术中射频治疗前后的比较。

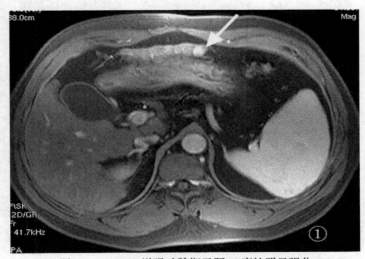

图4-1-314 T1增强动脉期示肝S3癌灶明显强化

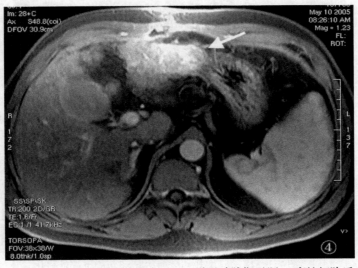

图4-1-315 手术切除联合消融术后，T1增强动脉期示肝S3癌灶切除后改变

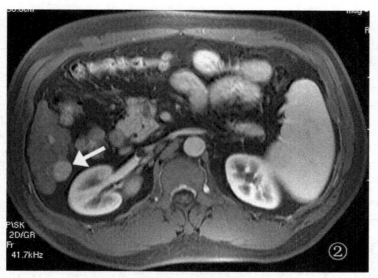

图4-1-316　T1增强动脉期示肝S6癌灶强化

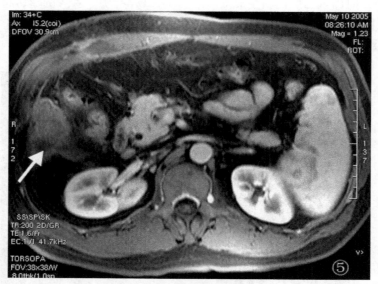

图4-1-317　手术切除联合消融术后，T1增强动脉期示肝S6癌灶切除后改变

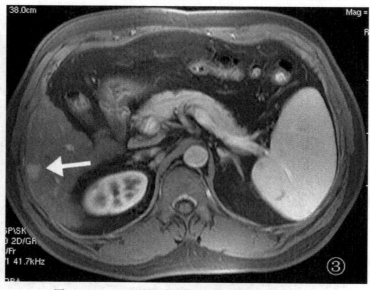

图4-1-318　T1增强动脉期示肝S6包膜下癌灶强化

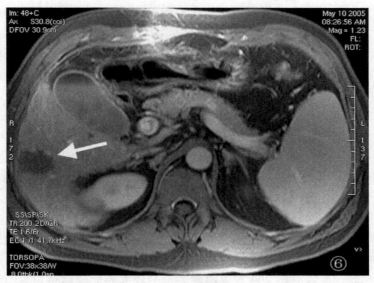

图4-1-319　手术切除联合消融术后，T1增强静脉期示肝S6包膜下癌灶射频后呈低信号区

五、开腹手术下肝脏肿瘤消融术的优越性

以肝切除术为代表的外科治疗仍是原发性肝癌的首选治疗方法，其他治疗方法可进一步提高外科治疗的疗效，两者结合形成了外科综合治疗的概念。采用开腹手术下联合术中射频消融的方法也是肝癌外科综合治疗的一种方式。

目前临床报道射频无瘤区小于1cm与复发率升高有关，故不少作者提出射频消融治疗安全区域应达瘤周1cm范围，这意味着目前射频发生装置单次最大只能消融3cm。对于直径大于3cm的肿瘤，多次消融虽可能覆盖肿瘤，但往往存在射频盲区，从而导致较高复发率。采用开腹手术中消融术的方法，在一定程度上弥补了超声引导下经皮消融治疗上的不足。图4-1-320～图4-1-322所示为术中超声引导下经皮穿刺肝肿瘤射频消融治疗。

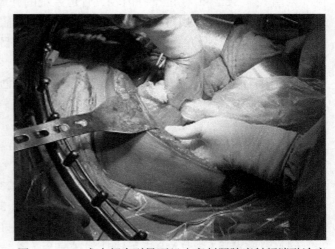

图4-1-320　术中超声引导下经皮穿刺肝肿瘤射频消融治疗

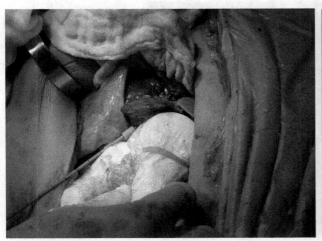

图4-1-321　小凸探头术中徒手穿刺肝癌微波消融术

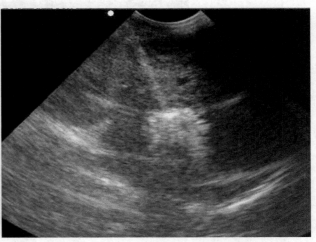

图4-1-322　小凸探头术中徒手穿刺肝癌微波消融术

通过文献资料的复习，并结合治疗研究的体会，我们认为开腹手术下肝脏肿瘤消融术具有下列优点：

（1）在开腹条件下，可以全面探查肝脏和腹腔脏器。既可直视肝表面，又可用手触摸探查，结合术中超声引导，具有敏感性高、图像清晰、没有超声盲区等优点。掌握癌肿的情况更准确和全面，有时还可发现术前未知的新病灶；

（2）与肝癌切除术相比，开腹手术下肝脏肿瘤消融治疗操作简便，对肝脏损伤程度小，术中出血量少，术后并发症少，增加了肝癌患者治疗和生存的机会；

（3）术中消融术安全、并发症少：在开腹手术中置入射频或微波电极针有更大的自由度，使经皮穿刺治疗较困难的病灶，如邻近膈肌、肠道、胆囊的肿瘤治疗相对容易，而且提高了安全性；射频相关并发症术中容易处理，防止周围脏器损伤；

（4）术中射频更精确，可以提高消融区体积，使射频消融更完全；

（5）当肿瘤与大血管关系密切，以及因腹腔手术后造成腹腔粘连不适于腹腔镜下射频或微波消融治疗时可采用开腹手术下肝脏肿瘤消融治疗的方法；

（6）对于多发性病灶，可以完整切除难以消融完全的较大癌灶或容易切除的病灶后，再采用术中消融术治疗其他的小病灶，能避免大范围肝组织切除引起的肝功能衰竭（参见图3-4-8～图3-4-13）。

（7）术中消融术治疗还可以应用肝门阻断的方法，短时间阻断肝脏血流，从而增加消融的体积；

（8）可以同时完成其他必要的手术操作。我国肝癌患者大多有肝病背景，多数合并肝炎肝硬化、门脉高压症，如大范围的肝叶切除很可能造成患者术后肝功能的失代偿。对肝内较大肿物进行手术切除、对直径≤3cm和/或位于肝内较大管道系统的肿瘤进行术中射频消融，对患者术后肝功能及恢复均影响不大。并且可以对有食道胃底静脉曲张破裂出血风险的患者进行门奇静脉断流和/或内镜下食道曲张静脉套扎术，对合并脾功能亢进者行脾切除术。目前在作者所在的医院，开腹手术下原发性肝癌消融术中，同时作脾切除术的病人较多。

开腹手术下肝脏肿瘤消融术的不足：开腹手术创伤大，增加了开腹手术的相关并发症发生率。需要全麻或硬膜外麻醉，术后患者恢复慢，治疗费用增加。

【病例介绍】开腹术中超声引导下尾状叶病灶消融。患者因肝癌进行右半肝切除术后8个月，发现尾状叶肝癌复发一周。

（1）超声造影可见病灶动脉期高增强（图4-1-323）。

（2）磁共振提示尾状叶病灶，紧邻肠管（图4-1-324）。

（3）开腹术中超声引导消融针穿刺到局部（图4-1-325箭头所指）。

（4）消融术后1个月MR提示病灶消融完全（图4-1-326）。

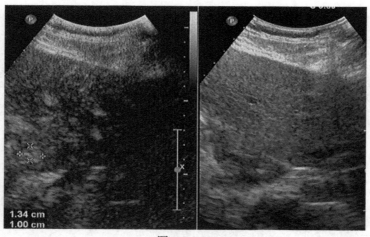

图4-1-323

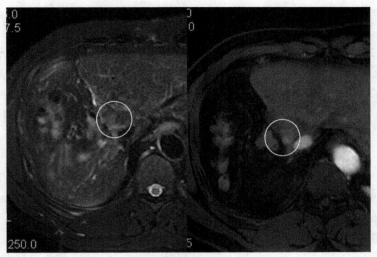

图 4-1-324

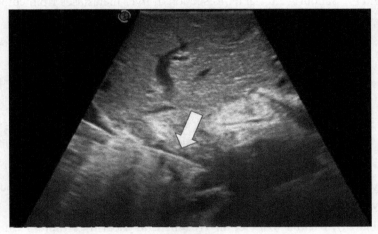

图 4-1-325

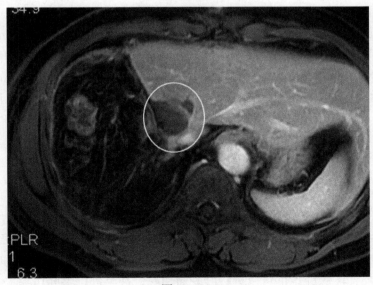

图 4-1-326

【参考文献】

[1] Farmer D G, Rosove M H, Shaked A, et al. Current treatment modalities for hepatocellular carcinoma[J]. Ann Surg, 1994, 219(3): 236-247.

[2] Gerald D D, Michael C, Robert A, et al. Minimally invasive treatment of malignant hepatic tumors：at the threshold of a major breakthrough[J]. Radiographics, 2000, 20(1): 9-27.

[3] Goldberg S N, Gazella G S, Mueller P R. Thermal ablation therpy for focal malignancies：a unified approach to underlying principles, techniques, and diagnostic imaging guidance. Am J Roentgenol, 2000, 174(2): 323-331.

[4] 杨广顺, 吴孟超, 陈汉, 等. 手术切除治疗原发性肝癌的疗效评价[J]. 上海医学, 1999, 22(1): 19-21.

[5] 周乐杜, 王志明, 廖锦堂, 等. 集束电极射频热凝治疗肝癌[J]. 中国普通外科杂志, 2002, 11(9): 519-521.

[6] Akanuma M, Yoshida H, Okamoto M, et al. Risk for esophageal variceal bleeding in patients with hepatocellur carcinoma[J]. Hepatogastro-enterology, 2002, 49(46): 1039-1044.

[7] Cady B, Jenkins R L, Steele GD Jr, et al. Surgical margin in hepatic resection for colorectal metastases：a critical and improvable determinant of outcome[J]. Ann Surg, 1998, 227: 566-571

[8] Elias D, Cavalcanti A, Sabourin J C, et al. Resection of liver matastases from colorectal cancer：the real impact of the surgical margin[J]. Eur J Surg Oncol, 1998, 24: 174-179.

[9] 赵开银, 张世维, 杨开宇, 等. 三维超声导向射频治疗肝癌的临床应用[J]. 西部医学, 2004, 16(2): 162-163.

[10] 谢晓燕, 吕明德, 殷晓煜, 等. 超声引导经皮射频消融治疗肝癌的研究[J]. 中华外科杂志, 2003, 41(1): 23-26.

[11] 吴孟超. 原发性肝癌外科综合治疗的现状和展望[J]. 中华外科杂志, 2004, 42(1): 13-15.

[12] 陈敏华, 杨薇, 严昆, 等. 肝癌射频治疗计算方案的制定及应用研究[J]. 中华医学杂志, 2004, 84(3): 203-208.

[13] Sato M, Watanabe Y, Ueda S, et al. Microwave coagulation therapy for hepatocelluler carcinoma[J]. Gastroenterology, 1996, 110: 1507-1514.

[14] Livraghi T, Solbiati L, Meloni M F, et al. Treatment of focal liver tumors with percutaneous radiofrequency ablation：complications encountered in a multicenter study[J]. Radiology, 2003, 226(2): 441-51.

[15] Simon C J, Dupuy D E, Iannitti D A, et al. Intraoperative triple antenna hepatic microwave ablation[J]. Am J Roentgenol, 2006, 187: 333-340.

[16] Yu N C, Lu D K, Raman S S, et al. Hepatocellular Carcinoma：Microwave ablation with multiple straight and loop antenna clusters-pilot comparison with pathologic findings[J]. Radiology, 2006, 239: 269-275.

（李凯）

第二十二节　肝肿瘤腹腔镜术中消融

　　以腹腔镜为代表的微创技术开启了微创外科的新时代，随着腹腔镜技术不断提高，经验不断积累，腹腔镜设备和器械不断完善和改进，腹腔镜医师已不满足于只做LC等相对简单的手术，开始探索其他器官应用腹腔镜的可能性。腹腔镜下可以进行肝肿瘤切除，甚至进行半肝切除术，但这一手术的难度是非常高的，它需要手术者具备精湛的腹腔镜手术技巧、多种高精尖的腹腔镜手术设备和器材。超声引导下经皮肝癌的消融治疗，尤其是射频消融、微波消融治疗和无水酒精注射消融方法，疗效比较肯定，并具有微创、安全、可重复性、并发症少等优点，已经成为肝癌综合治疗的一个重要手段。将腹腔镜技术与消融治疗技术结合在一起，堪称肝癌微创治疗的最高境界。

　　在下述情况下肝癌消融治疗需要在腹腔镜辅助下进行：①肠管或者网膜组织移至肝前，导致超声显示欠佳或直接消融并发症发生率增加，需要使用腹腔镜将肠管或者网膜组织下移，改善超声显示；②病灶非常接近胆囊，且胆囊本身有炎症，消融后考虑胆囊受热损伤可能性大，进行腹腔镜胆囊切除术；③上述两种情况其实消融是在经皮超声引导下消融，除此以外，因为腹腔镜超声探头可以直接放在肝表面进行扫查，具有高分辨率的优势，所以可以使用腹腔镜超声引导下进行消融。

一、腹腔镜下肝肿瘤消融治疗的适应证和禁忌证

（一）适应证

（1）严格地说，超声引导下经皮射频或微波消融治疗肝癌的适应证都可以作为腹腔镜辅助下肝脏肿瘤消融治疗的适应证。但是，腹腔镜下消融术增加了全麻及腹腔镜外科手术的操作过程，这也就增加了病人的医疗费用以及手术并发症的发生。故此，腹腔镜辅助下肝脏肿瘤的消融治疗主要适用于经皮消融有困难，或者是有其他特殊要求时，如胆囊结石、胆囊息肉需要切除胆囊等。

（2）癌肿位于肝脏特殊部位：①毗邻膈肌；②毗邻肝内外较大管道，如胆囊、肝内大的胆管支、血管支；③毗邻胃、横结肠等腹腔内脏器；④癌肿凸出肝脏表面。

（二）禁忌证

（1）肝功能Child-pugh C级；
（2）心、脑、肺、肾等重要脏器功能障碍，全身情况差不能耐受手术者；
（3）肿瘤较大，一般不推荐用于直径＞5 cm的肝脏肿瘤；
（4）肿瘤肝内多发转移或者远处转移等晚期肝癌。
（5）有上腹部手术史，腹腔内广泛而严重粘连者；
（6）不宜建立人工气腹者。

二、仪器和设备

腹腔镜下消融术的主要仪器和设备：

（1）彩色多普勒超声仪、带有穿刺引导功能的超声探头及穿刺引导架。有条件的医院应在手术室添置彩色多普勒超声仪；

（2）腹腔镜超声仪（laparoscopic ultrasound，LUS），由数字式视频摄像系统、腹腔镜高分辨力超声系统和数字式双图像显示系统组成（图4-1-327）。

（3）射频或微波消融仪、冷循环仪、冷循环射频或微波电极等，基本上与前述的"经皮射频或微波消融治疗肝癌"中相同；

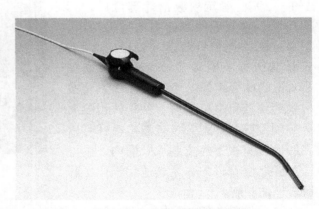

图4-1-327　腹腔镜超声探头

（4）0°腹腔镜和30°腹腔镜，包括监视器、摄像系统、冷光源、全自动CO_2气腹机等。

（5）腹腔镜常规器械，包括气腹针、穿刺器（Trocar）、抓取钳、持针器、冲洗吸引装置、钛夹及钛夹钳等。要能满足腹腔镜胆囊切除术为最低要求。

三、腹腔镜辅助下消融治疗肝肿瘤的方法

（一）术前准备

一般按腹腔镜胆囊切除术和超声引导下经皮消融治疗肝癌的术前准备即可满足要求。

确定进行腹腔镜下肝肿瘤消融术后，应先做好包括病人心理准备工作、术前各项检查及全身准备

在内的术前准备。术前应排空膀胱，必要时也可放置尿管。留置或不留置胃管，如腹腔镜下显示胃胀气明显影响手术操作时应留置胃管。使用预防性抗生素。

（二）手术操作步骤及方法

（1）麻醉及体位。使用气管内插管全身麻醉。病人一般取仰卧位，可按术中要求调整体位。

（2）建立人工气腹和操作通道。基本上采用腹腔镜胆囊切除术的方法，临床上通常采用CO_2充气。造成气腹时，通常开始先在脐上缘或脐下缘作一长约10～15 mm的弧形切口，作为注气孔和腹腔镜观察孔，手术时腹内气压应保持在12～15 mmHg。采用腹腔镜胆囊切除术的"四孔法"或"三孔法"常规腹壁戳孔建立操作通道。

（3）腹腔探查和肝脏病灶的超声检查。在剑突下或脐下戳孔插入腹腔镜，经腹壁侧孔置入扒钳和吸管。然后进行腹腔内直视下探查，大致明确病灶部位、大小、数量。置入腹腔镜超声（LUS）探头和活检器械。进行LUS扫描，进一步明确病灶的相关情况，并取组织活检，以明确诊断。图4-1-328所示为腹腔镜超声仪探查肝脏的病灶情况。

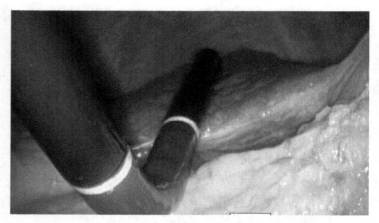

图4-1-328　腹腔镜超声仪探查肝脏的病灶情况

（4）射频仪或微波仪的操作方法同经皮的方式。具体参见超声引导下经皮射频消融和微波消融治疗肝脏肿瘤的相关章节。经腹壁侧孔置入扒钳，隔离肝脏周围脏器。必要时在腹腔内注入生理盐水制造人工腹水隔离周围器官（图4-1-329）。确定射频治疗部位后，切开皮肤，在腹腔镜和超声双重引导下，射频或微波电极针腹壁穿刺进入腹腔，设计其毁损范围涵盖整个病灶及周围1.0 cm的癌旁组织。予充分注水以使腹腔镜超声获得良好耦合，使用扒钳隔离肝脏周围脏器。射频或微波电极针可以在腹腔镜直视下经皮刺入肿瘤内，也可通过穿刺套管进入，尤其适用于位于肝脏表面的肿瘤。

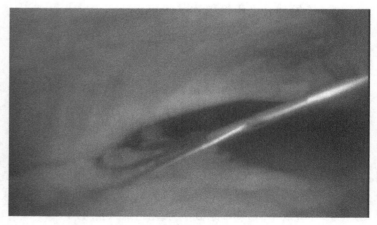

图4-1-329　腹腔镜下用耙子分离肝脏与膈肌

（5）术毕前腹腔检查。消融治疗结束后仔细检查腹腔内有无出血等，对于穿刺孔出血，可予以生物蛋白胶注入止血、电凝止血或可吸收止血材料压迫等方法。术后于原腹壁侧孔放置双腔腹腔引流管1条以观察术后出血等。

（6）解除气腹，缝合戳孔。退出器械，放出CO_2气体。腹腔内操作完成后，在腹腔镜的监视下，先退出各操作孔器械、套管，然后退出腹腔镜，以免抓钳损伤腹腔内脏器或将大网膜带入戳孔，术后引起不适。腹壁小切口处理，对于10～11 mm套管穿切口，各缝合1针，缝合深度应包括皮下组织、筋膜以减少无效腔。对于5 mm的切口，拔出套管后，腹壁肌群自然将孔道闭合，皮肤切口在无活动性出血、渗血的情况下，无须缝合，可用创可贴或切口胶带拉紧闭合切口。对于消融针皮肤穿刺孔用创可贴覆盖即可。

（三）术后处理

术后处理、治疗、病情观察同常规腹腔镜胆囊切除术和经皮消融术的要求。麻醉苏醒后送回病房，给予必要的监测和吸氧，术程顺利的病人平卧6h后改为半坐卧位，拔除胃管、尿管，次日可恢复进食、下床活动。术后24～48h后，无发热、腹痛、黄疸等并发症即可安排出院或作后续治疗。

（四）腹腔镜下与经皮射频消融治疗特殊位置肝癌的对比研究

近年来，射频消融术治疗肝癌已经成为原发性肝癌综合治疗的一个重要手段。它又可以分别通过经皮、腹腔镜下和开腹手术下的方式实施。超声引导下经皮射频消融（PRFA）治疗肝癌术后仍有并发症的发生，正如上述，这些并发症如下：①腹腔内出血，包括肿瘤邻近肝被膜或肝实质撕裂、针道出血、肿瘤破裂等，严重者需行TAE栓塞或开腹手术止血；②邻近组织及脏器损伤，包括邻近消化道、膈肌、肾脏、胆管系统的损伤，最常见的严重并发症为胃肠道穿孔；③针道种植转移，近年来针道种植转移发生的报道有增多的倾向。

针对一些位置特殊的肝癌包括癌灶毗邻膈肌、胆囊等，为了提高PRFA治疗的效果，目前也积累了改进的措施。这些措施主要如下：①对邻近膈肌的肿瘤采用制造"人工腹水"的方法；②贴近胆囊、大血管的肿瘤加注适量无水酒精消融；③对肝脏表面的较大肿瘤，采取分期治疗的方法，即先消融肿瘤深部，待肿瘤缩小后再消融其表面癌组织。但是，这些措施仍不足以使射频消融发挥到最佳的效果，也增加了并发症的发生，甚至对裸出肝脏贴近胃、横结肠的肿瘤，因顾忌消化道的损伤而放弃射频消融治疗。

近两年来，我们对经皮射频消融术有一定困难的特殊部位的肝癌、采用腹腔镜下射频消融的方式进行治疗，并进行了两种方法的对比，研究结果如下。

1. 病例入选及排除标准

（1）入选的患者必须符合下列条件：

①经影像学和（或）术后病理等确诊为原发性肝癌，且肝内肿物≤3个，拟进行消融治疗的癌肿直径≤3cm。

②最少有1个癌肿位于肝脏特殊部位：①毗邻膈肌；②毗邻肝内外较大管道，如胆囊、肝内大的胆管支、血管支；③毗邻胃、横结肠等腹腔内脏器；④癌肿凸出肝脏表面。

③肝功能Child-pugh分级为A或B级。

（2）排除标准：

有肝癌手术史或新辅助化疗史、远处转移、门静脉主干或左、右支有癌栓、晚期肝癌。

2. 病例资料

有25例原发性肝癌患者符合标准进入初步研究，均为男性，年龄46～74岁，中位年龄54岁，均合并乙肝肝硬化，肝功能均为Child-pugh A或B级，符合入选标准。

（1）腹腔镜下消融组（A组）。

11例患者，肝内癌肿1～3个，其中1个癌肿8例（其中癌肿毗邻膈肌3例，毗邻胆囊4例，位于肝脏表面1例）、2个癌肿2例（有1例1个癌肿毗邻胃，另1例1个癌肿毗邻横结肠和右肾）、3个肿物1例（有2个癌肿毗邻膈肌，此例有1癌肿是术中腹腔镜下新发现位于肝脏表面）；

（2）单纯经皮消融组（B组）。

14例患者，肝内癌肿1～2个，其中1个癌肿11例（其中癌肿毗邻膈肌7例，位于肝脏表面2例，毗邻胆囊2例）、2个癌肿3例（其中2例有1个癌肿毗邻胆囊，1例有1个癌肿毗邻胃）。

3. 治疗方法

射频消融术均采用美国RADIONICOR冷循环射频消融仪。术后两组病例均常规予护肝、抗感染和对症支持治疗。

腹腔镜组的11例患者按腹腔镜手术的术前常规准备，取平卧或稍左侧卧位，全身麻醉。常规腹壁戳孔3～4个，脐孔下缘戳孔作为充气孔和腹腔镜观察孔，于剑突下及右中上腹戳孔插入腹腔镜下超声探头、扒钳和吸管。术中先腹腔镜直视探查，并结合腹腔镜下超声和术中腹部超声明确癌肿瘤的数量、位置、大小及毗邻，并确定射频消融穿刺点。

术中射频消融术主要步骤：在腹腔镜监视及术中超声引导下，RADIONICOR射频发生器与冷循环系统（Cooled-tip System）相接，冷凝水温度3～5℃，将17G射频电极针插入肿瘤底部，设计其毁损范围涵盖整个癌灶及周围1cm的癌旁组织。治疗功率以30W开始，每60s增加10W，最高达90W，一般治疗时间12min。拔针前针道升温以碳化止血和防止肿瘤针道转移。

经皮消融组的14例患者按照局部麻醉下进行经皮射频消融手术的术前常规准备，取平卧或稍左侧卧位，B超定位后，局部浸润麻醉。在B超引导下，将17G电极针穿刺入人肿瘤组织，并在B超辅助下确定穿刺深度，确保针在肿瘤中央。依次开启冷循环泵及射频发生器。其他操作步骤基本同上。

观察的指标：患者热消融术前后肿瘤的超声回声区大小的变化、肝功能变化及并发症。术后1个月复查彩超及超声造影了解癌灶消融是否完全，并随访观察术后复发情况。

4. 结果

（1）射频消融术前后超声造影检查结果。

射频术后早期，由于消融范围超出肿瘤边缘10mm以上，故使得癌灶局部变成一个比术前范围更大的高回声灶（图4-1-330和图4-1-331）。

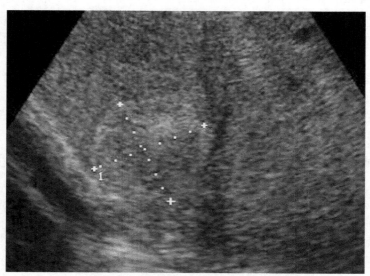

图4-1-330　腹腔镜射频消融治疗前肝癌超声图像

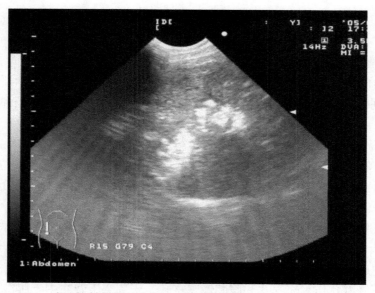

图4-1-331　腹腔镜射频消融治疗后，强回声灶面积均较术前癌肿的面积增大

术后1周时超声造影下消融后癌肿强回声灶大小与术前癌肿大小比较的结果显示（表4-1-5），两组病例消融术后癌肿的强回声灶面积均较术前癌肿的面积增大了。

表4-1-5 超声造影下腹腔镜组和经皮组病例射频消融前后病灶面积的变化（mm²）

分组	病例数	癌灶数目	消融前肿瘤面积	肿瘤消融后强回声面积	P值
A组	11	15	371.80 ± 186.51	949.60 ± 642.02	0.001
B组	14	17	246.53 ± 121.81	615.47 ± 249.77	0.000

将两组病例在射频消融术后2周时与术前病灶面积的变化作一比较。统计学分析显示消融术后1周时癌肿的强回声灶面积与术前癌肿面积的变化在两组间并无显著性差异（表4-1-6）。

表4-1-6 腹腔镜组与经皮组消融前后病灶面积差的比较（mm²）

分组	癌灶数目	病灶面积的变化	P值
A组	15	577.80 ± 523.08	0.350
B组	17	368.94 ± 168.43	

（2）肝功能变化。两组病例消融术后转氨酶均有不同程度升高，但均在1周内回落至术前水平。A组病例术前Child-pugh分级11例中A级9人，B级2人，术后1周时，A级8人，B级3人；B组病人术前Child-pugh分级14例中A级10人，B级4人，术后1周时，A级8人，B级4人。两组病例Child-pugh评分及分级术前与术后1周时相比无明显改变。

（3）围手术期并发症。25例病例术后均出现发热，体温均<38.5℃，伴肝区局部疼痛，部分患者需行止痛等对症处理。

腹腔镜组病例中有2例患者合并有慢性结石性胆囊炎，术中同时进行腹腔镜下胆囊切除术。该组病例均无腹腔镜手术相关并发症。肿瘤位于肝脏近膈肌部的4例中1例出现轻度胸水，对症治疗1周后缓解，所有病例均术后1周左右出院。术后1个月复查彩超及超声造影结果，全部病例的癌肿内均无血流信号，肿瘤消融完全。

经皮组病例中：肿瘤位于毗邻膈肌部的7例中有2例患者术后出现了重度胸水，肝区及胸部疼痛加重，呼吸受限，发热时间延长，考虑为膈肌损伤。参见图4-1-332和图4-1-333，此2例患者经对症治疗2周和3周后才缓解，其余病例均在术后1周左右出院。术后1个月复查彩超及超声造影结果，在肿瘤靠近胆囊的4例中2例因为消融范围不够、消融不完全再次进行消融或肝动脉造影栓塞术。

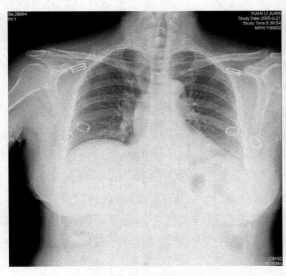

图4-1-332 肝癌病人射频消融术前胸片　　图4-1-333 术后胸片提示膈肌损伤，右肺大量胸腔积液

（4）术后随访。

①腹腔镜组。11例病例出院后均获得随访观察（5～21个月），定期进行肝脏彩超、CT等影像学检查。其中3例分别在术后7个月、9个月及3个月复发，复发灶均不在原消融病灶部位，均再次进行经皮射频消融术，其中病例4、6目前无新发肿瘤存活，病例9发现门静脉癌栓放弃治疗，余病例均无瘤存活至今。

②经皮组。14例病例出院后均获得随访观察（7～23个月），定期进行肝脏彩超、CT等影像学检查。其中4例分别在术后3个月、5个月、6个月及7个月复发，其中2例的复发灶位于原消融灶边缘处，均再次进行经皮射频消融术或肝动脉造影栓塞术；3例目前无新发肿瘤存活，病例12后发现门静脉和下腔静脉癌栓再次住院治疗无效后死亡，余病例均无瘤存活至今。

五、腹腔镜下胆囊旁肝癌的微波消融治疗研究

原发性肝癌（HCC）是我国危害最大的恶性肿瘤之一，目前外科手术仍是肝癌获得根治的最好治疗方法。但由于我国肝癌患者90%以上有HBV感染的背景，多数合并肝硬化，患者就诊时多为中晚期癌、肝功能差，造成手术切除率低，仅20%左右的患者能获得手术切除的机会。近年来，超声引导经皮微波消融术（percutaneous microwave coagulation，PMC）作为一种微创局部治疗肝癌的方法已被广泛应用，并取得了较好的临床效果，但对邻近胆囊的肝癌灶，其治疗的可行性和安全性仍需进一步探讨。我们对此作了初步的临床研究，总结如下。

（一）资料与方法

1. 病例入选及排除标准

（1）入选的患者必须符合下列条件：

①经影像学和（或）术后病理等确诊为原发性肝癌；

②最少有1个癌肿毗邻胆囊，肿瘤边缘距胆囊 ≤1cm；

③肝功能Child-pugh分级为A或B级，C级病例经护肝等治疗后达到B级标准者可入选。

（2）排除标准。有肝癌手术史或新辅助化疗史、远处转移、门静脉主干或左、右支有癌栓、晚期肝癌。

2. 病例资料

有16例HCC患者符合标准进入治疗研究，其中男13例，女3例。年龄35～78岁，中位年龄52岁。16例病例的瘤体总数27个，瘤体最小直径 1cm，最大直径 5cm。9例经超声学检查证实合并慢性胆囊炎，其中4例有胆囊结石。全部病例均合并HBV感染及肝硬化，肝功能A级2例、B级13例、C级1例。

3. 主要仪器及设备

采用以色列Sharplan腹腔镜超声仪，超声探头为小凸阵探头，频率8.0MHz；南京庆海微波电子研究所生产MTC-3微波消融治疗仪；美国强生GENRATOR-300超声刀。

4. 治疗方法

肝功能Child A级患者术前无须特殊准备，Child B/C级患者，术前予护肝、支持及控制腹水等治疗。对Child C级患者，待肝功能改善接近B级时，再安排手术。

采用快速诱导气管插管及静脉吸入复合麻醉。按常规四孔法，CO_2气腹压力维持在 1.3～1.6 kPa。先利用超声刀完成腹腔镜胆囊切除术（laparoscopic cholecystectomy，LC）。然后进行腹腔内扫描，大致明确病灶部位、大小、数量，置入LUS探头和活检器械。进行LUS扫描，进一步明确病灶的相关情况，并取组织活检，以明确诊断。经腹壁侧孔置入扒钳，隔离肝脏周围脏器（图4-1-334）。必要时在腹腔内注入生理盐水制造人工腹水隔离周围器官。

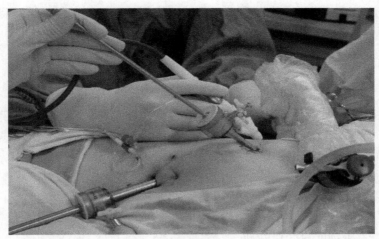

图4-1-334　腹腔镜胆囊切除术并人工腹水肝癌消融术，术者用扒钳隔离癌周脏器

确定射频治疗部位后，切开皮肤，在腹腔镜和超声双重引导下，微波电极针腹壁穿刺进入腹腔，设计其毁损范围涵盖整个病灶及周围1.0 cm的癌旁组织。直径>3.0 cm者取两根 14 g引导针穿刺至肿瘤底部，两根针保持平行、进针方向一致，相距1.5～2.0 cm，输出功率60 W，作用时间5～6 min，依肿瘤大小而定是否增加作用时间。直径≤3 cm者取一根 14 G引导针穿刺至肿瘤底部，输出功率60 W，作用时间5～6 min。所有病灶治疗结束后，在腹腔镜和超声监视下，电极针由肝内逐渐退出，边退边烧灼针道，以降低发生针道出血和转移的危险性。拔针后检查术野，如有针道出血，予生物蛋白胶注入止血。术后于原腹壁侧孔放置双腔腹腔引流管 1条。术后处理基本同常规LC术。

5. 疗效评价

术后观察并发症的发生，并作术后随访复查。主要随访复查肝功能、甲胎蛋白（AFP）、超声造影（contrast enhanced ultrasound，CEUS）、上腹部螺旋CT和MRI。

疗效评价参照WHO标准：

（1）完全缓解（CR）：全部肿瘤坏死或消失并维持4周以上；

（2）部分缓解（PR）：肿瘤坏死>50%或病灶最大垂直两径乘积（缩小）>50%，并维持4周以上；

（3）好转（MR）：肿瘤坏死（缩小）25%～50%；

（4）稳定（SD）：肿瘤坏死（缩小）<25%或增大<25%；

（5）进展（PD）：肿瘤增大25%或出现新病灶。总有效率为CR+PR。

（二）结果

1. 治疗情况

经腹腔镜下微波消融术（laparo-assisted microwave ablation，LMC）治疗16个病例的27个病灶，疗效见表4-1-7。术中LUS发现新病灶2例共2个。术中出血量（42±11）mL。

表4-1-7　LC+LMC对胆囊旁肝癌的疗效

瘤体直径（cm）	肿瘤数（n）	疗效					CR+PR（%）
		CR	PR	MR	SD	PD	
≤3	18	17	0	0	0	0	100
3～5	9	6	2	0	0	0	88.9

2. 不良反应及并发症

6例患者术后出现右上腹痛、心前区疼痛或肩部疼痛，经对症处理后缓解。9例患者术后发热（37.5～39℃），2～5日后恢复正常。1例患者术后第1个24 h血性引流液达480 mL。有2例患者术后出现中量腹水，经治疗后消失。术后一周14例患者转氨酶（ALT、AST）升高，7例患者总胆红素（TBIL）

升高，经护肝对症治疗后恢复至术前水平。16例治疗病例中无一例进行中转开腹术，无肝性脑病发生和死亡病例。

3.随访结果

术后1个月时，12例AFP升高者中，7例降至正常，2例明显降低，2例变化不明显。术后1月，复查CEUS和螺旋CT显示27个病灶中的2个有肿瘤残存活性或复发，CT还发现1例新发肿瘤。复发者均接受超声引导下进行PMC治疗。在随访至术后6个月的病例中，已发现2例肝癌复发并肝内扩散，其中1例出现肝内多发癌灶合并门静脉癌栓，这2例患者已进行经肝动脉栓塞化疗。

六、腹腔镜下消融术的优越性

腔镜下消融术具有下列明显的优越性。

（1）腹腔镜手术在电视屏幕上可放大至6倍，可以让术者在清晰的视野下结合术中腹部超声和腹腔镜下超声以选择最佳穿刺点准确进行操作，避免了治疗的盲目性（图4-1-335和图4-1-336），不仅容易观察肿瘤的整体情况，而且还可以发现术前影像学检查未提示的肿瘤灶。

（2）对于特殊部位的肿瘤：

①肝脏表面的肝癌，腹腔镜下可以更好地对整个腹腔进行观察，选择进针点，直视观察癌肿的消融效果。

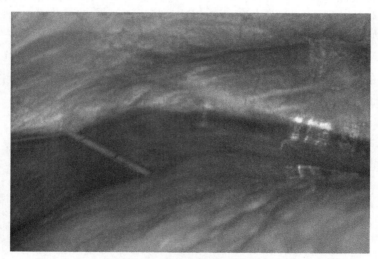

图4-1-335　腹腔镜人工腹水微波消融治疗肝脏表面的癌肿

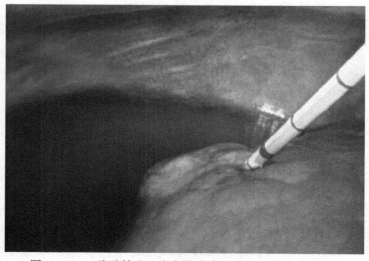

图4-1-336　腹腔镜人工腹水微波消融治疗肝脏表面的癌肿

②肝脏顶部靠近膈肌的肝癌，为了便于观察、定位，可以循环注入生理盐水制造"人工腹水"（图4-1-337），将肝脏与膈肌分开的同时并可带走多余的热量，防止膈肌损伤。

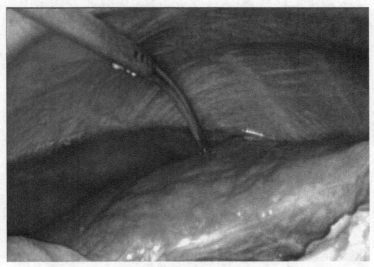

图4-1-337　腹腔镜人工腹水，隔离肝脏与膈肌

③肝脏下部靠近胃肠道的肝癌，可在腔镜下用扒钳等牵拉或按压隔离肝脏癌肿贴近的脏器，防止损伤邻近的胃肠等脏器。

④靠近胆囊的肝癌，直视下更好地选择进针点，并可将胆囊牵拉开，防止胆囊损伤；靠近大血管支、大胆管支的肝癌，直视下更好地选择进针点，尽量扩大消融范围。

（3）有时可以根据术中情况选择将穿刺电极针通过腹壁Trocar导入，因此，在一个穿刺点可进行多角度、多方位的反复穿刺，同时能避免经皮肝穿刺时热效应对腹壁造成损伤和腹壁针道转移播散以及对周边脏器的副损伤。

（4）如患者同时合并结石性胆囊炎等，尤其是癌肿贴近胆囊时，可同时进行腹腔镜下胆囊切除术。本研究中有2例患者在射频消融肝癌之前进行了腹腔镜胆囊切除术。但由于病人多合并有肝硬化基础，凝血功能差以及门静脉高压症时的胆囊周围血管的侧支循环较多，建议使用超声刀切除胆囊。图4-1-338～图4-1-340所示为胆囊旁肝癌先进行腹腔镜胆囊切除后再进行消融治疗癌灶。

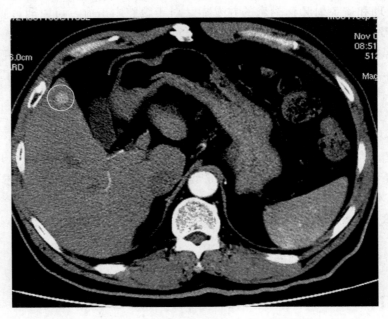

图4-1-338　螺旋CT显示肿瘤位于S5段，紧贴胆囊（圈内为癌灶）

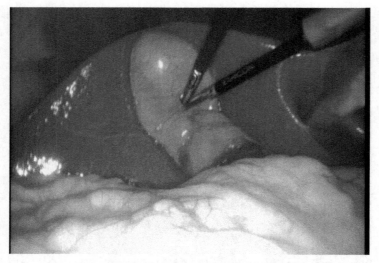

图 4-1-339 对于胆囊旁肝癌先进行腹腔镜胆囊切除后再消融癌灶

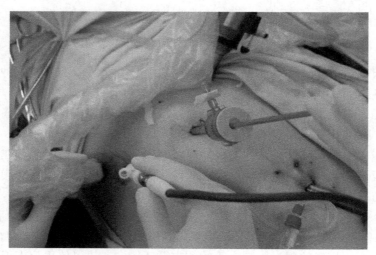

图 4-1-340 腹腔镜胆囊切除术并人工腹水肝癌消融术

（5）更容易处理和避免射频消融术的并发症。对于腹腔内出血，可以通过腹腔镜下的电凝止血、放置引流管观察等外科手段作恰当的处理。

当然，腹腔镜下消融术也增加了全麻及腹腔镜外科手术的操作过程，但研究表明这一方法是安全可行的，没有发生与之相关的并发症。腹腔镜下射频或微波消融治疗特殊位置的肝癌具有微创、准确、恢复快、痛苦少等优点，值得在临床上进一步推广应用。

【病例1】消融术中使用腹腔镜超声探头于肝表面扫查病灶辅助消融。

患者男，63岁，术前MRI提示肝S5、S6、S8各见一病灶，最大病灶直径约15 mm×12 mm；术前超声及导航超声均未见病灶明确显示。进行腹腔镜辅助全麻下肝肿瘤射频消融术中超声及超声造影均能完全显示病灶。术后MRI提示S5、S6、S8病灶均完全消融。

（1）术前MRI提示S5（a）、S6（b）、S8（c）各见一病灶（白色箭头），最大病灶直径约15 mm×12 mm（图4-1-341）。

（2）术中腹腔镜、人工腹水辅助进行超声造影检查，S5（a）、S6（b）、S8（c）病灶动脉期呈高增强（图4-1-342）。

（3）术后1个月MRI，S5（a）、S6（b）、S8（c）消融灶（黑色箭头）完全覆盖原病灶，考虑消融完全（图4-1-343）。

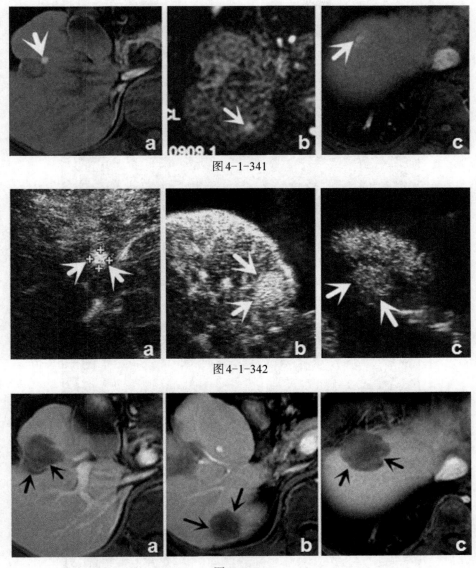

图 4-1-341

图 4-1-342

图 4-1-343

【病例2】腹腔镜胆囊切除后再进行消融治疗胆囊旁肝癌。患者男，60岁，术前MRI及超声造影提示肝S5胆囊旁病灶，大小10mm×10mm，肝癌经皮射频消融治疗后考虑胆囊受热损伤可能性大，进行腹腔镜胆囊切除术，术后胆囊大体标本显示胆囊壁完整，无热损伤。

（1）图4-1-344所示为术前MR提示病灶（白色箭头）近胆囊窝（白色三角）。

（2）图4-1-345所示为术前超声造影动脉期，病灶紧邻胆囊（红色箭头），呈高增强。

（3）图4-1-346所示为术中穿刺示意图，黑色箭头指示穿刺针道。

（4）图4-1-347所示为消融后即时超声造影，消融灶（白色箭头）完全覆盖原病灶区域，考虑完全消融，胆囊壁血流灌注尚可（白色三角）。

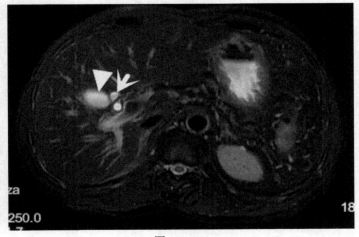

图 4-1-344

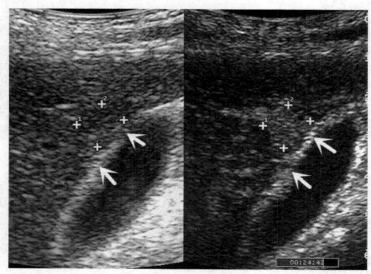

图 4-1-345

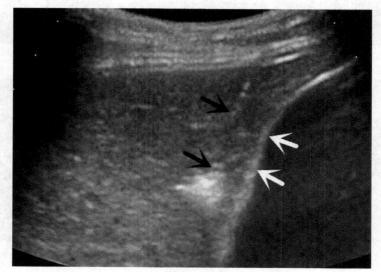

图 4-1-346

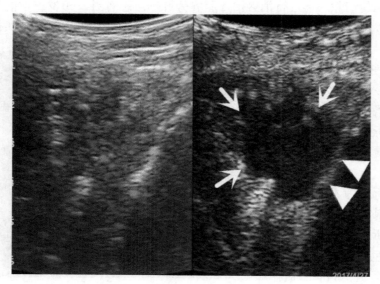

图 4-1-347

【病例3】消融术中使用腹腔镜超声探头于肝表面扫查病灶。

（1）腹腔镜超声（图4-1-348）。

（2）图4-1-249a₁、a₂、a₃为腹腔镜超声探头观察病灶，病灶呈等回声（白色箭头所示虚线区域）。图4-1-349b₁、b₂、b₃为腹腔镜辅助下腹腔内灌注温生理盐水，b₁白色箭头所示虚线为消融针道，b₃白色箭头所示为消融灶。

（3）图4-1-350所示为术后1个月MR，消融灶（黑色箭头）完全覆盖原病灶，考虑消融完全。

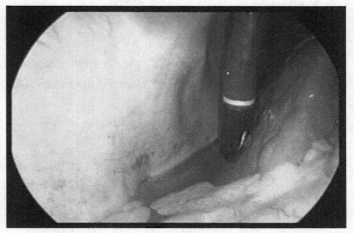

图4-1-348

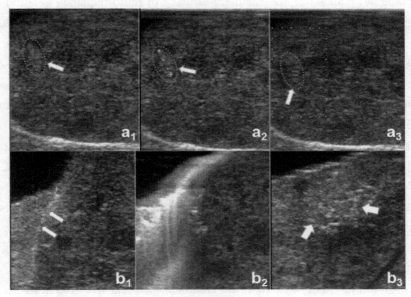

图4-1-349

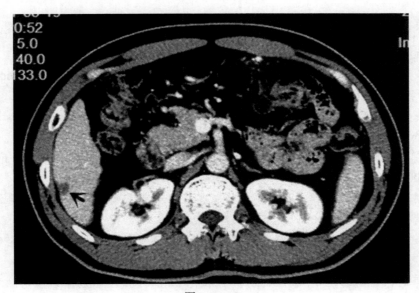

图4-1-350

【参考文献】

[1] 陈敏华,严昆,戴莹,等.经皮射频消融治疗肝肿瘤中肠穿孔预防措施探讨[J].中国介入影像与治疗学,2005,2(4):256-260.

[2] Koda M, Ueki M, Maeda Y, et al. Percutaneous sonographically guided radiofrequency ablation with artificial pleural effusion for hepatocellular carcinoma located under the diaphragm[J]. Am J Roentgenol, 2004, 183(3): 583-588.

[3] 陈敏山,李锦清,梁惠宏,等.经皮射频消融与手术切除治疗小肝癌的疗效比较[J].中华医学杂志,2005,85(2):80-83.

[4] Santambrogio R, Opocher E, Costa M, et al. Survival and intra-hepatic recurrences after laparoscopic radiofrequency of hepatocellular carcinoma in patients with liver cirrhosis[J]. J Surg Oncol, 2005, 89(4): 218-226.

[5] 邓美海,钟跃思,刘波,等.手术切除联合术中射频治疗多病灶肝癌[J].中华外科杂志,2006,44(15):1068-1069.

[6] Chen M H, Yang W, Yan K, et al. Treatment efficacy of radiofrequency ablation of 338 patients with hepatic maligant tumor and the relevant complications[J]. World J Gastroenterol, 2005, 11(40): 6395-6401.

[7] 张智坚.肝癌的射频消融治疗[J].中国实用外科杂志,2004,24(8):465-468.

[8] Vogl T J, Straub R, Eichler K, et al. Malignant Liver tumors treated with MR imaging—guided laser-induced thermotherapy: experience with complications in 899 patients(2520 lesions)[J]. Radiology, 2002, 225: 367-377.

[9] Shibata T, Iimuro Y, Yamamoto Y, et al. Small hepatocellular carcinoma comparison of radio-frequency ablation and percutaneous microwavec oagulation therapy[J]. Radoiology, 2002, 223(2): 331-337.

[10] Maluccio M, Covey A M, Gandhi R, et al. Comparison of survival rates after bland arterial embolization and ablation versus surgical resection for treating solitary hepatocellular carcinoma up to 7 cm[J]. Vasc Interv Radiol, 2005, 16(7): 955-961.

[11] 董宝玮,梁萍,于晓玲,等.超声引导经皮微波消融治疗早期原发性肝癌的远期疗效[J].中华医学杂志,2006,86(12):797-800.

[12] Livraghi T, Solbiati L, Meloni M F, et al. Treatment of focal liver tumors with percutaneous radio-frequency ablation: complications encountered in amuhiccntcr study[J]. Radiology, 2003, 226: 441-451.

[13] Livraghi T, Goldbery S N, Lavvaroni S. et al. Hepatocellular carcinoma: radiofrequency ablation of medium and large lesions[J]. Radiology, 2000, 214: 761-768.

[14] Yamamoto T, Kubo S, Hirohashi K, et al. Secondary hemocholecyst after radiofrequency ablation therapy for hepatocellular carcinoma[J]. J Gastroenterol, 2003, 38(4): 399-403.

[15] Dalbuerque I A C, Demiranda M P, Genzni T, et al. Choleeytectomy in cirrhosis patient[J]. Surgical Laparoscopy and Endoscopy, 1995, 5(4): 272-277.

[16] 朱玉华,郑林海,陈国强,等.肝硬化患者腹腔镜与剖腹胆囊切除术的比较[J].上海第二医科大学学报,2004,24(6):463-465.

[17] 嵇武,李令堂,汪志明,等.肝硬化门静脉高压患者腹腔镜与开腹胆囊切除术的随机对照研究[J].中华消化内镜杂志,2004,21(5):337-339.

[18] 范瑞芳,柴福录,贺冠宪,等.腹腔镜射频消融治疗多病灶肝癌的疗效及安全性[J].腹腔镜外科杂志,2007,12(1):4-6.

[19] 杜燕夫,韩进,谢德红,等.腹腔镜辅助下原发性肝癌和肝转移癌的射频消融术治疗[J].腹腔镜外科杂志,2004,9(2):65-67.

[20] Shrestha R, Bilir B M, Everson G T, et al. Endoscopic stening of gallbladder for symptomatic

cholelithiasis in patients with end—stage liver disease awaiting orthotopic liver transplantation[J]. Am J Gastroenterol, 1996, 91: 395-399.

[21] Cuschieri A, Bracken J, Boni L. Initial experience with laparoscopic ultrasound-guided radiofrequency thermal ablation of hepatic tumours[J]. Endoscopy, 1999, 31(4): 318-321.

[22] 吕明德: 肝癌的消融治疗[J]. 中国实用外科杂志, 2003, 23(12): 715-717.

[23] Simon C J, Dupuy D E, Mayosmith W W. Microwave ablation: principles and applications[J]. Radiographics, 2005, 25(Suppl 1): S69.

[24] Padma S, Martinie J B, Iannitti D A. Liver tumor ablation: percutaneous and open approaches[J]. J Surg Oncol, 2009, 100(8): 619-634.

[25] 中华医学会外科学分会肝脏学组: 肝细胞肝癌外科治疗方法的选择[J]. 中华肝脏病杂志, 2009, 17(6): 6-6.

[26] 邓美海, 胡昆鹏, 李凯, 等. 腹腔镜下射频消融治疗特殊部位肝癌[J]. 中国实用外科杂志, 2007, 27(10): 819-820.

[27] 方和平, 潘卫东, 林楠, 等. 腹腔镜下人工胸、腹水在特殊部位肝癌热消融中的应用[J]. 中华临床医师杂志: 电子版, 2009, 3(7): 33-36.

[28] 史海达, 史宪杰, 马焕先, 等. 特殊部位肝脏肿瘤腹腔镜下射频消融术的临床疗效[J]. 中华肿瘤杂志, 2017, 39(1): 56-59.

[29] 胡丙洋, 万涛, 张文智. 腹腔镜超声探头引导下射频消融术治疗原发性肝癌的临床应用分析[J]. 中国现代普通外科进展, 2015, 18(5): 368-372.

(李凯)

第二十三节　计算机辅助肝肿瘤消融术前计划

随着微创技术的发展, 经皮热消融已成为肝肿瘤的重要治疗方法之一, 其具有安全性高、疗效确切及肝功能损伤小等优点。成功的肝肿瘤热消融治疗既要求完全灭活肿瘤, 又须避免肝内及肝周重要结构损伤, 对操作者经验要求很高。随着计算机技术在医学领域中的应用, 有学者利用计算机辅助对肝肿瘤消融进行术前计划。此方法的主要操作步骤包括对患者术前影像学图像中的肿瘤及肝内、肝周重要结构进行分割, 然后模拟消融针具及消融灶范围, 再使用消融灶空间覆盖肿瘤, 模拟消融过程, 并将覆盖结果可视化。本文就近年来国内外关于计算机辅助肝肿瘤热消融治疗计划研究进行综述。

一、图像分割

图像分割的目的是将人眼能分辨的结构进行标示, 使计算机可以识别。医学图像分割技术的发展是一个从人工分割到半自动分割和自动分割的发展过程。人工分割虽然可以准确地识别组织结构的边界, 但耗时长, 工作量大, 效率较低, 难以在实际临床工作中应用。相反, 自动分割完全不需要人为干预, 主要基于像素和轮廓进行分割, 由计算机实现图像分割的全过程。虽然自动分割可以大大减少操作者工作量, 但所需的计算机运算量较大, 且因人体解剖结构复杂、个体差异性大等原因使得其很难获得满意的分割效果。半自动分割是上述两种方法的结合, 将操作者经验和计算机运算进行有效结合, 能够适应多种类型的图像, 有效地降低计算机的复杂度, 同时也避免了耗时的人工操作。Egger等提出了一种交互式、基于图割和主动轮廓模型的半自动肝脏分割方法, 该方法利用用户自定义种子点后计算机自动对图像进行分割, 将得到的结果与手动分割进行比较, 结果表明了该方法的有效性; Lu等提出了一种基于改进的区域生长分割方法, 提高选择种子点的效率, 与传统的区域生长方法相比, 可有效地应用到肝分割并得到较好的分割效果, 提高了肝脏分割的精确性; Freiman等在计算机断层扫描血管造影术 (CTA) 图像上利用体素分类和邻近约束传播, 在SVM分类器辅助下勾勒出肝肿瘤及周围正常组织轮廓，并用力量函数在三维图像上进行扩展；Hme等是在隐马尔可夫模型和非参数分布估计的基础上半自动分割模型。这几种方法原理不同，用时各异（2s～20 min），但分割结果大致相同，均是在人为操作的基础上使用计算机算法提高图像分割的效率。

现有的图像分割过程除了使用不同的计算方法外，其使用的分割图像也各有不同。CT和MRI是最常用的图像分割数据，其优势为图像分辨率高，可以完整显示体内各种类型的结构，几乎不存在显示死角。但使用CT和MRI图像进行分割也存在不足之处，例如，当图像采集时间与手术时间间隔较长时，或者图像采集时与手术时患者的躯体体位不同时，体内器官形变会导致图像分割结果与实际解剖结构不符合。而且超声是目前常用的介入手术引导手段，利用CT或MRI图像进行的图像分割可能并不适合超声引导时使用。所以其后有学者在三维超声图像的基础上进行图像分割（图4-1-351），包括血管、肿瘤及周围组织结构等，可以达到与CT和MRI图像同样的分割效果，而且具有耗时短，方便术中使用的特点，弥补了CT和MRI图像分割的不足。

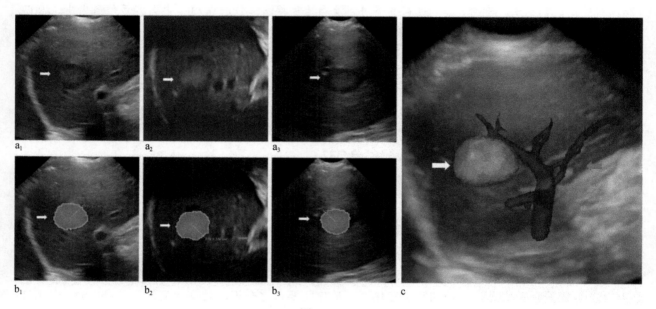

图4-1-351

图a、b分别显示分割前和分割后的图像，其中1～3分别为横截面、冠状面和矢状面，图c显示图像分割后三维可视化立体效果。棕黄色示肿瘤病灶（白箭头），暗红色示血管（红箭头）

二、热消融的模拟及仿真

肿瘤图像分割后，计算机即可识别肿瘤的范围。如果需要进一步模拟消融灶空间覆盖肿瘤，则需要设定消融灶的范围。目前消融灶的范围设定有两种方法，一是利用经验数据设定消融灶范围（图4-1-352），其优势为操作相对简单，不涉及复杂的参数计算过程。但其不足之处就是不够准确。热消融治疗疗效不仅受肿瘤大小、数目、内部结构、生长部位等因素影响，还受组织热物性参数、大血管热沉效应、消融针具及设备等多种因素的影响。尤其是人体的某些组织参数还会随着治疗的进行而变化，使用单一的范围模拟消融灶的误差较大。

另一种模拟消融灶的方法是进行热消融建模（图4-1-353），其基本方法是在构建器官的简化几何模型或影像学模型的基础上，根据已有的组织和系统参数，采用能较好表现生物组织物理特性的有限元方法构建相应的消融物理模型。模拟真实的消融状态能准确预测消融效果。首先要进行消融温度场的模拟计算，也就是根据预先设定的手术计划路径构建手术过程中消融灶范围的物理模型，辅助操作者设定最佳热疗参数。并且所形成的热场应接近球形，以便在空间上能够完全覆盖肿瘤，这需要结合生物组织热物性参数及临床试验的实验结果来实现。目前主要是使用生物热传递方程如pennes方程模拟热分布、Arrhenius方程计算组织热损伤区域。其中，组织热物性参数是热消融疗效的重要影响因素

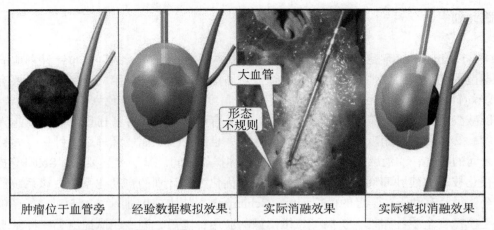

| 肿瘤位于血管旁 | 经验数据模拟效果 | 实际消融效果 | 实际模拟消融效果 |

图4-1-352 使用消融范围经验数据估计大血管旁肿瘤消融效果准确性低，容易造成肿瘤残留

之一，主要包括组织电导率、热导率、比热、微血管血液灌流量、组织水分含量及蛋白质状态等。并且在实际消融过程中，当组织受热坏死时，组织及周围结构也会发生变化，如微血管凝固、蛋白质变性、细胞形态改变等，这些变化会导致组织各种热力学参数、血液灌注率等参数发生变化。因此，热消融时组织的变化是非常复杂且与上述影响因素呈非线性关系。Hall等采用Morris法的全局灵敏性分析技术，提出消融灶大小主要受血液灌流、细胞死亡模型与电导率等因素影响；Subramanian等提出基于无迹卡尔曼滤波（UKF）的方法优化比热、热导率以及电导率参数值，对每一种参数进行有限元模拟并与大体模型进行对比，结果显示该方法能较准确地模拟消融温度；Krger. T等将血管对射频消融的冷却效应分成两部分求解：①考虑理想血管的半径及其距离电极针的位置来预先求解理想血管的热降效应；②在前者的基础上根据患者的特定情况来快速估计实际血管的冷却效果，从而实现快速仿真的目的。Zhang等探究了电压变化对射频消融的影响，提出一种新的电压校准方法提高热消融仿真的准确性，并且将双曲型方程与pennes方程进行对比，认为双曲型方程更适用于长时间、大功率热消融仿真的模拟。但因模型过于复杂，目前大多数建模仿真技术为简化计算而对模型进行简化，例如将病灶简化为圆柱体或球体等规则图形、将血管热沉效应的影响降低甚至忽略、把施加在组织上的射频交流电简化为直流电等，使得仿真结果在一定程度上偏离实际情况。

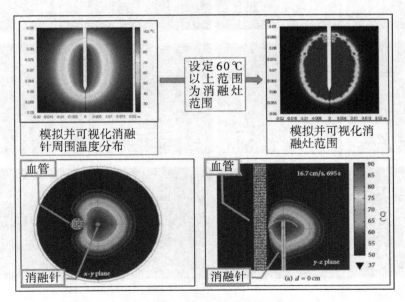

图4-1-353 计算机模拟消融温度场

上排图像显示设定组织坏死温度后，可由温度分布范围得出消融灶范围；下排图像显示在三维空间模拟血管对温度场分布的影响

三、入路计划

Baegert等与Schumann等提出了消融入路计划的基本要求。首先，制订的布针计划应能完全覆盖肿瘤，即消融范围能最大限度地覆盖肿瘤同时降低对周围组织的损伤。第二，入针路径要有足够的正常组织用于烧灼针道、固定消融设备以及止血；入针角度也要考虑以避免划伤肝表面及导致肝破裂；此外，尽可能减少入针次数。第三，制订的入路计划要有可操作性，并考虑以下因素：①入针深度应小于针具长度；②减小入针角度，尽量平面内入针，并且需要多平面成像辅助入针；③多针穿刺消融时避免各针之间的冲突；④消融次数尽量少以降低总体操作时间。基于上述要求，Seitel等提出了一个基于三维可视化技术重建肿瘤周围重要结构，模拟最优化入路计划的自动化系统，该系统能自动识别并提示不安全路径，有利于初学者的模拟训练；Schumann等使用GPU加速体绘制对二维图像进行分割并在此基础上模拟安全线性路径，扩展了二维图像的应用；随后，同一团队提出了一种基于图像处理和数值优化的入路计划方案，能进一步近似模拟消融灶内热量分布及邻近血管热沉效应的影响，并且能在二维图像中从三个方向观察消融针道及消融区域；Hamzé等考虑到入针时引起的针道和软组织的形变，利用Haystack算法提出一种优化方案模拟弯曲轨迹，从而精确地模拟入针路径。

此外，肿瘤覆盖模型也是入路计划重要组成部分之一。对于较大体积的肿瘤，通常需要重叠布针，肿瘤覆盖模型能更好地模拟肿瘤完全消融情况并减少消融次数。Butz等首先提出用椭球体模拟单个消融灶覆盖肿瘤；关佩珊等使用计算机辅助自动完成空间覆盖（图4-1-354），并在此基础上再进行人为调整，在计划时间少于1 min的基础上仍可达到92.3%的成功率，且重要结构损伤率比传统方法明显低；Ren等基于遗传算法，利用多重球体规律重叠的覆盖方式模拟较大体积肿瘤的覆盖，目的是使用最少数量的球体数覆盖一个固定的体积肿瘤。但肿瘤覆盖模型的计算时间各有差异。其后，同一团队结合入路规划以及多重肿瘤覆盖模型，提出一种半自动射频消融术前计划系统，并通过仿体模型验证该计划的有效性。

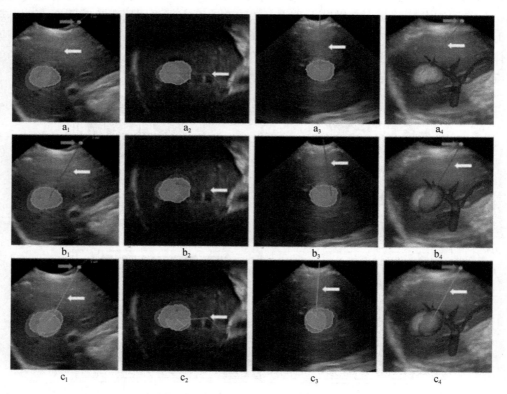

图4-1-354　3DUS-CAP法制订计划

图a、b、c分别显示计划第一针、第二针及第三针的模拟消融效果，1～4分别显示横截面、冠状面、矢状面及三维可视化效果图。棕黄色示肿瘤病灶，暗红色示血管，绿色示第一针的消融范围，紫色示第二针的消融范围，蓝色示第三针的消融范围，红色圆点为消融入针点（红箭头），白箭头所指为每一针对应的消融针道

四、可视化

可视化技术是肿瘤热消融治疗计划的重要组成部分，它贯穿于治疗计划的每一个环节。图像分割的结果、入路计划的模拟及热消融仿真模型等步骤都需要在可视化的基础上实现。同时，可视化图像还可以显示病人局部解剖结构及模拟的消融灶范围以辅助医生选择针具类型及确定置针位置，从而制定更合适、更个体化的消融治疗计划。因此，一个有效的治疗计划系统，可视化技术不可或缺。Wu等提出了一种微波消融仿真系统，并使用三维可视化技术，对肿瘤及血管的分割、三维容积重建等直观显示消融区与周围重要结构的空间关系，可应用于微波消融教学训练。此外，热消融治疗通常是在超声实时引导下进行操作，Liu等认为可以将三维图像处理与导航技术相结合设计三维可视化术前计划系统，并将基于三维可视化技术的计划系统与二维图像的计划系统进行临床试验对比，结果显示基于三维可视化技术的计划系统消融成功率更高。关佩珊等认为基于CT图像进行的布针计划并不完全适合超声引导进行的消融操作，而基于三维超声可视化技术的治疗计划系统应用于术中时易与二维超声图像融合辅助引导穿刺。此外，Li等利用超声图像，将基于三维影像资料与基于二维影像资料进行热消融治疗对比，结果显示，计算机辅助进行术前计划具有缩短消融时间、减少布针次数、提高手术的计划准确性、实施效率、安全性和消融率等优势。

计算机图像处理技术、医学影像学、材料科学等技术的发展使得计算机辅助热消融治疗计划成为可能。肝肿瘤热消融治疗计划系统不但可以确定肝脏、肿瘤及其管道系统的三维解剖关系，更准确地对病变进行定位和评估，同时还可借此制订合理的治疗计划方案，确定入针路径和加热参数，为治疗提供客观参考。因此，肝肿瘤热消融治疗计划系统的研究能科学地引导临床治疗，使手术更加精准化和微创化，提高治疗的安全性和有效性，极大地促进消融治疗在临床中的应用。

【病例1】利用术前MR图像进行消融术前计划。

（1）MR提示S6肝肿瘤病灶（图4-1-355）。

（2）超声造影提示病灶动脉期高增强（图4-1-356）。

（3）肿瘤及肝脏轮廓、血管结构分割、标识及可视化，如图4-1-357所示，其中下方两个图像为勾勒了肝脏边缘、肿瘤、肝内血管的图像，不同结构使用不同颜色渲染。

（4）模拟消融范围，可视化消融效果（图4-1-358）。

（5）可从多个方位角度观察消融效果（图4-1-359）。

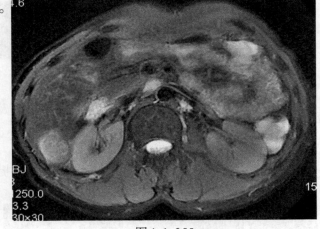

图4-1-355

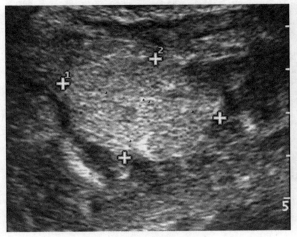

图4-1-356

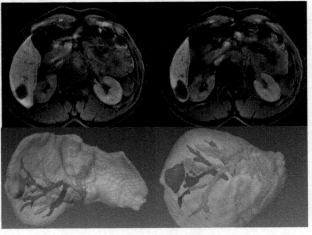

图4-1-357

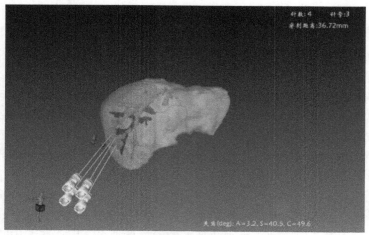

图 4-1-358

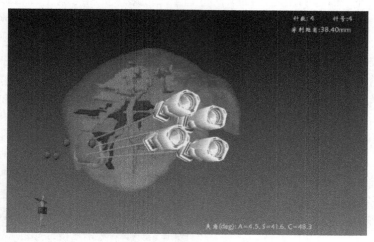

图 4-1-359

【病例2】利用术前MR图像进行消融术前计划及计划执行。

（1）患者男，41岁，发现肝癌后进行TACE术，术后MR提示病灶缩小，大小34mm×27mm，病灶部分存活（图4-1-360）。

（2）超声造影提示病灶内部可见造影剂灌注，提示存活（图4-1-361）。

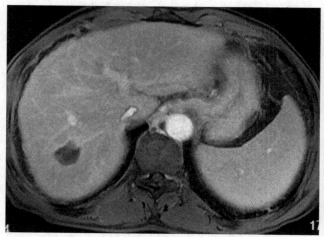

图 4-1-360

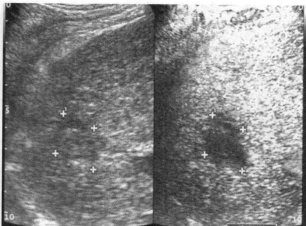

图 4-1-361

（3）利用病灶MR图像三维重建，将肿瘤及周边5mm消融边界范围使用不同颜色标注显示，然后利用单针消融可达到的范围对肿瘤及消融边界的范围进行覆盖，计划6针完全覆盖肿瘤及消融边界（图4-1-362）。

（4）根据术前计划逐针消融，图4-1-363所示为第一针。

（5）图4-1-364所示为第二针。

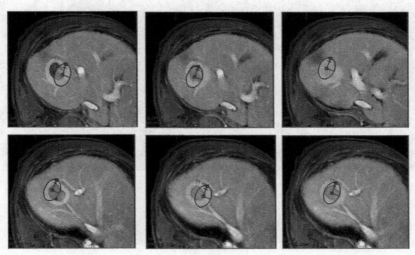

图4-1-362

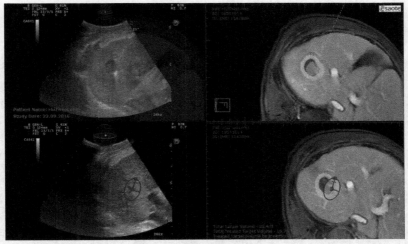

图4-1-363

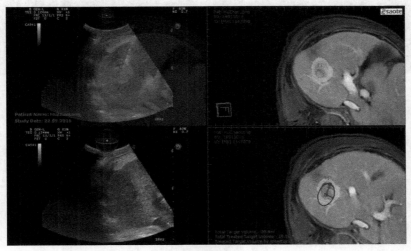

图4-1-364

（6）按计划消融4针后，利用融合成像下超声造影，提示消融范围已经覆盖肿瘤及消融边界范围。考虑因为病灶接受过TACE手术，病灶内血供变少，实际消融范围比计划范围大，所以仅用4针就完成消融（图4-1-365）。

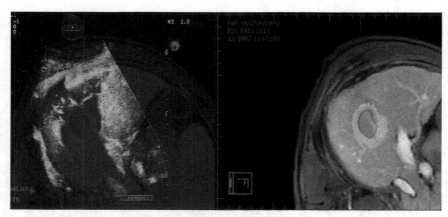

图4-1-365

【病例3】利用三维超声图像进行消融术前计划。

（1）肿瘤三维超声检查（图4-1-366）。

（2）在三维空间上勾勒肿瘤边界，并使用颜色表示肿瘤范围（图4-1-367）。

（3）使用不同颜色标注肿瘤周围的结构（图4-1-368）。

（4）在三维可视化图像上进行布针计划（图4-1-369）。

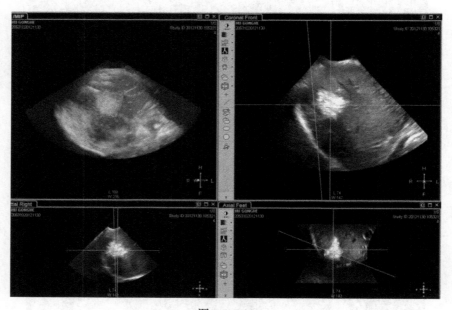

图4-1-366

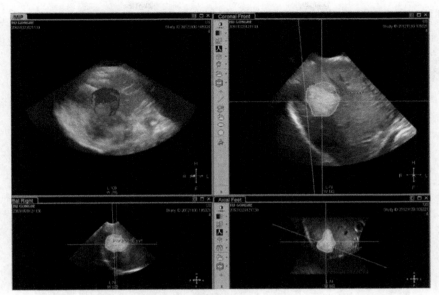

图 4-1-367

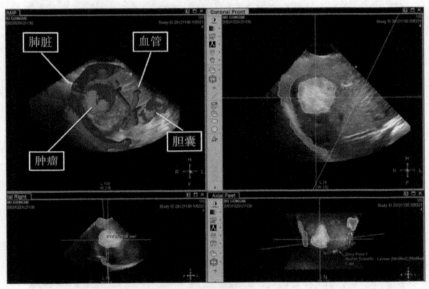

图 4-1-368

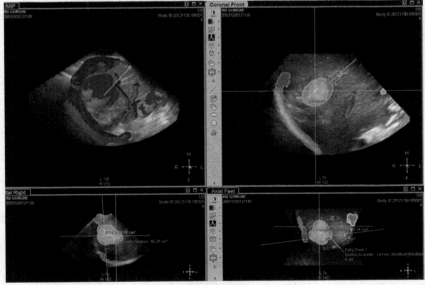

图 4-1-369

【病例4】利用三维超声造影图像进行消融术前计划。

（1）肝肿瘤病灶超声造影动脉期为高增强（图4-1-370）。

（2）在三维超声造影图像上勾勒肿瘤及5mm消融边界的范围（图4-1-371）。

（3）利用计算机模拟的消融范围覆盖肿瘤及消融边界范围（图4-1-372）。

（4）根据消融术前计划进行逐针消融（图4-1-373）。

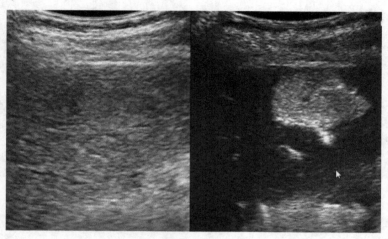

图4-1-370

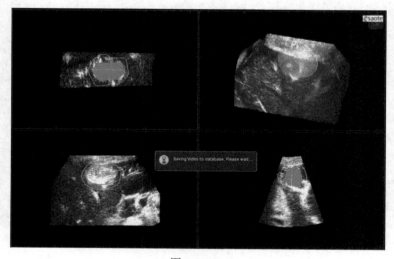

图4-1-371

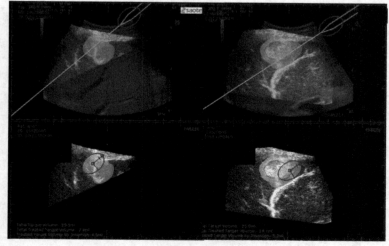

图4-1-372

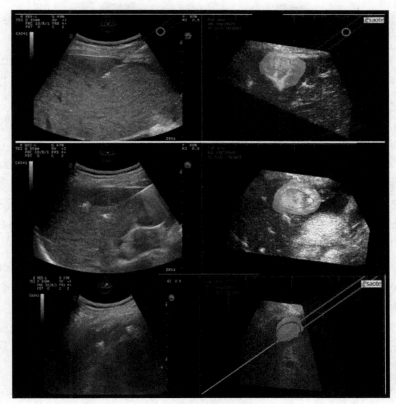

图4-1-373

【参考文献】

[1] Bruix J, Han K, Gores G, et al. Liver cancer: approaching a personalized care[J]. J Hepatol, 2015, 621(1 Suppl): S144-S156.

[2] Breen D J, Lencioni R. Image-guided ablation of primary liver and renal tumours[J]. Nat Rev Clin Oncol, 2015, 12(3): 175-186.

[3] Heckel F, Moltz J H, Tietjen C, et al. Sketch-based editing tools for tumour segmentation in 3D medical images[J]. Comput Graph Forum, 2013, 32(8): 144-157.

[4] Whitfield G A, Price P, Price G J, et al. Automated delineation of radiotherapy volumes: are we going in the right direction?[J]. Br J Radiol, 2013, 86(1021): 20110718.

[5] Meier R, Knecht U, Loosli T, et al. Clinical evaluation of a fully-automatic segmentation method for longitudinal brain tumor volumetry[J]. Sci Rep, 2016, 6(6): 23376.

[6] López-Mir F, Naranjo V, Angulo J, et al. Liver segmentation in MRI: a fully automatic method based on stochastic partitions[J]. Comput Methods Programs Biomed, 2014, 114(1): 11-28.

[7] Egger J, Busse H, Brandmaier P, et al. Interactive volumetry of liver ablation zones[J]. Sci Rep, 2015, 5(15373): 15373.

[8] Lu X, Wu J, Ren X, et al. The study and application of the improved region growing algorithm for liver segmentation[J]. Optik, 2014, 125(9): 2142-2147.

[9] Freiman M, Cooper O, Lischinski D, et al. Liver tumors segmentation from CTA images using voxels classification and affinity constraint propagation[J]. Int J Comput Assist Radiol Surg, 2011, 6(2): 247-255.

[10] Häme Y, Pollari M. Semi-automatic liver tumor segmentation with hidden Markov measure field model and non-parametric distribution estimation[J]. Med Image Anal, 2012, 16(1): 140-149.

[11] Gloger O, Kühn J, Stanski A, et al. A fully automatic three-step liver segmentation method on LDA-

based probability maps for multiple contrast MR images[J]. Magnetic Resonance Imaging, 2010, 28 (6): 882-897.

[12] Yang X, Yu H C, Choi Y, et al. A hybrid semi-automatic method for liver segmentation based on level-set methods using multiple seed points[J]. Computer Methods and Programs in Biomedicine, 2014, 113(1): 69-79.

[13] 关佩珊, 李凯, 郑荣琴, 等. 基于三维超声的计算机辅助制定肝癌消融计划的初步研究[J]. 中华超声影像学杂志, 2015, 24(5): 407-411.

[14] Li K, Su Z, Xu E, et al. Computer-assisted hepatocellular carcinoma ablation planning based on 3-D ultrasound imaging[J]. Ultrasound Med Biol, 2016, 42(8): 1951-1957.

[15] Liu F, Liang P, Yu X, et al. A three-dimensional visualisation preoperative treatment planning system in microwave ablation for liver cancer: a preliminary clinical application[J]. Int J Hyperthermia, 2013, 29(7): 671-677.

[16] Wang Z, Aarya I, Gueorguieva M, et al. Image-based 3D modeling and validation of radiofrequency interstitial tumor ablation using a tissue-mimicking breast phantom[J]. Int J Comput Assist Radiol Surg, 2012, 7(6): 941-948.

[17] Subramanian S, Mast T D. Optimization of tissue physical parameters for accurate temperature estimation from finite-element simulation of radiofrequency ablation[J]. Phys Med Biol, 2015, 60 (19): 345-355.

[18] Zhang M, Zhou Z, Wu S, et al. Simulation of temperature field for temperature-controlled radio frequency ablation using a hyperbolic bioheat equation and temperature-varied voltage calibration: a liver-mimicking phantom study[J]. Phys Med Biol, 2015, 60(24): 9455-9471.

[19] Falk M H, Issels R D. Hyperthermia in oncology[J]. Int J Hyperthermia, 2001, 17(1): 1-18.

[20] Watanabe H, Yamazaki N, Kobayashi Y, et al. Estimation of intraoperative blood flow during liver RF ablation using a finite element method-based biomechanical simulation[J]. Conf Proc IEEE Eng Med Biol Soc, 2011, 2011: 7441-7445.

[21] Hall S K, Ooi E H, Payne S J. Cell death, perfusion and electrical parameters are critical in models of hepatic radiofrequency ablation[J]. Int J Hyperthermia, 2015, 31(5): 538-550.

[22] Kroger T, Patz T, Altrogge I, et al. Fast estimation of the vascular cooling in RFA based on numerical simulation[J]. Open Biomed Eng J, 2010, 4(2): 16-26.

[23] Baegert C, Villard C, Schreck P, et al. Multi-criteria trajectory planning for hepatic radiofrequency ablation[J]. Med Image Comput Comput Assist Interv, 2007, 10(Pt 2): 676-684.

[24] Schumann C, Bieberstein J, Trumm C, et al. Fast automatic path proposal computation for hepatic needle placement[M] Proceedings of SPIE, Wong K H, Miga M I, 2010.

[25] Seitel A, Engel M, Sommer C M, et al. Computer-assisted trajectory planning for percutaneous needle insertions[J]. Med Phys, 2011, 38(6): 3246-3259.

[26] Schumann C, Bieberstein J, Braunewell S, et al. Visualization support for the planning of hepatic needle placement[J]. Int J Comput Assist Radiol Surg, 2012, 7(2): 191-197.

[27] Schumann C, Rieder C, Haase S, et al. Interactive multi-criteria planning for radiofrequency ablation[J]. Int J Comput Assist Radiol Surg, 2015, 10(6SI): 879-889.

[28] Hamzé N, Peterlík I, Cotin S, et al. Preoperative trajectory planning for percutaneous procedures in deformable environments[J]. Comput Med Imaging Graph, 2016, 47(1): 16-28.

[29] Butz T, Warfield S, Tuncali K, et al. Pre- and intra-operative planning and simulation of percutaneous tumor ablation[M]. Proceedings of MICCAI' 00, Vol. 1935 of Spronger LNCS, 2000: 317-326.

[30] Ren H, Guo W, Ge S S, et al. Coverage planning in computer-assisted ablation based on genetic algorithm[J]. Comput Biol Med, 2014, 49(1): 36-45.

[31] Ren H, Campos-Nanez E, Yaniv Z, et al. Treatment planning and image guidance for radiofrequency ablation of large tumors[J]. IEEE J Biomed Health Inform, 2014, 18(3): 920-928.

[32] Wu W, Xue Y, Wang D, et al. A simulator for percutaneous hepatic microwave thermal ablation under ultrasound guidance[J]. Int J Hyperthermia, 2014, 30(7): 429-437.

[33] 张奥华, 徐净. 融合成像导航计划系统辅助肝癌射频消融的临床初步研究[J]. 实用医学杂志, 2015, 31: 641-4.

(李凯　银琳)

第二十四节　肝肿瘤消融术后疗效评价

肝肿瘤消融治疗后有效可表现为患者一般状况、自我感觉及受累组织器官功能的改善，但这些指标只能粗略反应治疗效果。主要评价指标应包括肿瘤标记物检测及肝脏影像学检查等。

一、肿瘤标记物检测

所有HCC患者每3个月检测1次AFP，此方法能较敏感地提示是否有肿瘤复或新生灶。但肿瘤标记物检测的不足之处在于，临床上的原发性肝癌患者中只约60%会有AFP升高，而对于另外的40%患者只能通过影像学方法对治疗效果进行评估。

二、影像学检查评估疗效

1. 增强CT

消融治疗后CT平扫示消融区呈近似圆形的低密度区，密度低于周围肝实质及治疗前病灶。治疗彻底的病灶呈凝固性坏死，无动脉及门脉血供，因而治疗后增强CT动脉期及门静脉期病灶均表现为低密度，无强化，尤其是门静脉期病灶密度与肝实质密度差异显著增大，在肝实质衬托下，病灶边界显示更清楚。如增强CT动脉期或门静脉期病灶内或边缘局部可见不规则强化或结节样强化，门静脉期及平衡期该处密度下降呈低密度改变，则表明病灶内有残存血供，有部分存活的癌细胞，应继续治疗。

治疗后早期应用增强CT评价治疗效果时，应注意邻近治疗区肝实质的强化有时会干扰对疗效的正确评定。治疗后1个月内进行增强CT检查，动脉期可见厚薄基本一致的均匀强化带环绕在治疗区周围，于门静脉期仍表现为高密度或等密度。此环状强化带与残存癌的区别在于后者在门静脉期及平衡期表现为低密度。目前认为，环形强化带与治疗后局部肝实质炎性充血、肿瘤旁肉芽组织增生及纤维化、门静脉内血栓形成致肝动脉血供代偿性增多有关。这种环形强化带可掩盖残存癌的强化区，从而造成临床漏诊。此外，早期增强CT还可以在动脉期显示消融区周围由于动静脉分流所致的楔形强化区，往往与残存的血供丰富肿瘤组织难以鉴别。其持续时间大于1个月，但范围会逐渐缩小、密度逐渐降低直至消失。与残癌组织鉴别要点亦在于后者在门静脉期及平衡期呈低密度，而前者却仍然呈高或等密度。因此，RFA治疗后1个月或更长时间进行增强CT评价疗效较为适宜。

目前，增强CT是评价消融治疗疗效中最常用且较准确的方法，有学者认为它是判断热消融治疗疗效的金标准。但治疗后尤其是治疗后早期（3个月内）增强CT判断治疗效果也会出现漏诊。因此，在临床实际应用中，要结合患者血清肿瘤标志物及其他影像学检查结果，动态观察，对比分析治疗前、后不同时期增强CT表现，进行综合判断。

2. 增强MRI

治疗彻底病灶其MRI表现为T_1WI呈低信号，如病灶内部有出血、液化坏死，病灶内相应部位会表现为高信号；T_1WI上治疗早期（2周内），病灶呈低～高信号不同表现，随后（3～6个月）消融灶呈等～低信号，信号强度比逐渐降低。Gd-DTPA（磁显葡胺）增强扫描，T_1WI病灶内无增强，呈低信号。

残存肿瘤表现为不规则的灶状或结节影，T₁WI上呈低信号，T₂WI上呈稍高信号，注射Gd-DTPA后，动脉期轻度至明显强化。在治疗后早期，MRI上也可以见到环绕消融区病灶的异常信号带，T₂WI上呈高信号，T₁WI上表现为低信号，Gd-DTPA T₁WI上表现为环形强化。3个月后环形强化逐渐减弱甚至消失。环形强化的病理基础与增强CT所见一致。

目前，多数学者认为MRI在评价肝癌热消融治疗疗效方面具有重要价值。由于凝固性坏死在T₂WI上均呈低信号，因而在T₂WI上判断凝固性坏死十分可靠。但在实际应用中，MRI对于热消融治疗疗效的判定存在着一定的漏诊及误诊率，可能与下列原因有关：

（1）存活肿瘤、出血、液化坏死和炎性细胞的浸润在T₂WI上均可表现为高信号，可能会掩盖残癌组织的较高信号；

（2）治疗后早期病灶周边环形强化掩盖残癌强化信号。部分残存癌仅表现为T₂WI上紧邻病灶旁的稍高信号，短期内T₁WI及Gd-DTPA增强T₁WI无可疑信号及强化。MRI较CT能更早地识别残癌组织，更好地判断消融范围。增强CT与增强MRI判断热消融治疗结果的一致性大约为86%。但是MRI价格昂贵，只有在临床结果与CT结果相矛盾或CT结果不明确时，才加进行MRI检查。

（3）超声波检查：普通超声检查包括灰阶超声、彩色多普勒超声（CDFI）及能量多普勒超声（CDE）。灰阶超声在热消融治疗疗效判断中的作用有限。CDFI及CDE由于对过低速血流或很细小的血流的敏感性有限，因而其评价作用也是有限的。治疗后病灶内部血流信号减少及消失视为治疗有效；病灶内部可见血流信号，尤其是动脉样血流信号，提示有残癌存在；若病灶周边血流信号持续存在且流速不降低甚至增高，应结合CT或MRI检查做出综合判断。

超声造影剂的出现显著提高了超声判断RFA治疗效果的能力。超声造影剂能明显增加超声对组织内血流尤其是低速、细小血流探查的敏感性。文献报道超声造影多普勒血流成像检出小肝癌内及RFA凝固治疗后病灶内血流的敏感性与血管造影、增强CT相当，对判断RFA治疗疗效具有实际的临床应用价值。造影增强能量多普勒血流成像对于治疗后病灶内的血流信号显示率较CDE显著增加，但由于彩色溢出等伪像影响，上述超声造影方法不易直观显示组织微血流灌注。

近年来，低机械指数实时灰阶超声造影开始应用于临床，并显示出很高的临床应用价值。此方法可实时观察病灶微血流灌注信息，加上声学定量分析所示残癌的时间强度曲线特点，能够敏感地探测微小残癌，其能力不亚于增强CT，具有广阔的应用前景。

三维超声的研究显示，该技术可在RFA治疗前获得肿瘤的立体形态、体积及血管的三维空间分布信息，有利于制订合理的治疗方案；在治疗中可了解电极的空间位置，有利于准确布放电极，实现精确灭活。

肝癌消融术后评估局部疗效的规范方法是在消融后1个月左右，消融效果可分为：①完全消融（complete response，CR）：经动态增强MRI或CT扫描，或者超声造影随访，肿瘤所在区域为低密度（超声表现为高回声），动脉期未见强化；②不完全消融（in-complete response，ICR）：经动态增强CT或MRI扫描，或者超声造影随访，肿瘤病灶内局部动脉期有强化，提示有肿瘤残留。对治疗后有肿瘤残留者，可以进行再次消融治疗；若2次消融后仍有肿瘤残留，视为消融治疗失败，应放弃消融疗法，改用其他疗法。完全消融后应定期随访复查，通常情况下每隔2～3月复查肿瘤标志物、彩超、MRI或CT，以便及时发现可能的局部复发病灶和肝内新发病灶，利用经皮消融微创安全和简便易于反复施行的优点，有效地控制肿瘤进展。图4-1-374和图4-1-375所示分别为使用增强MR和CT检测局部复发病灶和肝内新发病灶。

增强CT/MR及超声造影（contrast-enhanced ultrasound，CEUS）是目前评估HCC消融疗效的主要影像学方法，其中增强CT/MR具有客观性强、影响因素少、能够采集容积数据等特点，是疗效评估的"金标准"；但增强CT/MR也存在价格昂贵，具有辐射性（CT），短期内无法重复扫查等不足，尤其不适合术中使用。超声技术本身具备实时、简便、经济等优势，而CEUS能短期内重复扫查，造影剂副作用小，更可进行术中造影，即时评估消融效果以指导治疗，具有不可替代的优势。所以，相对于增强CT/MR，CEUS是更适合用于HCC消融术中和术后评价的影像学方法。图4-1-376至图4-1-378所示为使用CEUS于HCC消融术中和术后评价消融效果。

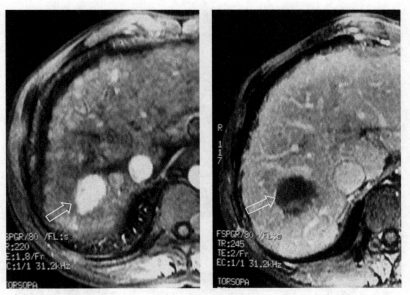

图 4-1-374

左：术前增强 MR 提示肝 S7 病灶，动脉期明显强化（白色箭头）；右：射频消融后 1 个月，增强 MR 延迟期提示消融灶完全覆盖原病灶区域（白色箭头），考虑完全消融

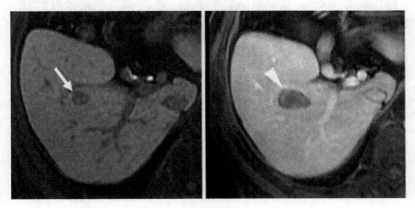

图 4-1-375

左：术前 CT 提示肝 S5 病灶，平扫呈低密度（白色箭头）；右：射频消融后 1 个月，增强 CT 延迟期提示消融灶完全覆盖原病灶区域（白色三角箭头），考虑完全消融

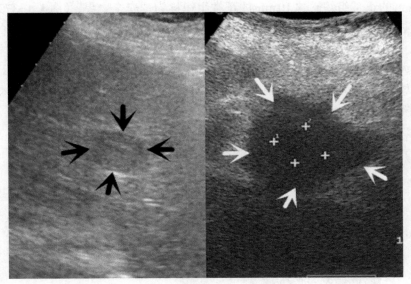

图 4-1-376

左：术前超声提示肝 S2 病灶（黑色箭头），大小 23 mm×18 mm；右：射频消融术后即时进行超声造影，提示消融灶范围（白色箭头）完全覆盖原病灶区域（白色+号），考虑完全消融

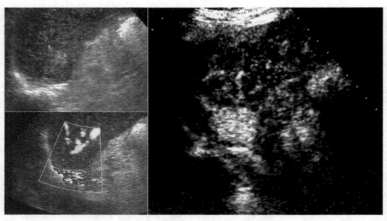

图4-1-377
消融术前肝癌二维超声、彩超及超声造影动脉期表现

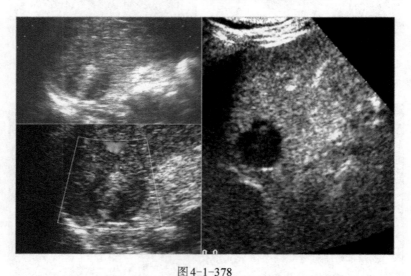

图4-1-378
消融后消融灶二维超声、彩超及超声造影动脉期表现，超声造影提示消融灶内无造影剂灌注，三期为无增强

　　虽然超声造影可以准确评价消融是否完全，但却无法评价消融是否达到消融安全边界（ablative margin，AM）。安全边界这一概念最早出自外科手术。肿瘤切除时为保证治疗效果，手术范围需包括肿瘤周边至少10mm的正常组织，这10mm的正常组织称为"安全边界"（图4-1-379）。随着消融方法在HCC治疗中的应用，有学者提出消融范围亦需包括肿瘤周边至少5～10mm厚度的正常肝组织，即AM。但临床实践中，准确评价消融是否达到AM却存在困难，其原因是：①消融术后，病灶与周围AM同时被毁损，两者混为一体变为消融灶，目前现有的影像学方法无法区分并显示AM；②目前的影像学方法虽然可以准确判断肿瘤是否消融完全，却无法将术前病灶位置和术后消融灶位置进行精确对位，即不能精确评估和测量AM。

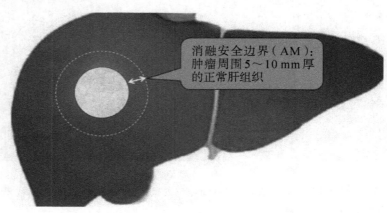

消融安全边界（AM）：
肿瘤周围5～10mm厚
的正常肝组织

图4-1-379　消融安全边界示意图

近年来，国内外有少数报道使用特殊的MR造影剂、CT-CT图像融合及MRI-MRI图像融合（图4-1-380至图4-1-382）对位的方法评估AM。这两种方法的问题均是无法即时评价。其中后一种方法使用图像处理软件，将肿瘤CT图像和消融灶CT图像进行空间对位融合，了解消融灶是否覆盖原病灶及AM。初步的研究结果提示图像融合方法可以较准确的评价AM，评价结果与患者术后LTP的发生率相关。CT-CT图像对位为准确评价AM提供了一个全新的思路，但CT/MR本身的技术特点限制了此方法的广泛应用。

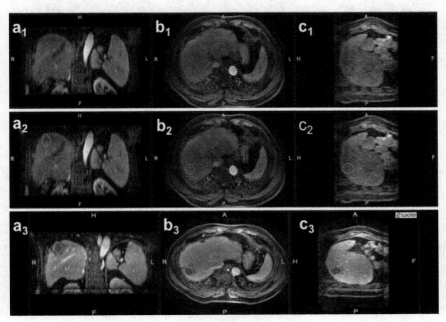

图 4-1-380

MRI-MRI图像融合评价肝癌消融边界。a、b、c分别表示MR图像横断面、冠状面、矢状面。a_1、b_1、c_1为在术前MR图像上勾勒病灶（蓝色圆圈）；a_2、b_2、c_2为在术前MR图像上勾勒消融边界（黄色圆圈）；a_3、b_3、c_3为术前MR图像与术后MR进行融合，结果显示术后消融灶无增强区完全覆盖肿瘤及消融边界

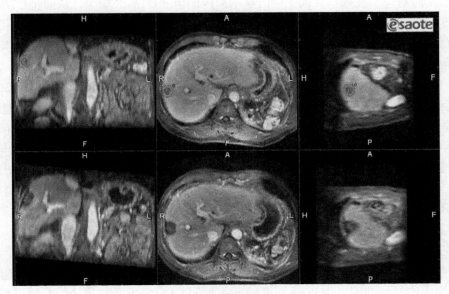

图 4-1-381

消融术前MR三维图像（上排图像）和消融术后MR三维图像（下排图像），术前三维MR图像中勾勒了病灶及5mm消融边界范围

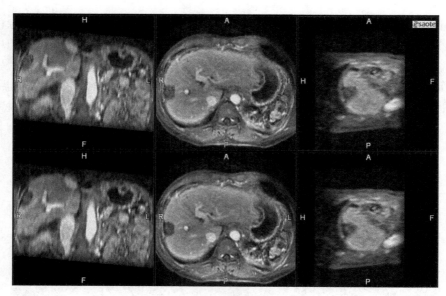

图 4-1-382

将消融术后MR三维图像（下排图像）与消融术前MR三维图像（上排图像）叠加显示，提示消融范围覆盖肿瘤及消融边界

虽然CEUS在HCC消融过程中的应用越来越广泛，但在评估消融疗效方面，常规CEUS仍存在不足：①常规CEUS只能用于评价HCC消融是否完全，而无法评价消融是否达到AM，其原因是常规的CEUS不能将消融坏死灶的范围与术前病灶的位置和范围进行精确对比，所以至今尚无相关的文献报道；②常规CEUS仍使用二维扫查，难以准确了解肿瘤在三维空间上的消融效果，有必要采用新的技术及方法克服常规CEUS的不足。

图像融合是指将多源信道所采集到的关于同一目标的图像经过一定的处理，提取各自信道的信息，最后综合成同一图像以供观察或进一步处理。此项技术在医学领域应用最成功的例子就是PET-CT，将PET敏感的功能显像和CT优秀的解剖成像结合起来，从而更准确地发现和定位病灶，具有"博采众长"的特点。

超声-CT/MR图像融合是一项新兴技术，它采用空间磁定位的方法，通过图像对位使超声图像和CT/MR图像得以实时对应，在操作界面上同时显示超声图像和CT/MR图像，从而将CT/MR良好的空间分辨力和超声的实时简便结合起来。已有研究显示，对于普通超声显示困难的肝肿瘤，可利用超声-CT/MR图像融合定位后对病灶进行准确穿刺活检及消融，说明超声-CT/MR图像融合可提高介入性超声诊断及治疗的精准性。

三维超声（three dimensional ultrasound，3D US）是将连续不同平面的二维图像进行计算机处理，重建成立体的空间图像。3DUS成像能够提供丰富的立体空间信息，更全面地显示扫查目标，是二维超声技术的重要辅助手段。随着CEUS技术的发展，三维超声造影（three dimensional contrast-enhanced ultrasound，3D CEUS）技术已从临床试验阶段进入到临床应用阶段，少数研究显示：与二维CEUS相比，3D CEUS能增强大部分病例的诊断信心，并能改变少部分病例的临床处理，显示出了这一技术潜在的临床价值。利用超声-CT/MR图像融合技术，如能将消融术前肿瘤的三维CT/MR图像和术后消融灶的3D CEUS图像进行精确空间对位，就有可能准确评价消融是否完全及消融是否达到AM，从而解决常规CEUS在评价肝癌消融疗效时面临的难题。

李凯等首先利用模型验证图像融合技术可以准确评价消融安全边界（图4-1-383）。实验研究需模拟肿瘤模型和肿瘤消融模型，且肿瘤模型能被CT和超声显示，肿瘤消融模型能被超声显示。临床操作中，超声及CT均无法显示肿瘤周边5mm厚度的AM，所以AM模型需与周边的基质模型具有同样的超声回声和CT密度，超声或CT无法显示AM模型与基质模型的分界。为使用大体标本这一"金标准"，AM模型、肿瘤消融模型和基质模型能用大体外观鉴别且分界清楚。实验模型的各项性质需在一定时间内（6h）保持稳定，保证了实验结果的准确性。

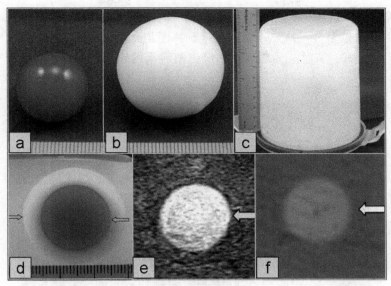

图4-1-383

　　a为肝肿瘤模型；图b为肿瘤模型外包裹了5mm厚的AM模型；图c为大体模型；图d为大体模型的切面图，内可见肿瘤模型和AM模型；图e和f分别为大体模型的超声和CT图像，图中箭头所指为肿瘤模型，其周围AM模型与基质模型间无分界

　　超声-CT图像融合方法是否可行与图像融合的精度及操作的成功率有关。图像融合过程可分为特征提取、误差评估、图像对位及数据分析四个步骤，其中对位技术是图像融合的重点，而误差控制是保证融合精度的关键。虽然已有文献报道使用CT-CT图像融合评价肝癌AM，但研究中并未提及图像对位融合和误差评估的标准，这会对试验结果的准确性造成影响。预实验通过设立评估标准，证明了在4个对位标记的图像均达到对位要求后，肿瘤模型局部的对位误差能控制在1mm左右，且对位的成功率可高达100%，说明超声-CT图像融合操作切实可行。在此基础上，实验研究显示3DUS-CT图像融合能准确评价肝肿瘤消融是否达到AM及未达AM的位置，并能较准确地测量AM的残余厚度（图4-1-384），这为进一步的临床研究提供了方法学的基础。

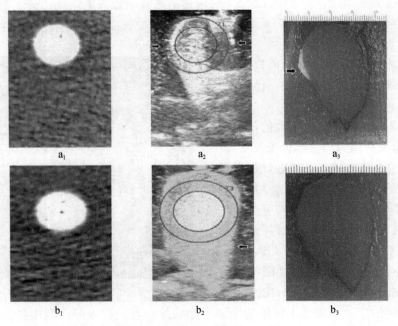

图4-1-384

　　a₁、b₁：肝肿瘤模型的CT图像。a₂、b₂：超声-CT融合图像；a₂显示消融区域没有完全覆盖AM（右侧箭头），b₂：消融区域完全覆盖肿瘤及AM（右侧箭头）。a₃：大体标本中消融区域尚未完全覆盖AM（左侧箭头）；b₃：大体标本中消融区域完全包含AM，其中圈内所示为肿瘤，外圈所示为AM凝胶5mm安全边界

在体外模型实验探讨3D US-CT图像融合评估肝肿瘤AM可行且准确的基础上，进一步的临床应用研究提示3D CEUS-MR图像融合可从三维空间上准确判断消融灶是否覆盖肿瘤及AM（图4-1-385），与术后局部肿瘤进展相关性好，有望成为准确评估肝癌消融术后疗效、评价预后的新方法。

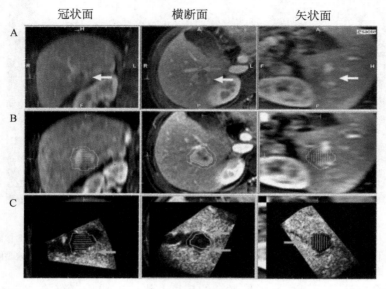

图4-1-385

　　3D CEUS-MR图像融合显示病灶消融完全但未达到AM。A为肿瘤（白色箭头）在MR图像上横断面（左）、冠状面（中）、矢状面（右）位置，横断面显示肿瘤靠近门静脉右支（红色箭头）；B为在MR三维图像上勾勒肿瘤及5mm消融边界，蓝色圆圈指示肿瘤，黄色圆圈指示消融边界；C为消融前MR图像与消融后3D CEUS图像融合后显示消融灶无增强区完全覆盖肿瘤范围，但未能完全覆盖消融边界（黄色箭头），提示肿瘤消融完全，但未达到AM

　　李凯研究组其后将超声造影-CT/MR图像融合在术中使用。研究组入组了98例患者，126个肝癌病灶，进行超声引导下消融治疗，消融后即时进行消融灶超声造影与消融术前病灶的CT/MR图像融合，评价有无消融完全及有无达到消融安全边界，对于未达消融安全边界的位置，根据未达原因进行补充消融。结果提示通过补充消融，21.8%（12/55）的未达消融安全边界的病灶达到了消融安全边界，从而减少了未达消融安全边界病灶将来发生局部肿瘤进展的概率。

　　【病例1】消融术后使用超声造影-CT/MR图像融合评价消融疗效。受血管影响，消融未达AM。

　　（1）术前MR提示肿瘤旁有条粗大的门静脉分支（图4-1-386箭头所指为门静脉分支）。

　　（2）图像融合超声造影提示，消融灶覆盖整个病灶，但在门静脉分支位置未能覆盖AM，其余区域消融灶也能覆盖AM（图4-1-387）。

　　（3）CEUS-MR图像融合术中即时评估及指导肝肿瘤消融治疗（图4-1-388）。a：US-MR图像融合side-by-side显示病灶，内部圆圈指示肿瘤范围，外部圆圈指示消融边界；b：CEUS-MR

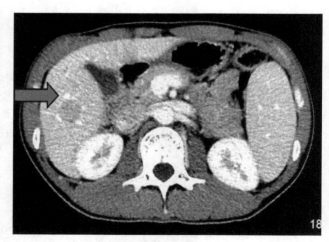

图4-1-386

图像融合术中即时评估疗效，图像上能够清晰显示原病灶位置及预设的消融边界，评估结果显示消融灶无增强区完全覆盖肿瘤范围，未能覆盖消融边界（b₁白色箭头指示）；c：CEUS-MR图像融合引导下对未满足消融边界区域进行补充消融，再次评估疗效，结果显示消融灶无增强区完全覆盖原未满足消融边界区域。

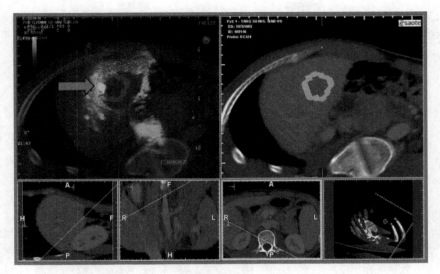

图4-1-387

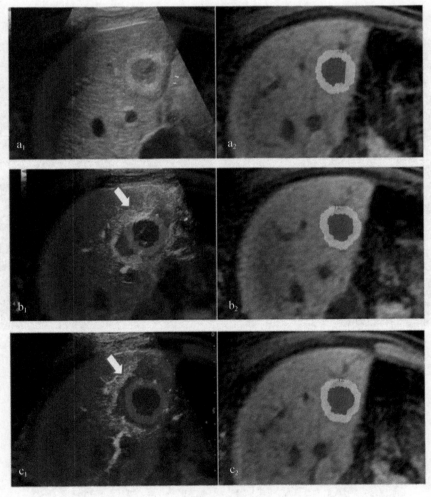

图4-1-388

【病例2】肝癌消融术后三维超声造影图像融合评价消融疗效。

（1）肝内S7病灶，大小18mm×16mm，超声造影动脉期为高增强（图4-1-389）。

（2）超声造影动脉期取三维超声（图4-1-390）。

（3）在三维超声造影图像上勾勒肿瘤及5mm消融边界的范围（图4-1-391）。

（4）消融术后普通超声造影（图4-1-392）。

（5）消融术后三维超声造影，并与术前三维超声造影图像融合（图4-1-393），提示供瘤血管处（箭头所指）未达消融边界。

（6）图4-1-394左图为术前MR，右图为术后MR，提示消融完全。

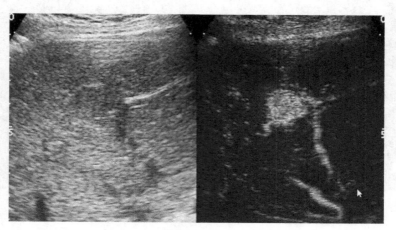

图4-1-389

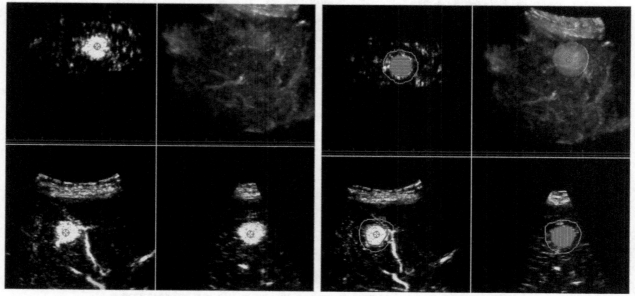

图4-1-390   图4-1-391

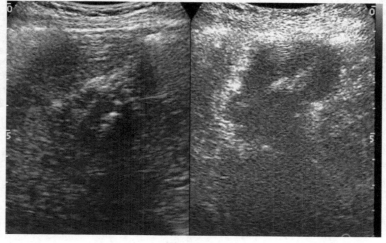

图4-1-392

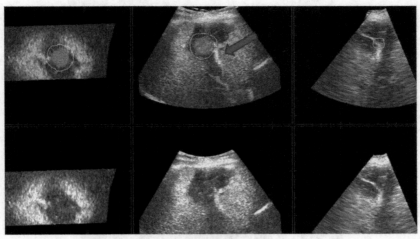

图 4-1-393

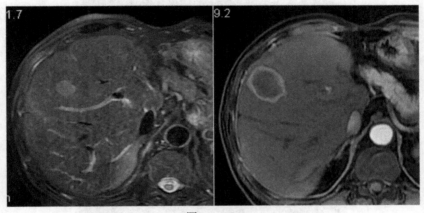

图 4-1-394

【病例 3】肝癌消融术后三维超声造影图像融合评价消融疗效。

（1）肝内 S6 病灶，大小 24mm×22mm，超声造影动脉期为高增强（图 4-1-395）。

（2）动脉期获取病灶三维超声造影图像（图 4-1-396）。

（3）在三维超声造影图像上勾勒肿瘤边界（图 4-1-397）。

（4）在三维超声造影图像上勾勒 5mm 消融边界范围（图 4-1-398）。

（5）消融后再次获取消融灶三维超声造影（图 4-1-399 下排图像）。

（6）将术后三维超声造影与术前三维超声造影叠加显示，提示消融灶完全覆盖肿瘤及消融边界范围（图 4-1-400）。

（7）图 4-1-401 左图为术前 MR，右图为术后 MR，提示消融完全。

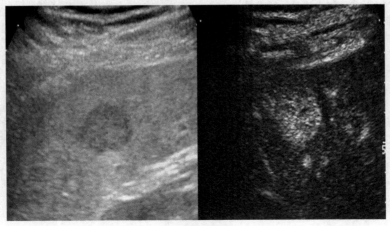

图 4-1-395

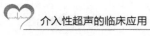
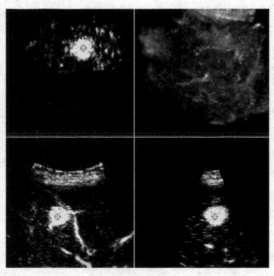

图 4-1-396

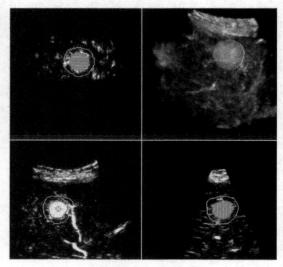

图 4-1-397

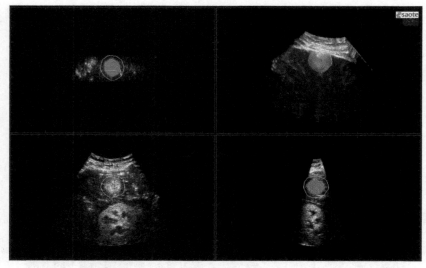

图 4-1-398

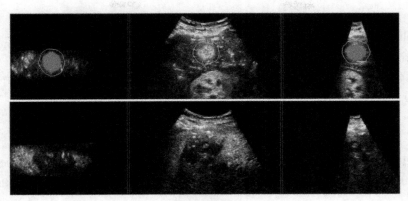

图 4-1-399

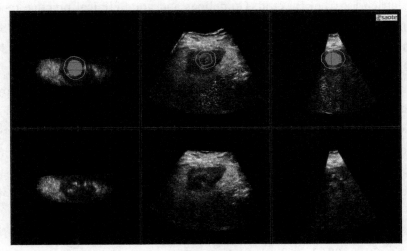

图 4-1-400

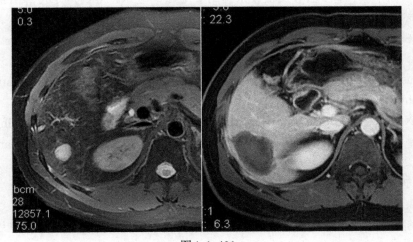

图 4-1-401

【参考文献】

[1] 中国抗癌协会肝癌专业委员会.原发性肝癌局部消融治疗的专家共识[J].临床肿瘤学杂志,2011,16(1):70-73.

[2] 中华人民共和国卫生和计划生育委员会医政医管局:原发性肝癌诊疗规范(2017年版)[J].传染病信息,2017,16(3):705-720.

[3] Crocetti L, Baere T D, Lencioni R. Quality improvement guidelines for radiofrequency ablation of liver tumours[J]. Cardiovasc Intervent Radiol, 2010, 33(1): 11-17.

[4] Bruix J, Sherman M. Management of hepatocellular carcinoma:an update[J]. Hepatology, 2011, 53(3):

1020.

[5] Ahmed M, Solbiati L, Brace C, et al. Image-guided tumor ablation: standardization of terminology and reporting criteria—a 10-year update[J]. Radiology, 2014, 273(1): 241-260.

[6] 谢晓燕, 徐作峰, 匡铭, 等. 超声造影在肝癌消融治疗中的作用[J]. 中华肝胆外科杂志, 2008, 14 (12): 836-839.

[7] 李凯, 许尔蛟, 郑荣琴, 等. 术中超声造影评价肝射频消融效果的实验研究[J]. 中华超声影像学杂志, 2008, 17(12): 1079-1081.

[8] Dill-Macky M J, Asch M, Burns P, et al. Radiofrequency ablation of hepatocellular carcinoma: predicting success using contrast-enhanced sonography[J]. Am J Roentgenol, 2006, 186(5 Suppl): 287-295.

[9] Claudon M, Dietrich C, Choi B, et al. Guidelines and good clinical practice recommendations for Contrast Enhanced Ultrasound (CEUS) in the liver-update 2012: A WFUMB-EFSUMB initiative in cooperation with representatives of AFSUMB, AIUM, ASUM, FLAUS and ICUS[J]. Ultrasound Med Biol, 2013, 39(2): 187-210.

[10] Wang X L, Li K, Su Z Z, et al. Assessment of radiofrequency ablation margin by MRI-MRI image fusion in hepatocellular carcinoma[J]. World J Gastroenterol, 2015, 21(17): 5345.

[11] Hasegawa B H, Brown J K, Blankespoor S C, et al. Object-specific attenuation correction of SPECT with correlated dual-energy X-ray CT[J]. IEEE Transactions on Nuclear Science (Institute of Electrical and Electronics Engineers); (United States), 1993, 40: 4(4): 1242-1252.

[12] 李凯, 袁树芳, 郑荣琴, 等. 虚拟导航超声造影与常规超声造影定位检测肝局灶性病变的比较 [J]. 中华超声影像学杂志, 2011, 20(5): 390-392.

[13] 李凯, 袁树芳, 郑荣琴, 等. 虚拟导航超声造影定位检出肝脏局灶性病变的价值[J]. 中华医学超声杂志: 电子版, 2011, 08(3): 59-61.

[14] 张曼, 李凯, 苏中振, 等. 融合成像技术辅助普通超声显示困难的肝恶性肿瘤射频消融的应用价值[J]. 中华超声影像学杂志, 2016, 25(8): 691-695.

[15] Okamoto E, Sato S, Sanchez-Siles A A, et al. Evaluation of virtual CT sonography for enhanced detection of small hepatic nodules: a prospective pilot study[J]. Am J Roentgenol, 2010, 194(5): 1272.

[16] Lee M W. Fusion imaging of real-time ultrasonography with CT or MRI for hepatic intervention[J]. Ultrasonography, 2014, 33(4): 227.

[17] Kunishi Y, Numata K, Morimoto M, et al. Efficacy of fusion imaging combining sonography and hepatobiliary phase MRI with Gd-EOB-DTPA to detect small hepatocellular carcinoma[J]. Am J Roentgenol, 2012, 198(1): 106-114.

[18] 龙颖琳, 许尔蛟, 郑荣琴. 融合成像技术在肝癌消融中的应用进展[J]. 中华医学超声杂志: 电子版, 2017(1): 19-22.

[19] 陈嘉欣, 许尔蛟, 李凯, 等. CT/MRI-CEUS影像融合在原发性肝癌消融治疗中的临床价值[J]. 中华肝脏外科手术学电子杂志, 2015(6): 352-356.

[20] 郑荣琴, 苏中振. CT/MR-超声融合成像新技术在肝癌局部消融中的应用[J]. 实用医学杂志, 2013, 29(21): 3449-3451.

[21] 李柳军, 郑荣琴, 苏中振, 等. 影像融合技术在评估肝癌消融安全边界中的应用[J]. 中华超声影像学杂志, 2013, 22(11): 1001-1003.

[22] 曾婕, 罗葆明. 三维超声技术及其在肝癌诊治中的应用[J]. 中国介入影像与治疗学, 2007, 4(1): 76-78.

[23] Downey D B, Fenster A, Williams J C. Clinical utility of three-dimensional US[J]. Radiographics 2000, 20(2): 559.

[24] Su Z, Li K, Xu E, et al. A clinical validation study for the feasibility and reliability of three-

dimensional ultrasound-ultrasound automatic image registration[J]. Int J Hyperthermia, 2015, 31(8): 875-882.

[25] Zhong-Zhen S, Kai L, Rong-Qin Z, et al. A feasibility study for determining ablative margin with 3D-CEUS-CT/MR image fusion after radiofrequency ablation of hepatocellular carcinoma[J]. Ultraschall Medi, 2012, 33(7): E250.

[26] 李凯, 苏中振, 郑荣琴, 等. 三维超声-CT图像融合评价肝癌消融安全边界[J]. 中华超声影像学杂志, 2012, 21(8): 719-722.

[27] Kai L, Su Z, Xu E, et al. Evaluation of the ablation margin of hepatocellular carcinoma using CEUS-CT/MR image fusion in a phantom model and in patients[J]. Bmc Cancer, 2017, 17(1): 61.

[28] 龙颖琳, 李凯, 郑荣琴, 等. 超声单模态融合成像技术在肝肿瘤热消融术中即时疗效评估中的初步应用[J]. 中华超声影像学杂志, 2017; 26.

[29] Rd D G, Frank M S, Aribandi M, et al. Radiofrequency thermal ablation: computer analysis of the size of the thermal injury created by overlapping ablations.[J] Am J Roentgenol, 2001, 177: 777.

[30] Lim H K, Choi D, Lee W J, et al. Hepatocellular carcinoma treated with percutaneous radio-frequency ablation: evaluation with follow-up multiphase helical CT[J]. Radiology, 2001, 221: 447.

[31] Meloni M F, Goldberg S N, Livraghi T, et al. Hepatocellular carcinoma treated with radiofrequency ablation: comparison of pulse inversion contrast-enhanced harmonic sonography, contrast-enhanced power Doppler sonography, and helical CT.[J] Am J Roentgenol, 2001, 177: 375.

[32] Dromain C, De BT, Elias D, et al. Hepatic tumors treated with percutaneous radio-frequency ablation: CT and MR imaging follow-up[J]. Radiology, 2002, 223: 255-262.

[33] Lim H K, Jang K M, Kim M, et al. Early assessment of therapeutic response to radiofrequency ablation in hepatocellular carcinoma: utility of gray scale harmonic ultrasound with a microbubble contrast agent[J]. J Ultrasound Med, 2003, 29: 1163-1167

[34] Nishikawa H, Osaki Y, Iguchi E, et al. Radiofrequency ablation for hepatocellular carcinoma: the relationship between a new grading system for the ablative margin and clinical outcomes[J]. J Gastroenterol, 2013, 48: 951-965.

[35] Shan Ke XDXQ. Radiofrequency ablation of hepatocellular carcinoma sized>3 and ≤5cm: Is ablative margin of more than 1cm justified[J]. World J Gastroentero, 2013, 19: 7389-7398.

[36] Makino Y, Imai Y, Igura T, et al. Utility of computed tomography fusion imaging for the evaluation of the ablative margin of radiofrequency ablation for hepatocellular carcinoma and the correlation to local tumor progression[J]. Hepatol Res, 2013, 43: 950-958.

[37] Tokunaga S, Koda M, Matono T, et al. Assessment of ablative margin by MRI with ferucarbotran in radiofrequency ablation for liver cancer: comparison with enhanced CT[J]. Brit J Radiol, 2012, 85: 745.

[38] Yoshimoto T, Ogita K, Walter R, et al. Image fusion as a new postprocessing method to evaluate the radiofrequency ablation zone after treatment of malignant liver tumors[J]. J Comput Aaaist Tomo, 2010, 34: 226-268.

[39] Xu H X, Lu M D, Xie X H, et al. Treatment response evaluation with three-dimensional contrast-enhanced ultrasound for liver cancer after local therapies[J]. Eur J Radiol, 2010, 76: 81-8.

[40] Jung E M, Schreyer A G, Schacherer D, et al. New real-time image fusion technique for characterization of tumor vascularisation and tumor perfusion of liver tumors with contrast-enhanced ultrasound, spiral CT or MRI: first results[J]. Clin Hemorheol Microcirc, 2009, 43: 57

[41] Mori K, Fukuda K, Asaoka H, et al. Radiofrequency ablation of the liver: determination of ablative margin at MR imaging with impaired clearance of ferucarbotran—feasibility study[J]. Radiology, 2009, 251: 557.

（李凯）

第二十五节　肝肿瘤消融术后并发症及处理

肝肿瘤消融虽然是一种微创手术，但还是具有一定比例的并发症发生率。消融术后的主要并发症（major complications）是指不处理会威胁患者生命、导致其他疾患和功能丧失，或需住院处理或延长住院时间者，包括需要输血或介入性引流的病例。常见的主要并发症包括死亡、肝功能衰竭、周围脏器损伤、出血、严重感染、种植转移等。其他的则为次要并发症，包括发热、疼痛、转氨酶一过性升高、胸腹腔积液、少量出血等。根据严重程度，某些并发症如气胸或肿瘤种植可以是主要并发症，也可以是次要并发症。对肿瘤种植而言，取决于异位的瘤灶能否成功消融或用其他方法治疗。Mulier等总结82篇文献共3670例包括经皮穿刺、腹腔镜和术中的RFA病例，总体死亡率为0.5%，主要原因为肝功能衰竭及心脏并发症；总并发症发生率为8.9%，前5位的分别是腹腔出血1.6%、腹腔感染1.1%、胆道损伤1.0%、肝功能衰竭0.8%及肺部并发症0.8%。

一、出血

出血是局部消融治疗最常见并发症之一，包括腹腔内出血、血胸、胆道出血等，发生率约为0～2%。出血并发症中最常见的是针道出血，多由穿刺针对肋间血管、肿瘤血管、肝血管、肝实质、胆道的机械损伤所致。虽然其整体发生率不高，但一旦发生则会明显增加患者住院时间及住院花费，亦有研究提示出血并发症同患者病死率明显相关，所以及时诊断针道出血并及时妥善处理对于改善肝肿瘤消融患者预后意义重大。多数病例可以经保守治疗止血，治疗无效时可进行TAE或开腹手术止血。

肝脏消融术后针道出血早期不易发现，往往是在患者术后出现临床症状，例如疼痛、头晕等，或血色素进行性下降时，再使用影像学方法才进一步证实。文献报道普通超声可以通过腹腔内液体增多并可见血块样回声诊断出血，但无法准确定位出血位置，彩色多普勒虽然有助于发现出血点位置，但当出血速度慢时往往无法敏感发现。数字减影动脉造影（DSA）及手术等能发现出血并确定出血位置。对于发生针道出血的患者，往往先采取保守治疗，使用止血药物后等待出血点自行停止出血。若出血速度快、出血量较大，则需要进行介入栓塞止血或手术止血等。目前亦有个例报道使用热消融方法止血。

防止出血的方法：①术前纠正患者的凝血功能；②穿刺前使用彩色多普勒确定穿刺路径，避开大血管，可以减少此并发症的发生；③消融完成后，应缓慢退出电极针，并对针道进行凝固。无论患者是否存在肝硬化，无论使用何种射频治疗仪，都应对电极针道进行凝固，否则，30%左右的患者可发生<10 mL的针道出血，其中可能存在活的肿瘤细胞，如不对针道进行凝固，可能导致肿瘤种植转移；④也可以使用生物胶填塞电极针道止血；⑤治疗后应该常规监测生命体征并进行B超检查。

超声造影是近年出现的影像学方法，研究证明此方法大大提高了超声对肝脏局灶性病变的诊断能力。其后此项技术的应用逐渐扩展到肾脏、甲状腺、胆道等领域，均显示出此项技术的应用优势，其中就包括使用超声造影发现实质脏器出血。有个例报道提示使用超声造影可发现肝实质出血并引导热消融止血。目前常用的超声造影剂SonoVue是一种血池造影剂，经外周静脉注入人体后，在血管壁完好的情况下，造影剂微泡只存在于血液循环中。根据这一特点，有研究显示超声造影可以很敏感地发现实质脏器外伤出血，并且和增强CT有相似的准确性。消融针道出血同实质脏器外伤出血情况非常类似，而且操作者可根据穿刺通路锁定针道出血点的大致位置，使得针道出血位置的探查更具有针对性。目前常用的影像学方法中，超声相对更适合术中使用，所以超声造影具有术中即时敏感发现针道出血的先天优势。

有研究显示，超声造影可以敏感地诊断针道出血。有胸腹水衬托情况下，速度慢的少量出血更容易被超声造影发现。但即使没有胸腹水衬托，因为穿刺针拔针时充分灼烧针道，会使穿刺针道周围肝实质无造影剂灌注，在此条状无灌注区的衬托下，造影剂微泡很容易被识别，所以敏感性也很高。除了可以敏感地发现消融针道出血，超声造影还可准确地定位出血点。而且因为超声造影时屏蔽了正常肝组织的二维超声图像，使得出血点位置可以清楚地显示；同时消融针尖在超声造影下也可以清楚显示，所以超声造影可以精确地引导出血针道位置的消融。彩色多普勒虽然也能在部分病例显示出血位置，当消融针穿刺到出血点位置时，针尖造成的声影会导致难以精确穿刺到出血点。而且受到周围组织声像的影响，导致使用彩色多普勒引导穿刺出血点存在一定困难。

在准确显示出血点位置后，超声造影可以引导穿刺至出血点进行消融止血。研究显示：当发生肝内位置针道出血流入腹腔这一情况时，直接出血位置消融可以有效止血。这一方法无须额外的设备或药品，而且能在术中即时进行，不需要使用额外的设备或药品，创伤也小于手术止血。

附录

凝血功能异常肝肿瘤患者消融治疗

在亚洲，HCC患者多数合并有肝硬化基础。随着肝硬化的进展，部分患者会出现凝血功能异常，包括肝功能下降导致凝血因子合成减少；肝硬化常伴有脾大及脾功能亢进，导致患者血小板数量降低。患者凝血功能异常增加手术治疗的风险，也使此类患者的治疗方式选择陷入矛盾状态。例如：对于肝功能下降导致凝血功能异常的患者，肝移植被认为是首选治疗方式，但面临手术费用高、供体短缺的问题；此类患者因为肝储备功能差亦无法耐受手术切除。对于脾功能亢进导致血小板减少的患者，脾切除、脾栓塞术是脾功能亢进的有效治疗方法，但脾脏切除术后易形成门静脉血栓等并发症，且脾切术后患者脾脏免疫功能丧失，可能会出现严重的感染，所以部分患者不愿接受脾脏切除手术；而脾脏栓塞术后脾功能亢进复发率高，同时存在感染等并发症，患者接受度也不高。

相对于肝脏移植和肝脏切除，热消融具有微创、疗效确切及并发症发生率低等优势。出血是肝肿瘤消融最常见并发症之一，包括腹腔内出血、血胸、胆道出血等。有研究显示，在凝血功能异常患者中出血并发症的发生率明显增加。中国有指南提出严重凝血功能障碍及严重血象异常、严重出血倾向者为热消融治疗的相对禁忌证，但目前暂未有文献对血小板计数和凝血酶原时间的安全值范围进行统一标准。

有研究对此类凝血功能异常肝癌患者消融的安全性进行了探讨。所有患者术前常规行胃镜检查，若发现食管胃底静脉曲张有明显出血危险倾向者，先进行内镜治疗，包括内镜下食管曲张静脉套扎（EVL）、食管曲张静脉硬化剂注射（EIS）和组织黏合剂等，术后择期进行消融治疗。所有患者术前1～2天使用注射用奥美拉唑钠40mg静脉滴注进行抑酸处理，防止术后胃黏膜出血。术中时，对于血小板<50×10⁹/L患者，术中使用血小板1U；对于凝血酶原时间延长>3s患者，术中使用新鲜血浆200mL及冷沉淀2U。所有消融操作均在手术室气管内全麻下进行。如果有明显供血动脉的病灶，先直接穿刺供血动脉消融，消融后造影提示病灶动脉血供明显减少后再消融瘤体。对于动脉血供丰富的病灶避免直接穿刺瘤体消融，而采取先消融肿瘤周边再消融瘤体的方式。如果单针单次消融无法完全覆盖病灶需要多次消融，则尽量在肝实质内调节针的方向，以减少肝包膜上的穿刺孔数目。每次拔出消融针前，需充分烧灼针道。术后使用超声造影评价有无针道出血，对于出血速度快的病例进行超声造影引导下出血点消融止血。结果发现此类凝血功能异常的肝癌患者在合适的术前、术中、术后处理情况下可以安全地进行消融。

【病例1】肝肿瘤消融术后针道出血。患者男，51岁，术前MRI及超声造影提示肝S7病灶，大小26mm×23mm，排除相关禁忌证后进行全麻下肝癌经皮射频消融治疗，术中超声造影发现针道出血，进行超声造影引导下补充消融止血，补充消融后再次超声造影评估成功止血（图4-1-402）。图4-1-402A：超声造影显示造影剂微泡沿消融针道（白色箭头）流出肝包膜外；补充消融后，超声造影提示消融灶（蓝色箭头）完全覆盖消融针道，无造影剂微泡沿消融针道流出肝包膜外，考虑消融止血成功。

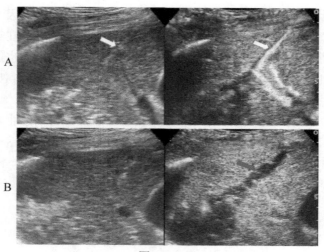

图 4-1-402

【病例2】 肝肿瘤消融术后对侧肝被膜出血。

（1）患者男，35岁，乙肝肝硬化7年，MR发现S8近膈顶病灶，考虑为原发性肝癌（图4-1-403）。

（2）冠状位MR提示病灶位于膈顶包膜下，部分突出肝包膜（图4-1-404）。

（3）术前二维超声提示S8膈顶位置低回声病灶，大小19 mm×14 mm（图4-1-405）。

（4）超声造影提示病灶动脉期高增强，门静脉及延迟期低增强（图4-1-406）。

（5）消融后造影提示穿刺针道（图4-1-407中箭头所指）有造影剂灌注。

（6）同时腹腔腹水内可见造影剂分布（图4-1-408中箭头所指），提示出血。

（7）局部放大后再次超声造影，可见造影剂自肝包膜溢出进入腹腔（图4-1-409中箭头所指），提示针道活动性出血进入腹腔内。

（8）超声造影实时引导下，将消融针（图4-1-410中箭头所指）向出血点位置穿刺。

（9）消融针穿刺至出血点位置（图4-1-411中箭头所指）。

（10）消融出血点位置后，再次造影提示原针道出血及腹腔内造影剂溢出表现消失，提示止血（图4-1-412）。

（11）消融术后1个月复查MR提示消融完全（图4-1-413）。

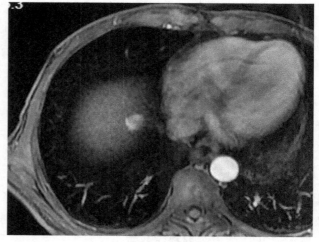

图 4-1-403

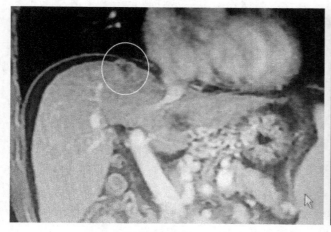

图 4-1-404

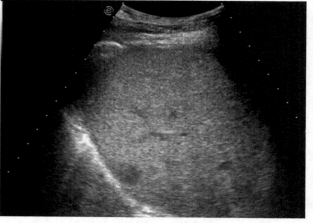

图 4-1-405

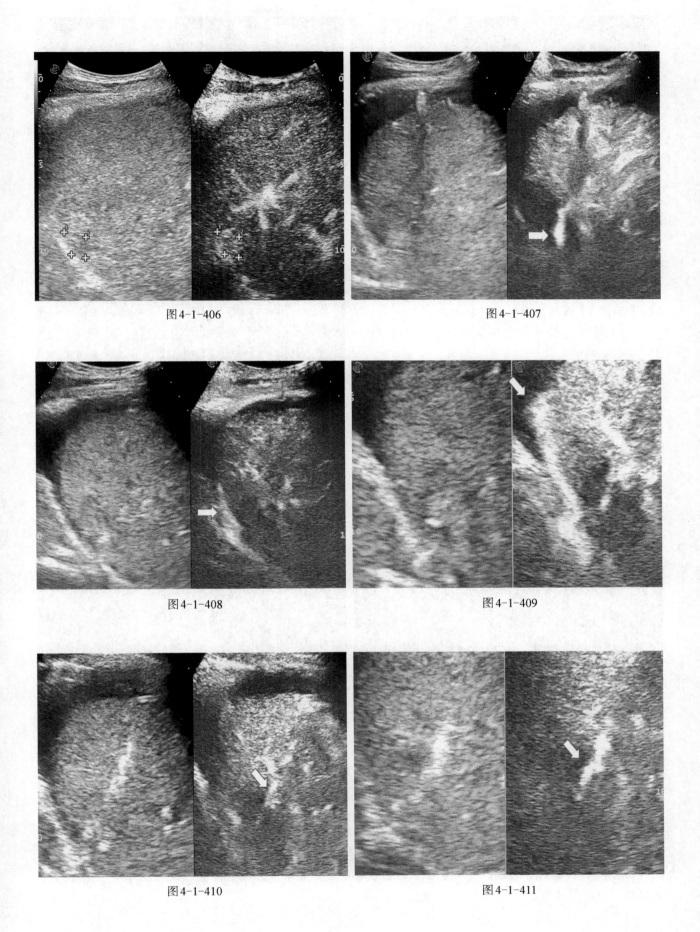

图 4-1-406

图 4-1-407

图 4-1-408

图 4-1-409

图 4-1-410

图 4-1-411

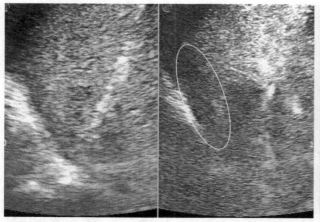

图4-1-412

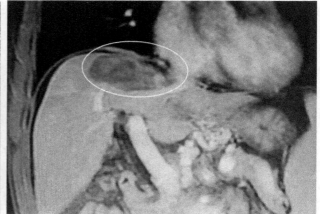

图4-1-413

【病例3】消融后消融针道出血。

（1）超声造影显示消融针道出血（图4-1-414中箭头所指）。

（2）造影引导下将消融针穿刺至出血位置消融（图4-1-415）。

（3）消融后原针道位置未见造影剂溢出，提示血止（图4-1-416）。

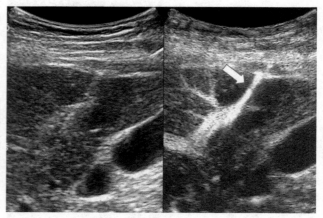

图4-1-414

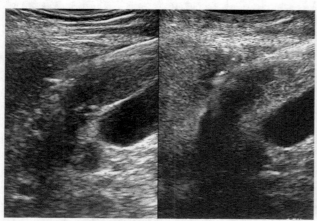

图4-1-415

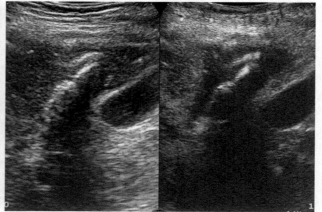

图4-1-416

二、胆管损伤

胆管损伤可导致胆漏或胆道狭窄。小胆管狭窄一般无症状；大胆管狭窄可导致所属肝段或肝叶的萎缩；肝门部胆管损伤可导致严重的梗阻性黄疸，需要进行内置支架治疗。胆漏有时可导致严重的胆汁性胸膜炎或胆汁性腹膜炎，一旦发生就应该进行充分的引流。肿瘤边界与大肝管距离小于1 cm是RFA治疗的一个相对禁忌证，也有学者在消融过程中用冰盐水灌注胆管降温，或在胆管内预先置入支架以防术后胆管狭窄。

【病例4】肿瘤消融术后支气管胆管漏形成。

（1）患者男，60岁，乙肝小三阳10余年，发现AFP升高两周，MR提示肝内病灶，位于S8，紧邻中肝静脉、右肝静脉、门静脉S8段分支，大小42mm×36mm（图4-1-417）。

（2）超声提示病灶为低回声，TACE术后边界欠清（图4-1-418）。

（3）图4-1-419为彩超提示病灶周围肝右静脉（向右箭头）及门静脉分支（向下箭头）。

（4）超声造影提示病灶TACE术后没有明显坏死，动脉期为明显高增强（图4-1-420）。

（5）病灶门静脉及延迟期为低增强（图4-1-421）。

（6）患者其后接受超声引导下无水酒精消融＋射频消融。术后1个月后复查增强CT提示肝癌病灶完全消融。随后每2～3个月进行CT、MRI或超声造影复查，术后17月内未见明显肿瘤复发。患者术后随访期间发现血糖控制欠佳，未予规律治疗。患者术后10个月起开始出现反复发热（3次），体温约39～40℃，无其他症状。实验室检查提示白细胞升高，以中心粒细胞升高为主；总胆红素正常。患者接受抗感染治疗后发热症状消失。术后17个月再次出现发热，伴胸闷、咳嗽、咳胆汁痰及皮肤黄染等症状，检查示总胆红素升高（TBIL 58μmmol/L；DBIL 39μmmol/L）。腹部MRI检查提示原消融灶部位胆汁湖形成，与膈肌分界不清，不排除支气管胆管瘘道形成（图4-1-422）。

（7）图4-1-423所示为超声引导下穿刺引流管至胆汁湖处，经腔道超声造影提示有一窦道从胆汁湖流向胸腔（左侧箭头），此胆汁湖与肝内胆管（向上箭头）相通，右侧箭头所指为引流管。患者经引流管注入美兰，一小时后患者咳出蓝色痰液，提示支气管胆管瘘。

（8）经过引流及抗炎治疗2周后，再次经腔道超声造影，提示胆汁湖缩小，其流向胸腔方向的窦道消失（图4-1-424）。

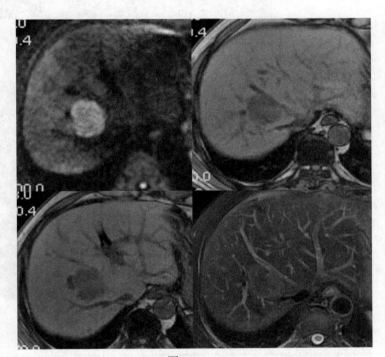

图4-1-417

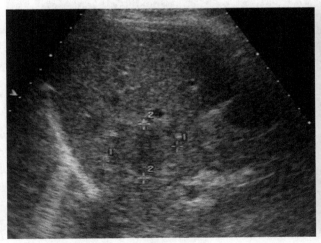

图4-1-418

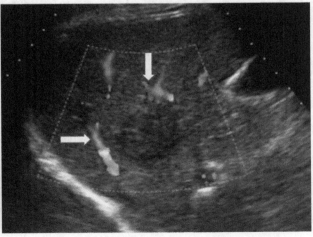

图4-1-419

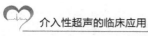

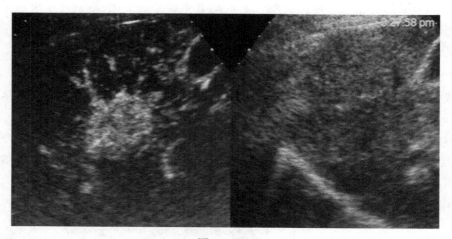

图 4-1-420

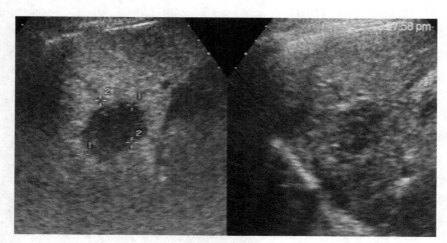

图 4-1-421

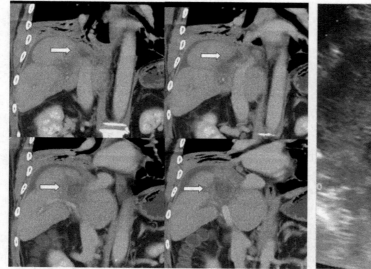

图 4-1-422

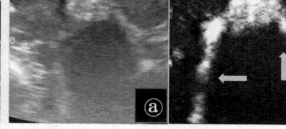

图 4-1-423

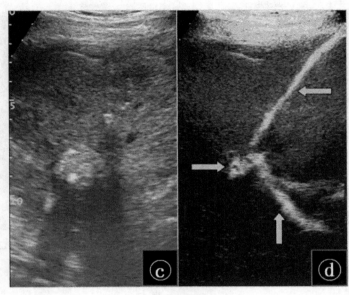

图4-1-424

三、血肿和血管损伤

治疗邻近大血管的肿瘤，单电极针比多电极针安全。门静脉分支血栓一般没有症状，但是门静脉主干血栓可能危及生命。在对距离门静脉主干1cm的肿瘤进行RFA治疗时应该特别慎重。术中消融治疗时阻断肝门可增加发生门静脉血栓的可能性。较小的肝动脉损伤可出现肝动脉-门静脉短路。研究发现25%的RFA患者可出现较小的肝动脉-门静脉短路，一般80%在1个月内消失，另外20%在4个月内消失。较大的肝动脉损伤可以导致假性动脉瘤，或出现肝内血肿，血肿破裂可导致大出血。对于假性动脉瘤可以进行介入栓塞治疗。

四、血管损伤、血栓形成

血肿包括肝被膜下血肿和肝内血肿。肝被膜下血肿常见于肝被膜下肿瘤治疗后，肝实质内血肿是由于电极针误伤较大血管所致。穿刺前使用彩色多普勒确定穿刺路径，避开大血管，可以减少此并发症的发生。对邻近大血管的肿瘤单电极针比多电极针安全。门静脉分支血栓一般没有症状，但是门静脉主干血栓可能危及生命。在对距离门静脉主干1cm的肿瘤进行RFA治疗时应该特别慎重。术中消融治疗时阻断肝门可增加发生门静脉血栓的可能性。较小的肝动脉损伤可出现肝动脉-门静脉短路。研究发现25%的RFA患者可出现较小的肝动脉-门静脉短路，一般80%在1个月内消失，另外20%在4个月内消失。较大的肝动脉损伤可以导致假性动脉瘤，或出现肝内血肿，血肿破裂可导致大出血。对于假性动脉瘤可以进行介入栓塞治疗。受到热消融时热量刺激，部分病例术后出现门静脉或者肝静脉血栓形成，此时在排除出血倾向后可以使用溶栓治疗。

【病例5】肝肿瘤消融后门静脉血栓形成。

（1）患者男，71岁。图4-1-425a为术前CT提示肝S4病灶（黑色箭头），大小26mm×13mm。排除相关禁忌证后进行全麻下肝癌经皮射频消融治疗。图4-1-425b为术后1个月复查CT提示病灶消融完全（黑色箭头）；门脉左右支血栓形成（白色箭头）。

（2）图4-1-426a为消融治疗后1天超声提示门静脉左支矢状部血栓形成（白色箭头所示虚线区域），大小约12mm×7mm；图4-1-426b为彩色多普勒显示门静脉左支矢状部血流充盈缺损。

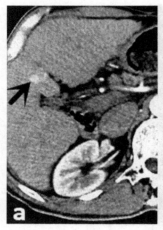
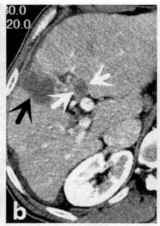
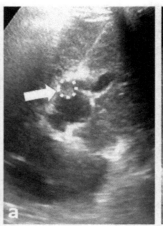
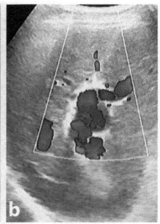

图 4-1-425　　　　　　　　　　　　　　　　　　图 4-1-426

五、周围脏器损伤

多见于经皮途径的RFA治疗,主要包括十二指肠穿孔、结肠穿孔、空肠穿孔、膈肌麻痹、膈肌损伤、胆囊穿孔、胆汁性胸膜炎及腹膜炎。对于靠近胃肠道1cm的肿瘤,可采用置入球囊隔开胃肠道后再进行经皮RFA治疗,或采用经腹腔镜RFA或开腹手术中RFA。近胆囊的肿块一般先进行肿瘤RFA治疗,然后切除胆囊,以避免胆囊床肿瘤细胞种植。胆管损伤可导致胆漏、胆道狭窄、胆汁湖等,胆汁湖伴发感染即表现为肝脓肿症状。小胆管狭窄一般无症状;大胆管狭窄可导致所属肝段或肝叶的萎缩;肝门部胆管损伤可导致严重的梗阻性黄疸,需要进行内置支架治疗。胆漏有时可导致严重的胆汁性胸膜炎或胆汁性腹膜炎,一旦发生就应该进行充分的引流。肿瘤边界与大肝管距离小于1cm是RFA治疗的一个相对禁忌证,也有学者在消融过程中用冰盐水灌注胆管降温,或在胆管内预先置入支架以防术后胆管狭窄。

【病例6】近膈顶肝肿瘤消融术后肺脏损伤。

(1)患者男,CT提示膈顶病灶,大小22mm×18mm(图4-1-427)。

(2)二维超声提示病灶为高回声结节,紧邻膈顶,部分显示受肺脏气体影响(图4-1-428)。

(3)射频消融后第二天,患者出现气促、胸痛症状,血氧分压低。胸片提示右侧肺脏中下野斑片状稍高密度影,胸腔置管引流出血性液,考虑为消融后肺损伤(图4-1-429)。

(4)后进行胸部CT提示右下肺不张。此患者对症处理后逐渐好转(图4-1-430)。

(5)消融治疗后增强CT显示消融灶感染形成肝左叶脓肿,局部破溃并腹膜炎。图4-1-431中黑色箭头所示腹腔引流管,白色箭头所示肝左叶脓肿。

(6)消融治疗后感染并肝脓肿形成(图4-1-432)。患者女,47岁,既往有"胆囊癌根治+左、右肝管空肠吻合术"史及糖尿病史。术前增强CT提示肝S4病灶(黑色箭头)靠近肠管(白色箭头)。排除相关禁忌证后进行人工腹水辅助全麻下肝癌经皮射频消融治疗。术中因腹腔粘连严重,人工腹水未能成功隔开病灶与肠管,其后在精准调控布针位置直接消融。患者术后半月内出现发热、寒战等症状,后复查超声提示肝左叶脓肿形成,随行腹腔脓肿穿刺置管引流。

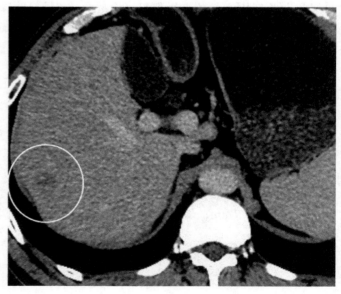

图 4-1-427

（7）经腹腔引流管进行腔道内造影显示肝左叶脓肿形成（图4-1-433中白色箭头），并与邻近肠道形成肠瘘，经抗感染治疗和持续引流后瘘道闭合。

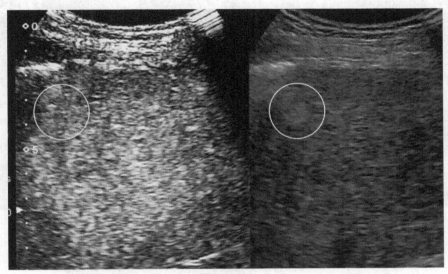

图4-1-428

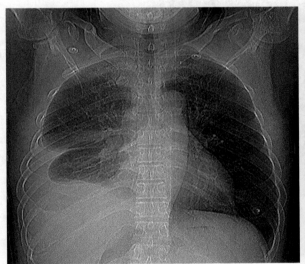

图4-1-429

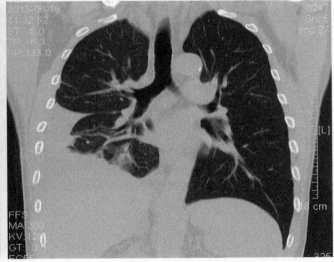

图4-1-430

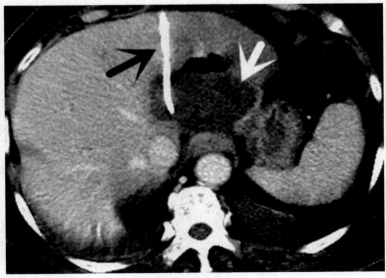

图4-1-431

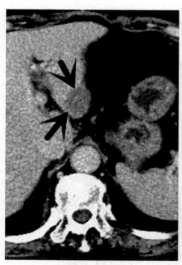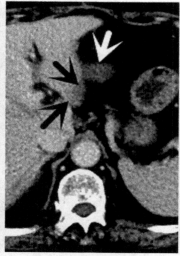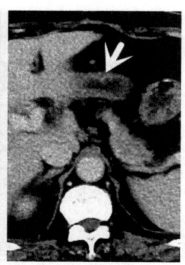

图 4-1-432

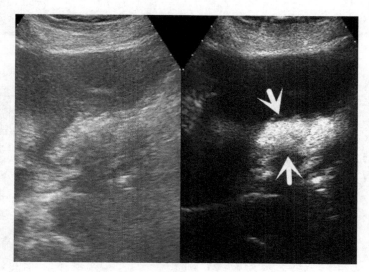

图 4-1-433

六、感染

感染主要包括肝脓肿和腹膜炎。

（1）肝脓肿（图4-1-434 至图4-1-436）：可发生在治疗后数天到 5 个月内。发生的高危因素包括胆道狭窄、胆肠吻合以及胆道支架等病理因素。RFA 术后出现持续发热、白细胞升高，以及病灶内出现气体应考虑肝脓肿可能。但部分术后正常患者亦可在 CT 片上发现病灶内气体，一般在 1 个月后消失。肝脓肿的治疗方法是经皮针吸或引流和静脉内使用抗生素，经皮针吸可能优于经皮引流。经皮针吸时用生理盐水冲洗脓腔，操作要轻柔，冲洗完毕后向脓腔注入抗生素。

①肝肿瘤消融治疗后于消融区见一混合回声区（图4-1-434 中黑色箭头），大小约 38 mm×27 mm。

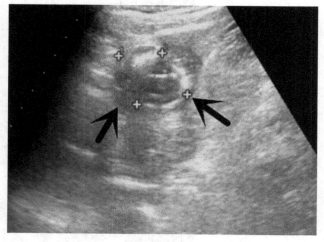

图 4-1-434

②肝肿瘤消融治疗后于消融区见一不规则低回声区（图4-1-435中黑色箭头），大小约54mm×39mm。

③消融治疗后消融区胆汁湖伴发感染（图4-1-436）。患者男，51岁，术前MRI及超声造影提示肝S7/8病灶，大小16mm×13mm，排除相关禁忌证后进行全麻下肝癌经皮射频消融治疗。术后4天患者出现寒战、高热等症状，复查超声提示消融区见一混合回声团，大小57mm×32mm，结合病史，考虑消融术后合并感染可能性大。后予肝脓肿穿刺置管、抗生素治疗后体温逐渐降至正常。

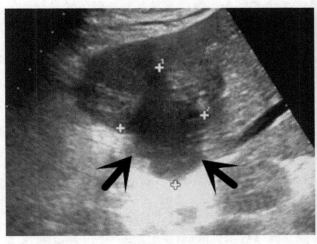

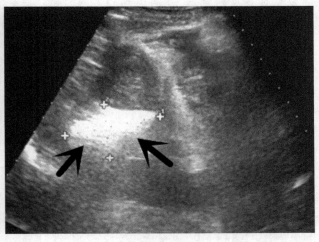

图4-1-435　　　　　　　　　　　　　　　　　　　图4-1-436

（2）腹膜炎：严格无菌操作是防止腹腔感染的关键，此外，对于有糖尿病及胆肠吻合术后等感染高危因素的患者，可预防性使用抗生素。

七、心、肝、肺等重要器官的并发症

RFA治疗对肝功能的损害较轻，多数患者治疗后Child-Pugh肝功能评分增高1～3点，一般在2周内恢复到治疗前水平。位于肝脏近膈顶的病灶RFA治疗后，部分患者可出现反应性胸腔积液，一般不需要处理。经肋间经皮途径RFA治疗要避免损伤胸膜，否则易导致气胸。穿刺时要注意肋间血管的解剖，避免损伤导致血胸。良好的麻醉可以避免因疼痛迷走神经张力升高而导致的心律失常。对有冠心病的患者在治疗过程中要进行心电监护并准备除颤设备。

八、肿瘤种植

肿瘤种植转移与肿瘤的病理分级、术中针道出血、穿刺路径选择以及治疗过程中是否进行活检有关。肿瘤病理分级越高或分化越差，则发生种植转移的概率增加。Livraghi等报道2320个肝脏肿瘤（其中69%为HCC）RFA后针道转移的发生率为0.5%。

虽然肿瘤种植发生率不高，但仍要通过以下几点来尽量减少此并发症的发生：

（1）消融结束后退出电极针时，针道的少量出血中可能残留肿瘤细胞，烧灼针道可以帮助杀灭针道内的肿瘤细胞。

（2）用生物胶填塞电极针道也可达到既止血，又防止肿瘤种植的目的。

（3）对于靠近肝包膜的病灶，选择穿刺路径时，应先经过一段正常肝组织或斜穿至肿瘤底部进行消融，否则肿瘤细胞可通过肝包膜裂口播散转移至肝外。

（4）穿刺定位不准确，反复穿刺亦可造成针道种植转移，故穿刺前应周密计划，穿刺时采用影像学手段准确定位及引导，尽量减少穿刺次数。

（5）尽管肿瘤活检发生针道转移的文献报道极少，但仍需严格掌握适应证，术前活检仅适用于诊断不明确的患者。

九、负极板皮肤烧伤

单极射频消融（需要患者体表贴负极板）的特有并发症。一般电凝工作是间断性的，而且电流量<700 mA，因此，使用标准负极板是安全的。但是RFA治疗的电流可高达2000 mA，功率亦较高（>50W），当RFA治疗持续的时间较长时（>10 min），发生负极板皮肤烧伤的可能性增高。负极板接触部位多余的毛发、脂肪沉积、骨性突起以及电极凝胶变干、身体表面不平整、电极接触不好等都是易导致电极板皮肤烧伤（图4-1-437）的因素。除避免上述情况的发生外，接触面积大的电极板可减少电极板皮肤烧伤的发生率。此外，使用电极板皮温报警装置和电极板接触不良报警装置也可减少皮肤烧伤的发生。微波消融治疗过程中天线杆温过高，能造成穿刺引导针与组织粘连，皮肤灼伤（图4-1-438）。冷循环天线通过天线内外导体间的水循环冷却装置，可有效降低杆温，减少了并发症，病人耐受性也大大增强。局部皮肤烧伤多数3～5 d可自行恢复，严重者局部使用清凉剂，出现水疱应避免感染。必要时加用抗生素。

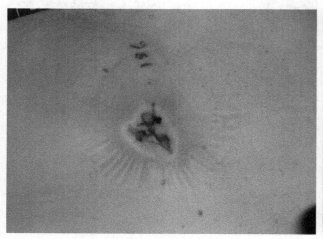

图4-1-437

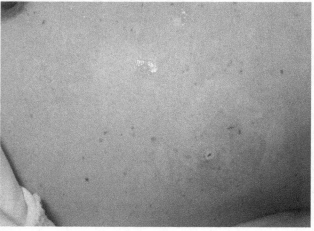

图4-1-438

【参考文献】

[1] Mulier D S, Mulier P, Ni Y, et al. Complications of radiofrequency coagulation of liver tumours[J]. Br J Surg, 2002, 89（10）: 1206-1222.

[2] Livraghi T, Solbiati L, Meloni M F, et al. Treatment of focal liver tumors with percutaneous radio-frequency ablation: complications encountered in a multicenter study[J]. Radiology, 2003, 226（2）: 441-451.

[3] Goto E, Tateishi R, Shiina S, et al. Hemorrhagic complications of percutaneous radiofrequency ablation for liver tumors[J]. J Clin Gastroenterol, 2010, 44（5）: 374-380.

[4] Rhim H, Lim H K, Kim Y S, et al. Radiofrequency ablation of hepatic tumors: lessons learned from 3000 procedures[J]. J Gastroenterol Hepatol, 2008, 23（10）: 1492-1500.

[5] Liang P, Wang Y, Yu X, et al. Malignant liver tumors: treatment with percutaneous microwave ablation—complications among cohort of 1136 patients[J]. Radiology, 2009, 251（3）: 933-940.

[6] Menditta-Lala M, Brook O R, Midkiff B D, et al. Quality initiatives: strategies for anticipating and reducing complications and treatment failures in hepatic radiofrequency ablation[J]. Radiographics, 2010, 30（4）: 1107.

[7] Shanmuganathan K, Mirvis S E, Sherbourne C D, et al. Hemoperitoneum as the sole indicator of abdominal visceral injuries: a potential limitation of screening abdominal US for trauma[J]. Radiology, 1999, 212（2）: 423-430.

[8] Brown M A, Casola G, Sirlin C B, et al. Blunt abdominal trauma: screening us in 2, 693 patients.

Radiology, 2001, 218（2）: 352.

[9] Carrafiello G, Laganà D, Ianniello A, et al. Bleeding after percutaneous radiofrequency ablation: successful treatment with transcatheter embolization[J]. Eur J Radiol, 2007, 61（2）: 351-355.

[10] Wu X Y, Shi X L, Zhou J X, et al. Life-threatening hemorrhage after liver radiofrequency ablation successfully controlled by transarterial embolization[J]. World J Hepatol, 2012, 4（12）: 419-421.

[11] Sato Y, Oya H, Yamamoto S, et al. Successful laparoscopic-assisted hemostasis of intrathoracic massive vericeal rupture during living related liver transplantation: a case report[J]. Transplant Proc, 2012, 44（3）: 820-821.

[12] Li Y, Cui L, Zhang W, et al. Laparoscopic radiofrequency ablation for traumatic splenic rupture[J]. J Surg Res, 2013, 185（2）: 711-716.

[13] Claudon M, Dietrich C F, Choi B I, et al. Guidelines and good clinical practice recommendations for contrast enhanced ultrasound（CEUS）in the liver—Update 2012[J]. Ultraschall Med, 2013, 34（3）: 11-29.

[14] Meacock L M, Sellars M E, Sidhu P S. Evaluation of gallbladder and biliary duct disease using microbubble contrast-enhanced ultrasound[J]. Br J Radiol, 2010, 83（991）: 615-627.

[15] Ignee A, Straub B, Brix D, et al. The value of contrast enhanced ultrasound（CEUS）in the characterisation of patients with renal masses[J]. Clin Hemorheol Microcirc, 2010, 46（4）: 275.

[16] Zhang B, Jiang Y X, Liu J B, et al. Utility of contrast-enhanced ultrasound for evaluation of thyroid nodules[J]. Thyroid, 2010, 20（1）: 51.

[17] Catalano O, Cusati B, Nunziata A, et al. Active abdominal bleeding: contrast-enhanced sonography[J]. Abdom Radiol, 2006, 31（1）: 9-16.

[18] Catalano O, Aiani L, Barozzi L, et al. CEUS in abdominal trauma: multi-center study[J]. Abdom Radiol, 2009, 34（2）: 225-234.

[19] Zhou L, Kuang M, Xu Z, et al. Contrast-enhanced sonographically guided thermal ablation for treatment of aolid-organ hemorrhage: preliminary clinical results[J]. J Ultrasound Med, 2015, 34（5）: 907-915.

[20] Keller M W, Segal S S, Kaul S, et al. The behavior of sonicated albumin microbubbles within the microcirculation: a basis for their use during myocardial contrast echocardiography[J]. Circ Res, 1989, 65（2）: 458-467.

[21] Valentino M, Ansaloni L, Catena F, et al. Contrast-enhanced ultrasonography in blunt abdominal trauma: considerations after 5 years of experience[J]. Radiol Med, 2009, 114（7）: 1080-1093.

[22] Sessa B, Trinci M, Ianniello S, et al. Blunt abdominal trauma: role of contrast-enhanced ultrasound（CEUS）in the detection and staging of abdominal traumatic lesions compared to US and CE-MDCT[J]. Radiol Medica, 2014, 120（2）: 180-189.

[23] Roberts L N, Patel R K, Arya R. Haemostasis and thrombosis in liver disease[J]. Br J Haematol, 2010, 148（4）: 507-521.

[24] De Pietri L, Bianchini M, Montalti R, et al. Thrombelastography-guided blood product use before invasive procedures in cirrhosis with severe coagulopathy: a randomized, controlled trial[J]. Hepatology, 2016, 63（2）: 566-573.

[25] Tejima K, Masuzaki R, Ikeda H, et al. Thrombocytopenia is more severe in patients with advanced chronic hepatitis C than B with the same grade of liver stiffness and splenomegaly[J]. J Gastroenterol, 2010, 45（8）: 876-884.

[26] Andriulli A, Tripodi A, Angeli P, et al. Hemostatic balance in patients with liver cirrhosis: report of a consensus conference[J]. Dig Liver Dis, 2016, 48（5）: 455-467.

[27] Ghadimi K, Levy J H, Welsby I J. Perioperative management of the bleeding patient[J]. Br J Anaesth,

2016, 117（suppl 3）.

[28] Peng Z W, Lin X J, Zhang Y J, et al. Radiofrequency ablation versus hepatic resection for the treatment of hepatocellular carcinomas 2 cm or smaller: a retrospective comparative study[J]. Radiology, 2012, 262（3）: 1022-1033.

[29] Lee M W, Raman S S, Asvadi N H, et al. Radiofrequency ablation of hepatocellular carcinoma as bridge therapy to liver transplantation: a ten year intention-to-treat analysis[J]. Hepatology. February 2017.

[30] Qi X, Wang D, Su C, et al. Hepatic resection versus transarterial chemoembolization for the initial treatment of hepatocellular carcinoma: a systematic review and meta-analysis[J]. Oncotarget, 2015, 6（21）: 18715-18733.

[31] Taner T, Nagorney D M, Tefferi A, et al. Splenectomy for massive splenomegaly: long-term results and risks for mortality[J]. Ann Surg, 2012, 0（0）: 1-6.

[32] Ahuja C, Farsad K, Chadha M. An overview of splenic embolization[J]. Am J Roentgenol, 2015, 205（4）: 720-725.

[33] Han J B, Kong F W, Ding H, et al. Hepatectomy combined with microwave ablation of the spleen for treatment of hepatocellular carcinoma complicated with splenomegaly: a retrospective study[J]. Mol Clin Oncol, 2017, 6（2）: 204-208.

[34] Basili S, Raparelli V, Violi F. The coagulopathy of chronic liver disease: is there a causal relationship with bleeding? Yes[J]. Eur J Intern Med, 2010, 21（2）: 62-64.

[35] Chinese Society of Liver Cancer CA-CA, Chinese Society of Clinical Oncology CA-CA, Liver Cancer Study Group, Chinese Society of Hepatology CMA. Expert consensus on the norms of local ablation therapy for hepatocellular carcinoma[J]. Chinese J Hepatol, 2011, 19（4）: 257-259.

[36] Koda M, Murawaki Y, Hirooka Y, et al. Complications of radiofrequency ablation for hepatocellular carcinoma in a multicenter study: an analysis of 16346 treated nodules in 13283 patients[J]. Hepatology Research, 2012, 42（11）: 1058-1064.

[37] Fonseca A Z. Complications of radiofrequency ablation of hepatic tumors: frequency and risk factors[J]. World Journal of Hepatology, 2014, 6（3）: 107.

[38] Howenstein M, Sato K. Complications of radiofrequency ablation of hepatic, pulmonary, and renal neoplasms[J]. Seminars in Interventional Radiology, 2010, 27（3）: 285-295.

[39] Goto E, Tateishi R, Shiina S, et al. Hemorrhagic complications of percutaneous radiofrequency ablation for liver tumors[J]. J Clin Gastroenterol, 2010, 44（5）: 374-380.

[40] Kong W. Major complications after radiofrequency ablation for liver tumors: analysis of 255 patients[J]. World Journal of Gastroenterology, 2009, 15（21）: 2651.

[41] Takahashi Y, Kawamura M. Diagnostic image of a patient with bronchobiliary fistula[J]. Kyobu Geka, 2013, 66（9）: 824-826.

[42] Chong C F, Chong V H, Jalihal A, et al. Bronchobiliary fistula successfully treated surgically[J]. Singapore Med J, 2008, 49（8）: e208-e211.

[43] Liberale G, Delhaye M, Ansay J, et al. Biliary pleural fistula as a complication of radiofrequency ablation for liver metastasis[J]. Acta Chir Belg, 2004, 104: 448-450.

[44] Kim Y S, Rhim H, Sung J H, et al. Bronchobiliary fistula after radiofrequency thermal ablation of hepatic tumor[J]. J Vasc Interv Radiol, 2005, 16: 407-410.

[45] Tran T, Hampel H, Qureshi W A, et al. Successful endoscopic management of bronchobiliary fistula due to radiofrequency ablation[J]. Dig Dis Sci, 2007, 52: 3178-3180.

[46] Pende, V, Marchese M, Mutignani M, et al. Endoscopic management of biliopleural fistula and biloma after percutaneous radiofrequency ablation of liver metastasis[J]. Gastrointest Endosc, 2007, 66: 616-

618.

[47] Yoon, D H, Shim, J H, Percutaneous management of a bronchobiliary fistula after radiofrequency ablation in a patient with hepatocellular carcinoma[J]. Korean J Radiol, 2009, 4(10): 411-415.

[48] Gum O Jung, Dong Eun Park, Successful percutaneous management of bronchobiliary fistula after radiofrequency ablation of metastatic cholangiocarcinoma in a patient who has a postoperative stricture of hepaticojejunostomy site[J]. Korean J Hepatobiliary Pancreat Surg, 2012, 16: 110-114.

[49] Kim D H, Choi D W, Choi S H, et al. Surgical treatment of bronchobiliary fistula due to radiofrequency ablation for recurrent hepatocellular carcinoma[J]. Korean J Hepatobiliary Pancreat Surg, 2013, 17(3): 135-138.

[50] 王继涛, 孙百军, 张绍庚, 等. 肝癌射频消融术后胆管支气管瘘1例临床分析及文献复习[J]. 肝胆外科杂志, 2014(4): 297-299.

[51] Mao R, Xu E J, Li K, et al. Usefulness of contrast-enhanced ultrasound in the diagnosis of biliary leakage following T-tube removal[J]. J Clin Ultrasound, 2010, 38(1): 38-40.

[52] 王继涛, 朱震宇, 张绍庚, 等. 近25年我国胆管支气管瘘文献分析: 附213例报告[J]. 中国普通外科杂志, 2014(2): 147-152.

[53] Chong C F, Chong V H, Jalihal A, et al. Bronchobiliary fistula successfully treated surgically[J]. Singapore Med J, 2008, 49(8): e208-e211.

[54] Jiang K, Su M, Zhang W, et al. Complete radiofrequency ablation of hepatolithiasis-associated cholangiocarcinoma and successful management of post-ablation bronchobiliary fistula[J]. Cell Biochemistry and Biophysics, 2014, 68(3): 555-559.

[55] Liao G. Management of acquired bronchobiliary fistula: a systematic literature review of 68 cases published in 30 years[J]. World Journal of Gastroenterology, 2011, 17(33): 3842.

[56] Liao G Q, Wang H, Zhu G Y, et al. Management of acquired bronchobiliary fistula: a systematic literature review of 68 cases published in 30 years. World J Gastroenterol, 2011, 17(33): 3842-3849.

[57] 许尔蛟, 李凯, 郑荣琴, 等. 超声造影在前列腺癌射频消融围手术期中的初步应用[J]. 影像诊断与介入放射学, 2011, 20(3): 237-239.

[58] Xu E J, et al. Intra-biliary contrast-enhanced ultrasound for evaluating biliary obstruction during percutaneous transhepatic biliary drainage: a preliminary study. Eur J Radiol, 2012, 81: 3846-3850.

[59] Feng Pei, et al. Cholecystoduodenal fistula: ultrasonographic diagnosis with oral gastrointestinal ultrasound contrast medium. Abdom Imaging, 2011, 36: 561-564.

[60] 郭欢仪, 许尔蛟, 郑荣琴, 等. 瘘道经引流管超声造影表现的初步研究[J]. 中国超声医学杂志, 2014(4): 376-379.

[61] Zhou M, Haifei H E, Cai H, et al. Diaphragmatic perforation with colonic herniation due to hepatic radiofrequency ablation: a case report and review of the literature[J]. Oncol Lett, 2013, 6: 1719.

附录

肝肿瘤消融术后支气管胆管漏

　　肝肿瘤消融术后出现胆管支气管瘘少见, 总结相关文献提示引起该并发症发生的主要原因如下: ①瘤灶多紧邻膈顶 (S3、4、7、8), 射频消融范围非常接近膈肌, 极易造成损伤; ②经皮穿刺和辐辏状弹开小电极的机械损伤以及射频治疗的热损伤可使肝胆道系统、膈肌与肺支气管树之间形成潜在交通; ③消融灶引起坏死易形成胆汁湖, 胆汁湖与肝内胆管相通; 长时间炎症刺激加速窦道形成, 各种原因胆道梗阻致胆管内压力增大, 最终胆汁通过窦道进入胸腔, 破溃于支气管。胆管支气管瘘多发生于右肝, 相应瘘管多开口于右侧胸腔, 特征性临床表现有咳嗽、胸痛、咳胆汁样痰。患者肝癌病灶紧邻右肝胆管，是消融术后造成胆管损伤及胆汁湖的根本原因。患者于消融手术后17个月才出现明显的临床症状，可能与患者有糖尿病病史且血糖控制情况差有关。胆管损伤进而形成胆汁湖可能是由于糖尿病患者易发生感染，即肠道内细菌可逆行进入胆道造成感染。另外，胆汁湖的存在可以解释患者此前出现反复发热的症状。由于胆汁湖内反复感染及胆汁具有侵蚀性，消融灶周围的肝组织逐渐受到侵蚀破坏。由于消融灶和肝包膜之间有一定距离，故经过一段时间后才侵蚀到肝被膜，并进一步穿透肺和支气管壁，形成瘘道。

目前，诊断胆管支气管瘘方法有ERCP、PTC及外科探查手术。其治疗通常需采取胆汁引流，待胆管压力减轻，症状才能得以控制，临床上治疗周期较长，并需要反复检查。ERCP主要在内镜下经十二指肠胆总管开口处逆行注入造影剂，行肝内外胆管造影，于透视下观察肝内外胆管。PTC即经皮肝穿刺胆管后注入造影剂，于透视下观察肝内外胆管情况。

（李凯）

第二十六节　肝血管瘤的消融治疗

一、概述

肝血管瘤（HCH）是肝脏最常见的良性肿瘤，正常人群的发病率为0.5%～0.7%，特别是近年来随着影像学技术的迅速发展，其检出率也明显增加。肝血管瘤可发生于任何年龄，30～70岁多见，平均47岁，男女比例1:3。组织学上分为硬化型血管瘤、血管内皮细胞瘤、毛细血管瘤和海绵状血管瘤四型，其中以海绵状血管瘤（HCHs）最多见。

二、诊断

因肝血管瘤缺乏特异性临床表现，其诊断主要依靠影像学检查，包括B超、CT、MRI、肝动脉造影等，早年的核素血池扫描现已少用。

（1）B超是肝血管瘤的首选检查方法，小的肝血管瘤多为边界清晰的强回声占位，较大的肝血管瘤则表现为边界清晰、内部回声杂乱、强弱不均。

（2）MRI对本病具有特殊的诊断意义，T1加权像表现为特征性的"灯泡征"样高信号。MRI诊断本病的敏感性为73%～100%，特异性为83%～97%，应列为B超之后的次选检查方法。

（3）增强CT显示的"早出晚归"征亦是肝海绵状血管瘤的特征性表现。

（4）其他。肝功能试验一般均在正常范围内。肿瘤标志物检查均无异常升高。

现有的检查手段诊断肝脏血管瘤并不难，但个别情况下，肝脏血管瘤与肝脏恶性肿瘤不易鉴别。

三、肝血管瘤的治疗现状

对肝脏血管瘤的处理一直有争议。传统观点认为，肝血管瘤发展缓慢，预后良好，对大多数已确诊而无症状的病例，可定期随访而无须特殊处理。临床上衡量肝血管瘤进展程度及选择处理对策常取决于肝血管瘤瘤体大小、生长速度及临床症状。

手术切除是海绵状血管瘤（HCHs）的最有效治疗，也是HCHs治疗的传统观点。其他疗法尚包括血管瘤捆扎术、肝动脉结扎术、肝动脉栓塞、激素、放疗、射频、微波、电化学、冷冻、注射疗法甚或肝移植等。手术治疗创伤较大，并发症出现机会相对要多，且HCHs的手术指征一直未有定论。

结合文献，我们认为：①明确诊断的HCHs，肿瘤≥5.0 cm、增大趋势明显、位置不好（位于肝门区、胆囊旁、尾状叶及近肝表面等部位）、出现症状、多发以及与肝脏恶性肿瘤难以鉴别等任何一种情况下，应积极处理；②鉴于现代治疗技术的发展及疗效的进一步确定，相对于一种良性病变来说，应当积极探索发展简易有效的微创疗法。

四、肝血管瘤的消融治疗

肝血管瘤的消融治疗目前应用广泛的方法有经皮注射无水酒精、鱼肝油酸钠、平阳霉素、消痔灵、放射性核素及经肝动脉栓塞等，国内外均有较多报道，正在探索的比较有前景的方法如下几种。

（一）超声引导下热消融（射频/微波）治疗

1. 热消融治疗的适应证

热消融治疗是近年来开展的一项用于治疗肿瘤的新技术，在肝癌、肺癌、肾癌、骨癌等肿瘤的治疗中取得了良好的疗效，并得到一致肯定。鉴于治疗的特点及优越性，人们将其拓宽至肝血管瘤的治疗中，也取得了满意的效果。热消融治疗肝血管瘤具有微创、无出血、并发症少、疗效确切、住院时间短、可反复治疗的优点，有望成为治疗肝血管瘤的首选方法。不过对于其远期疗效尚待进一步观察。

适应证主要包括：①单发无症状的肝血管瘤；②多发无症状的肝血管瘤；③有症状的单发、多发肝血管瘤；④生长速度较快的肝血管瘤；⑤手术治疗后残留的肝血管瘤。对于肿瘤超过5cm的，可以用多根射频或微波针同时消融或者一根针分次消融。热消融可经皮或经腹腔镜下进行，大多数肿瘤可经皮完成。

对于某些特殊位置的，经皮消融为禁忌者，可考虑在腹腔镜及超声引导下进行。腹腔镜下治疗肝血管瘤的适应证：①邻近肝脏表面或突出于肝脏表面的肝血管瘤；②位于肝左外叶的肝血管瘤；③邻近胆囊的肝血管瘤；④腹腔其他脏器进行腹腔镜手术，同时合并肝脏血管瘤者，如胆囊切除患者同时合并肝血管瘤；⑤邻近胃、横结肠等内脏的肝血管瘤。

2. 热消融治疗的手术步骤

（1）应用B超引导经皮热消融方法。

①首先根据CT、MR等提供的影像资料在B超下精确定位病灶，选择穿刺点。患者取侧卧、仰卧位，选择穿刺点及进针方向与角度。

②选择好穿刺进针点后，穿刺点区域皮肤消毒，铺无菌洞巾；局麻后在B超引导下穿刺针穿向病灶；肿瘤大于8cm时，可同时送入2根针。

③选择合适能量进行治疗，治疗时间依肿瘤大小及超声所见控制。

④消融后超声扫描确保治疗点覆盖整个肿瘤。治疗过程中避免损伤周围组织和器官。

（2）腹腔镜下结合超声引导热消融方法。

①麻妥后，腹腔镜手术常规铺巾消毒，建立气腹，置入Trocar。根据腹腔镜下所见及B超下精确定位病灶，选择穿刺点。患者取侧卧、仰卧位，选择穿刺点及进针方向与角度。

②选择好穿刺进针点后，穿刺点区域皮肤消毒，铺无菌洞巾；局麻后在B超引导下穿刺针穿向病灶。肿瘤大于8cm时，可同时送入2根针。

③选择合适能量进行治疗，治疗时间依肿瘤大小及超声所见控制。

④消融后超声扫描确保治疗点覆盖整个肿瘤。治疗过程中避免损伤周围组织和器官。

图4-1-439和图4-1-440所示为一例肝左叶血管瘤行腹腔镜下微波消融治疗。

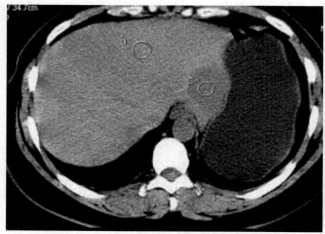

图4-1-439 CT显示肝左叶血管瘤　　　　　　　　图4-1-440 腹腔镜下微波消融肝血管瘤

【参考文献】

［1］ 詹世林，陈建雄. 射频消融在治疗肝脏海绵状血管瘤中的应用［J］. 中国微创外科杂志，2005，7，5（7）：595-596.

［2］ 罗雁，陆伟，金玉坤. 肝血管瘤的诊断与治疗［J］. 医学综述，2006，12（7）：416-418.

［3］ 耿小平. 肝血管瘤外科治疗的现状、问题和看法［J］. 国际外科学杂志，2007，34（2）：73-75.

［4］ 崔彦，董家鸿. 血管瘤的病理和临床特点及微创治疗［J］. 中国微创外科杂志，2006，6（5）：338-340.

［5］ Fan R F，Chai F L，He G X，et al. Laparoscopic radio frequency ablation of hepatic cavernous hemangioma: a preliminary experience with 27 patients［J］. Surg Endosc，2006，20（2）：281-285.

（李凯）

第二章　肾脏肿瘤消融治疗

肾脏肿瘤占所有成人恶性肿瘤的2%～3%，随着筛查手段的改进，肾脏肿瘤的发病率逐年上升，但病灶的初发大小逐年减小。随着越来越小的病灶被发现，外科手术已越来越注重微创和对正常肾单位的保留。手术方式从根治性全切向部分切除倾斜，从开放手术向腹腔镜以及机器人手术倾斜，并使影像引导的消融治疗越来越被临床接受。目前美国泌尿学会指南把RFA作为T1a肾癌的推荐治疗方案之一，T1a是指肿瘤局限于肾内，直径≤4 cm。据研究报道，在T1a肾癌使用RFA与部分肾切除的比较，RFA（N=37）与部分肾切除组（N=37）两组间，随访时间中位数（6.5 yr vs. 6.1 yr）、5年总生存率（97.2% vs. 100%）、带瘤生存率（97.2% vs. 100%）、无瘤生存率（89.2% vs. 89.2%）、无局部复发率（91.7% vs. 94.6%）和无转移生存率（97.2% vs. 91.8%）均无统计学差异。肾癌T1a比T1b（肿瘤局限于肾内，4 cm＜直径≤7 cm）相比，在病灶残余、局部复发、新转移病灶、无瘤生存率均显示更优。并且在五年无复发率、无转移率、带瘤生存率及无瘤生存率方面，T1a也更显优势。

一、适应证

（1）已进行一侧肾切除或部分切除，有可能导致肾功能不全危险的患者例如孤立性肾癌（单肾）；

（2）双侧肾癌，特别是具有家族遗传趋势的肾多发肿瘤综合征患者，如家族性视网膜及中枢神经系统血管瘤病（Von Hipple-Lindau综合征）及遗传性乳头状肾癌；

（3）小肾癌拒绝外科手术；

（4）年老体弱伴有严重心脏病、糖尿病等无法承受麻醉、手术创伤的肾癌患者；

（5）肾脏良性肿瘤。

二、禁忌证

（1）不可纠正的凝血功能障碍；

（2）严重感染；

（3）部分肾血管畸形（如动脉瘤），肿瘤侵犯肾盂与周边肠道粘连；

（4）顽固性大量腹水、意识障碍或恶病质。

三、并发症

主要并发症：肠、输尿管损伤（1%～2%）、大出血（1%～2%）。

次要并发症：疼痛（最常见）、血肿（6%）、血尿（4%）、神经肌肉损伤（2%～6%）、气胸（2%）、梗塞及炎性肿块（1.7%）。

四、影响消融疗效的因素

（1）与肿瘤大小及位置密切相关。

（2）符合下列条件的效果优。

①肿瘤最大径≤3 cm；

②肿瘤位于肾脏的外侧和后侧。

（3）文献报道，对于≤3cm的肾细胞癌，其完全坏死率可达100%，3～5cm肿瘤坏死率约93%，＞5cm时坏死率则约为28%。

【病例6】超声引导下肾脏肿瘤消融。

患者男，43岁，因"发现右肾肿瘤4天"入院，患者2年余前因胃肠道间质瘤进行胃部分切除术，4天前查肾脏MR平扫弥散+增强提示：右肾富血供结节灶，考虑肿瘤，恶性不能除外。

（1）超声提示右肾下极高回声结节（图4-2-1）。

（2）彩超提示高回声结节周边包绕血流信号（图4-2-2）。

（3）MR图像（图4-2-3）。

（4）CT图像（图4-2-4）。

（5）穿刺活检，病理提示透明细胞性肾细胞癌（图4-2-5）。

（6）超声引导下射频消融（图4-2-6）。

（7）消融术后1个月CT提示消融完全（图4-2-7）。

（8）消融术后6个月，消融灶皱缩（图4-2-8）。

（9）消融后12个月，消融灶形成疤痕钙化（图4-2-9）。

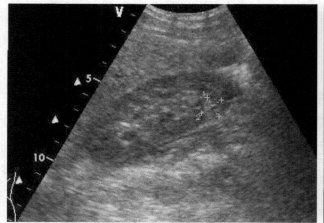

图4-2-1　　　　　　　　　　　　　　　　图4-2-2

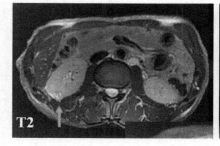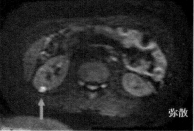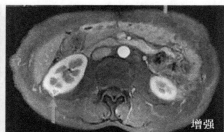

图4-2-3

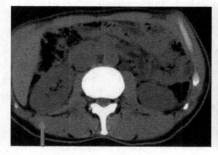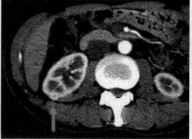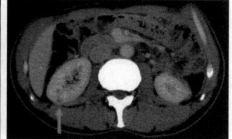

图4-2-4

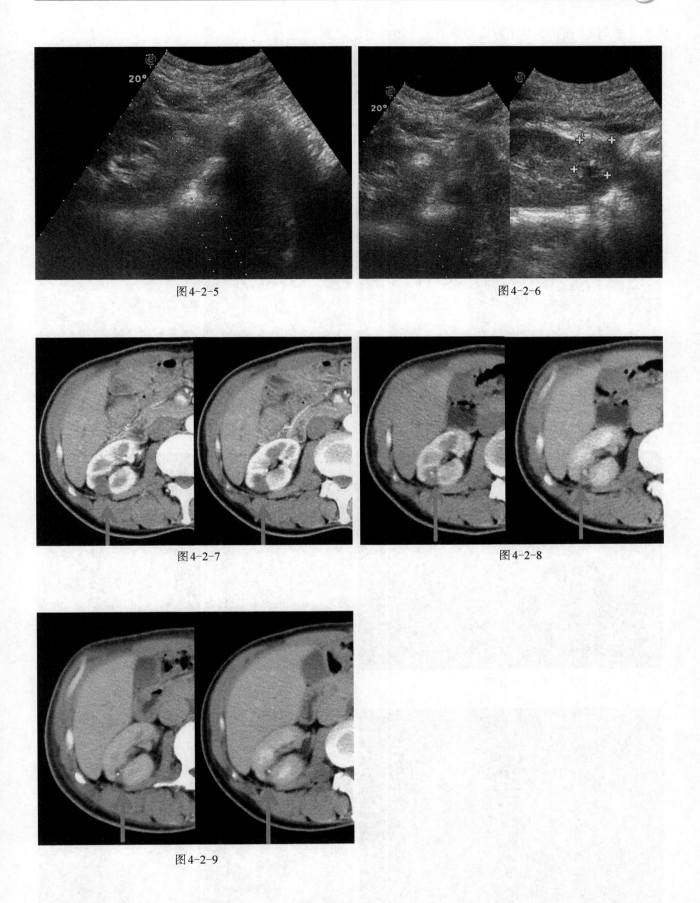

图 4-2-5

图 4-2-6

图 4-2-7

图 4-2-8

图 4-2-9

【**病例2**】超声引导下肾脏肿瘤消融。患者男，59岁，"左肾占位"入院。

（1）左肾内低回声病灶，22mm×20mm（图4-2-10）。

（2）超声造影提示病灶静脉期低增强（图4-2-11）。

（3）消融术中，不经过肾脏正常实质，直接穿刺肿瘤（图4-2-12）。

（4）消融后超声造影提示消融灶内无造影剂灌注（图4-2-13）。

（5）消融后20个月，超声造影显示消融灶（图4-2-14）。

（6）消融后20个月，CT显示消融灶（图4-2-15）。

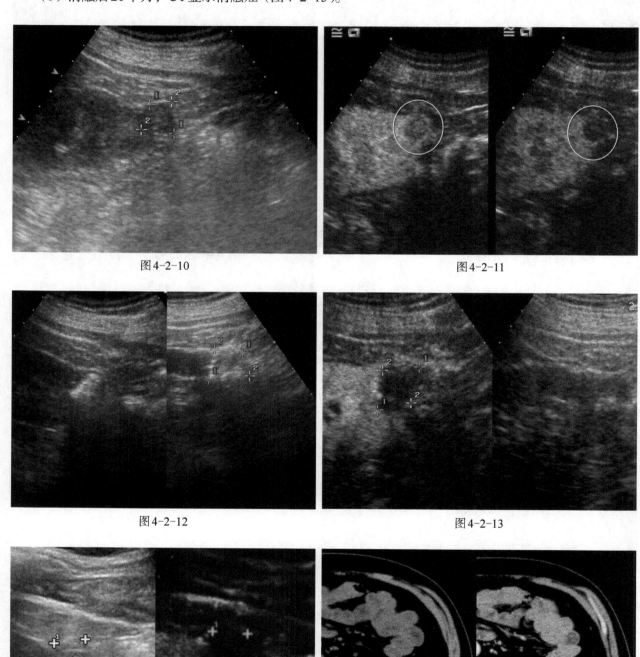

图4-2-10　　　　　　　　　　　　　　　　图4-2-11

图4-2-12　　　　　　　　　　　　　　　　图4-2-13

图4-2-14　　　　　　　　　　　　　　　　图4-2-15

【**病例3**】超声引导下肾脏肿瘤消融。患者男，48岁，因"体检发现右肾占位6周"入院，患者无血尿、腰酸腰痛、发热、寒战、尿频尿急等症状。

（1）MRI提示右肾中极占位，考虑肿瘤伴出血（图4-2-16）。

（2）超声提示病灶27mm×36mm（图4-2-17）。

（3）穿刺病理见肾组织内见少量透明细胞浸润，考虑肾透明细胞癌（图4-2-18）。

（4）病灶>3cm，采用双针扩大消融范围，术中消融区呈强回声，完全覆盖肿块，箭头所指为消融针（图4-2-19）。

（5）消融术后超声造影提示病灶消融完全（图4-2-20）。

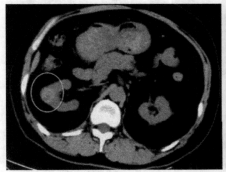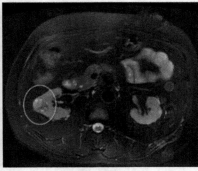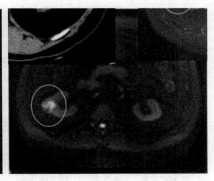

图4-2-16

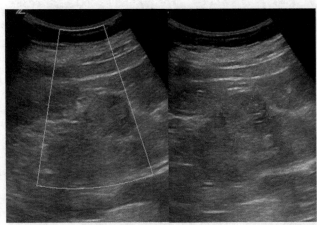

图4-2-17

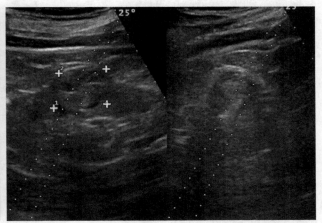

图4-2-18

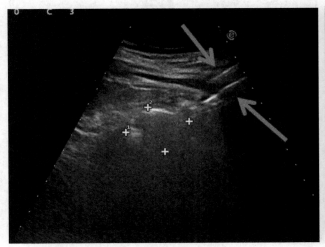

图4-2-19

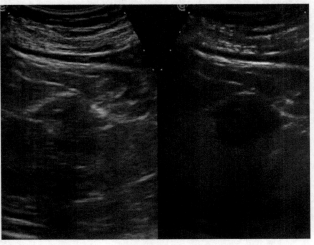

图4-2-20

【病例4】超声引导下肾脏肿瘤消融。患者女，75岁，因"体检发现左肾占位一月"入院。

（1）患者造影剂过敏，CT平扫提示左肾占位，凸向肾外（图4-2-21）。

（2）超声提示左肾病灶，19mm×15mm（图4-2-22）。

（3）3周前出现左侧腰痛，不剧能忍，无肉眼血尿等其他不适，超声造影检查提示：左肾占位快进快出（中间未见充填），提示肾肿瘤伴坏死（图4-2-23）。

（4）活检加RFA，直接穿刺肿瘤（图4-2-24）。

（5）消融后病灶局部无造影剂灌注，提示消融完全（图4-2-25）。

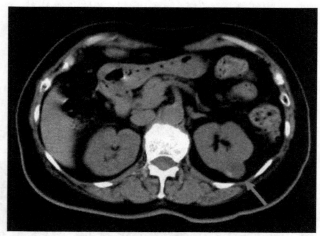

图4-2-21

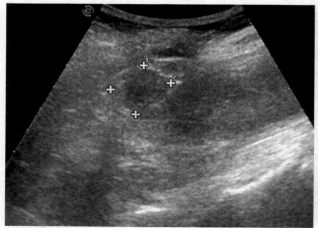

图4-2-22

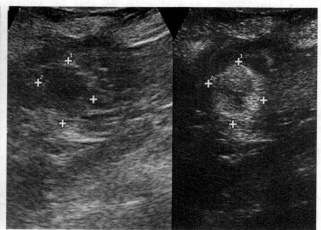

图4-2-23

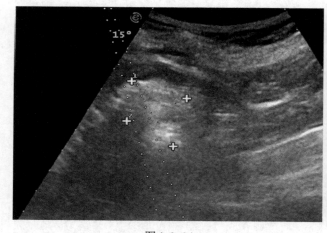

图4-2-24

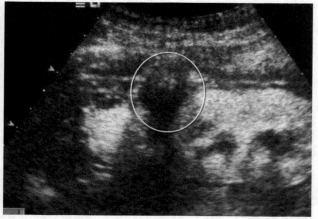

图4-2-25

【病例5】超声引导下肾脏肿瘤消融。患者男，51岁，因"腰部酸胀4月"入院。患者4月前无明显诱因下出现腰酸腰胀，无尿频尿痛，无肉眼血尿，无排尿困难，无畏寒发热。

（1）CT示右肾中上极占位，首先考虑肾癌（图4-2-26）。

（2）超声检查提示病灶大小约16mm×14mm，凸向包膜外（图4-2-27）。

（3）超声造影提示病灶动脉期高增强（图4-2-28）。

（4）活检病理提示透明细胞癌（图4-2-29）。

（5）超声引导下穿刺肿瘤消融治疗（图4-2-30）。

（6）消融后超声造影提示病灶消融完全（图4-2-31）。

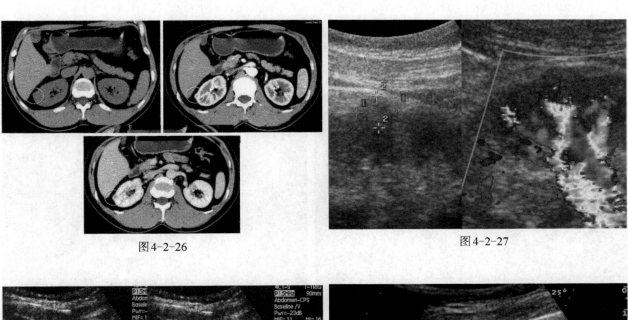

图4-2-26

图4-2-27

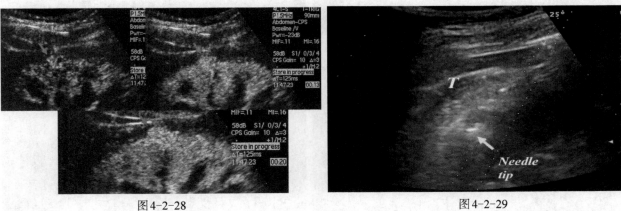

图4-2-28

图4-2-29

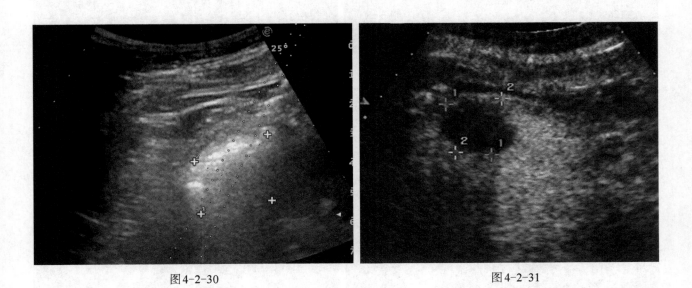

图4-2-30

图4-2-31

【**病例6**】超声引导下肾脏肿瘤消融。患者男，92岁，体检发现右肾占位。

（1）病灶大小35mm×29mm（图4-2-32）。

（2）CT提示病灶突出肾外（图4-2-33）。

（3）超声造影提示病灶动脉期高增强，内可见三期无增强区，提示坏死灶（图4-2-34）。

（4）穿刺活检提示透明细胞癌，超声引导下消融（图4-2-35）。

（5）消融术后9个月，MR提示肿瘤复发（图4-2-36）。

（6）再次消融后一个月，MR提示消融完全（图4-2-37）。

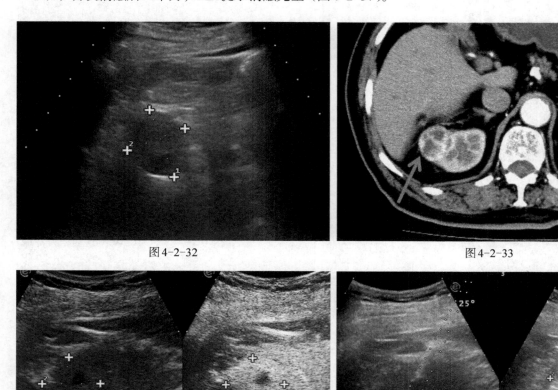

图4-2-32

图4-2-33

图4-2-34

图4-2-35

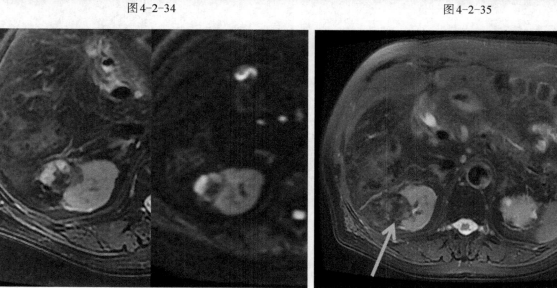

图4-2-36

图4-2-37

【参考文献】

[1] Hoffmann P, Dvořák P, Navrátil P, et al. Percutaneous radiofrequency ablation of the renal tumors—five years experience with minimally invasive therapy[J]. Ceska Radiologie, 2011, 65(2): 124-130.

[2] Hoeffel C, Pousset M, Timsit M O, et al. Radiofrequency ablation of renal tumours: diagnostic accuracy of contrast-enhanced ultrasound for early detection of residual tumour[J]. International Journal of Medical Radiology, 2010, 20(8): 1812.

[3] Sanchez K, Barr R G. Contrast-enhanced ultrasound detection and treatment guidance in a renal transplant patient with renal cell carcinoma[J]. Ultrasound Quarterly, 2009, 25(4): 171-173.

[4] Schirmang T C, Mayo-Smith W W, Dupuy D E, et al. Kidney neoplasms: renal halo sign after percutaneous radiofrequency ablation—incidence and clinical importance in 101 consecutive patients[J]. International Journal of Medical Radiology, 2009, 253(1): 263-269.

[5] Meloni M F, Bertolotto M, Alberzoni C, et al. Follow-up after percutaneous radiofrequency ablation of renal cell carcinoma: contrast-enhanced sonography versus contrast-enhanced CT or MRI[J]. Am J of Roentgenol, 2008, 191(4): 1233.

[6] Park B K, Kim C K, Lee H M. Image-guided radiofrequency ablation of Bosniak category Ⅲ or Ⅳ cystic renal tumors: initial clinical experience[J]. Eur Radiol, 2008, 18(7): 1519-1525.

[7] Zagoria R J, Traver M A, Werle D M, et al. Oncologic efficacy of CT-guided percutaneous radiofrequency ablation of renal cell carcinomas[J]. Am J Roentgenol, 2007, 189(2): 429.

[8] Wile G E, Leyendecker J R, Krehbiel K A, et al. CT and MR imaging after imaging-guided thermal ablation of renal neoplasms[J]. Radiographics, 2007, 27(2): 325.

[9] Boss A, Clasen S, Kuczyk M, et al. Image-guided radiofrequency ablation of renal cell carcinoma[J]. Eur Radiol, 2007, 17(3): 725-733.

[10] Atwell T D, Farrell M A. CT and MR imaging after imaging-guided thermal ablation of renal neoplasms-Commentary[J]. Radiographics, 2007, 27(2): 339-340.

[11] Matin S F, Ahrar K, Cadeddu J A, et al. Residual and recurrent disease following renal energy ablative therapy: a multi-institutional study[J]. J Urol, 2006, 176(5): 1973-1977.

[12] Veltri A, Calvo A, Tosetti I, et al. Experiences in US-guided percutaneous radiofrequency ablation of 44 renal tumors in 31 patients: analysis of predictors for complications and technical success[J]. Cardiovasc Intervent Radiol, 2006, 29(5): 811-818.

[13] Gervais D A, Mcgovern F J, Arellano R S, et al. Radiofrequency ablation of renal cell carcinoma: part 1, Indications, results, and role in patient management over a 6-year period and ablation of 100 tumors[J]. Am J Roentgenol, 2005, 185(1): 64-71.

[14] Gill I S, Remer E M, Hasan W A, et al. Renal cryoablation: outcome at 3 years[J]. J Urol, 2005, 173(6): 1903-1907.

[15] Gervais D A, Arellano R S, Mueller P R. Percutaneous radiofrequency ablation of renal cell carcinoma[J]. Eur Radiol, 2005, 15(5): 960-967.

[16] Zagoria R J, Hawkins A D, Clark P E, et al. Percutaneous CT-guided radiofrequency ablation of renal neoplasms: factors influencing success[J]. J Urol, 2005, 174(5): 201.

[17] Varkarakis I M, Allaf M E, Inagaki T, et al. Percutaneous radio frequency ablation of renal masses: results at a 2-year mean followup[J]. J Urol, 2005, 174(2): 456.

[18] Merkle E M, Nour S G, Lewin J S. MR imaging follow-up after percutaneous radiofrequency ablation of renal cell carcinoma: findings in 18 patients during first 6 months[J]. Radiology, 2005, 235(3): 1065-1071.

[19] Mahnken A H, Rohde D, Brkovic D, et al. Percutaneous radiofrequency ablation of renal cell carcinoma: preliminary results[J]. Acta Radiologica, 2005, 46(2): 208.

[20] Bachmann A, Sulser T, Jayet C, et al. Retroperitoneoscopy-assisted cryoablation of renal tumors using multiple 1.5 mm ultrathin cryoprobes: a preliminary report[J]. Eur Urol, 2005, 47(4): 474-479.

[21] Casella R, Jayet C, Bachmann A, et al. 346 Retroperitoneoscopic cryoablation of renal tumours using multiple 1.5 mm ultrathin cryoprobes[J]. European Urology Supplements, 2005, 4(3): 89.

[22] Kodama Y, Abo D, Sakuhara Y, et al. MR-guided percutaneous cryoablation for bilateral multiple renal cell carcinomas[J]. Radiation Medicine, 2005, 23(4): 303-307.

[23] Lewin J S, Nour S G, Connell C F, et al. Phase Ⅱ clinical trial of interactive MR imaging-guided interstitial radiofrequency thermal ablation of primary kidney tumors: initial experience[J]. Radiology, 2004, 232(3): 835-845.

[24] Matsumoto E D, Watumull L, Johnson D B, et al. The radiographic evolution of radio frequency ablated renal tumors[J]. J Urol, 2004, 172(1): 45-48.

[25] Zagoria R J. Imaging-guided radiofrequency ablation of renal masses[J]. Radiographics, 2004, 24 (Suppl 1): S59.

[26] Johnson D B, Solomon Sbsu L M, Matsumoto E D, et al. Defining the complications of cryoablation and radio frequency ablation of small renal tumors: a multi-institutional review[J]. J Urol, 2004, 172 (3): 874.

[27] Rehman J, Landman J, Lee D, et al. Needle-based ablation of renal parenchyma using microwave, cryoablation, impedance- and temperature-based monopolar and bipolar radiofrequency, and liquid and gel chemoablation: laboratory studies and review of the literature[J]. J Endourol, 2004, 18(1): 83-104.

[28] Hinshaw J L, Jr L F. Image-guided ablation of renal cell carcinoma[J]. Magnetic Resonance Imaging Clinics of North America, 2004, 12(3): 429-447.

[29] Raj G V, Reddan D J, Hoey M F, et al. Management of small renal tumors with radiofrequency ablation[J]. Urology, 2003, 61(1): 23-29.

[30] Wu F, Wang Z B, Chen W Z, et al. Preliminary experience using high intensity focused ultrasound for the treatment of patients with advanced stage renal malignancy[J]. J Urol, 2003, 170(1): 2237-2240.

[31] Lee J, Sang K, Chung G, et al. Open radio-frequency thermal ablation of renal VX2 tumors in a rabbit model using a cooled-tip electrode: feasibility, safety, and effectiveness[J]. Eur Radiol, 2003, 13(6): 1324-1332.

（赵齐羽　李凯）

第三章　前列腺肿瘤消融治疗

前列腺癌是男性常见的疾患。前列腺癌是指发生在前列腺的上皮性恶性肿瘤，其中前列腺腺癌占95%以上，因此，通常我们所说的前列腺癌就是指前列腺腺癌。在欧美国家，前列腺癌发病率极高，是导致男性死亡的常见原因之一。在我国，随着人口寿命延长及生活环境的变化，前列腺癌发病率逐年升高，2012年我国肿瘤登记地区前列腺癌发病率为9.92/10万，列男性恶性肿瘤发病率的第6位。发病年龄在55岁前处于较低水平，55岁后逐渐升高，发病率随着年龄的增长而增长，高峰年龄是70～80岁。家族遗传型前列腺癌患者发病年龄稍早，年龄≤55岁的患者占43%。使其备受关注。目前，前列腺癌的治疗方法主要包括睾丸切除加临床观察、放疗以及根治性前列腺切除，其并发症包括肿瘤残留、阳痿、尿失禁、出血及感染等。

近年来，先后有放射性内照射、冷冻、激光及微波消融等微创方法用于前列腺癌局部治疗，取得了一定的效果，但其缺点是难以覆盖整个前列腺。前列腺癌病理表现具有弥漫性、多中心发生的特点，文献报道超过85%的前列腺癌病例呈多中心发生。如局部治疗不能覆盖整个前列腺，则难以完全灭活肿瘤组织，易造成肿瘤残留或复发。所以手术治疗时必须使整个前列腺完全破坏，也就是通过消融使整个前列腺原位灭活，彻底消灭前列腺内的肿瘤细胞，减少转移和复发。

前列腺局部消融过程中，影像监控是避免损伤周围组织，评价是否消融完全的必要手段。超声以其实时、简便、可术中应用等优势成为常用的影像监控方法，但常规超声（包括彩色多普勒超声）难以显示组织内微弱血流，不能准确评价组织坏死或存活与否。而且超声（包括经直肠超声）显示前列腺癌特别是小癌灶的敏感性低，难以准确定位引导。近年来出现的超声造影新技术是解决这一问题的最好方法。超声造影剂是一种微气泡性混悬液，因其反射的声波比组织反射声波强（>25dB），而获得对比造影效果。造影剂微泡直径小于红细胞，故可以进入毛细血管床。利用超声造影剂及相适应的超声造影技术，可显示组织微血流灌注及肿瘤组织与正常组织的微血流灌注差异，不仅可提高超声显示病灶的能力及定位引导的准确性，还可准确判断消融后组织是否完全坏死。

在局部消融技术中，前列腺冷冻、激光及微波消融等方法由于设备昂贵或副作用相对较大，未能在临床上常规开展。射频热消融作为一种安全有效的微创治疗方法已成功地应用于肝脏、肺脏及肾脏肿瘤局部治疗中，取得了良好的效果。射频热消融的优点是热场范围容易控制，副作用较小。

1990年McGahan等提出了在超声引导下经皮用射频电烙方法对肝脏肿瘤进行热消融治疗这一概念。此后射频消融被试验室及临床用来治疗肝脏的原发和继发恶性肿瘤及身体其他部位的肿瘤，目标组织被不可逆地凝固坏死。射频消融治疗的一个主要优点是热消融的范围容易控制，对于熟练的操作者射频消融很少会出现严重的并发症。

1995年McGahan等通过狗的动物实验提出了经皮对前列腺组织进行消融的可行性。但他的研究没有试图消融整个前列腺。几个初步报告显示使用消融方法来治疗前列腺癌是可行的。Djavan等报道了10名用射频消融治疗局灶性前列腺癌病人的相关MR图像及组织病理结果，提示单独使用射频消融治疗所取得的消融范围有很大差别。前列腺内射频消融范围的差异可能是因为不同病人组织及肿瘤的特性不同，以及血供特点不同所导致的腺体内热场分布不均。

一、适应证

（1）活检确诊的前列腺癌患者。

（2）局限性前列腺癌，指$T_2N_0M_0$分期以内的病例，靠术前检查如直肠指检（DRE）、MR、全身骨扫描（ECT）进行初步分期。

（3）不适合做外科手术或预期寿命<10年（年龄>70岁）的局限性前列腺癌。不适合作外科手术指患者一般情况如心肺功能等无法耐受前列腺全切手术，或患者拒绝进行前列腺全切手术。

（4）血清PSA<20 ng/mL。

（5）Gleason评分<7。

（6）前列腺体积≤40 mL，如前列腺体积>40 mL，先行新辅助内分泌治疗使腺体缩小。

（7）无消融手术禁忌证。

二、禁忌证

（1）有超声造影剂检查禁忌证者；

（2）有全身重要脏器严重功能障碍；

（3）有严重凝血功能障碍者；

（4）有直肠或盆腔内急性炎症者。

三、术前准备

（1）病理确诊。

（2）超声检查：①常规全腹部扫查；②经直肠超声造影检查。

（3）实验室检查：①三大常规；②PSA；③血生化；④凝血功能。

（4）其他影像学检查：①ECG；②X-RAY；③CEMR或CECT检查；④核素骨扫描。

（5）签署手术知情同意书。

（6）术前一天肠道准备。

（7）术前预防性使用抗生素。

四、保护尿道、膀胱及直肠的方法

1. 尿道及神经血管束

神经血管束旁测温：在超声引导下，经会阴使用21 G PTC针穿刺至神经血管束旁，拔出内芯，将温度探头（图4-3-1）放置在神经血管束旁进行测温。

尿道测温：温度探头贴于尿管外表面，放于前列腺尿道部。

如果探头显示温度升至60℃，则提示尿道及神经血管束有可能发生损伤，停止消融，针道升温后拔出消融针重新穿刺。穿刺使用ALOKA3500及小凸穿刺探头。

冷却：将内循环尿管（图4-3-2）插入尿道内，并持续灌注冷生理盐水循环，以降低尿道内的温度。

2. 膀胱

冷却：如果消融的位置近膀胱，则向膀胱内灌注冷生理盐水以降低膀胱壁的温度。

3. 直肠

隔离＋冷却：如果消融部分与直肠邻近，

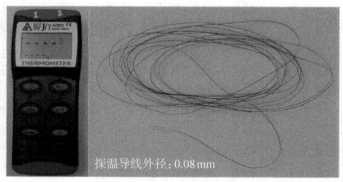

图4-3-1 测温针系统，其中探温导丝外径0.08 mm

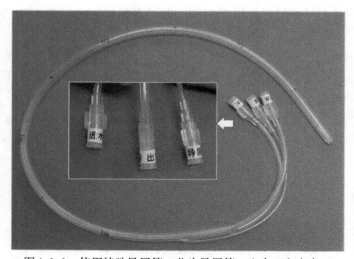

图4-3-2 使用特殊导尿管，分为导尿管、入水口和出水口

经直肠超声引导，使用PTC针穿刺至直肠与前列腺之间，注入冷生理盐水，以分隔直肠与前列腺。

五、操作方法

（1）麻醉方法：全身麻醉。

（2）经直肠腔内手术常规消毒。

（3）留置导尿管。

（4）冰冻无菌水尿道冷却。

（5）直肠窝注射冰冻无菌水。

（6）麻醉满意后，患者取截石位，头高脚低位，会阴部及直肠消毒，铺巾，插内循环尿管后悬吊阴囊充分暴露肛门，经直肠探头套两层无菌避孕套后安装导架。

（7）采用Radionics冷循环射频消融系统，17G电极针，根据消融部位选择合适型号的电极针（针尖裸露端2cm或3cm）。经直肠超声引导下将电极针插入前列腺的靶区域，消融整个前列腺腺体组织。消融功率40~60W，一次部针消融时间12min。消融至整个前列腺实质的血流灌注消失。每次消融完毕拔针前用消融针测消融灶内的温度，如果温度大于60℃，提示消融效果好。

重点消融的位置：①前列腺活检穿刺发现有恶性的区域；②彩超发现的血流丰富的区域及造影发现的有较早或较强灌注的区域；③二维发现有结节的区域。

（8）超声造影监测前列腺癌射频消融范围。图4-3-3～图4-3-9所示为体外动物实验经直肠前列腺消融操作。

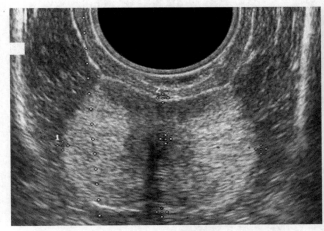

图4-3-3　体外动物实验，经直肠超声显示前列腺

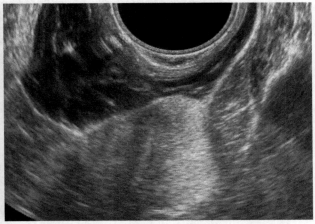

图4-3-4　使用PTC针穿刺至直肠与前列腺之间，注入无菌生理盐水，制成隔热带

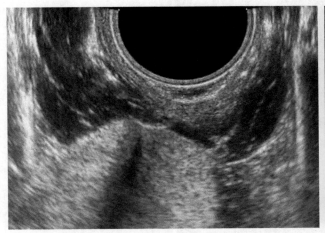

图4-3-5　两侧均可注入生理盐水，制成隔热带

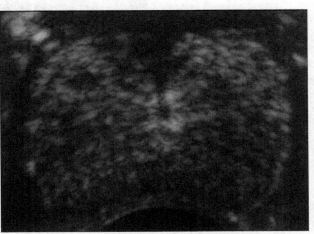

图4-3-6　狗前列腺消融术前超声造影提示整个腺体内均有造影剂灌注

479

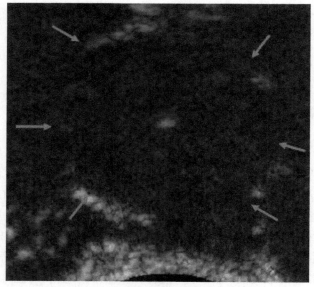

图4-3-7　单侧消融后，超声造影提示灌注缺损，提示组织坏死

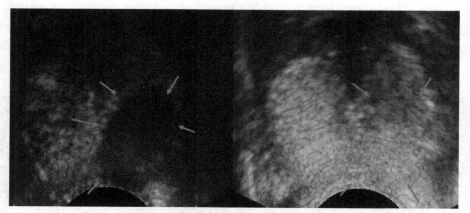

图4-3-8　整体消融后，整个前列腺腺体内无造影剂灌注

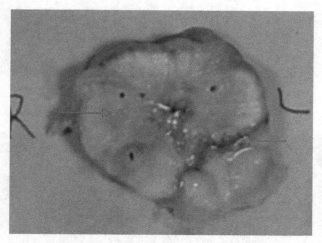

图4-3-9　大体病理TTC染色提示前列腺组织完全坏死

六、术后处理

（1）术后密切观察生命体征，观察并处理患者不良反应。

（2）继续留置导尿管。

（3）预防性使用抗生素。

（4）术后一周内复查三大常规，PSA，记录尿量及尿液性状，记录大便次数及性状。

七、随访方法

（1）术后1个月复查经直肠超声造影检查、PSA、尿常规、直肠指检；有全身转移者必要时复查MRI或核素骨扫描。

（2）术后2年内每3个月复查一次，复查项目同上。

（3）术后2年后每半年复查一次，复查项目同上。

八、疗效评估

1. 近期效果评估

（1）PSA变化。

（2）消融范围变化（CEUS）。

（3）不良反应：发热、疼痛等。

（4）并发症：出血、感染、尿路损伤、直肠损伤、性功能障碍等。

（5）尿路梗阻改善程度。

（6）局部复发。

（7）远处转移（包括新发及原有转移灶变化情况）。

2. 远期效果评估

（1）患者生存率。

（2）无瘤生存时间。

（3）生存质量。

九、并发症

（1）出血。患者凝血功能欠佳时，或者穿刺路径损伤大的血管时，会导致穿刺针道出血。

（2）周围脏器损伤。热消融范围控制不佳时，容易导致膀胱、直肠、尿道损伤。

（3）阳痿。消融损伤前列腺旁边的神经血管束时，会导致阳痿。

（4）感染。消融为经直肠入路，直肠内为有菌环境，会导致消融术后穿刺道局部感染。消融术前需要清洁灌肠，术后口服抗生素。

【病例1】经直肠超声引导下前列腺消融。

患者男，70岁，穿刺活检诊断为前列腺癌。

（1）消融术前超声造影提示整个前列腺内可见造影剂灌注（图4-3-10）。

（2）消融针（箭头所指）穿刺至前列腺一侧内（图4-3-11）。

（3）穿刺后消融（图4-3-12）。

（4）穿刺前列腺另外一侧消融（图4-3-13）。

（5）消融后超声造影提示整个前列腺内部没有血流灌注（图4-3-14）。

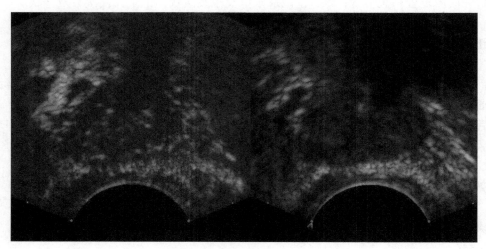

图4-3-10

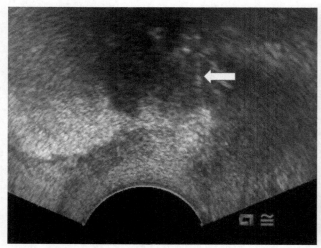

图4-3-11

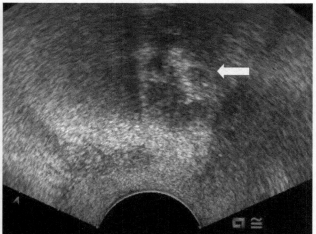

图4-3-12

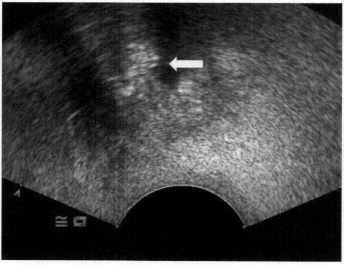

图4-3-13

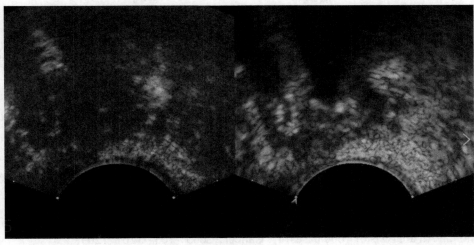

图4-3-14

【病例2】经直肠超声引导下前列腺消融。

（1）患者男，78岁，穿刺活检诊断为前列腺癌，射频消融+无水酒精消融后7天发现肛门出现漏尿。经尿管（图4-3-15箭头）注入超声造影剂观察，星号位置为膀胱。

（2）从图4-3-16可见造影剂由膀胱内（星号）沿一狭窄通道（向下箭头）进入直肠（三角），提示膀胱直肠瘘形成。

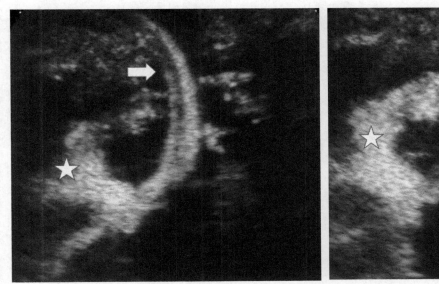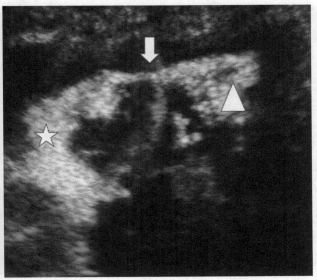

图4-3-15　　　　　　　　　　　　　　　　　　　图4-3-16

【参考文献】

［1］叶定伟，李长岭.前列腺癌发病趋势的回顾和展望［J］.中国癌症杂志，2007，17：177-180.

［2］Heidenreich A，Aus G，Abbou C C，et al. Guidelines on prostate cancer［J］. EAU，2007.

［3］Shariat S F，Raptidis G，Masatoschi M，et al. Pilot study of radiofrequency interstitial tumor ablation（RITA）for the treatment of radio-recurrent prostate cancer［J］. Prostate，2005，65：260-267.

［4］Gerber G S. Thisted R A，Scardino PT，et al. Results of radical prostatectomy in men with clinically localized prostate cancer［J］. JAMA，1996，276：615-619.

［5］Liu J B，Merton D A，Wansaicheong G，et al. Contrast enhanced ultrasound for radio frequency ablation of canine prostates：initial results［J］. J Urol，2006，176：1654-1660.

［6］Brace C L，Laeseke P F，Sampson LA，et al. Microwave ablation with multiple simultaneously powered small-gauge triaxial antennas：results from an in vivo swine liver model［J］. Radiology，2007，244：151-

156.

[7] Choi D, Lim H K, Lee W J, et al. Early assessment of the therapeutic response to radiofrequency ablation for hepatocellular carcinoma: utility of gray scale harmonic ultrasonography with a microbubble contrast agent[J]. J Ultrasound Med, 2003, 22: 1163-1172.

[8] Morimoto M, Nozawa A, Numata K, et al. Evaluation using contrast-enhanced harmonic gray scale sonography after radiofrequency ablation of small hepatocellular carcinoma: sonographic-histopatholigic correlation[J]. J Ultrasound Med, 2005, 24: 273-283.

[9] Liu Z, Ahmed M, Weinstein Y, et al. Characterization of the RF ablation-induced "oven effect": the importance of background tissue thermal conductivity on tissue heating[J]. Int J Hyperthermia, 2006, 22: 327-342.

[10] Tateishi R, Shiina S, Teratani T, et al. Percutaneous radiofrequency ablation for hepatocellular carcinoma. An analysis of 1000 cases[J]. Cancer, 2005, 103: 1201-1209.

[11] McGahan J P, Browning P D, Brock J M, et al. Hepatic ablation using radiofrequency electrocautery[J]. Invest Radiology, 1990, 25: 267-270.

（李凯）

第四章 超声引导胰腺癌的消融治疗

第一节 概 述

一、胰腺癌的治疗现状

胰腺癌是人类常见的恶性肿瘤，发病率20年内上升了4倍。在我国发病率为5.1/10万，在所有肿瘤中居第8位，死亡率居第5位。胰腺癌发病凶险，其特点为病程短、进展快、死亡率高，中位生存期仅为4～6个月，几十年来胰腺癌的5年生存率几乎没有变化，仍然低于5%。手术切除是可能治愈此病的唯一方法，然而只有10%左右的病人在就诊时是可切除的，多数患者因血管、毗邻脏器受侵而无法切除，切除后的5年生存率仍仅为5%～20%。中晚期胰腺癌患者症状重（黄疸、剧烈的疼痛等）、生活质量差。因此，对胰腺癌患者，尤其是中晚期患者，采用一些姑息性治疗手段，或根治性治疗术前、术后采用辅助治疗的方法，在尽可能减少病人痛苦的情况下，改善病人的生活质量，尽可能延长其生命尤为重要。

二、介入性超声在胰腺癌诊疗中的应用情况

介入性超声因具备实时动态显像、简便价廉的优势，成为胰腺癌微创治疗的重要导向手段，特别是超声内镜、腹腔镜超声以及术中超声的应用，使得介入性超声在中晚期胰腺癌介入性治疗中占据越来越重要的位置。

介入性超声导向下胰腺癌微创治疗包括胰腺癌局部多种间质治疗，例如酒精消融、射频消融、放射性粒子植入、光动力疗法、免疫治疗、基因治疗等，以及腹腔神经节阻滞治疗胰腺癌疼痛。这些治疗手段部分已在临床正式开展，并取得不错的效果；部分尚处于临床实验阶段，但已显示出较好的临床应用前景。

不同的介入性超声治疗手段其治疗原理各不相同，但其治疗目的都是为了减少肿瘤负荷，缓解患者黄疸或其他压迫症状，以及减轻疼痛等。

（1）无水酒精瘤内注射治疗肝癌已有数十年的历史，现已成为肝癌介入性超声治疗的一种常规方法，取得了很好的临床效果。胰腺癌瘤内注射无水酒精，也可以直接破坏肿瘤组织，同时解除对周围神经的压迫，还能对肿瘤旁局部神经组织起破坏作用，从而达到缓解疼痛的目的。

（2）射频消融也已在肝癌介入性治疗中成功应用。对于胰腺癌，射频消融同样可以达到治疗作用。射频消融治疗的效果与肿瘤的血液供应多少有关。多血供的肿瘤因射频产生的热量易随血流而流失，故热疗效果较差。从理论上说，正常胰腺组织的血供较丰富，而胰腺肿瘤则多属少血供肿瘤，这种差别使得热疗时肿瘤组织更易固化坏死。射频消融同样可以缓解患者癌痛。

（3）放射性粒子植入治疗不可切除胰腺癌已国内外兴起并开始临床应用，成为胰腺癌介入性治疗的一种重要手段，并取得满意的近期疗效。目前，常用的放射粒子是^{125}I，采用肿瘤组织间质永久性植入的方法治疗胰腺癌。放射性粒子置入属于近距离照射，其治疗原理如下：

①低剂量率、持续性照射，具有超分割照射的所有生物学特点，如延缓增殖细胞的周期进程、提高正常组织亚致死性损伤的修复能力、引起细胞周期再分布、增强癌细胞对放射线的敏感性；

②对常规外照射不能杀伤的肿瘤干细胞，经过足够的剂量和足够的半衰期，能使肿瘤细胞全部失去繁殖能力，从而达到较彻底的治疗效果；

③延长照射时间以及减少剂量率，可使正常组织的损伤明显减少，而对肿瘤细胞杀伤力没有影响，因此降低剂量率可提高治疗比。这是低剂量率组织间插植治疗和分次照射的基础；

④靶区内剂量很高，而周围正常组织由于射线迅速衰减而很低；

⑤低剂量率照射时，同时释放低能软X射线，具有增加相对生物效应的作用；

⑥射线具有破坏肿瘤细胞核DNA双链，使肿瘤失去增殖能力。

（4）光动力疗法是一种新的肿瘤治疗手段。已有关于光动力疗法在不同脏器肿瘤应用的报道，也有治疗胰腺癌的初步应用报道。光动力疗法的作用基础是光动力效应。这是一种有氧分子参与的伴随生物效应的光敏化反应，其过程是，特定波长的激光照射使组织吸收的光敏剂受到激发，而激发态的光敏剂又把能量传递给周围的氧，生成活性很强的单态氧，单态氧和相邻的生物大分子发生氧化反应，产生细胞毒性作用，进而导致细胞受损乃至死亡。其基本要素是氧、光敏剂和光源（常用激光）。

光动力疗法的作用机制：

①光动力效应导致细胞受损乃至死亡；

②可引发毛细血管内皮损伤和血管栓塞，造成局部微循环障碍，导致进一步的缺血性坏死；

③能刺激机体的免疫系统对抗肿瘤细胞；

④光敏剂本身无明显毒副作用，与组织器官并不能直接产生反应，只有受光辐射的部位才发生反应，对周围组织影响小，而且光敏剂具有组织选择性，能被肿瘤组织特异性摄取滞留，正常组织内光敏剂浓度则低很多，有利于光动力疗法更好地杀伤肿瘤而保护正常组织；

⑤光动力疗法对不同细胞类型的癌组织都敏感，可重复治疗。

（5）胰腺癌的免疫治疗、基因治疗是在介入性超声的导向下，将免疫制剂或携带基因治疗的制剂注射到肿瘤内，达到抑瘤作用，但这些研究仍处于实验研究阶段，尚未在临床应用，其应用前景有待进一步观察。

（6）晚期胰腺癌疼痛的治疗：腹腔神经丛是人体最大的内脏神经丛，神经丛内有左右腹腔神经节。传导疼痛的内脏神经一般经腹腔神经丛在腹腔神经节换元后向脊髓相应节段投射，上行产生疼痛，对该神经丛的阻滞就可以缓解这些疼痛。胰腺癌常见的临床症状是剧烈腹痛，这是肿瘤侵犯周围腹腔神经丛所致。超声引导下将药物（无水酒精）注射于腹腔神经节区域，可治疗由胰腺癌引起的剧烈腹痛，并已被证实为改善晚期胰腺癌患者腹痛的有效方法。

（7）其他治疗方法还有冷冻消融、HIFU、伽马刀等超声导向介入治疗方法，应用于胰腺癌的治疗中，但研究相对较少，效果也尚不确切，本文暂不作讨论。

第二节　适应证与禁忌证

一、适应证

（1）经病理或临床确诊为胰腺癌，术中或影像学检查明确提示不能手术切除者；

（2）中晚期胰腺癌患者尚未出现远处部位转移，或者即使有转移，其转移灶尚不危及生命；

二、禁忌证

（1）严重出血倾向；

（2）合并其他严重疾病及不能配合治疗者；

（3）有酒精过敏史者不能进行酒精消融治疗。

第三节 超声介入治疗胰腺癌的技术方法

一、术前准备

（1）完善各项术前检查，包括血常规、凝血四项、生化检查、肝功能、CEA和CA199、心电图和胸片等，排除各种手术禁忌证。

（2）术前复习患者的影像学资料及其他临床和病理资料，确认患者具有治疗适应证，适合采用介入性超声导向下治疗，且无其他禁忌证。

（3）术前必须再次进行超声检查，明确肿瘤位置、大小及其与周围组织结构的关系。避免因患者肿瘤情况在确定治疗到实施治疗这段时间内出现变化，而导致治疗无法进行，并选择最佳的导向方法和进针路径。

（4）经皮超声导向和经超声内镜导向术前禁饮、禁食8～12h；腹腔镜超声及术中超声导向时按手术前常规准备。

（5）酒精注射术前需再次确认患者无酒精过敏；射频消融术前应要求患者取出身上所有金属物品，并贴好电极板；光动力疗法光敏剂注射需在激光照射前24～72h进行，注射光敏剂后患者应严格避光；放射性粒子植入术前需利用计算机技术将术前CT扫描图进行三维立体数字化影像重建，显示肿瘤大小、位置及其与周围正常组织的空间关系，从而勾画出靶区，给出处方剂量。物理师利用计算机系统计算出靶区体积、匹配周边剂量、粒子放射性活度、所需粒子数量、粒子的空间分布以及植入针根数，优化设计出最佳的等剂量分布曲线，得到理想的体积剂量直方图，然后绘制打印出标有粒子数目、位置、深度和植入路径等参数的立体图标报告用于指导治疗。

二、器械及药物的准备

超声仪及相匹配的探头和穿刺引导设备是必备条件。根据肿瘤的情况、医院的设备条件及技术水平，可采取经皮超声引导、经超声内镜引导、经腹腔镜超声引导和经术中超声引导等方法，而相应要准备不同的超声仪及探头和穿刺架。

不同的治疗方法需要的器械设备与药物则各不相同：

（1）酒精消融需要的器械设备与药物相对简单，经皮超声引导和术中超声引导采用的穿刺针通常使用22G的PTC针，可备用配套塑料延长管以方便使用；而超声内镜与腹腔镜超声则需要专用的穿刺注射针。采用的酒精浓度为95%以上。

（2）腹腔神经节阻滞所需的器械设备与药物与酒精消融基本相同。

（3）基因治疗及免疫治疗与酒精消融治疗需要的器械设备类似，不同的是注射的药物分别为基因制剂或免疫制剂。

（4）射频消融则需要一整套专门的射频治疗仪及配套的射频治疗针，某些厂家的设备还有配套的冷循环系统，如Cool-Tip射频治疗系统。

（5）光动力疗法也同样需要一套专用的激光发射器，当前常用的是半导体激光发射器，配备相应的光纤系统，例如DIOMED 630光动力激光治疗仪配套的是OPTIGUIDE™光纤系统。使用的光敏剂多为血卟啉衍生物，目前已上市的光敏剂包括Photofrin Ⅱ等。由于光动力疗法治疗过程中需要避光，所以需要配备有暗室供治疗使用。

（6）放射性粒子植入是治疗不可切除胰腺癌较为重要的介入性疗法。由于放射性粒子具有放射性，且为永久性植入，所需的器械设备相对较复杂。术前需要计算机放射性粒子治疗计划系统，对治疗方案进行分析和计划；术中需要固定器、模板、步进器、粒子植入枪和粒子植入针。目前最常用的放射性粒子的是^{125}I粒子，每个粒子活度常用剂量为0.5～0.7m Ci，半衰期60天。另外还需要一些相应的放射防护设备。

除了上述不同治疗方法所需的器械设备与药物外，还常规需要一些消毒、麻醉及其他相关的器械和药品。

三、麻醉与体位

一般在全身麻醉下进行操作，个别经皮超声导向或经超声内镜导向下治疗的患者可采用静脉镇静镇痛结合局部麻醉下进行操作。开始治疗之前需使用心电监护仪监护患者血压、血氧、呼吸、脉搏等，并进行吸氧。取出活动性假牙。一般采用仰卧位，个别患者可根据情况采用侧卧位。

四、操作方法

（一）操作步骤

不同的治疗方法，其基本的操作步骤是相类似的，步骤如下：

（1）根据导向方法的不同，按要求麻醉、消毒及铺巾；

（2）在超声导向及实时监测下进行穿刺；

（3）穿刺成功后，通过穿刺针注射药物或导入不同的杀伤肿瘤的器械；

（4）治疗结束后，退出穿刺针等治疗器械及其他导向设备，局部止血，保护伤口。最后再进行超声检查，观察是否成功完成治疗计划，有无即时的并发症发生。

（二）介入性超声导向方法的选择

胰腺癌介入性超声导向方法包括经皮超声导向、经超声内镜导向、经腹腔镜超声导向和术中超声导向等方法。

（1）经皮超声导向穿刺法是最常用的导向方法，具有实时、简便、微创、经济的优点，是肝脏肿瘤最常用的介入性超声治疗途径，但对于胰腺癌却不一定为最佳途径。由于胰腺位于腹膜后，位置深在，其腹侧有胃腔覆盖，经腹扫查易受肋骨、腹壁脂肪、胃肠道气体等干扰，成像效果较差，影响穿刺导向的准确性；其次，胰腺周围的大血管丰富，经皮超声导向穿刺易发生大出血等并发症；此外，穿刺途径常常要经过胃腔，这些都限制了经皮超声导向在胰腺方面的应用。

（2）术中超声是胰腺介入性治疗的重要导向方法，它可以在直接暴露胰腺的情况下进行超声导向操作，消除了上述干扰成像效果的因素，可以根据肿瘤的情况较为自如地选择最佳的进针途径，避开周围大血管及重要组织结构；而且术中超声探头频率高，分辨率也高，可以发现一些小的病灶。但由于术中超声需要在开腹情况下进行操作，对患者创伤较大，故不适宜于一般条件差，不能耐受手术的患者。而术中超声特别适合于术前诊断及分期不明确，需进行开腹探查的患者。若术中发现胰腺癌已不可切除，可考虑术中超声引导下进行介入性治疗。

（3）内镜超声和腹腔镜超声。随着超声技术及设备的发展及多学科的融合，超声技术逐渐与内镜技术相结合，出现了消化道内镜超声和腹腔镜超声，给胰腺癌超声介入导向治疗提供了新的手段。超声内镜和腹腔镜超声可以在内镜的引导下将超声探头置于接近胰腺的位置，大大改善了图像质量；而且还可以采用高频探头以提高分辨率；此外，由于在内镜引导下操作，对患者的创伤大为减少，属于真正的微创治疗。所以说超声内镜和腹腔镜超声集合了经皮超声引导和术中超声的优势。更重要的是，它还具有内镜技术的优势，可以实际观察到引导途径和病灶周围的一些外观特征等。但超声内镜和腹腔镜超声尚未普及，多数医院尚未开展此项技术，而且由于同时涉及超声技术和内镜技术，对操作者的要求相对较高，其操作相对较复杂。对于有条件、有能力的医院，应考虑采用超声内镜或腹腔镜超声进行胰腺癌的介入治疗。

（三）不同治疗方法的治疗要求及特有步骤

（1）酒精消融时，为使乙醇在瘤体内充分弥散而又不渗出瘤体，可根据胰腺癌病灶的大小，采用多点注射方法，每点注射量1～3mL。全过程需在超声监视下进行，屏幕上见增强回声在瘤体中弥散，但要使回声增强区与肿瘤边缘保持一定距离，防止乙醇渗出瘤体，损伤周围正常组织。小的肿瘤（2～3cm）每次注射4～6mL；大的肿瘤（超过3cm）注射10～20mL，但一般每次注射量≤20mL。注射完毕后，可边退针边注入2%利多卡因2mL，封闭针道防止乙醇沿针道渗出。每5～7天消融1次，3次为1疗程。

（2）腹腔神经节阻滞治疗类似胰腺癌的酒精消融，需寻找腹主动脉前方于腹腔动脉干根部两侧的腹腔神经节，穿刺准确时，穿刺针有明显搏动感而回抽无血。换注射器推入2%的利多卡因5mL，随后注入无水乙醇10mL左右。注射后，在超声下可以见到高回声云雾。在腹主动脉的另一侧神经节部位重复上述操作再注射一次。

（3）射频消融（以Cool-Tip射频消融仪为例）也可根据胰腺癌病灶大小选择单个或多个消融点。每个点先插入电极针并确认裸露电极位于瘤体内，开启冷水循环系统，一般采用功率（125±10）W持续消融12min，此时在超声显示屏上可观察到治疗区明显气化。治疗结束后，关闭冷水循环机，待电极温度升至70～80℃时烧灼针道1min，以预防出血，再缓慢拔出电极针。针孔注入少许生物蛋白胶。

（4）光动力疗法需分两步进行，首先给病人注入光敏剂，注入方法包括静脉推注或瘤内直接注射。注射后通常需等待24～72h，再对病灶区进行激光照射。这是因为此时病变组织中的光敏剂浓度仍保持在较高水平，而周边正常组织中的光敏剂浓度已降至较低水平，这样既可有效杀伤病变组织，又可减少对周边正常组织的损伤，获得最佳的选择性杀伤效果。同样，激光照射也有两种手段，包括光纤直接表面照射及光纤置入瘤内后照射。由于胰腺癌位置较深，很难通过体表或经内腔镜进行照射，需通过术中或腹腔镜引导下直接表面照射，也可在超声引导下经皮，或超声内镜引导下将光纤穿刺入瘤内进行照射。穿刺的次数由肿瘤大小和部位所决定，针尖间距约1.5cm，确保照光范围基本覆盖整个肿瘤组织。

（5）粒子植入时，需根据术前计划在超声引导下将粒子植入针先以1.0～1.5cm的间隔平行插入肿瘤底部，拔出针芯，确定无出血、无胰液后，装上粒子植入枪按一定顺序逐一将粒子释放植入。

五、术后处理

（1）术后即时进行超声检查，初步判断治疗技术是否成功；必要时可进行超声造影检查或X线检查等。

（2）术后禁食，胃肠减压，给予静脉高营养及抗生素、奥曲肽（善得定）等处理。经腹腔镜超声或术中超声引导者，可放置腹腔引流管。待血尿淀粉酶及腹腔引流液淀粉酶正常、量减少（<15mL）后开始进食，并拔除腹腔引流管。

（3）术后1个月复查，进行增强CT及超声造影等检查，了解肿瘤内血供情况，判断治疗效果，之后定期随访复查。

（4）光动力疗法患者，术后应继续避光1个月以上。

第四节 并发症及处理

（1）感染。超声引导下穿刺治疗应该注意无菌操作，避免感染，还可采用术前、术后预防性使用抗生素。

（2）胃肠道穿孔。由于超声引导经皮穿刺绝大多数需经过胃腔，而超声内镜同样需经过胃壁穿刺胰腺，所以均有可能发生胃肠道穿孔，特别是射频消融、放射性粒子植入等操作使用的穿刺针相对较粗，发生穿孔的可能性会增加。故应尽量使用细针，如在酒精消融中多采用22G细针；而对于射频消融和放射性粒子植入等治疗中由于针较粗，应遵守操作规范，尽量避免并发症发生。此外，术前、术后禁食，胃肠减压也可降低穿孔造成的危害性。

（3）胃肠道损伤。胃肠道与胰腺贴近，胰腺癌消融过程中容易发生胃肠道的损伤，造成狭窄梗阻或出血，所以在治疗过程中应尽量避开胃肠道，使病灶消融范围与周围胃肠道保持一定的安全距离。

（4）出血。胰腺周围血管丰富，而且胰腺癌容易合并局域性门脉高压，形成胃底及食管下段静脉曲张，故穿刺时观察病灶周围血流情况、避开曲张的静脉很重要。

（5）胆道梗阻。胆总管与胰腺邻近，消融过程中也易损伤胆管，从而进一步加重黄疸，并造成不可恢复性损伤。超声引导下消融过程中应注意找出胆总管，并尽量避开。

（6）胰腺炎。在胰腺消融后常见血淀粉酶升高，组织学表现为局限性胰腺炎和囊肿，但无特殊临床表现。术后可给予必要的抗炎治疗和对症处理。

（7）胰漏。消融术中损伤主胰管，可出现胰漏，造成胰源性腹膜炎。所以在操作过程中，应在超声引导下避免穿刺主胰管，退针时可由针道注射生物胶封闭针道，术后留置腹腔引流管进行引流。

（8）肿瘤种植。在胰腺癌穿刺治疗的过程中，有可能导致肿瘤随针道种植，所以消融操作中应尽可能采用细针，射频消融后退针过程中应烧灼针道。

（9）体位性低血压。腹腔神经节阻滞过程中可发生体位性低血压。术中、术后应密切观察血压，保留静脉通路，必要时对症处理。

（10）胃肠道症状。包括恶心、呕吐、腹泻、胃肠道出血等。这些并发症可能是由放射性粒子照射造成的放射性炎症，或腹腔神经节阻滞后小肠运动加强所致。一般对症治疗可恢复。

（11）疼痛。酒精消融过程中渗出而刺激周围神经，或对周围组织的损伤都可能导致患者疼痛。所以治疗过程中应保护好周围组织，酒精消融完成后退针时可经穿刺针注入利多卡因。若患者疼痛明显，可视程度给予止痛药。

（12）粒子迁移或丢失。若穿刺位置不当，粒子易随管道迁移，或脱落丢失，导致不必要的放射损伤。故需在超声引导下准确穿刺，术后定期复查，观察粒子停留位置。

（13）皮肤光敏反应。注射光敏剂后应注意避光，避免因受到光线照射导致光敏反应。

（14）发热。可能与肿瘤坏死和感染有关采取对症处理一般可缓解。

第五节　疗效及其评估

一、疗效评估方法与指标

1. 疼痛变化
判定患者治疗前后疼痛变化的常用方法有两种：

（1）主诉疼痛分级法（verbal rating scales，VRS）。分为完全缓解（治疗后完全无痛）、部分缓解（疼痛较治疗前明显减轻，睡眠基本不受干扰，能正常生活）、轻度缓解（疼痛较治疗前减轻，但仍感明显疼痛，睡眠仍受干扰）和无效（与治疗前比较无变化）。

（2）视觉模拟评分法（visual analogue scales，VAS）。是在纸上画一道直线，长度为10 cm，两端标明"0"和"10"，"0"代表无痛，"10"代表最痛，让病人在线上作标记，以表示疼痛的程度及治疗后疼痛的变化。

2. 肿瘤疗效判定
完全缓解（CR）：肿瘤完全消失；部分缓解（PR）：肿瘤消退（体积缩小）>50%；无变化（NC）：肿瘤消退（体积缩小）<50%或增大<25%；进展（PD）：肿瘤体积增大>25%。

3. 生存期
包括中位生存期和不同时限的生存率，如半年生存率、1年生存率、2年生存率等。

4. 临床受益反应（CBR）
（1）疼痛强度降低超过50%；

（2）止痛剂用量减少≥50%；

（3）全身状况（体力）改善提高率≥20%；

（4）体重增加≥7%。

以上至少一项符合持续4周以上，而无其他指标恶化者即属临床受益者。

5. 影像学检查

增强CT或增强MR检查，观察肿瘤内病灶强化范围，判断病灶内组织坏死情况。超声造影检查有可能成为胰腺癌介入治疗后一种有效的评估手段。

6. CA199

术前、术后观察CA199的变化，有助于判断病情恢复或进展情况，肿瘤缩小或坏死时，CA199可降低；肿瘤复发或进展时，CA199常可升高。

7. 黄疸

胰腺癌患者常有梗阻性黄疸。观察患者黄疸症状的改变及血胆红素变化，可反映肿瘤本身的缓解或进展。

8. 毒副作用及并发症

患者毒副作用及并发症的发生率和严重程度，同样可反映该治疗方法的效果。故在治疗中及治疗后，应密切观察有无毒副作用及并发症。

二、疗效

赵晨星等在超声引导下对20例晚期胰腺癌患者进行酒精消融，其中部分缓解14例，稳定4例，恶化2例，12例跟踪随访8～21个月，缓解期4～15个月，生存期4～25个月，平均6.5个月，临床受益率（CBR）为70%（14/20）。治疗后，有21例次（22.8%）注入乙醇后出现暂时性上腹胀痛加重；25例次（27.2%）诉上腹灼热感，数小时后消失；19例次（20.7%）于术后1～3天内发热，体温在37.5～38.6℃；6例次（6.5%）血清淀粉酶轻度升高，但无急性胰腺炎表现，未作临床处理。杨秀疆等在EUS引导下对10例晚期胰腺癌瘤体直接注射无水乙醇治疗，注射后瘤体均有不同程度缩小，疗效满意，无胰腺炎、感染和穿孔发生。

放射性粒子植入，国外报道比较集中在1990年代以前。1984年，Morrow等报告了一组胰腺癌的回顾性资料，39例接受手术治疗，局部晚期的33例实施了术中I粒子种植治疗（其中9例有肝转移），中位生存期分别是17和8个月，两组差异无显著性。Mohuiddin等报道了54例胰腺癌病人放射性粒子植入的治疗情况，同时还进行全身化疗，结果显示，肿瘤局部控制率为88%。中位生存期为12.5个月，12例病人生存期超过2年，获得了相当好的近期疗效。1989年Perez等对98例胰腺癌病人进行了I粒子治疗，其中$T_1N_0M_0$ 30例，$T_{2\sim3}N_0M_0$ 47例，$T_{2\sim3}N_1M_0$ 31例，其中27例术后进行了全身化疗，27例进行了外照射，结果有37例病人的疼痛明显缓解。中位生存期为7个月，有10例生存期超过了18个月，最长1例生存了45个月。19例出现了术后并发症，8例出现了胰瘘、胃肠出血、胃肠梗阻和腹腔内脓肿，仅1例死于胰瘘并发感染。国内近年来亦出现比较多的临床研究报道，取得了较好的效果。

Yamamuro等报道多中心研究1145例经皮穿刺无水酒精注射腹腔神经丛缓解癌痛（其中63%为胰腺癌），结果显示，70%～90%患者疼痛缓解，疗效持续3个月以上。Wiersema等对30例胰腺癌患者经EUS引导进行腹腔神经节阻滞，术后79%～88%的患者得到持久缓解，82%～91%的患者止痛药剂量无增加甚至减少，仅1例患者出现一过性腹泻。孙思予等在超声内镜引导下进行腹腔神经节阻滞治疗16例胰腺癌患者，术后均未发生严重并发症。术前VAS评分为8.14±0.89，术后2天VAS评分降低为5.65±0.43，但无统计学意义；术后1周VAS评分为1.34±0.23，差别有统计学意义。术后一周，56.3%的患者VAS评分为0；43.7%的患者疼痛评分小于原来的50%。37.5%的患者在临终前一周疼痛评分小于治疗前的50%。

Bown等报道的在超声或CT引导下对16例胰腺癌病人采用光动力疗法的 I 期临床研究。研究结果显示，16例病人中14例于10天内出院，生活质量明显改善，有2例术前有胃十二指肠动脉受侵犯的患者术后发生胃肠道出血，经非手术治疗得到控制，有3例患者出现十二指肠梗阻，但均无治疗相关性死亡发生，所有患者的中位生存期为9.5个月（4～30个月），其中7例患者术后已经生存超过1年。

日本Matsui等于2000年报道应用术中超声引导下射频消融治疗不能切除的胰腺肿瘤20例，术前、术后采用增强CT和血清肿瘤标记物进行评价。增强CT显示，肿瘤由术前的不均匀强化变成术后均匀的低密度肿块。有15例患者的肿瘤标记物较术前降低。所有20例患者中，仅有2例发生严重并发症，1例为感染性休克，1例为胃肠道出血。国内谢敏等同样采用术中超声引导下射频消融治疗14例不可切除性胰腺癌患者，术后所有患者癌性腹痛明显缓解，有10例CA199超过500 U/L的患者，术后2周均下降，所有患者术后均无胰瘘、肠瘘、腹腔内出血、腹腔内感染等并发症。有5例生存了6～11个月，平均生存期9.2个月，9例仍带瘤生存，最长已生存18个月。

免疫治疗和基因治疗的研究多处于实验室研究阶段，临床报道尚不多。Bedford等将胰腺癌的分子改变与Onyx-015病毒载体技术结合在一起，进行临床Ⅰ期和Ⅱ期试验，对21例无法切除的胰腺癌患者，在EUS引导下进行了8次Onyx-015病毒注射，疗程超过2个月，后4次注射病毒载体时，与健择（注射用盐酸吉西他滨）联用。注射范围由肿瘤的大小决定。21例患者中，肿瘤缓解4例、稳定6例、进展11例。6个月存活率达67%。2例患者发生败血症，2例经十二指肠注射的患者并发穿孔。

总之，对于不可切除胰腺癌的超声引导介入治疗的研究正处于发展阶段，治疗的方法及途径较多，且取得了一定的治疗效果，如对缓解患者疼痛效果较理想；对于控制肿瘤的生长，能取得较满意的近期疗效，患者的生存期及生存质量有所提高，且大多数方法在周密计划、规范操作的前提下，并发症及毒副作用较少，属于微创治疗。但远期疗效并不理想，患者的长期生存率并无明显增加。总体上，超声介入治疗胰腺癌尚无很满意的方法，目前尚处于辅助治疗的地位。尽管如此，超声微创介入治疗为临床处理不可切除胰腺癌提供了新的手段和方法，具有广阔的发展前景。将来，有必要在导向方法、操作技术、治疗手段及综合治疗方法等方面加大研究力度，期待能有新的研究进展和突破，为胰腺癌患者带来福音。

三、展望

纳米刀消融是利用超短的高压直流电在消融区的肿瘤细胞膜上产生多个纳米级的微孔，不可逆转地破坏肿瘤细胞内外的平衡，诱导肿瘤细胞凋亡，同时不引起局部温度的改变。中国国家食品药品监督管理总局于2015年7月批准纳米刀用于恶性实体肿瘤的治疗，一项前瞻性、单中心研究结果显示，纳米刀治疗局部晚期胰腺癌，使患者的总生存期延长至20.2个月，且由于该消融不损伤正常的胆管、血管及胰管的内皮细胞，胰瘘、胆漏等并发症少，患者术后恢复更快。

【参考文献】

[1] Mohuiddin M, Rosato F, Barbot D, et al. Long-term results of combined modality treatment with ^{125}I implantation for carcinoma of thepancreas[J]. Int J Radiat Oncol Biol Phys, 1992, 23: 303-311.

[2] Wiersema M J. Endosonography-guided celiac plexus neurolysis[J]. Gastrointest Endose, 1996, 44: 656-662.

[3] Dougherty T J, Gomer C J, Henderson B W, et al. Photodynamictherapy[J]. J Natl Cancer Inst, 1998, 90(12): 889-905.

[4] 杨波. 光动力学治疗胰腺癌的现状及展望[J]. 中国普外基础与临床杂志, 1999, 6: 384-386.

[5] 胡骥琼, 李涛, 汪为林, 等. 无水酒精瘤内注射治疗不能切除的胰腺癌[J]. 中国普通外科杂志, 1999, 8: 186-188.

[6] Yamamuro M, Kusaka K, Kato M, et al. Celiac plexus block incancer pain management[J]. Tohoku J ExpMed, 2000, 192: 12-18.

[7] Matsui Y, Nakagama A, Kamiyama Y, et al. Selective thermocoagulation of unresectable pancreatic cancers by using radiofrequency capacitive heating[J]. Pancreas, 2000, 20: 14-20.

[8] Chang K J, Nguyen P T, Thompson J A, et al. Phase I clinicaltrial of allogeneic mixed lymphocyte culture (cytoimplant) delivered by endoscopic ultrasound-guided fine needle injection in patients with

advanced pancreatic carcinoma[J]. Cancer, 2000, 88: 1325-1335.

[9] Hecht J R, Bedford R, Abbruzzese J L, et al. A phase Ⅰ/Ⅱ trial of intratumoral endoscopic ultrasound injection of ONYX-015 with intravenous gemcitabine in unresectable pancreatic carcinoma[J]. Clin Cancer Res, 2003, 9(2): 555-561.

[10] 金震东. 现代腔内超声学[M]. 北京: 科学出版社, 2000.

[11] Bown S G, Rogowska A Z, Whitelaw D E, et al. Photodynamic therapy for cancer of the pancreas[J]. Gut, 2002, 50(4): 549-557.

[12] Dolmans D E, Fukumura D, Jain R K. Photodynamic therapy for cancer[J]. Nat Rev Cancer, 2003, 3 (5): 380-387.

[13] Stojadinovic A, Brooks A, Hoos A, et al. An evidence-based approach to the surgical management of resectable pancreatic adenocarcinoma[J]. J Am Coll Surg, 2003, 196(6): 954-964.

[14] 王俊杰, 修典容, 冉维强, 等. 放射性^{125}I粒子组织间植入治疗无法切除胰腺癌[J]. 消化外科, 2003, 2: 339-342.

[15] 杨秀疆, 刘苏, 谢渭芬, 等. 内镜超声无水酒精注射腹腔神经丛治疗上腹部癌痛[J]. 胰腺病学, 2003, 3: 145-148.

[16] 丁新民, 徐勤枝, 顾摇瑛, 等. 光动力学治疗肿瘤的简史和现状[J]. 中国肿瘤, 2003, 12: 151-155.

[17] Hoi-Hung C, Norman S N, Mari M, et al. EUS-guided photodynamic therapy of the pancreas: a pilot study[J]. Gastrointestinal endoscopy, 2004, 59(1): 95-99.

[18] 周桂霞, 马林, 刘永雄. 放射性粒子治疗胰腺癌的研究进展. 中华肝胆外科杂志, 2004, 10: 862-864.

[19] 吴育连, 唐喆. 癌的射频消融治疗[J]. 中国实用外科杂志, 2004, 24: 275-277.

[20] Parkin D M, Bray F, Ferlay J, et al. Global cancer statistics, 2002[J]. CA Cancer J Clin, 2005, 55(2): 74-108.

[21] Wray C J, Ahmad S A, Matthews J B, et al. Surgery for pancreatic cancer: recent controversies and current practice[J]. Gastroen-terology, 2005, 128(6): 1626-1641.

[22] 杨峰, 倪泉兴, 张延龄. 胰腺癌的光动力学[J]. 国外医学外科学分册, 2005, 32: 420-422.

[23] 孙维佳, 张阳德. 胰腺癌基因治疗的进展[J]. 中国现代医学杂志, 2006, 16: 2314-2319.

[24] 李颉, 诸琦. 内镜超声介入诊治的最新进展[J]. 中华消化内镜杂志, 2006, 23: 158-160.

[25] 杨秀疆, 谢渭芬. EUS引导下的胰腺肿瘤治疗[J]. 胰腺病学, 2006, 6: 368-369.

[26] 黄晓强. 晚期胰腺癌的微创治疗[J]. 中国微创外科杂志, 2006, 6: 331-332.

[27] 赵晨星, 张德耕, 王亚东, 等. 超声引导下直接注入无水乙醇治疗胰腺癌的探讨[J]. 临床肿瘤学杂志, 2006, 11: 384-385.

[28] 金震东, 李兆申, 刘岩, 等. 超声内镜引导下定向植入放射性^{125}I粒子治疗胰腺癌的临床研究[J]. 中华消化内镜杂志, 2006, 23: 15-18.

[29] 王济东, 王俊杰. 胰腺癌组织间近距离放射治疗的研究进展[J]. 国际放射医学核医学杂志, 2006, 30: 182-184.

[30] 张智勇, 李珂, 倪泉兴. 射频热消融治疗中晚期胰腺癌[J]. 中国癌症杂志, 2007, 17: 170-172.

[31] 王俊杰, 修典容, 冉维强, 等. 术中超声引导放射性^{125}I粒子组织间植入治疗胰腺癌[J]. 中华放射肿瘤学杂志, 2007, 16: 34-37.

[32] 谢敏, 包善华, 张炜炜, 等. 术中超声引导下射频消融治疗完全胰体尾癌的临床研究[J]. 胰腺病学, 2007, 7: 72-74.

[33] 刘慧龙, 刘端祺. 中国光动力学疗法治疗上消化道恶性肿瘤25年回顾[J]. 世界华人消化杂志, 2007, 15: 129-133.

（许尔蛟 李凯）

第五章　甲状腺肿瘤消融治疗

近年来，随着高分辨率超声的广泛应用，甲状腺结节的检出率逐年上升，世界各国渐渐高度重视甲状腺结节的诊疗规范化，并不断地寻求新技术。外科手术治疗依然是目前治疗甲状腺结节的首选且是明确有效的治疗方法，但是手术治疗存在创伤较大、术中术后并发症较多、影响美观等缺点，且手术造成组织粘连，增加了再次手术的困难和风险。超声引导下消融治疗具有定位准确、安全微创、并发症少、重复性较好且不影响美观等优势，近年来在部分甲状腺结节的非外科手术治疗中已逐渐开展。

消融治疗是运用物理与化学的方法使目标组织变性坏死、失去功能，从而达到治疗目的。目前应用于甲状腺结节的有热消融技术、无水乙醇注射技术和放射性粒子植入术。通常情况下，甲状腺结节的消融治疗是指热消融治疗。甲状腺结节的热消融治疗目前有射频消融术（radiofrequency ablation，RFA）、微波消融术（microwave ablation，MWA）、激光疗法（laser-induced thermotherapy，LITT）、高强度聚焦超声（high intensity focused ultrasound，HIFU）等，其中以RFA、MWA应用较为广泛。RFA与MWA具有相似性，下文以RFA为例作阐述。

超声引导下射频消融治疗甲状腺结节的原理是将电极针在超声引导下直接刺入结节内，通过电极引入高频交流电产生射频波，使结节内的极性大分子和带电的离子高速振动、撞击，相互间产生摩擦，从而将电能转化为热能，当电极针的温度在 60～100℃时，就会引起结节组织凝固、坏死，当电极针的温度超过 100℃时，就会引起局部组织气化、碳化，最终灭活结节。随着热传导距离的延长，温度也立即下降，因此消融过程中可保证周边组织不受破坏。

一、甲状腺结节热消融治疗的适应证与禁忌证

（一）适应证

对于热消融治疗的应用指征，目前国际上普遍认为必须先排除恶性结节可能，确保该治疗手段只用于良性结节的治疗。由于消融治疗暂不能保证治疗的彻底性，不能解决隐匿性颈部淋巴结转移的问题，且消融后病灶再行手术治疗难度增大，因此目前不推荐消融技术作为治疗甲状腺癌的常规手段。

1. 甲状腺良性结节

超声检查和（或）病理穿刺活检结果证实为甲状腺良性结节，包括结节性甲状腺肿、腺瘤、胶质囊肿以及呈肿块状的桥本氏甲状腺炎。

（1）超声检查提示结节呈进行性生长，且实性部分不少于结节体积的20%。

（2）甲状腺结节已出现伴随的临床症状（如颈部疼痛、吞咽困难、异物感、不适、咳嗽）或明显影响美观并要求治疗者。

（3）甲状腺高功能腺瘤引起甲状腺毒性症状，前提是患者拒绝手术及 ^{131}I 治疗。

（4）经评估，患者自身条件不能耐受外科手术治疗或患者拒绝外科手术的治疗。

（5）患者思想顾虑过重，严重影响正常生活且拒绝临床观察，患者要求微创介入治疗。

（6）一侧结节较大，出现压迫症状，另一侧合并表浅小结节，患者不愿意进行甲状腺全切除术，可以考虑手术切除大结节一侧，术中对另一侧小结节行消融治疗。

2. 甲状腺恶性疾病

（1）经规范颈淋巴结清扫术后出现的孤立性淋巴结转移，或甲状腺癌根治术后颈部复发转移性淋巴结行 ^{131}I 治疗无效或拒绝进行 ^{131}I 治疗的。

（2）有绝对手术禁忌证或患者拒绝手术治疗。

（3）Ⅱ-Ⅵ区淋巴结，每个颈部分区内转移性淋巴结数目不超过 1 枚，且颈部转移性淋巴结总数量不超过 3 枚。

（4）淋巴结最大长径不超过 2 cm，且内部不存在粗大钙化或液性坏死。

（5）局部晚期甲状腺癌，手术不能完全切除，如果残余的癌组织无消融治疗的禁忌证，可试行残余癌灶的消融治疗。

（二）禁忌证

（1）无手术禁忌证的甲状腺滤泡性肿物或甲状腺恶性肿瘤的初始治疗。

（2）巨大胸骨后甲状腺肿大或大部分甲状腺结节位于胸骨后方（相对禁忌）。

（3）甲状腺结节紧邻动脉鞘或气管者。

（4）严重的凝血功能障碍者。

（5）严重心、肺、肾功能不全者。

（6）病灶对侧声带功能不正常者。

二、术前准备

（一）仪器设备

（1）配备性能良好的超声诊断仪器，其中高频探头中心频率适宜在10MHz以上，并具有良好的彩色多普勒血流显像功能及超声造影功能。配备穿刺引导装置的彩色超声仪。

（2）具备经批准用于临床消融治疗的设备和材料。

（3）配备多功能监护仪以监测患者生命体征，配备必要的抢救急救设备和药品。

（二）术前常规检查

术前对患者进行相应体格检查，询问病史，完善血常规、凝血功能、肝肾功能、甲状腺功能与相关自身抗体的血清学实验室指标（主要有FT3、FT4、TSH、TG、TGAB、TPOAB、MCAB）、降钙素、肝炎病毒抗体、梅毒抗体、艾滋病抗体、心电图等常规检查，如上述检查存在明显异常，临床上应纠正后再进行射频治疗。

（三）术前评估

术前进行超声检查，仔细评估结节的位置、大小、数目、形状、内部回声、边缘、血供、与周围重要脏器毗邻关系等，通过超声测量结节的体积，计算体积公式：$V=\pi abc/6$，V 为体积（单位：mL），a、b、c 分别为超声测得3个最大切面的最大直径（单位：cm），并制订合理进针路线及消融方案。

（四）术前风险评估

手术前根据甲状腺结节与周围毗邻脏器解剖结构关系及可能发生的并发症将消融风险分为5个等级。0级：结节位于甲状腺腺体中间，与周边结构距离≥2mm，消融风险最低；Ⅰ级：结节边缘与甲状腺腹侧被膜或气管间距＜2mm，消融风险低，可能损伤颈前肌肉及气管；Ⅱ级：结节边缘与颈动脉间距＜2mm，消融风险中等，可能损伤颈动脉；Ⅲ级：结节边缘与甲状腺背侧、食管壁上缘、气管壁外侧缘所组成的"危险三角区"间距＜2mm，消融风险高，可能损伤喉返神经、食管；Ⅳ级：结节边缘与周边结构间距均＜2mm，消融风险最高，可能损伤喉返神经、颈动脉、食管、颈部肌肉等结构。图4-5-1所示为消融前应测量安全距离，避免消融过程损伤气管。

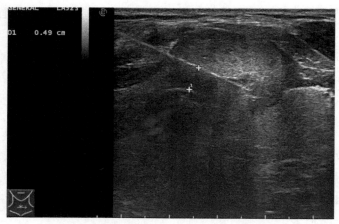

图4-5-1　消融前测量安全距离，避免消融过程损伤气管

（五）术前讨论与告知

治疗组均要参加消融治疗术前讨论，熟悉患者病情，并确定消融治疗手段及路径，评估治疗风险。同时，也要充分告知患者或其家属患者疾病情况、治疗计划与方案、治疗目的与风险、当前治疗现状与替代治疗方法，并术前签署知情同意书。

三、操作常规

（1）术前全面探查双侧甲状腺及颈部淋巴结，明确病灶的位置、大小、内部回声及与周围组织的解剖关系，确定穿刺点、穿刺途径和消融模式。

（2）建立静脉通道，留置静脉留置针，准备心电监护仪，监测患者呼吸、心率、血压等生命体征。

（3）确认消融仪器正常工作，根据病灶大小、位置调节消融输出功率，设置好消融模式。

（4）患者的体位以超声检查能清楚显示结节位置和便于医师操作为原则，一般取仰卧位、颈部后屈过伸，充分暴露颈部，超声再次检查显示结节的位置、大小，并确定进针路径，做好体表标记。

（5）常规消毒、铺巾，超声引导下用1%利多卡因局部麻醉皮肤穿刺点至甲状腺前缘外周包膜；同时，建议用生理盐水或生理盐水与利多卡因的1∶1混合溶液作为隔离液，在超声引导下在甲状腺外包膜与颈动脉间隙、甲状腺后包膜与食管间隙、甲状腺后包膜与喉返神经穿行区域等周围间隙注射适量的隔离液，形成相对安全隔离区域（图4-5-2、图4-5-3），隔离带宽度应大于5mm，以保护颈动脉、食管、喉返神经等相邻脏器及组织免受热损伤。

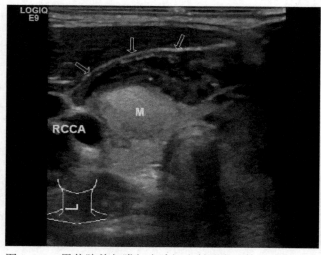

图4-5-2　甲状腺前包膜与皮肤间注射隔离液体，避免皮肤受热损伤

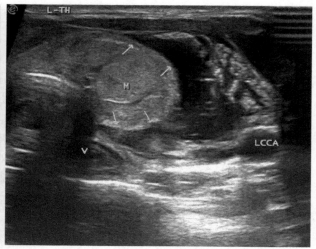

图4-5-3　通过注射隔离液体，把左侧颈总动脉、食道、喉返神经等重要结构隔离开

（6）选取安全、较近的进针路径，在超声引导下将射频针穿刺在结节的中心部位。对于体积小的单发结节，可使用"固定消融技术"，将热源固定于病灶中一次性彻底消融完全；对于体积大的结节则推荐使用"移动消融技术"，通过移动热源，多部位、多点重叠消融，直至消融完全覆盖整个结节。

（7）启动消融仪器，开始消融治疗，输出功率一般需要由小至大逐步调节。术中实时超声检测目标结节内部回声，当超声显示结节逐渐被热消融所产生的强回声完全覆盖，且彩色多普勒超声检查提示目前区域无血流信号时，提示病灶消融完成。但目前推荐治疗结束前应用超声造影评价消融范围，超声造影显示目标病灶区域呈无增强表现作为评价坏死范围的依据，确保消融完全后，退出消融针。治疗时间一般为5～15 min。

（8）术后即刻进行超声检查，观察甲状腺周围有无异常积液及血肿形成等情况，确认无活动性出血后可局部消毒，无菌敷料覆盖。术后可使用局部压迫或冰敷等降低出血风险，监测患者生命体征无异常后可返回病房，继续观察有无术后并发症发生，必要时可使用止血药或抗生素支持治疗。

四、注意事项

（1）消融治疗的病灶，术前需明确病理诊断或有相应可靠的影像学诊断支持。

（2）安装心脏起搏器或体内安装其他金属医疗部件的患者，禁止使用单极式射频针，须改用双极式射频针或微波消融治疗。

（3）若患者近期有服用抗血小板聚集药物或抗凝药物，需停药足够时间后再进行消融治疗；对于必须使用抗凝药的心血管疾病患者，需要在相关临床科室医生指导下停药，以免再发心血管疾病。

（4）超声引导下进行消融治疗，治疗过程中超声实时监测，穿刺操作的过程中需避免损伤颈部血管、神经、食管等重要脏器及组织。

（5）如患者在消融过程中有明显不适或不能忍受疼痛，应适当降低消融功率或暂停治疗。

（6）术中需监护并密切观察患者的心率、血压、呼吸、血氧饱和度等生命体征，术后 6h 内禁食，并继续监测生命体征；

（7）术前应向患者及其家属充分交代疾病情况、治疗方案、治疗目的与风险、并发症的发生等。

（8）因肿瘤较大或其他因素，部分患者可能存在消融不完全的情况，需要分次或多次消融，部分患者甚至需要中转开放性手术。

（9）配备相应的急救药物及器材，确保能够及时处理紧急意外的情况。

五、疗效评估及定期随访

甲状腺结节消融法可以治疗良性无功能性、功能自主性、双侧甲状腺结节等多种类型的良性甲状腺结节，缩小结节体积，缓解压迫症状，且并发症少，对甲状腺功能影响极小。对于高功能结节，患者的甲状腺功能经治疗后可恢复正常水平，并改善甲状腺毒性症状；对于术后复发转移的甲状腺癌也具有一定疗效。

甲状腺结节消融治疗的术中、术后效果评价一般采用彩色多普勒超声检查及超声造影，当彩色多普勒超声检查显示消融部位无血流信号及超声造影显示消融部位呈无增强表现时，提示结节完全消融，若超声造影显示消融区部分呈增强表现，则提示结节未完全消融；此时应立即进行补充消融。同时消融术后第二日复查甲状腺功能与相关自身抗体等实验室检查评价疗效。

定期随访一般在术后1个月、3个月、6个月、12个月及以后每6～12个月复查，评估患者的症状，采用彩色多普勒超声检查及超声造影，检测消融区大小、血流信号变化及有无增强区域，同时复查甲状腺功能等实验室指标。计算结节体积缩小率：［（治疗前体积-随访时体积）/（治疗前体积）］×100%。甲状腺结节疗效评价标准：①治愈，治疗后患者甲状腺高回声影消失，结节完全吸收；②显效，结节体积缩小≥50%；③好转，结节体积缩小25%～50%。

六、术后并发症及处理

（1）声音改变和（或）饮水呛咳。这是较常见的并发症，多数由消融治疗过程中不同程度损伤喉返神经、喉上神经引起，尤其当结节位于"危险三角区"时，进行消融治疗极易发生喉神经热损伤。多数患者的症状为一过性，术后1周自行缓解，少数患者症状严重，需要药物治疗。采用"液体隔离法"，即在病灶及其周围结构的潜在间隙内注射生理盐水或生理盐水与利多卡因按1：1配置成的隔离液，形成隔离带，使病灶与周围结构分离，避免消融时所产生的热量伤及神经、血管、食管等重要结构；或采用"杠杆撬离法"，即撬动消融针，挑起待消融的结节远离神经、血管来避免热损伤。

（2）出血。发生率约2.15%，由于甲状腺血运丰富，周围毗邻颈部大血管，易发生血管损伤出血的风险，超声表现为甲状腺周围、包膜下、结节内及结节周边出现形态不规则的不均质回声区。应用止血药物、局部适当加压或冷敷缓解，一般术后1～2周内可吸收。预防方法：术前停用抗凝药物，术中超声监测射频针的位置，穿刺时避开大血管，并可采用"液体隔离法"和"杠杆撬离法"来减少血管损伤的发生。亦可采用先射频消融阻断皮下滋养血管后再将射频针插入结节内部的方法来降低穿刺出血的风险。

（3）疼痛。这是最常见的并发症，大多数患者在消融过程中出现不同程度的疼痛，有些疼痛仅限于颈部，有些伴有牙齿、耳根、肩部、背部等放射性疼痛。一般情况下消融所引起的疼痛多数患者可以忍受，无须处理，停止消融后疼痛可缓解，不影响治疗进程，但少数患者疼痛较严重，需要药物处理或中止治疗。采用"液体隔离法"，在甲状腺腹侧被膜外与颈前肌群之间注射适量隔离液形成隔离带，可减轻疼痛，使消融持续进行，提高治疗效果。

（4）结节破裂伴或不伴脓肿形成。发生率约0.21%，一般在术后2个月内发生，表现为颈部突然出现肿胀、疼痛，可伴有发热，超声提示甲状腺包膜破裂，出现不均质回声的血肿形成，继发感染时可出现脓肿。这类患者多经观察、药物治疗后可缓解，少数严重者需要穿刺引流脓肿、外科手术治疗。

（5）气管及食管损伤。发生率低，一般术者熟练掌握操作方法，熟悉解剖结构可避免该情况发生，同时，采用"液体隔离法"或"杠杆撬离法"可减低气管、食管损伤发生，必要时还可嘱患者饮冷水，通过冷水和食道蠕动来带走热量，避免灼伤。

（6）甲状腺功能减退。较少见，一般术后6个月出现，患者表现为颈部肿胀，甲状腺功能检查提示甲状腺功能减退，超声检查发现甲状腺弥漫性肿大但未发现结节。

（7）呕吐、皮肤灼伤等。一般症状较轻，术后1周内可恢复。

近年来，甲状腺结节的超声引导下消融治疗，因其具有创伤小、疗效可靠、恢复快、并发症少等优势而逐渐被临床医生及患者所接受，得以广泛应用，是一种具有广阔前景的新方法。然而，对于甲状腺癌以及转移性淋巴结消融治疗的疗效仍有待进一步研究探讨。随着消融技术的不断改良与提高，消融治疗将成为甲状腺疾病的重要治疗手段之一。

【病例1】超声引导下甲状腺肿瘤消融。患者女，43岁，因颈前肿物要求检查。超声检查：

（1）左侧甲状腺下极探及稍高回声结节，大小约31mm×16mm，边界清，形态规则（图4-5-4）。

（2）CDFI显示结节内部点条样血流信号（图4-5-5）。

（3）消融过程中，局部组织气化，形成不规则高回声区（图4-5-6）。

（4）12月后复查，结节明显缩小，大小约8mm×9mm，CDFI显示内部未见血流信号（图4-5-7）。

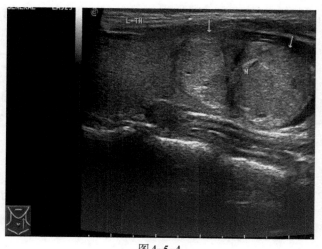

图4-5-4

（5）超声造影显示局部无增强区域，范围约7mm×7mm（图4-5-8）。

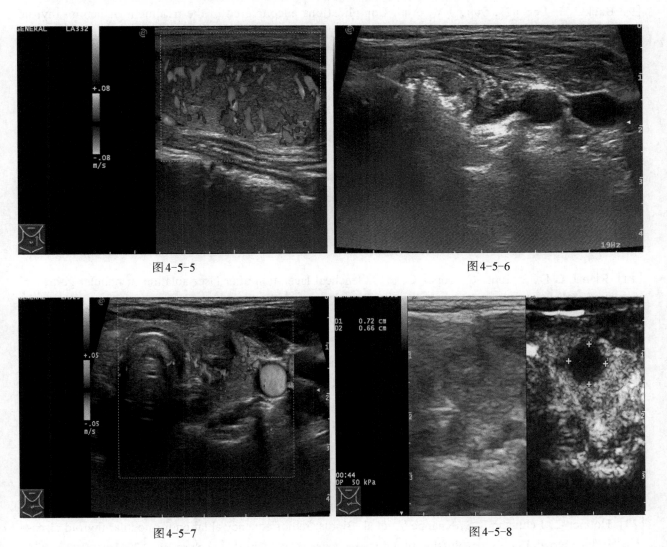

图4-5-5

图4-5-6

图4-5-7

图4-5-8

【参考文献】

［1］ Sung J Y, Baek J H, Jung S L, et al. Radiofrequency ablation for autonomously functioning thyroid nodules: a multicenter study［J］. Thyroid Official Journal of the American Thyroid Association, 2015, 25（1）: 112-117.

［2］ So Y K, Kim M W, Son Y I. Multifocality and Bilaterality of papillary thyroid microcarcinoma［J］. Clinical & Experimental Otorhinolaryngology, 2015, 8（2）: 174.

［3］ Kovatcheva R D, Vlahov J D, Stoinov J I, et al. Benign solid thyroid nodules: US-guided High-Intensity focused ultrasound ablation-initial clinical outcomes［J］. Radiology, 2015, 276（2）: 597-605.

［4］ Lim H K, Lee J H, Ha E J, et al. Radiofrequency ablation of benign non-functioning thyroid nodules: 4-year follow-up results for 111 patients［J］. Eur Radiol, 2013, 23（4）: 1044-1049.

［5］ Yue, Wenwen, Wang, et al. Ultrasound guided percutaneous microwave ablation of benign thyroid nodules: safety and imaging follow-up in 222 patients［J］. Eur Radiol, 2013, 82（1）: 11.

［6］ Ha E J, Baek J H, Lee J H, et al. Radiofrequency ablation of benign thyroid nodules does not affect thyroid function in patients with previous lobectomy［J］. Thyroid 2013, 23（3）: 289.

［7］ Liu J, Wu F, Sui Y, et al. Ultrasound-guided percutaneous laser ablation for benign solid thyroid nodule: a pilot study［J］. Journal of Southern Medical University, 2013, 33（10）: 1529-1532.

［8］ Dong G N, Lee J H, Jung S L, et al. Radiofrequency ablation of benign thyroid nodules and recurrent thyroid cancers: consensus statement and recommendations[J]. Korean J Radiol, 2012, 13(2): 117.

[9] Baek J H, Lee J H, Sung J Y, et al. Complications encountered in the treatment of benign thyroid nodules with US-guided radiofrequency ablation: a multicenter study[J]. Radiology, 2012, 262(1): 335-342.

[10] Feng B, Liang P, Cheng Z, et al. Ultrasound-guided percutaneous microwave ablation of benign thyroid nodules: experimental and clinical studies[J]. Eur Endocrinol, 2012, 166(6): 1031.

[11] Jang S W, Baek J H, Kim J K, et al. How to manage the patients with unsatisfactory results after ethanol ablation for thyroid nodules: role of radiofrequency ablation[J]. Eur Radiol, 2012, 81(5): 905-910.

[12] Faggiano A, Ramundo V, Assanti A P, et al. Thyroid nodules treated with percutaneous radiofrequency thermal ablation: a comparative study[J]. Journal of Clinical Endocrinology & Metabolism, 2012, 97(12): 4439-4445.

[13] Levine R A. Current guidelines for the management of thyroid nodules[J]. Endocr Pract, 2012, 18(4): 596.

[14] Rienzo G D, Surrente C, Lopez C, et al. Tracheal laceration after laser ablation of nodular goitre[J]. Interactive Cardiovascular & Thoracic Surgery, 2012, 14(1): 115.

[15] Moon W J, Baek J H, Jung S L, et al. Ultrasonography and the ultrasound-based management of thyroid nodules: consensus statement and recommendations[J]. Korean J Radiol, 2011, 12(1): 1.

[16] Hwan B J, Hyun L J, Roberto V, et al. Thermal ablation for benign thyroid nodules: radiofrequency and laser[J]. Korean J Radiol, 2011, 12(5): 525-540.

[17] Sung J Y, Kim Y S, Choi H, et al. Optimum first-line treatment technique for benign cystic thyroid nodules: ethanol ablation or radiofrequency ablation?[J]. Am J Roentgenol, 2011, 196(2): W210.

[18] Døssing H, Bennedbæk F N, Hegedüs L. Long-term outcome following interstitial laser photocoagulation of benign cold thyroid nodules[J]. Eur J Endocrinol, 2011, 165(1): 123-128.

[19] Park K W, Shin J H, Han B K, et al. Inoperable symptomatic recurrent thyroid cancers: preliminary result of radiofrequency ablation[J]. Ann Surg Oncol, 2011, 18(9): 2564-2568.

[20] Holmer C, Lehmann K S, Knappe V, et al. Bipolar radiofrequency ablation for nodular thyroid disease — ex vivo and in vivo evaluation of a dose-response relationship[J]. J Surg Res, 2011, 169(2): 234-240.

[21] Ritz J P, Kai S L, Schumann T, et al. Effectiveness of various thermal ablation techniques for the treatment of nodular thyroid disease—comparison of laser-induced thermotherapy and bipolar radiofrequency ablation[J]. Lasers in Medical Science, 2011, 26(4): 545-552.

[22] Valcavi R, Riganti F, Bertani A, et al. Percutaneous laser ablation of cold benign thyroid nodules: a 3-year follow-up study in 122 patients[J]. Thyroid 2010, 20(11): 1253.

[23] Lee J H, Kim Y S, Lee D, et al. Radiofrequency ablation(RFA)of benign thyroid nodules in patients with incompletely resolved clinical problems after ethanol ablation(EA)[J]. World J Surg, 2010, 34(7): 1488-1493.

[24] Kim H Y, Ryu W S, Woo S U, et al. Primary papillary thyroid carcinoma previously treated incompletely with radiofrequency ablation[J]. Journal of Cancer Research & Therapeutics, 2010, 6(3): 310.

[25] Baek J H, Moon W J, Kim Y S, et al. Radiofrequency ablation for the treatment of autonomously functioning thyroid nodules[J]. World J Surg, 2009, 33(9): 1971-1977.

[26] Spiezia S, Garberoglio R, Milone F, et al. Thyroid nodules and related symptoms are stably controlled two years after radiofrequency thermal ablation[J]. Thyroid, 2009, 19(3): 219.

[27] Hegedüs L. Therapy: a new nonsurgical therapy option for benign thyroid nodules?[J]. Nature Reviews

Endocrinology，2009，5（9）：476.

[28] Jeong W K，Baek J H，Rhim H，et al. Radiofrequency ablation of benign thyroid nodules：safety and imaging follow-up in 236 patients[J]. Eur Radiol，2008，18（6）：1244-1250.

[29] Deandrea M，Limone P，Basso E，et al. US-guided percutaneous radiofrequency thermal ablation for the treatment of solid benign hyperfunctioning or compressive thyroid nodules[J]. Ultrasound Med Biol，2008，34（5）：784-791.

[30] 朱精强，马宇，刘枫. 甲状腺结节消融治疗的现状及展望[J]. 中国普外基础与临床杂志，2015，22（7）：775-778.

[31] 浙江省抗癌协会甲状腺肿瘤专业委员会. 甲状腺良性结节、微小癌及颈部转移性淋巴结热消融治疗浙江省专家共识[J]. 中国普通外科杂志，2016，25（7）：944-946.

[32] 金鑫荔. 甲状腺结节射频及微波消融治疗：现状及存在问题[J]. 临床放射学杂志，2017，36（2）：295-297.

[33] 刘娟，吴凤林，娄雪峰，等. 超声引导射频消融甲状腺良性结节的风险评估与对策研究[J]. 中华超声影像学杂志，2014，23：302-307.

（黄伟俊　李凯）

第五部分

术中超声、腔道内超声及内镜超声的应用

第一章 开腹术中超声的临床应用

第一节 开腹术中二维超声

开腹术中超声（intraoperative ultrasound，IOUS）体现了现代外科手术学的特征，它使术中诊断更为准确、术式选择更为合理、手术操作更为精细，从而提高治疗效果，减少不必要的损伤。在腹部外科手术中发挥了巨大的作用。

开腹术中超声具备了常规超声的固有优点：

（1）实时动态多断面显像；

（2）直接显示病变本身，而不需像X线造影检查一样要通过造影剂间接显示病灶；

（3）能很好地区分实性和液性病变；

（4）可简便地引导介入性治疗；

（5）可运用CDFI显示脏器血供及血管情况；

（6）费用低廉，安全。

同时，术中超声还有其本身的优势：

（1）频率较高，分辨率提高，可显示常规超声不能显示的微小病变；

（2）克服了经腹壁超声检查的盲区。图5-1-1～图5-1-3所示分别为术中超声操作及超声图像。

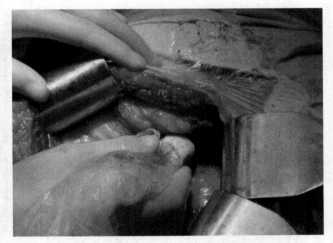

图5-1-1 术中超声操作过程

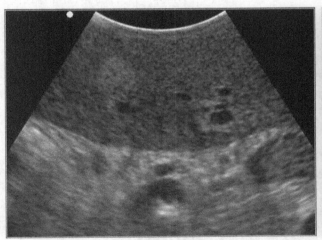

图5-1-2 肝内结节术中超声图像

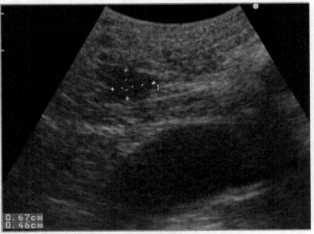

图5-1-3 胰头小结节术中超声图像

进行术中超声操作时，拿起探头后首先须辨认扫查图像的左右方位。方法是探头面蘸水，用手指点触探头面的一端，在监视器上确认影像的左右方位。探头的持握方式如同持手术刀一样，T型和I型探头采用持弓式，笔形探头用持笔式。扫查时另一只手要将脏器固定。由于IOUS可获得器官组织任意断层图像，扫查过程中应时刻注意探头放在哪个位置上，声波从哪个方向射入，切的是哪个断层面，同时与解剖学知识相结合，才能正确地解释图像。

术中超声的扫查方法有三种：

①接触扫查法（图5-1-4）：指探头直接置于脏器表面扫查，是最常用的方法。接触法无须声学介导物，探头移动灵活，操作容易，可探测脏器深部情况。但探头面以下1cm左右处于有效焦距范围之外，因此不适于检查末梢血管、肝外胆管等细小器官以及实质脏器浅表部位的病变。另外，当脏器表面凹凸不平时，探头与组织间不能紧贴而夹有空气，也会影响观察。

②游离扫查法（图5-1-5、图5-1-6）：术野灌注生理盐水，高出脏器表面数厘米，探头置于水中，与脏器间隔一定距离扫查，或在探头与脏器之间置一水囊扫查。游离法可克服接触法的缺点，适合于检查小的器官组织和浅表部位，但需要声学介导材料，操作不如接触法便利，也不利于探测脏器深部的病变。需要注意的是，作为声学媒介物的生理盐水，当从瓶中倒入水盆，注入手术野或灌入胶囊内时，操作必须轻巧，尽量避免产生气泡，以免影响检查。

③压迫扫查法：在用接触法扫查的同时，探头对脏器施加一定的压力。此法可用于排除消化管、组织间的气体使图像更清晰。但在压迫扫查下，脏器组织可发生变形，回声强度也会发生变化，诊断时应考虑这一因素。在IOUS的实际操作中，常需结合运用上述三种扫查方法，以发挥各自的优点和弥补相互的不足。

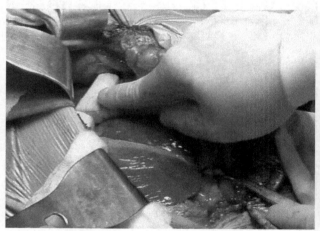
图5-1-4　接触扫查法

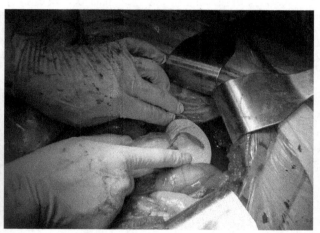
图5-1-5　腹腔内灌注生理盐水，探头置于液区内游离扫查

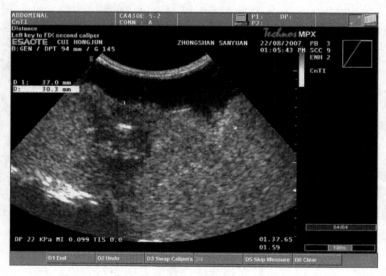
图5-1-6　术中超声图像，可见探头下方为液性暗区

虽然IOUS具备上述的诸多优势，但进一步的临床研究表明，这一方法仍然存在着一些不足之处。IOUS能敏感地发现病灶，但定性诊断的能力有限，这可能会导致对良性病灶的过度治疗。超声依靠病变与正常组织间的声阻抗差异进行诊断及鉴别诊断，但当两者间的声阻抗相同或相似时，就可能会出

现漏诊断或误诊。彩色多普勒及能量多普勒的出现从一定程度上提高了诊断能力，却只限于对较大及血流较快血管的评价。定性诊断能力相对不足使IOUS的发展出现了"瓶颈"，也成了一个亟待解决的问题。

造影剂的出现使CT和MR的诊断准确性有了质的飞跃，同样，超声造影也给超声这一影像手段带来了革命性的进步。增加了造影功能后，超声对组织微循环的评价成为可能。研究结果显示CEUS对实质性脏器内占位病变的定性诊断能力有了大幅度提升，于部分病种已经接近或达到了增强CT及MR的水平。经腹CEUS的成功应用给了研究者启发，如果在IOUS的扫查时也加入造影功能，是否会有如虎添翼的效果？事实证明，这一想法是可行的。从为数不多的研究结果来看，造影功能的增加的确使IOUS出现了新的转机，下面就对术中超声造影（contrast enhanced intraoperative ultrasound，CE-IOUS）目前的临床使用、研究进展及发展方向作一介绍。

一、适应证

（1）确定病灶数目，发现二维超声无法显示的等回声型病灶；
（2）判定病灶性质，根据病灶内微循环灌注的特点协助诊断；
（3）了解病灶范围，根据病灶与周围正常组织灌注的不同更准确地显示病灶边缘；
（4）对于等回声型病灶，在造影引导下穿刺；
（5）术中即时评价消融范围。

二、操作方法

（1）二维超声扫查目标病灶，明确造影时需重点观察的区域；
（2）确定观察区域后，进入造影模式，调节参数使图像显示处于最佳状态；
（3）经外周静脉注入超声造影剂，连续观察目标区域内的微灌注情况；
（4）于实质期扫查整个器官，寻找异常灌注区以发现新病灶；
（5）回顾图像资料，进一步观察目标区域的造影特点后进行诊断。

第二节　开腹术中超声造影

肝脏是经腹超声造影CEUS应用最成功的器官，这得益于它的两套供血系统。占位性病变与周围正常肝实质微循环灌注特点不同，使CEUS诊断肝脏占位性病变的准确性和特异性超过了90%，肝脏也由此成为CE-IOUS最早的应用脏器。

对于接受开腹手术治疗的肝脏肿瘤患者，准确了解肿块数目及位置至关重要。IOUS可以很敏感地发现肝内占位，甚至能显示直径仅达2mm的病灶，但因为无法进行定性诊断，导致手术者在处理时面临困惑。而有肝硬化背景的肝癌患者，经常需要鉴别高回声肝癌和肝硬化结节。此外，IOUS还会漏诊等回声型病灶，所以临床需要更准确的方法协助诊断。

借鉴经腹CEUS的经验，有学者直接使用经腹造影探头于术中扫查肝脏，去除了腹壁、肠道气体和肺脏的干扰，经腹探头的显示能力有所提高，能在术中对部分病灶进行定性诊断。但经腹造影探头的设计不适于术中，这一方法也存在明显不足：①探头体积过大，在腹腔狭小的空间内无法正常扫查；②探头频率较低，对于小病灶及贴近肝表面病灶显示效果差。

CE-IOUS的应用前景促使超声生产商投入资金开发专用的CE-IOUS探头，即在小巧的术中探头内加入了造影功能。研究证明，这种探头结合了术中探头和造影探头双方的特点，其临床应用价值也明显提高。Leen等发现在肝转移瘤患者开腹切除术中，CE-IOUS对肝转移瘤的诊断准确性要高于CT/MR及IOUS，达到了96.1%，而后两者只有76.7%及81.5%，所以使用CE-IOUS后改变了29.8%（17/57）患者的治疗方案。而Guido等则发现，在有肝硬化基础的肝癌患者切除术中，CE-IOUS能改变79%患者的手术切除方式。虽然Bram等发现CE-IOUS在肝转移瘤切除术中并不能提供更多的信息，但考虑到作者使用了较高的机械指数及较少的造影剂量，可能对观察效果造成了一定影响。

目前，术中超声造影对肝脏占位性病变的诊断标准来源于经腹超声造影。但根据组织学发现，肝脏占位性病变随着体积的变化其微循环灌注特点也有所不同。肝癌体积越小，其供血中门静脉所占比例越高，直径小于1cm的肝癌结节，血供以门静脉为主，其与大肝癌病灶的超声造影特点也不尽相同。因术中超声以发现及诊断小病灶为主，如果完全借用经腹造影的经验，势必影响诊断的准确率。Guido等发现，使用当CE-IOUS显示病灶为典型的"快进快出"时，100%（5/5）的病灶被病理证实为恶性；当病灶在整个造影过程中都可见到内部有树枝状灌注，而肿块的其余部分于门静脉期和实质期表现为低灌注，80%（9/11）的病灶为恶性；而当病灶于动脉期无明显早期灌注，于门静脉期和实质期表现为低灌注时，只有38%（6/16）的肿块为恶性。所以CE-IOUS的诊断标准与经腹CEUS不完全相同，有待于进一步的研究证实。

在颅脑手术过程中，术中超声能实时显示正常解剖和脑肿瘤的清晰图像，并可提供肿瘤的准确定位、判定肿瘤边界。但二维及多普勒超声对部分肿瘤边界识别及"瘤床"内残留病灶的判定方面也存在明显不足。国内王莎莎等研究发现超声造影在多种脑肿瘤的术中都能起到重要作用。与低级别肿瘤相比，高级别胶质瘤超声造影时明显呈高增强，表明此类肿瘤的微血管丰富，间接反映了肿瘤血管的增生程度。对于普通二维声像图难以判断是否存在残留的病例，超声造影能通过与术前造影对比判断手术切除是否完全。脑膜瘤血供主要来自颅内固有血管，超声造影明显可见颅内重要血管分支供应肿瘤，微气泡呈现从肿瘤一侧向内部呈"烟花样"增强表现，所以超声造影能对肿瘤血供来源进行分辨，对手术具有重要的指导意义。

一、术中超声造影引导治疗

多数情况下，使用二维超声已可以完成术中引导。但对于等回声型病灶，二维超声无法准确显示病灶，所以不能用于此类病灶的穿刺引导。等回声型病灶与周围正常组织的微循环灌注模式不同，于造影时表现亦不同，以显示病灶位置。同时还能更准确地评价占位病变的边界，以利于术中进行活组织检查或消融治疗。目前的术中超声探头都可提供二维和造影双幅显示，在二维图像上显示穿刺针，而在造影图像上显示目标病灶，有利于准确完成穿刺。图5-1-7～图5-1-13所示为使用术中超声造影准确定位病灶位置。

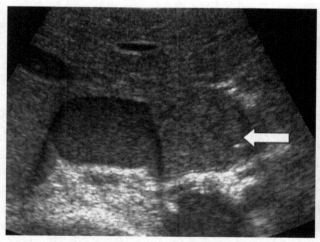

图5-1-7　术中超声造影显示肝转移瘤（箭头所示），二维显示肿瘤边界不清

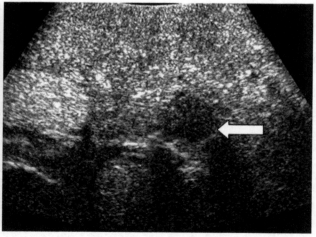

图5-1-8　术中超声造影时肝转移瘤显示为低灌注（箭头所示），与周围正常肝实质有较明显分界

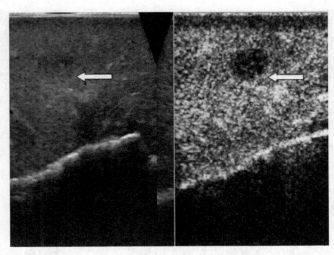

图5-1-9 术中超声造影时肝转移瘤显示为低灌注，左侧为二维图像，肿块边界不清；右侧为造影图像，显示肿块与周围肝实质有明显分界（箭头所示为转移瘤位置）

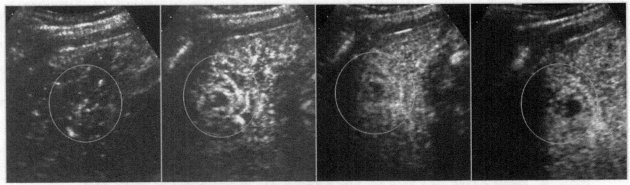

图5-1-10 经腹超声造影显示小肝癌病灶的灌注过程，图像内病灶显示欠清（圆圈中所示为肿瘤位置）

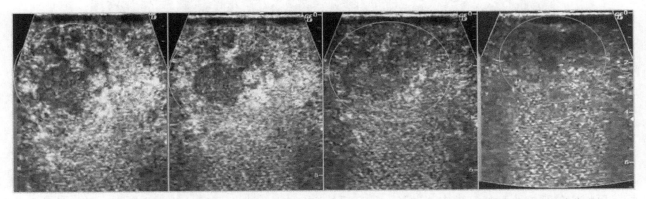

图5-1-11 术中超声造影显示同一小肝癌的灌注过程，显示肿块有较清晰的边界（圆圈中所示为肿瘤位置）

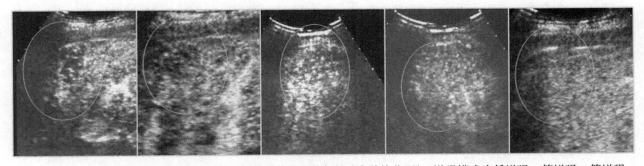

图5-1-12 肝脏不典型增生结节经腹超声造影图像（圆圈中所示为肿块位置），增强模式为低增强—等增强—等增强

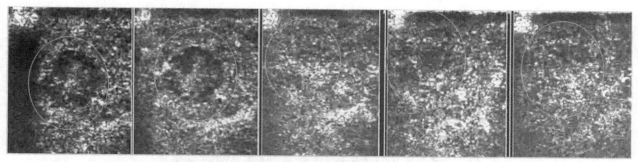

图5-1-13　图5-1-2结节术中超声造影图像（圆圈中所示为肿块位置），增强模式为低增强—低增强—低增强

二、术中造影监控及评价疗效

肝脏肿瘤的微创治疗是一种成熟有效的方法，以射频消融、微波消融、无水酒精消融最为常用。在CEUS出现之前，临床使用增强CT及MR来评价消融的疗效。虽然在射频消融及微波消融过程中病灶局部会产生气泡而变为高回声，而无水酒精注射后病灶局部回声也会变强，但这种回声变化并不能准确反映实际消融的范围。超声造影剂是一种微气泡，能通过毛细血管，但不能穿过血管内皮细胞间隙，所以只存在于血管内。消融后坏死组织内血供中断，于造影时无造影剂灌注，显示为无增强区，由此可以评价消融范围。已有多个研究证明经腹CEUS是一种可以准确评价消融范围的方法。图5-1-14所示为使用术中超声造影于消融后即时评价消融范围。

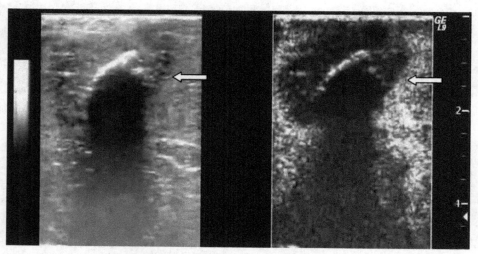

图5-1-14　术中超声造影于消融后评价消融范围（箭头所指为消融灶位置），左侧为二维图像，右侧为造影图像

因IOUS及CE-IOUS能在开腹术中发现新病灶，临床的治疗策略也出现改变。对于不在原定手术切除区域内的孤立小病灶，术中消融是一种合适的治疗方法。与此同时，临床也需要一种有效的方法在术中对消融效果进行即时评价。显然，CE-IOUS比增强CT及MRI更适合在手术室使用。动物实验结果显示，射频消融后即时CE-IOUS明显受RFA产生的气泡影响，难以观察。但随着消融产生气泡的消退，CE-IOUS图像质量会逐渐改善，消融完成15 min后CE-IOUS即能获得满意图像，并与30 min后造影检查显示效果相同。与大体病理对比，CE-IOUS具有高分辨力，能清晰显示消融灶与周围存活肝组织的分界，同时能观察到存活组织内的造影剂微泡流动，借此与RFA产生气泡所致的固定高回声相鉴别。虽然CE-IOUS显示消融灶面积亦稍大于大体标本，但两者间相关性良好，且CE-IOUS所示消融灶形态与大体标本有很好的一致性（图5-1-15～图5-1-21）。所以CE-IOUS能在一定程度上较准确地反映消融坏死灶的范围，是一种很有前途的方法，相信其在临床的应用也能取得明显的效果。

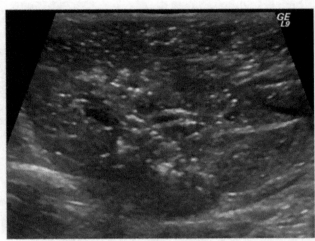

图5-1-15 动物肝脏射频消融后即时二维术中超声图像

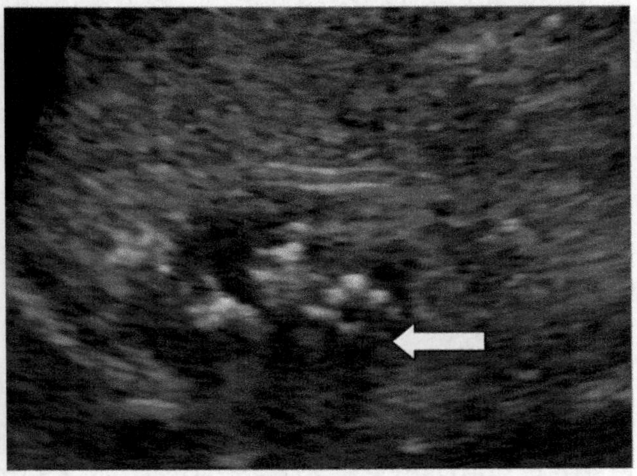

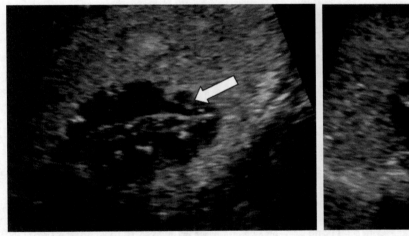

图5-1-17 动物肝脏射频消融15 min后术中超声造影图像
（箭头所指为消融灶位置）

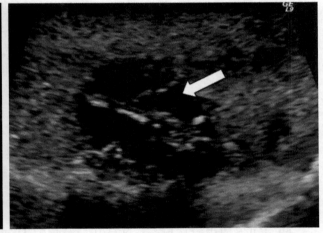

图5-1-16 动物肝脏射频消融后即时术中超声造影图像（箭头所指为消融灶位置）

图5-1-18 动物肝脏射频消融30 min后术中超声造影图像（箭头所指为消融灶位置）

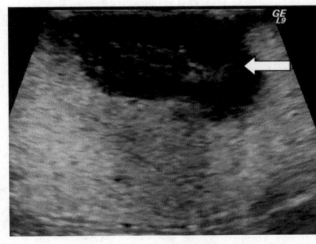

图5-1-19 术中超声造影显示动物肝脏射频消融灶（箭头所指为消融灶位置）

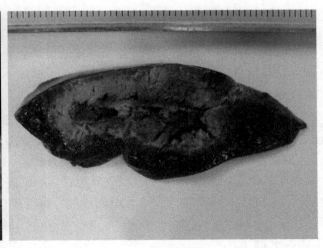

图5-1-20 肝脏射频消融灶大体标本

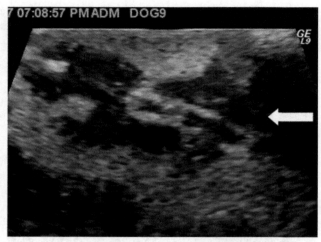

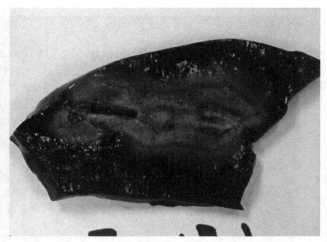

图 5-1-21　术中超声造影显示动物肝脏射频消融灶（箭头所指为消融灶位置）

图 5-1-22　肝脏射频消融灶大体标本

前列腺癌的射频消融治疗是一种新兴的方法。动物实验证明，传统的二维经直肠超声可以成功引导射频针的植入。消融过程中组织内水分气化使消融灶局部变为高回声区，但此高回声区无法准确代表消融范围。二维超声显示消融灶在消融后变为不均质高回声区，但边界不清，所以二维超声无法评价消融范围。Liu等试用经直肠CEUS评价消融范围，结果显示CEUS所得消融灶体积与病理所得消融灶体积明显相关，这说明CEUS是一种可以在术中准确评价前列腺消融范围的方法。

三、研究进展及发展前景

腹腔镜超声（laparoscopic ultrasound，LUS）是一种微创检查手段，在多种腹部腔镜手术中能起到重要作用。但同开腹IOUS一样，目前的LUS探头并不具备造影功能，所以也存在定性诊断能力欠佳的不足。鉴于各类腹腔镜手术的不断普及和LUS不可或缺的地位，相信在不久的将来会有具备造影功能的腹腔镜探头问世。

CE-IOUS使用较高频率，这是其与经腹CEUS的一个明显不同。频率越高，单位时间内的微泡破坏就越多，从而减少了微循环灌注的观察时间。目前上市的超声造影剂几乎都为经腹超声所设计，并不完全适合CE-IOUS使用。为进一步提高CE-IOUS的成像质量，开发适合高频率超声探头使用的造影剂势在必行。

虽然CE-IOUS具有与经腹CEUS不同的特点，但目前多数CE-IOUS的诊断标准仍然来自经腹超声。在肝脏的成功应用得益于其特异的双重血供系统，因此当研究者试图使用相同的思维研究其他脏器时，结果难免不尽如人意。在此情况下，多角度分析CEUS在诊断各脏器病变中的作用尤为重要。通过各种组织不同的微循环特点能更深刻地解读其造影图像，也能更客观地评价CEUS这一方法的临床价值，而对各脏器正常结构及病变造影特点认识的加深必将有助于CE-IOUS的开展。

除了实质性脏器可用CEUS的方法研究外，空腔器官病变亦可成为CEUS的适应证。已有研究证明CEUS能更准确地诊断胃肠道肿瘤，而CEUS评价大血管狭窄性病变也能达到与血管造影相同的效果。为解决活体肝移植术中评价胆道系统相对困难这一问题，中山三院超声科进行了相关的动物实验，结果表明，向动物胆道内注入超声造影剂后，不仅能较清楚地显示整个胆管树，还可以更好地评价各主要分支间的空间关系，且具有无放射性和可重复操作的优点，不失为一种很有前途的方法。

【参考文献】

［1］ Valls C, Andia E, Sanchez A, et al. Hepatic metastases from colorectal cancer: preoperative detection and assessment of resectability with helical CT［J］. Radiology, 2001, 218（1）: 55-60.

［2］ Sahani D V, Kalva S P, Tanabe K K, et al. Intraoperative US in patients undergoing surgery for liver neoplasms：comparison with MR imaging[J]. Radiology, 2004, 232（3）：810-814.

[3] Yamada H, Kondo S, Okushiba S, et al. Analysis of predictive factors for recurrence after hepatectomy for colorectal liver metastases[J]. World J Surg, 2001, 25：1129-1133.

[4] F. Tranquart, A. Le Gouge, J M Correas, et al. Role of contrast-enhanced ultrasound in the blinded assessment of focal liver lesions in comparison with MDCT and CEMRI：Results from a multicentre clinical trial[J]. European Journal of Cancer Supplements, 2008, 6（11）：9-15.

[5] Torzilli G. Contrast-enhanced intraoperative ultrasonography in surgery for liver tumors[J]. Eur J Radiol 51S（2004）S25-S29.

[6] Leen E, Ceccotti P, Moug S J, et al. Potential value of contrast-enhanced intraoperative ultrasonography during partial hepatectomy for metastases[J]. Ann Surg, 2006 February；243（2）：236-240.

[7] Torzilli G, Palmisano A, Del Fabbro D, et al. Contrast-enhanced intraoperative ultrasonography during surgery for hepatocellular carcinoma in liver cirrhosis：is it useful or useless? A prospective cohort study of our experience[J]. Ann Surg Oncol, 2007；14（4）：1347-1355.

[8] Fioole B, de Haas R J, Wicherts D A, et al. Additional value of contrast enhanced intraoperative ultrasound for colorectal liver metastases[J]. Eur J Radiol, 2008 Jul；67（1）：169-176.

[9] Kojiro M. Focus on dysplastic nodules and early hepatocellular carcinoma：an eastern point of view[J]. Liver Transpl, 2004, 10：S3-S8.

[10] 王莎莎，朱贤胜，李叶阔，等. 超声造影在颅内肿瘤术中的初步临床应用[J]. 中华超声影像学杂志, 2007, 16（6）：509-511.

[11] Solbiati L, Ierace T, Tonolini M, et al. Guidance and monitoring of radiofrequency liver tumor ablation with contrast-enhanced ultrasound[J]. Eur J Radiol, 2004 Jun, 51 Suppl：S19-23.

[12] Liu J B, Wansaicheong G, Merton D A, et al. Canine prostate：contrast-enhanced US-guided radiofrequency ablation with urethral and neurovascular cooling—initial experience[J]. Radiology, 2008 Jun, 247（3）：717-725.

（李凯）

第二章　腹腔镜术中超声的临床应用

腹腔镜超声（laparoscopic ultrasound，LUS）是术中超声的一个新成员，它吸取了腹腔镜和超声显像各自的长处并互补了弱点，成为独特的术中显像手段。本文对此技术的发展背景、技术特点、临床应用及发展前景作综合性论述。

一、发展背景

早在1981年，Fukuda等开始使用LUS与腹腔镜一起评价肝脏肿瘤，但受到器械本身的限制，这项技术当时未能在临床普遍开展。20世纪90年代初，随着腹腔镜和超声技术的发展，LUS的应用才重现生机。1991年，Jakimowiczand和Ruers在腹腔镜胆囊切除术中使用LUS清楚地显示了胆管树结构；同一年，Goldberg等将导管探头用于腹腔镜检查，在评价肝胆及盆腔内结构方面亦取得了满意的效果。其后，使用LUS进行肿瘤分期逐渐被临床医生接受，更拓宽了LUS的应用范围。近年来，由于临床需要的增强，LUS探头的工艺和技术进步迅速，目前多种LUS探头都具备了较高的分辨率和齐全的图像功能，不仅在诊断性腹腔镜中起了重要作用，也使新的腹腔镜引导下治疗成为可能。

二、仪器和技术

LUS的换能器必须安置在一个长30～40cm操作杆的头端，其直径要小于10或11cm，以便通过标准腹腔镜套管。常见的LUS探头有产生矩形图像的线阵探头和产生扇形图像的凸阵探头。线阵探头显像范围相对较大，可缩短扫查时间；凸阵探头更容易定位及观察位于深部的结构和病灶。根据发射声波方向的不同，LUS探头又可分为侧端发射和头端发射两种，分别适用于不同扫查角度时的操作。早期的LUS探头无法弯曲，新型的探头前端部分带有可调控的关节，以便向前后方或左右侧方弯曲。目前大部分的LUS探头配有彩色及能量多普勒功能，小部分LUS探头还配备引导装置，可在LUS引导下进行组织活检。

探头在每次使用前需做无菌处理，可采取浸泡消毒加用无菌探头套，或使用低温消毒（可不用无菌探头套）。LUS扫查前应了解病人的基本情况，并先使用腹腔镜检查腹腔，便于LUS检查时有所侧重。根据术中情况选择侧端发射或头端发射探头，可弯曲探头以便更好地贴近组织，如其弯曲度无法达到扫查要求，可向腹腔内灌注生理盐水形成透声窗。探头在腹壁入口位置的选择应基于扫查器官位置、相邻结构及扫查角度，为方便操作可增加新的腹壁入口。

LUS具备超声检查的各项特点，并与腹腔镜技术相结合，使其临床应用具有独特优点：①能避开腹壁和肠气干扰，使用高频率，具有高分辨率；②观察脏器内结构，明确解剖变异；③协助发现脏器深部病灶，以弥补腹腔镜操作者无法触诊发现病灶的不足；④多个扫查途径观察病灶与周围组织结构的关系并定位病灶；⑤可引导组织活检以指导进一步治疗；⑥属于无创方法，可在术中重复检查，指导手术操作，并能于术后即时评价手术效果。

三、临床应用

1. 肝脏

原发性肝癌和肝移植瘤是肝最常见的恶性肿瘤，术前超声、CT、MRI及腹腔镜虽然能为大部分病例提供准确的肿瘤分期信息，但仍有部分患者因为分期不准确而接受不必要的开腹手术，所以临床迫切需要准确的方法以了解患者是否适合手术治疗。LUS是一种非常敏感的肝肿瘤诊断方法，特别是对肝内小肿块的诊断准确率要优于CT及MRI。因LUS可显示组织内部情况，而腹腔镜所观察的是脏器表面病变，两者联合后，诊断准确性会明显提高。John等发现LUS可比单独使用腹腔镜多发现33%的病灶，使肝部分切除的成功率由48%提高至93%；亦有研究显示LUS评价肝脏肿瘤可切除性时的特异性及阳性预测值要明显高于单独腹腔镜。除了发现病灶外，LUS还可准确显示肝内的管道系统，明确其内是否有癌栓及肝脏管道结构与肿瘤的关系，这些新发现都将会影响到手术的可行性和肿瘤的切除范围，以至改变整个手术方案。所以LUS是腹腔镜技术的一个重要补充，能为肝恶性肿瘤提供更多诊断信息和分期依据，已有学者主张在肝恶性肿瘤开腹手术之前常规使用LUS。

2. 胆囊和胆管

在LUS出现之前，胆管X线造影是术中显示胆道解剖并除外胆管结石的唯一影像手段。胆管造影费时，需胆总管插管，且不能显示胆管周围的血管结石，甚至可以显示直径1～2mm的"泥沙样"结石。胆管有炎症时，胆管壁增厚常会引起胆道梗阻，胆管造影无法发现梗阻远端管腔内的结石，而LUS不受胆道梗阻的影响，所以其识别胆道结石的敏感性及特异性分别为100%及98%，而术中胆道造影分别为75%及99%。LUS还可以在手术过程中对胆管结石进行多次/实时定位，并具备无放射性等优点，所以有学者建议使用LUS作为术中诊断胆管结石的临床方法。

在急性炎症期，患者胆囊三角处的解剖关系会变得很复杂，盲目手术会导致周围重要的结构损伤，导致严重的并发症。通过LUS可清楚辨认胆总管及其周围血管结构，并能发现解剖变异，不仅增强手术的安全性，也减少了手术时间。

3. 胰腺

胰腺癌患者准确分期对治疗方法的选择至关重要，经腹超声、CT及MR等会遗漏部分小病灶，对肿瘤与周围组织的关系及淋巴结的评价也不够准确。LUS作为一种微创诊断方法，可在胰腺癌开腹术前对其进行准确分期。研究显示LUS对胰腺癌病例可否手术切除评价的特异性及阳性预测值可高达100%，其敏感性及准确率也优于CT，特别是LUS在评价血管受侵及淋巴转移方面有优势，敏感性都可达到90%以上。利用LUS对胰腺癌进行诊断和分期，对肿瘤侵犯程度或淋巴结转移做进一步评估，达到选择最适宜的手术方法的目的。在应用LUS之前，用腹腔镜分期后认为可以手术的病人中，仍有15%～20%在开腹探查时因为血管受侵而不能手术。而使用了LUS，这种分期错误已经减少了。LUS至少增加了15%的腹腔镜分期准确度。LUS对胰腺癌进行分期的另外优点是，它不仅能观察肝的表面，而且可以探测肝实质深部的病变。用腹腔镜与LUS相配合，可发现术前CT没有显示的转移灶，避免高达53%的不必要的开腹手术。为更合理地使用LUS评价胰腺癌患者，有学者尝试通过CT结果判断是否需进一步使用LUS，结果提示当CT显示胰腺癌为中级分期时LUS使用价值最大。随着CT、MR的发展，这两种方法与LUS的配合使用将更进一步提高胰腺癌分级的准确率。敏感性高于CT，尤其对小病灶敏感性高。内镜超声敏感性高达57%～94%，但有研究显示此方法对胰尾部肿瘤检出率低。

腹腔镜超声胰腺癌分期技术，两孔法难以同时做到对肝脏和胰腺的全面扫描。一般采用三孔法，即经剑突下、右肋缘下、脐部戳孔。通过10.0mm套管置入线阵高分辨探头（7.5MHz），能提供高分辨率、近视野（大约2.5cm深），可弯曲的探头，能很好地使描能器窗与组织接触。辅助性手术器械在镜下将挡在胰腺前面的胃肠道、大网膜推开，或分离胃结肠韧带以进入小网膜囊。胰头部的扫描最好经剑突下刺孔完成，而胰体尾的扫描则通过右侧腹壁或脐部刺孔较佳。经右侧腹壁戳孔置入超声探头，可一次完成大部分的肝胰扫描而不需做探头的换位。一般检查胰头及钩突部时可将探头直接置于欲扫描部位，即胃结肠韧带表面，也可采用经十二指肠第一、二段的前外侧扫描。

胰头癌扫描的重点在胰头部，目的是了解有无癌肿对肠系膜上动静脉及下腔静脉的直接侵犯，而肠系膜上血管的受侵是导致胰头癌丧失根治性切除机会最主要的原因。彩色多普勒血流显像可良好地显示肿块与门脉、肠系膜上静脉、肠系膜上动脉、下腔静脉、腹主动脉等重要的胰周大血管的关系。胰体尾癌容易转移至脾脏，扫描脾脏时探头应自右侧腹壁刺孔或脐部刺孔置入，检查胰体尾部时，采用经胃前壁的超声窗效果较佳。LUS在检出术前影像检查未能发现的肝脏深部的微小转移灶方面具有无可争议的优越性。一旦确定肝内有多发术前影像检查未发现的转移灶，即已无必要再进行剖腹探查。

扫描胰腺，可判断胰腺癌与胃后壁间有无侵犯。正常情况下，胃后壁与胰腺表面之间的间隙超声检查时表现为一低回声带，如肿瘤已侵及胃后壁，可见胃后壁正常的组织层次断裂、扭曲、消失，高回声的胃后壁浆膜层与高回声的胰腺前表面界限消失，代之以低回声的癌肿将两者融合在一起，胃后壁与胰腺间正常存在的低回声组织间隙消失。胰头癌患者一般都伴有胰胆管显著扩张，有时癌肿直接侵犯胆总管胰内段。

影响根治性手术最常见的原因是胰头癌对肠系膜上动静脉的侵犯。John等利用LUS检查判断胰头癌侵犯肠系膜血管的5个征象：

①血管栓塞或血流中断，伴有或不伴有侧支血管形成；

②固定的局部血管狭窄；

③肿瘤与血管壁之间正常清晰可见的高回声组织界面消失，代之以低回声的肿瘤侵犯性包裹；

④血管被低回声的肿瘤组织包裹，血管壁变僵硬；

⑤血管腔内疑有肿瘤组织侵入。

当LUS显示有上述表现时，常提示肿瘤已不可进行根治性切除。LUS探头带有穿刺活检通道，可在LUS引导下方便地对病灶进行针吸细胞学检查。

4. 食管和胃

使用LUS对食道和胃肿瘤进行分期早有记录，评价效果好于经腹超声和CT，并可引导组织活检。Stein等发现LUS安全性高，可为24.4%（31/127）食管和贲门癌患者提供新信息。Sonia等比较LUS、CT和内镜超声（EUS）对食管胃恶性肿瘤分期的作用后，发现三种方法各有优缺点：CT和EUS对T3和T4肿瘤诊断准确率较高，但EUS对于腹腔内转移敏感性低；LUS不能诊断膈肌以上的病变，却对腹腔内转移很敏感。所以LUS与EUS和CT可以互相补充。

腹腔镜下全层切除术是近年来用于治疗胃黏膜下肿瘤的一种新方法，虽然CT和MR对此病诊断的准确率很高，但只有LUS能在术中对肿瘤位置、数量及与周围组织关系进行实时评价。LUS的作用不仅限于发现小肿瘤，在大的胃黏膜肿瘤术中LUS能指导切除入路，使对正常胃组织的损伤降低至最小。

5. 淋巴结

准确发现并诊断淋巴结受侵对于肿瘤正确分期至关重要，LUS发现腹腔后及肠系膜内肿大淋巴结敏感性高，并可以根据超声图像判断是否受侵。如果超声图像无法判断良恶性，术者可在LUS引导下行淋巴结活检（当胃肠道气体干扰腹膜后区的扫查时，可借助腹腔镜器械切开网膜或移开脏器，以获得最佳扫描入路），能发现术前经腹超声及CT扫描均无法发现的肿大淋巴结。

四、展望

1. 配备超声造影技术

超声造影剂的应用使超声定性诊断能力有了质的飞跃，LUS可以很敏感地发现占位病灶，但并不能对所有病灶进行准确定性。新型的LUS探头如能具备超声造影功能，必能弥补LUS定性准确性相对较低的不足。

2. 配备三维呈像技术

3D及4D呈像也将是LUS的发展方向之一。三维显像不仅可以更清楚地显示气管内部组织与病灶间的空间关系，为治疗方法的选择提供更多的依据，更能与超声造影技术相结合进一步提高定性诊断能力。

3. 引导消融治疗

近年来消融方法治疗腹腔脏器肿瘤发展迅速，在部分病例中，消融方法与腹腔镜技术相结合能更安全有效地毁损病灶。但目前的LUS探头不具备引导消融穿刺的引导架，使LUS引导下消融治疗的穿刺准确性不高。三维显像能通过LUS操作手柄与消融针的空间关系引导消融针准确穿刺消融目标，而融合呈像技术也将是提高穿刺准确性的方法之一。

LUS是术中超声中一个相对较新的领域，与其他显像技术不同的是，此项技术的发展多是在辅助手术方面而不是单纯在诊断成像方面，这一特点也意味着LUS的发展必将对腹腔镜手术操作水平的提高起到推动作用。随着医师对这一技术的掌握和设备的普及，它必将成为腹腔镜手术中不可缺少的一员。

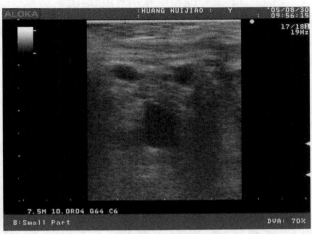

图5-2-1

【病例1】腹腔镜超声显示肝门部结构。

（1）腹腔镜超声显示肝门部结构，门静脉、肝动脉及胆管的横切面（图5-2-1）。

（2）腹腔镜超声彩超显示肝门部结构，门静脉、肝动脉及胆管横切面（图5-2-2）。

（3）腹腔镜超声彩超显示肝门部结构，门静脉及胆管的纵轴切面（图5-2-3）。

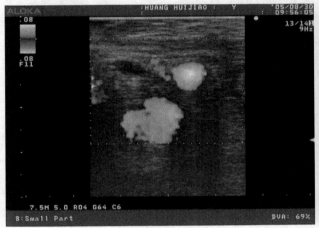

图5-2-2

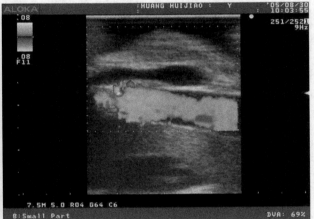

图5-2-3

【病例2】腹腔镜超声显示胆囊结石。

（1）经皮超声显示胆囊结石（图5-2-4）。

（2）腹腔镜超声显示胆囊结石（图5-2-5）。

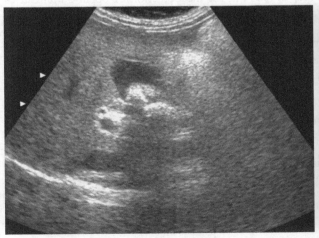

图5-2-4

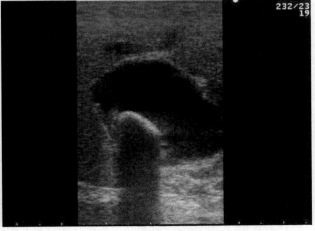

图5-2-5

【病例3】腹腔镜超声显示肾脏错构瘤。

（1）经皮超声显示肾脏错构瘤，箭头所指为高回声区（图5-2-6）。

（2）腹腔镜术中使用腹腔镜探头放在肾脏表面探查（图5-2-7）。

（3）腹腔镜超声显示病灶图像（图5-2-8中箭头所指）。

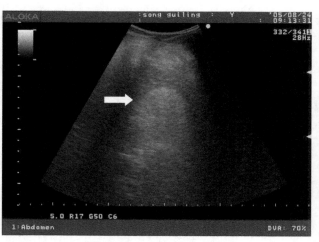

图5-2-6

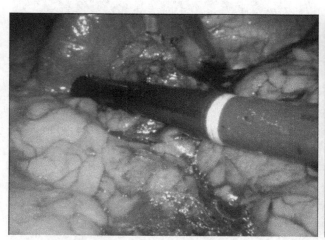

图5-2-7

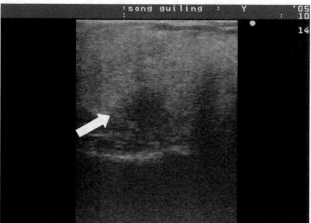

图5-2-8

【参考文献】

［1］ Montorsi M, Santambrogio R, Bianchi P, et al. Laparoscopy with laparoscopic ultrasound for pretreatment staging of hepatocellular carcinoma: a prospective study［J］. J Gastrointest Surg, 2001, 5: 312-315.

［2］ Foroutani A, Garland A M, Berber E, et al. Laparoscopic ultrasound vs triphasic computed tomography for detecting liver tumors［J］. Arch Surg, 2000, 135: 933-938.

［3］ Hartley J E, Kumar H, Drew PJ, et al. Laparoscopic ultrasound for the detection of hepatic metastases during laparoscopic colorectal cancer surgery［J］. Dis Colon Rectum, 2000, 43: 320-324.

［4］ John T G, Greig J D, Crosbie J L, et al. Superior staging of liver tumors with laparoscopy and laparoscopic ultrasound［J］. Ann Surg, 1994, 220: 711-719.

［5］ Barbot D J, Marks J H, Feld RI, et al. Improved staging of liver tumors using laparoscopic intraoperative ultrasound［J］. J Surg Oncol, 1997, 64: 63-67.

［6］ Thaler K, Kanneganti S, Khajanchee Y, et al. The evolving role of staging laparoscopy in the treatment of colorectal hepatic metastasis［J］. Arch Surg, 2005, 140: 727-734.

［7］ Berber E, Garland A M, Foroutani A, et al. Laparoscopic ultrasonographic appearance of the common bile duct mucosa: a predictor of choledocholithiasis［J］. J Ultrasound Med, 2001, 20: 15-19.

［8］ Jimenez R E, Warshaw A L, Rattnre D W, et al. Impact of laparoscopic staging in the treatment of pancreatic cancer［J］. Arch Surg, 2000, 135: 409-414.

［9］ Taylor A M, Roberts S A, Manson J M. Experience with laparoscopic ultrasonography for defining tumour respectability in carainoma of the pancreatic head and periampullary region[J]. Br J Surg, 2001, 88: 213-217.

[10] Thomson B N, Parks R W, Redhead D N, et al. Refining the role of laparoscopy and laparoscopic ultrasound in the staging of presumed pancreatic head and ampullary tumours[J]. Br J Cancer, 2006, 94: 213-217.

[11] Kann P H, Wirkus B, Keth A, et al. Pitfalls in endosono-graphic imaging of suspected insulinomas: pancreatic nodules of unknown dignity[J]. Eur J Endocrinol, 2003, 148: 531-534.

[12] Kann P H, Ivan D, Pfutzner A, et al. Preoperative diagnosis of insulinoma: low body mass index, young age, and female gender are associated with negative imaging by endoscopic ultrasound[J]. Eur J Endocrinol, 2007, 157: 209-213.

[13] Berends F J, Cuesta M A, Kazemier G, et al. Laparoscopic detection and resection of insulinomas[J]. Surgery, 2000, 128: 386-391.

[14] Jaroszewski D E, Schlinkert R T, Thompson G B, et al. Laparoscopic localization and resection of insulinomas[J]. Arch SAurg, 2004, 139: 270-274.

[15] Iihara M, Kanbe M, Okamoto T, et al. Laparoscopic ultrasonography for reaection of insulinomas[J]. Surgery, 2001, 130: 1086-1091.

[16] Stein H J, Kraemer S J, Feussner H, et al. Clinical value of diagnostic laparoscopy with laparoscopic ultrasound in patients with cancer of the esophagus or cardia[J]. J Gastrointest Surg, 1997, 1: 167-172.

[17] Wakelin S J, Deans C, Crofts T J, et al. A comparison of computerized tomography, laparoscopic ultrasound and endoscopic ultrasound in the preoperative staging of oesophago-gastric carcinoma[J]. Eur J Radiol, 2002, 41: 161-167.

[18] Choi Y B, Oh S T. Laparoscopy in the management of gastric submucosal tumors[J]. Surg Endosc, 2000, 14: 741-745.

[19] Santambrogio R, Montorsi M, Schubert L, er al. Laparoscopic ultrasound-guided resection of gastric submucosal tumors[J]. Surg Endosc, 2006, 20: 1305-1307.

[20] Hyung W J, Lim J S, Cheong J H, er al. Tumor localization using laparoscopic ultrasound for a small submucosal tumors[J]. J Surg Oncol, 2004, 86: 164-166.

[21] Hyung W J, Lim J S, Cheong J H, er al. Laparoscopic resection of a huge intraluminal gastric submucosal tumor located in the anterior wall: eversion method[J]. Surg Oncol, 2005, 89: 95-98.

（李凯）

第三章 内镜超声

在内镜引导下，在消化道腔内对消化道及消化道周围的脏器进行超声扫描的检查方法，称为内镜超声检查（endoscopic ultrasonography，EUS）。EUS安置了微型高频超声探头，可以近距离对病灶进行超声扫查，避免了体表结构对于超声的干扰，而且由于探头频率高，分辨率高，可以清晰显示消化道壁和周围脏器的病灶，对于病灶定位、诊断、介入治疗具有很大作用。EUS是集内镜和超声于一体的技术，可以通过消化道壁了解周围组织器官的病变。因此EUS除了发挥内镜的作用外，还可以在超声引导下细针穿刺病灶活检、消融治疗、置管引流治疗和药物注射治疗。

超声内镜为电子内镜，一般使用的是PENTAX或者OLYMPUS超声内镜。分为两种，一种是270°～360°环形扫查式超声内镜，内镜视野为直视，前端可以安置水囊；另一种是电子线阵扫查式超声内镜，内镜视野为60°斜视，探头为凸型，探头凹槽可以安置水囊。

一、适应证

（1）判断上消化道恶性肿瘤的累及范围；
（2）胰腺疾病的诊断；
（3）黏膜下突起的性质判断；
（4）肝外胆管疾病的诊断；
（5）胃腔内静脉曲张及静脉瘤诊治；
（6）巨大胃黏膜皱襞的鉴别；
（7）溃疡病变的变化监测；
（8）内镜超声引导下病灶细针穿刺细胞学检查；
（9）内镜引导下介入治疗。

二、禁忌证

EUS的禁忌证与并发症和普通胃镜相同，但是由于超声内镜外径粗、硬性部分长、检查时间长和需要注水等原因，并发症发生率较高。

三、绝对禁忌证

（1）严重心肺疾病；
（2）食管急性损伤；
（3）严重精神病患者；
（4）活动性食管出血；
（5）有食管切除术史者；
（6）严重食管梗阻。

四、相对禁忌证

（1）一般心肺疾病；
（2）急性上呼吸道感染；

（3）透壁性溃疡；

（4）严重食管静脉曲张；

（5）食管畸形；

（6）有出血倾向者（国际标准比大于1.5，血小板数量少于80×10^9/L），若需要穿刺则为绝对禁忌证；

（7）食管手术史；

（8）不明原因吐咽困难。

五、常规并发症

（1）误吸；

（2）消化道穿孔；

（3）消化道大出血；

（4）心脏意外、脑血管意外；

（5）咽喉部损伤；

（6）麻醉药过敏；

（7）贲门黏膜撕裂。

六、操作流程

（1）在检查前操作医师应当全面了解患者临床材料，有条件时可以亲自进行体表超声检查。

（2）术前需要交代EUS的相关并发症，需要签署操作同意书，若有乳胶过敏史，不可在内镜前端安置水囊。

（3）检查前空腹6~8h，使用2%丁卡因或0.8%达克罗宁喷雾麻醉咽部表面黏膜，或口服利多卡因胶浆，必要时可以使用丙泊酚静脉麻醉或者罗库溴铵肌肉松弛剂。操作过程中监测患者心率、血压、血氧。

（4）小儿超声内镜存在两个问题：①缺乏专用设备；②如何实施镇静。有研究报告，对于1岁的小儿实施静脉麻醉并使用少量的肌肉松弛剂的情况下，抬高患者的下颌，插入线性扫描超声内镜，能够安全地进行常规超声内镜检查。

（5）患者取左侧卧位或者俯卧位，减少误吸发生。口腔中置入咬口垫，先将内镜插至咽部，如遇阻力嘱患者吞咽同时将内镜插入食管，通过舌腭弓有困难时可让患者头部后仰再插内镜。当通过贲门时可以稍稍左转镜身，进入胃腔后右转镜身，沿胃体胃角通过幽门，进入十二指肠。根据内镜类型不同调整镜身和插入深度，以免造成消化道壁损伤。

（6）对于较大的病变，不需要充盈水囊，探头直接接触黏膜扫查即可，如果探头与黏膜表面存在气体，则可以调整探头紧贴黏膜，以获得清晰声像，但是不要过度压迫。在食管、胃窦、十二指肠位置，可以充盈水囊消除探头与黏膜表面的气体，以获得清晰的声像，但是水囊注水不可过多，以免压力过大影响消化道壁结构显示。

七、内镜引导下介入治疗

（一）超声内镜引导下诊断

1. 内镜超声下细针穿刺细胞学检查（endoscopic ultrasound-guided fine-needle aspiration，EUS-FNA）

EUS-FNA是指在EUS实时引导下，通过内镜活检管道插入专用穿刺细针（22 G EUS-FNA 穿刺针），刺入病灶后在负压吸引下，对最适宜吸引的部位进行细针穿刺获得的少量病变组织细胞进行病理学检验。EUS排除了腹壁脂肪、肠腔气体等因素对图像质量的影响，采用较高的超声频率近距离对目标病灶进行扫描，多角度实时观察病灶，同时结合彩色多普勒超声，对病灶的诊断更加准确全面，优于CT、MRI，患者费用支出更少。检查中，首先进行普通内镜检查，探查病变及其周围邻近脏器，观察病变大小、形态、位置与周围血管及脏器关系等，选择最佳穿刺部位及路径进行FNA。经内镜活检孔插入穿刺针将穿刺针连同针芯准确刺入病灶内，接20 mL负压注射器，于病灶内快速提插抽吸10～20次。如1次穿刺获取的组织标本量较少，则更换穿刺点重新穿刺1～2次。将穿刺标本置于细胞液基保存并立即送细胞学检查；若获取组织条，则置于4%甲醛固定液中送组织病理学检查。EUS-FNA的安全性较高，总体说来其并发症的发生率为1%～2%，而死亡率约为0.02%，与CT或体表超声引导下的穿刺相似。

EUS-FNA是被认为是评价纵隔和腹腔淋巴结病变的重要方法。内镜超声引导下细针穿刺活检可对纵隔和腹腔肿大淋巴结直接取材进行组织学和细胞学检查。EUS检查采用水充盈法，探头扫查胃大弯、胃小弯、腹主动脉、纵隔主动脉旁、主动脉窗、主动脉弓等处淋巴结，观察并记录淋巴结大小、形态、内部和边缘回声。于EUS引导下选择合适位置进行细针穿刺，扫查纵隔淋巴结时探头置于食管合适位置，扫查腹腔淋巴结时探头置于胃体后壁，使用彩色多普勒超声探查，避开穿刺路径上的血管，根据穿刺获得的组织情况决定每处淋巴结的穿刺次数。ERCP是目前应用最广泛的胆道梗阻患者的评估方法，一般被用于获取组织样本的病理诊断和确定胆管狭窄的位置和范围。ERCP可以实施组织取样，它操作容易、耗时少、安全性好，是常规诊断胆管狭窄的手段，但是由于病灶X线定位和取样方法导致它的敏感性不理想（33%～8%）。目前，EUS已经越来越多地用于诊断和分期胰胆管癌可切除性。EUS可使用细针穿刺活检组织病理学诊断采样，根据报告，ERCP诊断不明确的胆管狭窄，在EUS引导下细针穿刺细胞学检查的敏感性为43%～86%。weilert等人报道EUS-FNA和ERCP对可疑恶性胆道狭窄的患者51例进行组织取样，EUS-FNA更加敏感和准确（94% VS 50%，$P < 0.0001$）。EUS-FNA在胰腺转移瘤的诊断中敏感性、特异性、阳性预测值和阴性预测值分别是93.8%，60%，93.8%，60%。胃肠道间质瘤（GIST）从细胞形态学区别良恶性病变有时是很困难的，仅用细胞学涂片诊断可能是不准确的，必须使用免疫组化染色。然而，EUS-FNA尚有一定的缺陷，如费用较高，耗时较长。

2. EUS下弹性成像技术

弹性成像是通过组织弹性系数量化和可视化，然后比较组织弹性来判断病变良恶性的新的成像方法。弹性成像检测到局灶性病变的硬度增加通常提示为恶性肿瘤，目前主要应用在如乳房、甲状腺和淋巴结等器官疾病的诊断。内镜超声弹性成像包括定性和定量两种。组织处于病理状态时弹性值也有改变。根据不同组织间弹性系数不同，在受到外力压迫后组织发生变形的程度不同。软件将受压前后回声信号移动幅度的变化转化为实时彩色图像，构成了弹性成像。弹性成像技术可以通过对组织硬度的评估从而区分病变的良恶性。可用于消化道病变，以及周围淋巴结、胰腺病变的评估。EUS弹性成像技术分为定性弹性成像和定量弹性成像。定性弹性成像技术通过颜色的不同区分组织的软硬度。红色用于编码软组织，蓝色的表示硬组织，黄色/绿色表示中等硬度组织，简单易行，容易在临床上推广，以往报道敏感度为92.7%，特异度为80%。定量弹性成像分为半定量的应变率比值法和完全定量的彩色直方图法。彩色直方图法是应用特殊的计算机软件，将目标区间内的全部像点转化为数值0～255（由软到硬），分析出硬度的平均值。应变率比值法是选取两个不同的区域A和B（A：病变区域，尽可能不包括周围的组织；B：病变以外的较软组织，即红色区域），计算B/A的比值，根据比值的大小鉴别病变的良恶性。这种方法的敏感度达100%，特异度达93.3%。虽然目前有了EUS-FNA技术，但是临床上很多患者不接受有创检查，同时EUS-FNA本身会导致一定的并发症，操作难度也大。而弹性成像是一种无创检查，简单易行，并发症少。它虽不能替代病理学检查，但可作为FNA很好的补充。

3. EUS造影技术

超声内镜造影（contrast-enhanced endoscopic ultrasound，CE-EUS）技术是近年来发展起来的一种能够对病灶进行增强显示的新技术，相比较其他影像学方法（如CT、MRI等），具有价格低廉、安全、易操作、观察实时、无辐射等优势。CE-EUS主要通过静脉注射微泡态造影剂，通过血池成像，将肿瘤病灶从周围组织中凸显出来。主要原理：造影剂能够显示病变内部血管情况，以及血流灌注模式的信息，区分正常组织和病变组织。造影剂通过较大的外周静脉（肘正中静脉），通过肺循环，对整个循环系统产生对比增强。目前主要使用第二代低机械指数造影剂，如声诺维。以往研究提示，自身免疫性胰腺炎通常是均匀的等增强或高增强。转移癌呈现高增强（肾和甲状腺癌、淋巴瘤、结肠癌）或低增强（结肠癌、肉瘤、乳腺和卵巢癌），黑色素瘤呈等增强。

（二）超声内镜引导下消融治疗

1.超声内镜引导下乙醇消融治疗

乙醇价格低廉，应用广泛，黏性小。超声内镜细针注射乙醇的高浓度乙醇消融治疗的机制是利用乙醇对肿瘤组织的迅速脱水固定作用，使蛋白质发生变性，肿瘤内血管收缩，血管壁变性及内皮细胞破坏，局部血栓形成，导致组织坏死，同时可使肿瘤细胞破坏，引起炎性细胞浸润和成纤维细胞增生，进而发生纤维化，达到最大程度灭活肿瘤细胞的目的。高浓度乙醇给予瘤内注射后，随着乙醇向周围扩散，会形成一个从注射点到周围肿瘤组织的乙醇浓度梯度，乙醇浓度高的地方，肿瘤细胞会发生脱水，变性，导致肿瘤组织坏死，目前经皮无水乙醇消融多数用于治疗肝肿瘤和肾上腺肿瘤，EUS引导消融纵隔、腹膜后及胃周等病变，由于扫描距离近，可以显示多普勒血流，而且可以实时监测，能够获得高分辨率靶病变及周围结构声像图，理论上减少非肿瘤组织损伤。由于摄入大量乙醇可导致血管内溶血和肝功能衰竭，乙醇注射最大剂量为40mL。

胰腺肿瘤因为它的解剖位置和特点，是最难治疗的疾病之一，然而EUS引导下细针穿刺胰腺肿瘤允许到达难以到达的靶器官，研究证明EUS引导乙醇消融治疗中的EUS引导下无水乙醇消融在胰岛素瘤的应用是安全可行的。

EUS引导下注射乙醇和紫杉醇（3mg/mL）治疗胰腺囊性病变已广泛应用于临床：治疗胰腺黏液性囊腺瘤和导管内乳头状黏液瘤。有研究认为EUS引导下胰腺囊性病变的注射治疗是安全有效的，53.19%病变完全消除，27.12%病变部分消除；并发症包括7.17%腹痛，4.15%胰腺炎。

乙醇注射体积计算如下：对于圆形肿瘤，乙醇注射量是肿瘤体积的一半；对于椭圆形或不规则的肿瘤，按以下方法计算乙醇注射液体积：

（肿瘤长轴+肿瘤短轴）/2。

当肿瘤位于血管或胰管附近，乙醇注射量减少到正常注射量的一半或三分之一。使用1.0mL注射器缓慢精确注射，以减少可能的并发症。通常每次0.1mL，在同一地点重复注射直到覆盖整个肿瘤。

2.超声内镜引导下射频消融治疗（EUS-RFA）

EUS引导下射频消融治疗（EUS-guided radiofrequency ablation，EUS-RFA）也是治疗胰腺病变的一种选择。RFA是一种通过热凝固性坏死达到局部抗肿瘤的治疗方法，该技术是微创方法并具有很好的耐受性。胰腺癌预后差，5年总生存率为5%，由于胰腺尤其是胰头，被胃、十二指肠、门静脉、肠系膜上血管和胆管所包围，目前只有1/5的患者可手术切除，因此RFA被认为是不能切除的胰腺癌症创伤最小的治疗选择之一。胰腺是一个非常敏感的器官，以往胰腺RFA对胰腺本身及周围器官有热损伤的风险，可能的并发症包括急性胰腺炎、胰漏、感染胰腺坏死组织、术后出血、热损伤胰腺周围结构（胃、十二指肠）。近来由于使用了冷却系统，并发症发生率有所下降。以往的动物和人体研究认为与术中RFA相比，EUS-RFA允许胰腺肿瘤实时成像，是可行的、安全的。但是胰腺不同于其他器官，如肝脏的RFA操作流程不能用于胰腺，所以仍然没有标准化的操作流程。

（三）内镜引导下引流

1.胰腺假性囊肿引流

胰腺假性囊肿（pancreatic pseudocysts，PPC）通常在急、慢性胰腺炎、胰腺坏死、外伤、胰管近端梗阻等胰腺实质或胰管破裂的基础上，外漏的胰液、血液和坏死组织等刺激周围组织的浆膜形成纤维包膜，囊壁无上皮细胞。临床上巨大PPC病人大多有急性胰腺炎病史，急性胰腺炎发作时，出现大量胰周液体集聚，吸收困难，是远期巨大PPC形成的病理基础。胰腺假性囊肿是临床上最常见的胰腺囊性病变，大多由于急性重症胰腺炎引起，少数由于胰腺外伤、慢性胰腺炎、胰腺肿瘤所致。胰腺假性囊肿大多数可自行好转，对于直径大于6cm特别是对于出现并发症者应实施积极治疗。外科引流虽然效果显著，但创伤大、住院时间长，特别是并发症及病死率也较高。体表超声或CT引导下经皮穿刺引流虽然减少了创伤，但其缺点是易感染、出血及拔除引流管后皮肤窦道形成，而且由于胃肠道的阻挡往往穿刺不易成功。EUS引导下经胃或十二指肠引流已成为重要临床治疗手段，简便、安全、并获得较好疗效，创伤小且复发率及死亡率都较低。操作时在超声下测定囊肿与胃壁的最短距离，避开血管，选择进针方向和确定深度，使用19G穿刺针穿刺，拔出针芯放置导丝拔出穿刺针后，沿导丝插入针进行切开刀行高频电切，再沿导丝推入柱状气囊扩张穿刺口，然后沿导丝置入双猪尾支架引流治疗。回顾以往研究PPC患者引流治疗情况，EUS引导下引流组操作成功率高于经皮引流治疗组，而EUS引流组和经皮引流治疗组并发症发生率和治愈率相近，说明EUS引流在治疗PPC病变方面明显优于传统经皮引流治疗。

2. 超声内镜引导下胰腺坏死组织清除术

胰腺坏死组织清除传统上需要外科手术治疗，近年来，EUS引导下内镜术已成为替代。这项技术首先通过超声内镜引导穿透胃壁或十二指肠壁进入坏死区，其次是在坏死区与消化道壁之间，利用球囊扩张器扩大口径，以允许内镜进入，运用各种工具如网篮、圈套器等去除坏死组织。以往多个通过超声内镜引导下引流及清创胰腺周围包裹性坏死组织的回顾性研究中发现具有临床症状的胰腺周围包裹性坏死的大宗样本中，内镜下引流/清除术具有较高的手术成功率，其并发症的发生率和低死亡率是可以接受的。超声内镜治疗与外科手术相比，促炎症反应发生率、器官衰竭和严重的并发症减少。显示超声内镜引导下胰腺坏死组织清除术可以成为手术治疗的替代，是一种安全、有效的治疗手段。

3. 超声内镜引导下胆囊造瘘术（EUS-GD）

胆囊造瘘术适用于经保守治疗效果不佳且不宜手术治疗的急性胆囊炎患者。EUS-GD临床治疗效果良好，且创伤小、并发症少、安全有效。一般以胃窦幽门前区或十二指肠球部作为穿刺部位，避开血管抵达胆囊体部或颈部，在EUS的引导下，穿刺针经胃或十二指肠壁进入胆囊，置入导丝，然后置管入胆囊引流化脓胆汁。患者临床症状缓解，胆囊恢复正常大小后可拔除引流管或支架，进行后续相关手术治疗。有研究认为超声内镜引导下胆囊造瘘与经皮造瘘在技术上具有可行性，是治疗有效、安全的方法。超声内镜引导下胆囊造瘘可经胃和十二指肠的途径进行，但是超声内镜引导下引流术对于医生技术和设备要求较高，需要在技术先进的专业医疗中心进行。

4. 超声内镜引导下胆道引流术（EUS-BD）

对于胰头癌恶性胆道梗阻，首选经内镜逆行胰胆管造影（encoscopic retrograde cholangio-pancreatography，ERCP）引流。ERCP失败时，EUS-BD常作为二线替代方案。

EUS引导下胆汁引流术（EUS-guided biliary drainage，EUS-BD）与经皮肝穿胆道引流术（percutaneous transhepatic biliary drainage，PTBD）和外科手术相比有如下优势：①ERCP失败后，可在第一时间进行EUS-BD治疗，患者没有耽搁病情；②EUS-BD体表无创面，患者院外护理方便，造成感染的风险小；③EUS-BD属于内引流，不会丢失胆汁成分，符合人体正常生理解剖特点；④创伤小，恢复快，住院时间短。

EUS-BD适应证：①ERCP失败患者；②解剖异常患者；③肿瘤造成的低位胆道梗阻及幽门或十二指肠梗阻患者；④有经皮经肝胆汁引流禁忌证的患者（如腹水）。EUS-BD穿刺途径的选择有三种：直接经胃或十二指肠内支架植入，经肝内或肝外通过导丝穿过乳头再会合技术，顺行置入支架。其步骤主要为：细针穿刺，置放导丝，扩张瘘管，安放支架。EUS-BD的并发症包括感染、出血、气腹、胆汁漏、疼痛。但是发生率要低于ERCP、PTBD以及外科手术，因此EUS-BD已逐渐普及。当ERCP、PTBD等针对肥胖病人时，穿刺路径相对较长，潜在风险更高。而EUS-BD不受皮下脂肪厚度的影响，对此类患者来说，EUS-BD是最好的二次引流方式。

5. 超声内镜引导下胰管造影及胰管引流术（EUS-PPD）

超声内镜引导下的胰管造影及胰管引流术是一项具有挑战性的手术，主要适用于ERCP治疗胰腺肿瘤、胰管结石、胰管狭窄或胰管手术后狭窄失败而进行的替代治疗，从而避免了如外科手术和经皮介入引流等有创性操作。超声内镜引导的胰管穿刺部位，一般选择通过胃体通道进入胰管，此方法适用于对胰管机械性阻塞并经常规乳头置管引流失败的患者；但有研究显示EUS-PPD技术难度大，在技术要求上，它比EUS-BD要求更高，因此EUS-PDD的技术及临床效果上整体低于EUS-BD。有相关文献显示其技术上的难度在于超声内镜沿胰管轴方向定位困难，胰腺周围致密的纤维化组织导致透壁困难。其并发症主要表现为胰腺炎，胰漏，出血及穿孔。

6. 超声内镜引导下肝脓肿的引流治疗（EUS-AD）

目前肝脓肿的首选治疗方法是经皮经肝穿刺引流，因为该方法成功率较高，也较为微创。但是，该方法也有一些缺点，比如引流液成分丢失，引流管脱落等。EUS引导下肝脓肿引流术（EUS-guided liver abscess drainage，EUS-AD）弥补了这些不足，并且这种方法较之经皮经肝引流创伤更小，并发症发生率低，患者住院时间短。EUS-AD主要针对的患者：①腹水患者；②意识障碍，可能自行拔除引流管患者；③经皮经肝穿刺困难患者。

（四）EUS下腹腔神经节阻断术（EUS-CPN）

腹腔神经丛松解术可有效安全缓解胰腺癌患者的顽固性疼痛，减少阿片类药物的需求。在EUS引导下将无水乙醇及少量麻醉药物注射于腹腔神经节区域，使神经节溶解或破坏，从而中断痛觉传导途径，可以有效缓解胰腺癌引起的剧烈腹痛。术后无急性胰腺炎、胰漏、出血、穿孔及腹腔感染等严重并发症的发生。研究发现EUS-CPN疼痛缓解率约80.1%，优于传统方法，对患者生活质量和总生存时间没有影响。

（五）EUS下放射性粒子植入

近距离放射治疗是指将具有放射性的核素植入肿瘤内或肿瘤周围，通过放射性核素持续释放射线对肿瘤细胞进行杀伤，达到治疗肿瘤的目的。在EUS引导下通过消化道壁将放射性粒子植入胰腺肿瘤组织进行近距离组织间放射治疗，尽管该治疗方法没有明显改善总生存率，但可改善疼痛症状。对于不可手术切除的进展期胰腺癌患者，EUS引导粒子植入治疗可提高患者的生活质量。EUS引导下穿刺植入放射性粒子具有定位准确、创伤小、穿刺距离短等优点，但这种治疗仍属于局部治疗，需联合外科、放射治疗及全身化学治疗等手段，以求达到最佳治疗效果。内镜超声引导下放射性粒子植入术即在内镜超声引导下经穿刺针将放射性粒子植入病灶部位，通过放射性粒子持续发出的低能量 γ 射线不断地杀伤肿瘤细胞。内镜超声引导下种植放射性粒子治疗腹部肿瘤有以下优势：①可以避开血管、胰管等重要结构；②粒子空间分布更均匀；③并发症发生率低；④便于一般状况差，无法手术患者的治疗。超声可显示术中进针位置，术中实时显示粒子分布。^{125}I粒子是最合适的放射性粒子植入材料，主要因为其较低的放射能量，从而使肿瘤周围的重要正常组织的损伤降到最低。

（六）内镜超声引导下细针注射治疗（EUS-FNI）

免疫治疗是新兴的抗肿瘤疗法，通过生物效应调节剂直接或间接修饰宿主和肿瘤的相互关系，从而改变宿主对肿瘤细胞的生物学应答，抑制肿瘤生长。通过内镜超声将生物效应调节剂直接注入肿瘤内为消化系统肿瘤治疗提供了新的疗法。有研究报告通过内镜超声引导下细针注射治疗将体外培养的同种异体淋巴细胞植入8例胰腺癌患者的瘤体内，观察其治疗效果，结果显示2例部分缓解，1例治疗反应较差，其余患者临床症状缓解明显（中位生存期为132.2个月）；术后早期可出现低热、胃肠道不适和胆红素升高，经处理均可好转。TNFerade是一种以复制缺陷病毒为载体搭载肿瘤坏死因子α基因的复合体。一项多中心研究对50例局部进展期胰腺癌患者进行了TNFerade注射联合全身氟尿嘧啶化疗，结果1例完全缓解，3例部分缓解，12例疾病稳定，还有7例在EUS-FNI治疗后达到了外科手术指征。EUS-FNI TNFerade注射也被应用于24例局部进展期可切除食管癌患者（20%为Ⅱ期，80%为Ⅲ期），联合注射联合顺铂、5-氟尿嘧啶及放疗，6例患者完全缓解，2例疾病稳定；中位生存期47.8个月，5年生存率及无瘤生存率分别为41%和38%。BC-819是一种在H19调节序列控制下以白喉毒素基因为结合部位的靶向DNA质粒，有报道通过EUS-FNI BC-819注射联合化疗对6名胰腺癌患者进行了研究。3例部分缓解，2例肿瘤分期下降得以手术治疗。以上研究提示运用细针注射治疗技术进行免疫治疗是一项安全、有效且耐受性较好的方法，可以作为不能手术的晚期肿瘤患者的治疗方案。

（七）EUS引导下上消化道出血治疗

上消化道出血是常见的内科急症，死亡率约为10%，特别是胃底静脉曲张破裂出血，有时很难止血。EUS引导下硬化治疗在胃肠道出血中的应用主要在一些特定的情况下，包括Dieulafoy病和食管和胃静脉曲张。既往研究证实，EUS引导下弹簧圈栓塞与环孢素注射均能有效治疗胃底静脉曲张。

其他EUS介入性诊疗手段还处于非常初步的阶段，包括EUS引导下小肿瘤的DNA疫苗注射，EUS引导下血管造影，EUS引导下注射肉毒杆菌和EUS引导下胃肠吻合术。在过去十年中由于增加新的配件和技术，EUS引导的诊疗应用呈指数级增长。介入EUS作为首选诊疗方式的研究证据正在逐步收集中，相关新技术及设备的出现使得此领域在未来几年会有更快的发展。

（八）内镜引导下介入治疗图像

内镜引导下介入治疗如图5-3-1～图5-3-32所示。

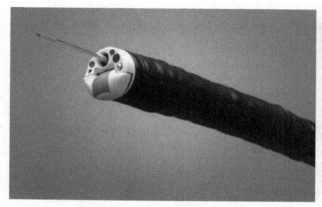

图5-3-1　前视探头的超声内镜（穿刺针伸出）

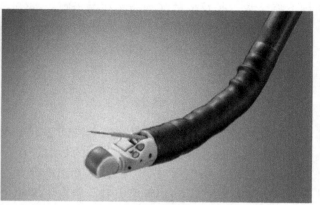

图5-3-2　侧视探头的超声内镜（穿刺针伸出）

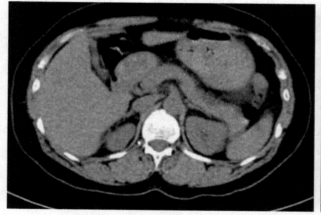

图5-3-3　CT平扫胰腺内未见占位灶

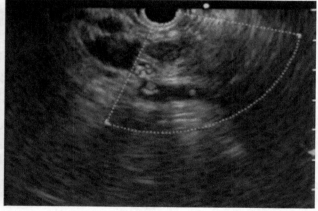

图5-3-4　内镜超声下可见胰头部低回声团，彩色多普勒超声未见血流信号

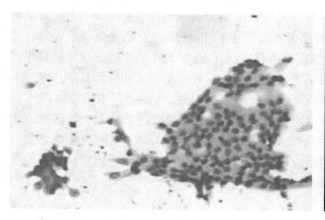

图5-3-5　病理及免疫组化符合神经内分泌肿瘤

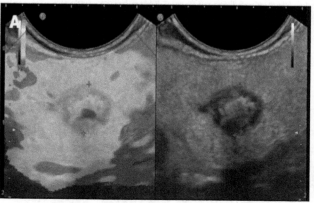

图5-3-6　胰腺畸胎瘤弹性成像，肿块以绿色为主，说明肿块质地较软

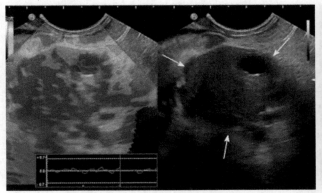

图 5-3-7 胰腺导管内腺癌弹性成像，以蓝色为主，说明肿块质地较硬

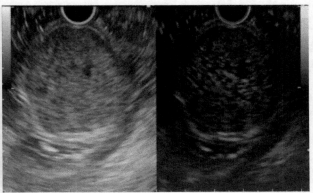

图 5-3-8 胃肠间质瘤超声造影（SonoVue），可见动脉期增强

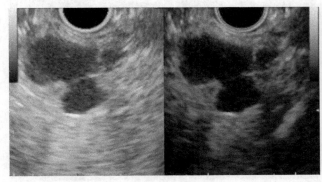

图 5-3-9 胰腺内囊性病变超声造影（SonoVue），病变内部未见造影剂进入

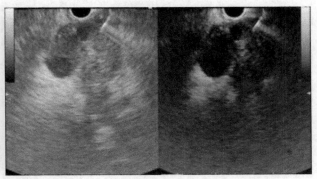

图 5-3-10 超声造影引导下细针抽吸活检

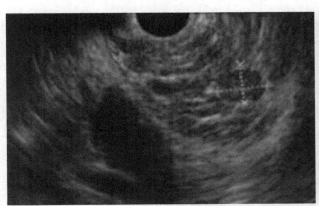

图 5-3-11 二维内镜超声下胰腺内低回声团，为胰岛素瘤

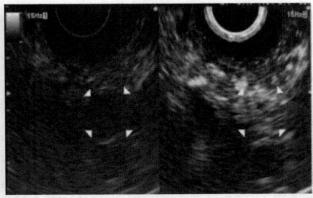

图 5-3-12 胰岛素瘤治疗前超声造影（SonoVue），肿块可见动脉期高增强

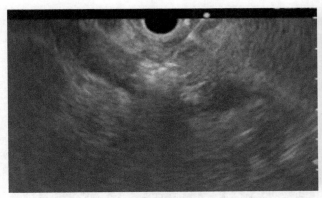

图 5-3-13 内镜超声引导下乙醇消融

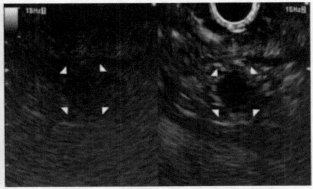

图 5-3-14 胰岛素瘤乙醇消融术后超声造影（SonoVue），肿块内部未见造影剂进入

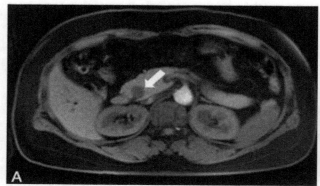

图5-3-15　CT平扫见胰腺占位

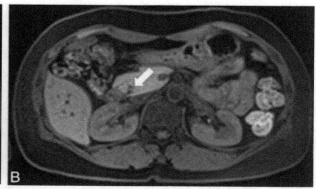

图5-3-16　胰腺占位灶乙醇消融术后CT下病灶几乎消失

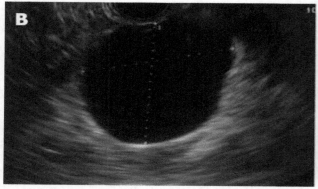

图5-3-17　二维内镜超声显示无回声区，为胰腺假性囊肿

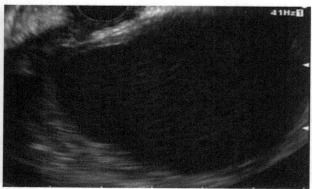

图5-3-18　无回声区内可见云雾状回声，为充满坏死物质的胰腺假性囊肿

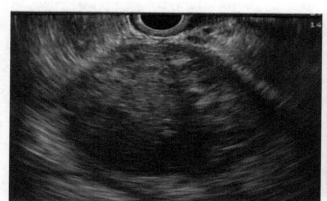

图5-3-19　像实性病变的胰腺假性囊肿

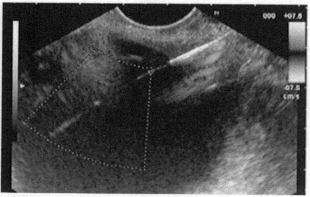

图5-3-20　超声内镜引导下胰腺假性囊肿穿刺引流

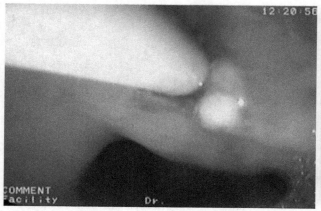

图5-3-21　内镜直视下监测胰腺假性囊肿引流

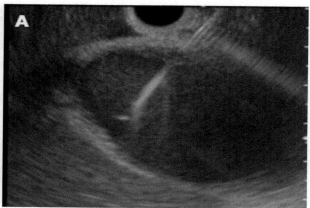

图5-3-22　内镜超声下引导穿刺胆囊

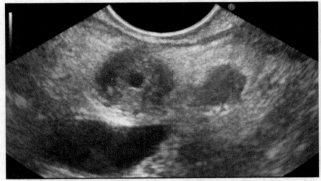

图 5-3-23　内镜超声可见胆管扩张，胆管壁增厚

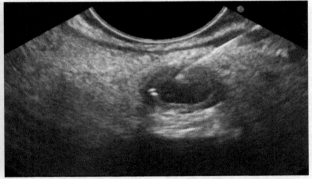

图 5-3-24　胆管穿刺抽吸，病理诊断为恶性肿瘤导致胆管狭窄

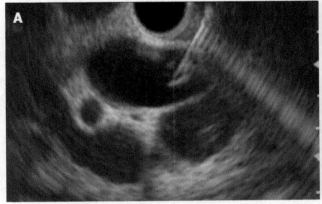

图 5-3-25　内镜超声下引导穿刺扩张的肝外胆管

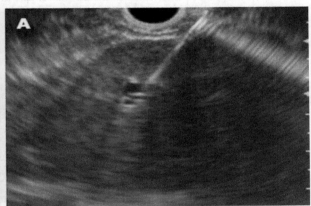

图 5-3-26　内镜超声下引导穿刺扩张的肝内胆管

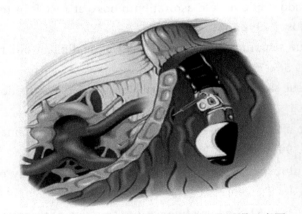

图 5-3-27　内镜超声引导下腹腔神经节阻滞示意图

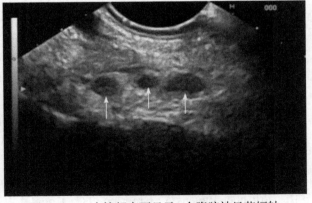

图 5-3-28　内镜超声下显示 3 个腹腔神经节短轴

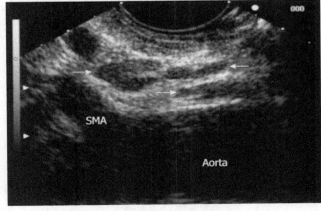

图 5-3-29　内镜超声下显示腹腔神经节长轴

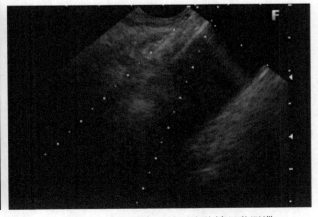

图 5-3-30　内镜超声引导下腹腔神经节阻滞

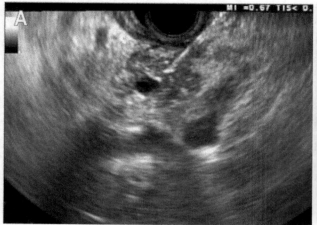

图5-3-31　内镜超声下引导放射性粒子植入

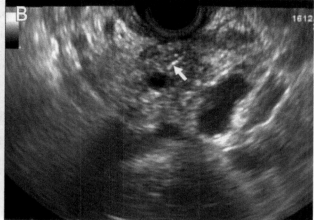

图5-3-32　放射性粒子植入胰腺肿物中

【参考文献】

［1］孙思予.电子内镜超声诊断及介入技术［M］.3版.北京：人民卫生出版社，2011：3-4

［2］Ito Y, Isayama H, Nakai Y, et al. Successful endosonography-guided drainage of an intra-abdominal abscess in a 1-year-old infant［J］. Gut Liver, 2016, 10（3）：483-485.

［3］Goldberg S N, Mallery S, Gazelle G S, et al. EUS-guided radiofrequency ablation in the pancreas：results in a porcine model［J］. Gastrointest Endosc, 1999, 50（3）：392-401.

［4］Navaneethan U, Njei B, Lourdusamy V, et al. Comparative effectiveness of biliary brush cytology and intraductal biopsy for detection of malignant biliary strictures：a systematic review and meta-analysis［J］. Gastrointest Endosc, 2015, 81：168-176.

［5］Howell D A, Beveridge R P, Bosco J, et al. Endoscopic needle aspiration biopsy at ERCP in the diagnosis of biliary strictures［J］. Gastrointest Endosc, 1992, 38：531-535.

［6］De Bellis M, Sherman S, Fogel B L, et al. Tissue sampling at ERCP in suspected malignant biliary strictures（Part 2）［J］. Gastrointest. Endosc, 2002, 56：720-730.

［7］Jailwala J, Fogel B L, Sherman S, et al. Triple-tissue sampling at ERCP in malignant biliary obstruction［J］. Gastrointest. Endosc, 2000, 51：383-390.

［8］Lee, J H, Salem R, Aslanian H, et al. Endoscopic ultrasound and fine-needle aspiration of unexplained bile duct strictures［J］. Am J Gastroenterol, 2004, 99：1069-1073.

［9］Eloubeidi, M A, Chen V K, et al. Endoscopic ultrasound-guided fine needle aspiration biopsy of suspected cholangiocarcinoma. Clin. Gastroenterol［J］. Hepatol, 2004, 2：209-213.

［10］Fritscher-Ravens A, Broering D C, Knoefel W T, et al. EUS-guided fine-needle aspiration of suspected hilar cholangiocarcinoma in potentially operable patients with negative brush cytology［J］. Am J Gastroenterol, 2004, 99：45-51.

［11］Mohamadnejad M, De Witt J M, Sherman S, et al. Role of EUS for preoperative evaluation of cholangiocarcinoma：a large single-center experience［J］. Gastrointest. Endosc, 2011, 73：71-78.

［12］Weilert F, Bhat Y M, Binmoeller K F, et al. EUS-FNA is superior to ERCP-based tissue sampling in suspected malignant biliary obstruction：results of a prospective, single-blind, comparative study［J］. Gastrointest Endosc, 2014, 80：97-104.

［13］El Hajj Ⅱ, LeBlanc J K, Sherman S, et al. Endoscopic ultrasoundguided biopsy of pancreatic metastases：a large single-center experience［J］. Pancreas, 2013, 42：524-530.

［14］Carbonari A P, Assef M S, Nakao F S, et al. Pancreatic metastasis from colon carcinoma diagnosed by endoscopic ultrasound fine needle aspiration［J］. Endosc Ultrasound, 2013, 2：109-111.

［15］Ardengh J C, Lopes C V, Kemp R, et al. Accuracy of endoscopic ultrasound-guided fineneedle aspiration in the suspicion of pancreatic metastases[J]. BMC Gastroenterol, 2013, 13: 63.

[16] Fletcher C D, Berman J J, Corless C, et al. Diagnosis of gastrointestinal stromal tumors: a consensus approach[J]. Hum Pathol, 2002, 33: 459-465.

[17] He H Y, Huang M, Zhu J, et al. Endobronchial Ultrasound Elastography for Diagnosing Mediastinal and Hilar Lymph Nodes[J]. Chin Med J (Engl), 2015, 128(20): 2720-2725.

[18] Dominguez-Munoz J E, Iglesias-Garcia J, Castineira Alvarino M, et al. EUS elastography to predict pancreatic exocrine insufficiency in patients with chronic pancreatitis[J]. Gastrointest Endosc, 2015, 81: 136-142.

[19] Rustemovic N, Cukovic-Cavka S, Opacic M, et al. Endoscopic ultrasound elastography as a method for screening the patients with suspected primary sclerosing cholangitis[J]. Eur J Gastroenterol Hepatol, 2010, 22: 748-753.

[20] Park D H, Choi J H, Oh D, et al. Endoscopic ultrasonography-guided ethanol ablation for small pancreatic neuroendocrinetumors: results of a pilot study[J]. Clin Endosc, 2015, 48(2): 158-164.

[21] Paik W H, Seo D W, Dhir V, et al. Safety and efficacy of EUS-guided ethanol ablation for treating small solid pancreatic neoplasm[J]. Medicine (Baltimore), 2016, 95(4): 2538.

[22] Zhang W Y, Li Z S, Jin Z D. Endoscopic ultrasound-guided ethanol ablation therapy for tumors[J]. World J Gastroenterol, 2013, 19: 3397-3403.

[23] Isla A, Arbuckle J D, Kekis PB, et al. Laparoscopic management of insulinomas[J]. Br J Surg, 2009, 96: 185.

[24] Okabayashi T, Shima Y, Sumiyoshi T, et al. Diagnosis and management of insulinoma[J]. World J Gastroenterol, 2013, 19: 829.

[25] DiMaio C J, DeWitt J M, Brugge W R. Ablation of pancreatic cystic lesions: the use of multiple endoscopic ultrasoundguided ethanol lavage sessions[J]. Pancreas, 2011, 40: 664-668.

[26] Oh H C, Seo D W, Kim S C. Portal vein thrombosis after EUS-guided pancreatic cyst ablation[J]. Dig Dis Sci, 2012, 57: 1965-1967.

[27] Park D H, Choi J H, Oh D, et al. Endoscopic ultrasonography-guided ethanol ablation for small pancreatic neuroendocrine tumors: results of a pilot study[J]. Clin Endosc, 2015 Mar; 48(2): 158-164.

[28] Kim J. Endoscopic ultrasound-guided treatment of pancreatic cystic and solid masses[J]. Clinical Endoscopy, 2015, 48(4): 308-311.

[29] Gaidhane M, Smith I, Ellen K, et al. Endoscopic ultrasoundguided radiofrequency ablation (EUS-RFA) of the pancreas in a porcine model[J]. Gastroenterology Research and Practice, 2012, 2012: 6-12.

[30] Carrara S, Arcidiacono P G, Albarello L, et al. Endoscopic ultrasound-guided application of a new hybrid cryotherm probe in porcine pancreas: a preliminary study[J]. Endoscopy, 2008, 40(4): 321-326.

[31] Pai M, Habib N, Senturk H, et al. Endoscopic ultrasound guided radiofrequency ablation for pancreatic cystic neoplasms and neuroendocrine tumors[J]. World J Gastrointest Surg, 2015, 7(4): 52-59.

[32] Pai M, Yang J, Zhang X, et al. Endoscopic ultrasound guided radiofrequency ablation (EUS-RFA) for pancreatic ductal adenocarcinom[J]. Gut, 2013, 62(supplement 1): 153.

[33] Varadarajulu S, Bang J Y, Sutton B S, et al. Equal efficacy of endoscopic and surgical cystogastrostomy for pancreatic pseudocyst drainage in a randomized trial[J]. Gastroenterology, 2013, 145: 583-590.

[34] Sadik R, Kalaitzakis E, Thune A, et al. EUS-guided drainage is more successful in pancreatic pseudocysts compared with abscesses[J]. World J Gastroenterol, 2011, 17: 499-505.

[35] Rische S, Riecken B, Degenkolb J, et al. Transmural endoscopic necrosectomy of infected pancreatic necroses and drainage of infected pseudocysts: a tailored approach[J]. Scand J Gastroenterol, 2013,

48: 231-240.

[36] Haghshenasskashani A, Laurence J M, Kwan V, et al. Endoscopic necrosectomy of pancreatic necrosis: a systematic review[J]. Surg Endosc, 2011, 25: 3724-3730.

[37] Widmer J, Singhal S, Gaidhane M, et al. Endoscopic ultrasound-guided endoluminal drainage of the gallbladder[J]. Dig Endosc, 2014, 26: 525-531.

[38] Patil R, Ona M A, Papafragkakis C, et al. Endoscopic ultrasound-guided placement of the lumen-apposing self-expandable metallic stent for gallbladder drainage: a promising technique[J]. Ann Gastroenterol, 2016, 29: 162-167.

[39] Rees J G, Mytton J, Evison F, et al. Outcomes of percutaneous transhepatic cholangiography for the palliative relief of malignant jaundice in England between 2001 and 2014[J]. Gut, 2016, 65: A45.

[40] Wang K, Zhu J, Xing L, et al. Assessment of efficacy and safety of EUS guided biliary drainage: a systematic review[J]. GIE, 2016, 83: 1218-1227.

[41] Hara K, Yamao K, Mizuno N, et al. Endoscopic ultrasonography-guided biliary drainage: who, when, which, and how[J]? World J Gastroenterol, 2016, 22: 1297-1330.

[42] Obana T, Yamasaki S. A Case of Malignant Biliary Obstruction with Severe Obesity Successfully Treated by Endoscopic Ultrasonography-Guided Biliary Drainage[J]. Case Rep Med, 2016, 2016: 5249013.

[43] Khashab M A, Valeshabad A K, Afghani E, et al. A comparative evaluation of EUS-guided biliary drainage and percutaneous drainage in patients with distal malignant biliary obstruction and failed ERCP [J]. Digestive Diseases and Sciences, 2015, 60(2): 557-565.

[44] Wang K, Zhu J, Xing L, et al. Assessment of efficacy and safety of EUS-guided biliary drainage: a systematic review[J]. Gastrointestinal Endoscopy, 2016, 83(6): 1218-1227.

[45] Shah J N, Marson F, Weilert F, et al. Single-operator, single-session EUS-guided anterograde cholangiopancreatography in failed ERCP or inaccessible papilla[J]. Gastrointest Endosc, 2012, 75: 56-64

[46] Vila J J, Pérez-Miranda M, Vazquez-Sequeiros E, et al. Initial experience with EUS-guided cholangiopancreatography for biliary and pancreatic duct drainage: a Spanish national survey[J]. Gastrointest Endosc, 2012, 76: 1133-1141.

[47] Ogura T, Masuda D, Saori O, et al. Clinical outcome of endoscopic ultrasound-guided liver abscess drainage using self-expandable covered metallic stent(with video)[J]. Dig Dis Sci, 2016, 61(1): 303-308.

[48] Kaufman M, Singh G, Das S, et al. Efficacy of endoscopic ultrasound-guided celiac plexus block and celiac plexus neurolysis for managing abdominal pain associated with chronic pancreatitis and pancreatic cancer[J]. J Clin Gastroenterol, 2010, 44: 127-134.

[49] Sun S, Xu H, Xin J, et al. Endoscopic ultrasound-guided interstitial brachytherapy of unresectable pancreatic cancer: results of a pilot trial[J]. Endoscopy, 2006, 38: 399-403.

[50] Jin Z, Du Y, Li Z, et al. Endoscopic ultrasonography-guided interstitial implantation of iodine 125-seeds combined with chemotherapy in the treatment of unresectable pancreatic carcinoma: a prospective pilot study[J]. Endoscopy, 2008, 40: 314-320.

[51] Wallace M B, Sabbagh L C. EUS 2008 Working Group document: evaluation of EUS-guided tumor ablation[J]. Gastrointest Endosc, 2009, 69(2 Suppl): S59-63.

[52] Chang K J, Nguyen P T, Thompson J A, et al. Phase I clinical trial of allogeneic mixed lymphocyte culture(cytoimplant)delivered by endoscopic ultrasound-guided fine-needle injection in patients with advanced pancreatic carcinoma[J]. Cancer, 2000, 88(6): 1325-1335.

[53] Hecht J R, Farrell J J, Senzer N, et al. EUS or percutaneously guided intratumoral TNFerade biologic

with 5-fluorouracil and radiotherapy for first-line treatment of locally advanced pancreatic cancer: a phase I / II study[J]. Gastrointest Endosc, 2012, 75（2）: 332-338.

[54] Chang K J, Reid T, Senzer N, et al. Phase I evaluation of TNFerade biologic plus chemoradiotherapy before esophagectomy for locally advanced resectable esophageal cancer[J]. Gastrointest Endosc, 2012, 75（6）: 1139-1146.

[55] Hanna N, Ohana P, Konikoff F M, et al. Phase 1/2a, dose-escalation, safety, pharmacokinetic and preliminary efficacy study of intratumoral administration of BC-819 in patients with unresectable pancreatic cancer[J]. Cancer Gene Ther, 2012, 19（6）: 374-381.

[56] Fujii-Lau L L, Law R, Wong Kee Song L M, et al. Endoscopic ultrasound（EUS）-guided coil injection therapy of esophagogastric and ectopic varices[J]. Surg Endosc, 2016, 30: 1396-1404.

（张辉　李凯）